内 容 提 要

　　本书勤求博采，收集了国内研究《伤寒论》、《金匮要略》的学者刘渡舟、何任、万友生、班秀文、谢海洲、张琪、欧阳锜、柯雪帆、时振声、李今庸、杨百茀等人的著作，介绍他们应用经方的经验、心得体会，以及研究经方的思路与方法。本书可提高读者对经方的理解和认识，提高临床辨证水平，进而提高疗效。同时也可以引导大学生、研究生及经方爱好者对经方的认识和理解。编辑本书的目的是弘扬仲景学术思想，加强对仲景学说的研究。

U0346242

编　委　会

刘 序

盖闻"聚沙成塔，集腋成裘"。

河南为仲景故乡，流风遗泽，基础为深。

吾等不才，沐仲景之光辉，思发扬之大计，集现代伤寒耆宿名流之著作，如聚沙、如集腋，以真挚之感情，做严谨之学问，对发扬仲景之学说不无小补也。

仲景学兴而后医道乃兴，故余等不揣肤浅而愿以此书为引玉之砖。

刘渡舟

前　言

　　1981 年 10 月，张仲景学术思想讨论会在河南省南阳市召开。南阳是仲景故里，人杰地灵，历史上名人辈出。这次会议是新中国成立以来中医界首次大型国际会议，日本派出两个代表团 30 余人参加会议，国内中医界知名学者几乎全部与会。刘渡舟、任应秋和日本著名汉方医家矢数道明及各位朋友都在大会上发表了研究仲景学说的新成果，我们更应进一步深入研究仲景学术，使其发扬光大。

　　岁月流逝，弹指间十年光阴已经过去。1991 年春天，又一次张仲景学术国际研讨会在南阳市召开，这次会议不仅有日本学者参加，还有来自美国、苏联（现俄罗斯）、法国、瑞士、新加坡等国家以及我国台湾和香港的同道参加，这个事实说明仲景之学走向了世界，是我中华民族的光荣和骄傲。检阅 10 年来我国对仲景学说的研究有了很大的进步：开始了对六经病证的现代病理研究；对某些经方开始了药理、药效学研究；在传统研究和临床研究方面也有所进展。日本学者对仲景学说研究、特别是对经方的研究方面成果累累：在剂型方面，他们几乎将所有《伤寒论》和《金匮要略》的方剂改制成为保持药效又便于服用的冲剂，在日本已成为商业药品的冲剂达 350 种之多，这里面包括 200 多个张仲景的经方。对小柴胡汤、肾气丸、小青龙汤、大柴胡汤、当归芍药散、桂枝茯苓丸、柴胡桂枝汤、柴胡加龙骨牡蛎汤等等都作了大量的药效研究、实验研究和临床研究。对经方的疗效机制，急、慢、毒性都作了深入观察，甚至将组成方剂的药物分开，逐一进行药效观察。例如他们发现小柴胡汤有改善免疫功能的作用，遂将小柴胡汤拆开分别对柴胡、半夏、人参、黄芩、甘草进行了对免疫功能影响的观察。在这方面日本学者的研究远远超过了我国。当然我国的中医研究的特点是对基本理论的研究重于对方剂的研究，我们在对证、脏腑学说、经络学说的研究水平上远远走在世界的前头。

对于我国经方研究落后的现实，使我们心急如焚，并决心在经方研究方面做一些工作。我们认为应先编辑一部总结经方运用经验、心得和体会的专著。少数人经验、心得体会有限，因此发动全国学者共同编写，以提高专著的质量。当我们将这一想法请教刘渡舟教授和赵清理教授时，得到他们的支持，并由他们作为本书的主编。从征集论文到编辑、选择乃至版面排列，都是在刘老、赵老的亲自主持下进行的。在编辑过程中，刘老指示我们要"附有综述"，我们即编写了《仲景方对医方学发展的影响》，系统地论述了自《伤寒杂病论》问世以后，中医方剂学逐渐形成和衍化过程，又写了新中国成立以来经方的研究进展和日本对经方的研究概况。刘老指示我们选文要"宁缺毋滥"，对选入的每一篇文章，都要有创新之见，有启发读者的意义。活跃在中医药战线的主治医师、中医学博士、硕士乃至医师，都是医疗、教学、科研的主力军和骨干。刘老指出："亦可选入中青年"的医学论文，本书收载的近200篇文章中，有91篇是这一部分人的作品。在文章次序排列上，我们"按职称与出生年月为序"，进行人名排列。另有几位作者在本书定稿后来信说新近职称又有晋升，我们只在其"作者简介"中注明了新的职称，原已排好的文章顺序不再更动。

为了便于今后的学术交流，使中医学界相互沟通，在每篇文章前列了作者简介，简要介绍作者的学术特长、学术思想和与学术有关的学术团体职务。有些作者，在当地有一定知名度，被选为各级人民代表、政协委员，或任卫生局长、医院院长、科主任等行政职务，限于篇幅，恕不一一介绍。但个别作者未能写出本人简介，只好空缺。

我们希望：本书能为临床医生提供经方运用技巧，提高应用经方的辨证水平进而提高临床疗效；能为中医药研究工作者提供研究经方的思路与方法；能为中医学研究生、大学生提供有别于教科书的仲景学说临证思维方法，是我们编辑本书的目的。

目　录

仲景方对后世医方发展的影响

医方是古人在逐渐了解中药性味功能的基础上，发现数味中药的组合有协同功能而将其组合而成医方或称为病方。长沙马王堆出土的西汉时期的《五十二病方》以及战国时期的《黄帝内经》都有医方的记载。东汉末年张仲景总结在此之前的医药成就撰写的《伤寒杂病论》是我国第一部临床医学巨著，也为中医学经典著作。《伤寒杂病论》载医方250余首，这些医方奠定了后世医方的基础。在此之前，虽有《内经》十三方、《五十二病方》等，但都是散在、不系统的，是类似单方性质的医方。唯《伤寒杂病论》的问世，才使医方的结构君、臣、佐、使有了明确的定式。因此可以说：仲景方在医方史上起了承先启后的作用。陶弘景称其为"众方之祖"，说明了仲景方的先导地位及对后世医方的影响。然探其源本，《伤寒杂病论》所载诸方，又非皆为仲景所创，而是在继承前世医方的基础上发展创新而来。考仲景在《伤寒杂病论》自序中言："乃勤求古训，博采众方，撰用《素问》、《九卷》、《八十一难》、《阴阳大论》、《胎胪药录》，并平脉辨证，为《伤寒杂病论》合十六卷。"说明汉以前的方书、医书对仲景撰写《伤寒杂病论》起着重要的作用。这一过程正是仲景对汉代以前医方的总结、发扬光大过程。从《伤寒杂病论》中可以看出，《内经》是仲景学术的理论渊源。仲景从治疗外感热病入手，从诊断到治疗，处处体现了对《内经》理论的具体运用。脏象学说、阴阳理论、五运六气学说、天人一体观，对疾病病因病机的认识及诊断治疗等都对《伤寒杂病论》的成书有深刻的影响。而《伤寒杂病论》在理论与临床实践相结合以及辨证论治与理法方药融为一体方面，又将中医学大大向前推进了一步。如《内经》言："肝苦急，急食甘以缓之。"又言："心病者，宜食麦。"仲景依其意创甘麦大枣汤治妇人

心阴不足，肝郁化火的脏躁证。用小麦养心液安心神，用甘
草、大枣甘润以补中缓急。《内经》共载方13首，其中有些
方药为仲景所运用。如《伤寒杂病论》中用粳米、秫米、赤
小豆等和以酒剂入药都是源于《素问·汤液醪醴论》；用白
术、泽泻利水渗湿源于《素问·病能论》；用猪膏润燥利血脉
源于《灵枢·痈疽》；用血余炭消瘀止血源于《素问·缪刺
论》；用鸡屎白散治转筋入腹源于《素问·腹中论》。《灵枢
·痈疽》中提出的"厚衣，坐于釜上，令汗出至足"对仲景也
有较大影响。《伤寒杂病论》中的"火熏之"、"火针"、"温
针"以及防己黄芪汤的"坐被上，以被绕腰下"等加温疗法
等，其理法皆源于《内经》。

　　仲景在《伤寒杂病论》中还撰用了《汤液经法》的内容。
晋·皇甫谧在《针灸甲乙经·序》中曾言："仲景论广伊尹
《汤液》为数十卷，用之多验。"近有《敦煌古医籍考释》中
收载陶隐居《辅行诀脏腑用药法要》中言："汉晋以远，诸名
医辈，张机、卫汜、华元化、吴普、皇甫玄晏……皆当代名
贤，咸师式《汤液经法》。"又云："外感天行，经方之治，有
二旦、六神、大小等汤，昔南阳张机依此诸方撰为《伤寒论》
一部，疗法明悉，后学咸尊奉之。"如《汤液经法》中小阳旦
汤，治"天行发热，自汗出而恶风，鼻鸣干呕者方"。仲景将
其易名为"桂枝汤"，作为太阳中风证的主方，并由此加减化
裁出一系列方剂。又如大阳旦汤，仲景将其去芍药更名为小柴
胡汤，作为少阳病证的主方。此外取"小青龙汤"易名"麻
黄汤"，取"大青龙汤"易名"小青龙汤"，取"小朱雀汤"，
易名"黄连阿胶汤"，取"健中补脾汤"，易名"小建中汤"
等。仲景正是在选用经方的基础上，结合"平脉"，随证加
减，灵活应用，创制了桂枝汤类方、柴胡汤类方、理中汤类方
等，为后世用方、造方创立了典范。

　　《神农本草经》对仲景撰写《伤寒杂病论》一书也具有重
要影响。宋刻《伤寒论》序中即有"是仲景本伊尹之法，伊
尹本神农之经"的记载。邹润安在《本经疏证》中言"仲景

用药，深得《本经》之旨，又多处宗法《本经》"。从仲景所创医方的组合配伍来看，均符合《本经》所载：如柴胡"主心腹，去肠胃积气、饮食、积聚、寒热邪气、推陈致新"，观仲景小柴胡汤主治证为"伤寒五六日，中风，往来寒热，胸胁苦满，嘿嘿不欲饮食，心烦喜呕"，或"干呕不能食"，或"不大便"等，皆包括在心腹肠胃的范围内。又如半夏《本经》载其"主伤寒寒热，心下坚，下气，喉咽肿痛，头眩胸胀，咳逆肠鸣，止汗"。邹润安在《本经疏证》中言："《本经》主治，唯'止汗'一语，仲景无专方，余皆悉相印合。"如"大小柴胡汤、柴胡加芒硝汤、柴胡加龙牡汤、柴胡桂枝汤治'伤寒寒热，心下坚'之剂也；小青龙汤、小青龙加石膏汤、射干麻黄汤、厚朴麻黄汤、泽膝汤、越婢加半夏汤、桂苓五味甘草去桂加干姜细辛半夏汤，治'胸胁咳逆'之剂也；小半夏加茯苓汤，治'头眩'之剂也；苦酒汤、半夏散及汤，治'咽喉肿痛'之剂也；半夏、生姜、甘草三泻心汤，治'肠鸣'之剂也；葛根加半夏汤、黄芩加半夏生姜汤、竹叶石膏汤、麦门冬汤、大半夏汤，'下气'之剂也。"此外，如大枣、甘草、大黄、茵陈、葛根等仲景常用药物，其药性方面皆与《本经》所载相符。从有关统计数字看，《伤寒杂病论》中使用药物166种，其中有149种皆载于《本经》，占全部用药的90%。由此可见，《伤寒杂病论》在理论体系上与《神农本草经》是一脉相承的。

此外，在《伤寒杂病论》一书中还可以发现近似于《马王堆汉墓帛书》的内容。如冬葵子治小便不利，乌头治痹痛，烧裈散治疗瘥后劳复、阴阳易等。综上所述，张仲景是在继承汉代以前医方学的基础上，结合自己丰富的实践经验，撰成巨著《伤寒杂病论》。从而使经方学更趋丰富完善，为临床经方的应用开了法门。

《伤寒杂病论》所载诸方，以其用药精专、组方严谨、疗效卓著的特点，被后世誉为"经方之祖"，时至两千年后的今天，仲景的一些方仍是治疗各科疾病的主方。李东垣曾言

"易水张元素云，仲景方为万世法，号群方之祖"，治杂病若神。以致使一些独崇仲景的学者认为仲景方药不可易，量不可更。其实仲景本人对于所立之方，本身就有许多随证加减化裁，如桂枝汤类方、麻黄汤类方、柴胡汤类方、承气汤类方等等。仲景这种方药加减模式成为汉以后医方繁衍发展的重要依据。后世虽医家林立，方书浩瀚，但历代出现的一些沿用至今的效验良方，追本溯源，脱胎于仲景之方者甚众。如六味地黄丸是从《金匮》肾气丸化裁而来，凉膈散由调胃承气汤衍化而来，逍遥散、柴胡疏肝散由四逆散衍化而来等等。现试就历代对仲景方的化裁衍化简述如下：

晋唐时期是我国医学发展史上的一个重要时期，产生了很多对后世影响较大的方书。如葛洪《肘后备急方》、孙思邈《千金要方》、《千金翼方》、王焘《外台秘要》等等。尤其是《千金》、《外台》，广搜博采诸家名验效方，搜集了大量的医方，大大丰富了医方学的内容，促进了医方的发展。从这些方书中可以发现许多仲景方的化裁衍化踪迹。以炙甘草汤为例，原方用于治疗伤寒后出现的心悸、脉结代，具有通阳复脉、滋养阴血的作用。孙思邈、王焘结合具体病证，加减变化，扩充了炙甘草汤的治疗范围。孙氏将麦冬、麻仁、阿胶的剂量增加近两倍半，桂枝改用桂心，用量减少为二两，用于治疗虚劳不足诸症，加强了滋阴养血的功效；王焘将方中大枣增加至四十枚，用桂心二两，用于肺痿的治疗，体现了辨证施治的灵活性。孙思邈曾言："伤寒热病，自古有之，名医潜哲，多所防御，至于仲景，特有神功"。故在其著作中学宗仲景，于仲景方尤多研究。并根据临床实际需要，灵活化裁，扩展成许多类方。如仲景小建中汤，原方用于治疗伤寒阳脉涩、阴脉弦，腹中急痛及尺中脉迟，营气不足之证。孙氏在《千金要方》中将其灵活衍变为一系列类方，具体有前胡建中汤："治大劳虚羸劣，寒热呕逆，下焦虚热，小便赤痛，寒热上熏头目及骨肉疼痛口干"；黄芪汤用于"治虚劳不足，四肢烦疼不欲食，食即胀，汗出"；黄芪汤"治虚劳少气，心胸淡冷，时惊惕，心中悸动，手足逆冷，体常自汗，五脏六腑虚损，肠鸣，风温，营卫不调百病，补诸不足，又治风里急"。孙氏还将小建中汤化裁后用于妇女产后诸病，如加当归名内补当归建中汤，用于产后虚羸不足，腹中疼痛不止，吸吸少气或苦少腹拘急，痛引腰背不能饮食；去饴糖，加川芎、熟地，易生姜为干姜，名内补芎劳汤，用于妇人产后崩伤虚渴、腹中绞痛症；将内补当归建中汤与内补芎劳汤合方，加吴茱萸、麦冬、续断、白芷，名大补当归汤，增强了调补气血的功效。又如仲景当归生姜羊肉汤、孙氏衍化为羊肉汤、羊肉当归汤、羊肉杜仲汤、羊肉生地黄汤、羊肉桂心汤、羊肉黄芪汤等，进一步扩大了经方的应用范围，可谓师古而不泥古。此外，如《肘后备急方》化裁桃花汤为赤石脂方，化裁大承气汤为崔氏承气汤，化裁调胃承气汤为生地黄汤（收载《集验方》），化裁葛根汤为解肌汤，化裁十枣汤为朱雀汤等等，皆是在仲景方的启迪下创新。

　　宋金元时期是我国医学发展史上的一个重要转折时期。医学流派纷呈，立说互异，方剂学有了长足的发展。尤以《太平圣惠方》、《和剂局方》、《圣济总录》为代表。这些方书载方量大，内容涉及临床各科，继承并发展了汉唐方书成就，也极大地丰富了医方的内容。以《和剂局方》为例，书中有关对仲景方加减化裁的医方更多，更贴合临床需要。如由理中丸加附子一味而成附子理中丸；加枳实、茯苓而成枳实理中丸；由调胃承气汤衍化而成凉膈散，由《金匮》胶艾汤衍化而成养血活血要方四物汤；由四逆散衍化而成逍遥散；由麻黄汤去桂枝而化裁为宣肺平喘的三拗汤；再加紫苏子、赤茯苓、陈皮、桑白皮而衍化为宣肺散寒、理气化痰的华盖散。凡此等等，皆是对仲景方衍化创新而成为千古名方。

　　这个时期对伤寒的研究创新也造就了一批伤寒大家，如成无己、朱肱、许叔微、庞安时等等。如许叔微将《金匮》酸枣仁汤加减化裁为真珠丸，将理中丸化裁为温脾汤，将三物白散化裁为干姜丸；将小建中汤化裁为黄芪建中加当归汤等，是许氏对《伤寒杂病论》研究运用和发展的结晶。张元素也善

于师法仲景而化裁新方，如针对麻黄汤、桂枝汤主证而衍化出
九味羌活汤，克服了无汗用麻黄、有汗用桂枝的局限性，而可
作为四时发散通剂，至今广泛运用于外感风寒风湿疼痛诸症。
根据理中汤补太阴之虚，白通汤通少阴之阳的功效，将两方复
合化裁而为加减白通汤，用治太少二阴之虚寒证，反映了张氏
化裁古方的灵活手法。张氏还变仲景枳术汤为枳实丸，增强了
补养脾胃之气的功能，用于脾虚不运，气滞痰聚之虚证。两方
反以用量有差，而补泻缓急的作用便大不相同，其灵活变通的
方法由此可见一斑。钱乙用《金匮》肾气丸化裁的六味地黄
丸对后世养阴派起了重要的启发作用。李东垣的益阴肾气丸、
朱丹溪的大补阴丸、王海藏的都气丸、泻肾丸，都是由此方蜕
化而来。薛立斋推崇本方为治疗肾阴不足所引起的一切疾病之
良药，赵养葵则作为补养命门真水之专剂。因此，有人认为钱
氏开辟了滋阴派的先河。后世医家在此基础上进一步加减，如
《医宗金鉴》的知柏地黄丸，用于阴虚火旺、潮热骨蒸等症，
《医级》杞菊地黄丸，用于肝肾不足，目昏涩痛等证，加麦
冬、五味子名八仙长寿丸，用于肾虚喘嗽等症；《医宗己任
编》将六味地黄丸加五味子名都气丸，用于肾虚气喘、面赤、
呃逆等症。至元代朱丹溪又衍化出左归饮、左归丸，用于真阴
肾水不足诸症，进一步扩大了肾气丸的治疗范围，为后人所广
泛应用。

　　明清时期随着温病学派的形成和发展，中医理论更趋系统
和全面，一批医家各领风骚，如叶天士、吴鞠通等深得仲景之
学，处方用药，常以仲景为依据，而又灵活变通，不拘常格。
吴又可有承气汤加人参一法，用治"方肉食而病适来，以致
停积在胃"，用大小承气汤连下而无效者，加人参以鼓舞胃
气，使承气汤借以发挥作用。叶天士有旋覆代赭汤加减法，治
疗噫嗳证。邹时乘谓"先生于胃虚客气上逆，及胃阳虚，脾
胃不和，肺气不降而噫嗳者，每宗仲景法加减出入，或加杏
仁、桔梗以开肺，砂仁、厚朴、苍术以散满，甘草、芍药以和
胃，靡不应手取愈"。吴鞠通在《伤寒论》三承气汤的基础

上，根据温病伤阴的病理特点，结合温热之邪所袭脏腑部位的差异，加减化裁为宣白承气汤、导赤承气汤、牛黄承气汤、增液承气汤、新加黄龙汤、护胃承气汤、桃仁承气汤七个承气系列。不但处方用药有了新的发展，其适应证也不断扩展。其中宣白承气汤从承气之意加麻杏石甘汤化裁而成，主治温病阳明里实，太阴肺气不降之喘促痰壅、大便闭结、脉实大；导赤承气汤为导赤散合调胃承气汤化裁而来，主治温病阳明里实，心火内郁，火肠秘实、小肠热结之小便赤痛、心烦口渴、便秘，左尺脉牢实；牛黄承气汤为安宫牛黄丸加大黄末，主治热闭心包兼阳明腑实；增液承气汤为大承气汤去枳、朴加增液汤而成，主治温病热盛津伤，大便不通；新加黄龙汤又是在增液承气汤的基础上加味而成，主治阳明温病，热实正虚，津枯便秘；护胃承气汤即增液承气汤去芒硝，加丹皮、知母而成，主治温病下后数日，余热不退，口燥咽干、舌苔干黑、脉沉有力；桃仁承气汤即《伤寒论》桃核承气汤加减而成，主治温病蓄血、少腹急结或硬满，神志如狂或发狂，小便自利。吴氏针对温病耗气伤津的特点，将承气汤中加入滋阴生津之品，而去除枳实、厚朴以防破气伤阴，从而将三承气汤之苦寒攻下变为滋阴攻下，使其适应证远远超过了阳明腑实证的范围，补充了仲景三承气汤的不足。对阳明温病"正气既虚，邪气复实"之证，在治疗上开拓一大法门。吴氏还将炙甘草汤加减化裁用于温病后期各种病变。如将原方去人参、桂枝、姜枣等温补之品，加入白芍滋阴养血，名加减复脉汤，用于温病后期出现的阴血虚弱证，原方去麻仁，加生牡蛎，名一甲复脉汤，治温病伤阴，大便溏泄之证；一甲复脉汤加鳖甲，名二甲复脉汤，用于温病后期，阴血亏虚，手足蠕动之证；二甲复脉汤再加龟板，名三甲复脉汤，用于温病伤阴、痉厥、心悸等证；三甲复脉汤再加五味子、鸡子黄，名大定风珠，用于治疗温病后期出现的瘈疭、脉虚，时时欲脱症。吴氏通过自己的灵活变通，扩充了炙甘草汤的适应范围，反映了吴鞠通在医疗上的创新精神，为后学者树立了榜样。吴氏在《温病条辨》中运用仲景方化裁的医方还有很多，如治"滞下，腹胀痛"的芩芍汤，即是由仲景黄芩汤减甘草、大枣，加黄连、厚朴、木香、陈皮而成。治"自利不爽、滞下，腹中拘急"的四苓合芩芍汤，即是以五苓散减桂枝、白术易苍术，加白芍、黄芩、陈皮、木香、厚朴而成。皆是从《伤寒论》中得到启示而加以灵活运用的。

此外，俞根初在《通俗伤寒论》中也有承气汤的衍化诸方。具体有"俞氏调胃承气汤"，即大承气汤加姜枣以助胃气，对阳明燥热，结于胃腑之证，既能缓下热结，却又无损胃气之弊；"三仁承气汤"即小承气汤合五仁丸加减，用于胃燥脾约、津枯便秘之证；"陷胸承气汤"即小陷胸与大承气合方去厚朴以缓大承气汤峻下之性，用于肺伏痰火，脏病及腑之证；"犀连承气汤"即小承气汤去厚朴之温燥，加犀角、黄连通心神，用于热结小肠，上逆心包，神昏谵语者；"白虎承气汤"即白虎汤与调胃承气汤的合方，用于阳明经腑同病之证；"桃仁承气汤"即桃核承气汤去桂枝合犀角地黄汤、失笑散，用于下焦瘀热，热结血室之重证，较原方增强了清热祛瘀之功；"解毒承气汤"即生川军、枳实合《外台》黄连解毒汤加雪水、绿豆清、西瓜霜、金汁而成，为泻火逐毒、通治三焦之峻剂，凡三焦热毒炽盛之疫毒、瘟疫，列为专方，药专效宏。以上诸方变化活泼，以应病变之百端，既继承了仲景之学，又自出新意，至今在内科杂病中广为应用。

该时期善于化古创新的医家还有张景岳。张氏推崇仲景用药精专，又主张运用经方宜灵活变通，不可拘滞。他在仲景方的基础上大胆加减化裁，衍化出许多新方。如理阴煎，即由理中汤去参、术，加熟地、当归而成。用于营阴衰弱、寒气内乘之证。又如右归饮即由《金匮》肾气丸去茯苓、泽泻、丹皮之泻，加入杜仲、枸杞、甘草而成纯补之剂，用治命门阳衰阴盛之证。张氏还制金水六君煎，用于肺肾阴虚夹痰之喘嗽症，是受《金匮》麦门冬汤启迪而创制。张氏还在小柴胡汤的基础上，根据兼里热、里寒、气虚、血虚等不同，化裁出五柴胡饮、正柴胡饮、柴芩煎诸方，反映出张景岳高深的医学造诣和丰富的实践经验。

近代张锡纯也堪称化裁经方的杰出代表。以其对白虎汤的运用为例，对肝风欲动者，以白虎汤加镇肝息风的龙骨、牡蛎；对病犹在表，脉浮滑者，用白虎汤加薄荷叶，或加连翘、蝉蜕；对阳明之热既实，又兼下痢者，用白虎加人参汤，以白芍易知母。又如对麻杏石甘汤的运用，常以辛凉解表的薄荷叶代麻黄；运用大青龙汤时又常以连翘代桂枝；运用大陷胸汤时，加入生赭石末二钱以防甘遂之呕吐。此外，还有对小青龙汤的十个加减化裁等都充分体现了张锡纯灵活的辨证论治思想。

综上所述，《伤寒杂病论》自问世以来，则以其独特的辨证论治体系对后世产生着深远的影响。其所载医方大多蕴意深奥，功效卓著。朱丹溪言："仲景诸方，实万世医门之规矩准绳也，后之欲为方圆平直者，必于是而取则焉"。故仲景方作为辨证论治的重要环节，同时又是后世创制新方的化源之本。历代医家在长期的临床实践中不断发展衍化，逐渐丰富了医方学的内容。仲景方经过漫长的历史实践，以其广泛的适应性而显示了它的生命力。随着社会的发展，疾病也渐呈复杂多变之势，相应临证中扩大运用仲景方的情况也必然越来越多。因此，追本溯源，探讨仲景方的发展衍化过程及其对后世的影响，使仲景方的古为今用更具生命力，无疑对发展仲景学说，指导临床实践都具有重要的意义。

经方研究进展

东汉张仲景的《伤寒论》和《金匮要略》，昭著古今，实为医学之圣书，辨证立法之准绳，乃千古不朽之作。仲景先师不但开拓了辨证施治的先河，而且对中医学的发展确立了基本框架和轮廓，引起后世医家的极大重视，被视为经典，临床之楷模。新中国成立以来，由于政府提倡发掘中医学遗产及应用现代科学方法研究，对仲景学说的研究进入了历史鼎盛时代，中外研究成书者达300余家。现就历年来国内对仲景经方的部分临床研究与实验研究概况管陈于后，以采其精粹，发其余蕴。

桂枝汤类

桂枝汤

本方在《伤寒论》中具有重要的地位。被称为"群方之首"。其临床应用颇为广泛，功效显著，为历代医家所重视。新中国成立以来有不少学者对其临床运用作诸多报道，但对其药理作用的研究报道尚不多见。富杭育氏[1]为探讨其实验药理作用，从仲景"太阳病，头痛，发热，恶风，桂枝汤主之"的经文出发，选择流感病毒感染、抗炎、镇痛、解热等指标，作了实验观察。结果提示：①桂枝汤能抑制流感病毒所致肺病变的发展；②25.32g/kg 桂枝汤的作用强度相当于 100mg/kg 的阿司匹林；⑧桂枝汤有一定镇痛效能，且呈明显的量效关系；④桂枝汤具有降温作用。卢长安氏[2]为探讨桂枝汤对机体免疫功能的影响，就其对正常动物和免疫抑制或亢进动物，作了进一步研究。结果发现桂枝汤对正常机体的免疫功能无明显影响，对因感染而免疫抑制或因药物所致免疫亢进的动物，则具有双向调节，使之趋于正常。研究表明：桂枝汤对流感病毒所致机体水平低下动物的循环抗体之一——溶血素有调节其恢复原样作用；能使流感病毒感染而免疫功能受抑制动物恢复到正常。桂枝汤的解肌退热、调和营卫功能，可能与机体免疫机能有关。魏得煌氏[10]等报道本方具有增强机体免疫功能作用，实验研究结果亦表明，本方有提高小鼠巨噬细胞吞噬率与吞噬指数，且吞噬细胞能力随服药次数及日数而增加。本方能增加抗体及提前产生抗体，但在早期反有抑制抗体的现象。实验也证明本方"调和营卫"之科学性，对免疫功能过低或过高引起的疾病有治疗作用，具有免疫防御机制，并在防御机制中起调整作用。免疫功能是防御疾病、防止传变的重要屏障系统，可能与中医学的"卫"和"营"有联系，免疫功能亢进或低下，均不利于机体。卢氏通过观察桂枝汤的作用，再一次发现，桂枝汤对正常动物的免疫功能无明显影响，对免疫抑制状态的动物，或免疫功能增高的动物，则有使之正常化的作用，似乎符合"阴平阳秘，精神乃治"的原理。

富杭育氏[11]对抗流感病毒性肺炎进行了药理研究，以本方对致病实验动物模型小鼠口饲给药，能抑制流感病毒所致肺病变的进展。并通过对小鼠流感病毒性肺炎抑制作用的实验，提示本方对小鼠流感病毒性肺炎有缓解作用。田安民氏[12]等报道本方对实验动物有解热作用，75%桂枝汤溶液使发热兔肛温降低0.70℃，使小鼠正常皮肤温度降低8.13%，与对照组相比均有明显差异。实验提示本方可使汗腺分泌，还与镇痛作用及中枢性降温作用有关。其降兔肛温和小鼠皮肤温度作用的对数剂量——效应和降温效应——消除时间之间呈现显著相关关系。富氏[13]的实验结果还说明无毒或弱毒引起的发热反应均属桂枝汤证范围。

桂枝汤为治疗太阳中风证之主方，太阳病发生的一个主要方面是卫阳不足，外邪乘虚而入，邪正相争，营卫失常而致病。调和营卫是桂枝汤重要的功能特点，有人认为，调和营卫包含双向调节作用。而卢氏认为桂枝汤对体温和肠蠕动存在着与一定病理状态相联系的双向调节作用。郑伟达氏[3]认为外感发热乃邪未尽解，邪恋肌腠，致使营卫不和而发热，用本方以解肌退热，所治病例均在服药1剂后热退，2剂后诸症悉除。曾庆骅氏[4]根据辨证治疗原则，对症见恶风发热，有汗身痛者，用本方治疗均获痊愈。张慧中氏[5]以本方治疗150例流行性感冒，对感冒初起恶寒发热，自汗而四肢关节痛者，治宜调和营卫者收效满意。叶治范氏[6]以本方加黄芪治疗95例流感患者，对其中的67例恶寒头痛，鼻流清涕，自汗恶风，无大热，脉浮缓者，予以本方治疗获良效。王孝莹氏[7]以本方加竹叶、川断治疗绝育后低热自汗，认为本病系因术后伤及冲任、卫阳被扰，营卫失调所致。治宜调和营卫，兼固冲任。服本方3剂后精神好转，自汗、低热也明显改善。林宗广氏[8]治疗68例不明原因之低热，以本方治愈5例证属营卫不和者。严肃氏[9]治疗1例5岁儿童不明原因发热持续23天，辨证为营弱卫强，营卫不和，风邪所扰之伤寒表虚证。施用本方1剂后，并稍喂稀粥，避风寒，尽剂后遍身絷絷，尔后热退汗止。

田安民氏[14]等提出本方有较强的抗炎及镇痛作用和明显的抑制肿胀作用。劳崇耀氏[15]以本方加羌活、姜黄、威灵仙、薏苡仁、川乌治疗证属寒湿之邪侵袭经络，气血通行受阻之痛痹者，每服药2剂疼痛明显减轻，连服6剂疼痛消失获愈。何宏邦氏[16]以本方加黄芪、当归治疗老年体弱肩背痛者，有缓解疼痛作用，经1周调理治疗，左臂抬举自如。又以本方加牛膝、杜仲、川断、巴戟天、当归、红花治疗肾虚冲脉瘀滞之足跟痛者，服药月余而获愈。加牛膝、黄芪、制附子、细辛治疗腰膝冷痛，服药1剂后下肢冷感改善，1周后消失。龚琼模氏[17]以白虎汤加桂枝为基础方加减治疗12例活动性风湿性关节炎，其中病程长者达20年之久，平均用药11天，服药2剂体温下降，疼痛减轻，6～10剂体温恢复正常，12例均获痊愈。易万德氏[18]同样以白虎加桂枝汤治疗热痹28例，症状均有关节肿痛，局部灼热，舌质红等。每日服药1剂，重者服2剂，昼夜服，若疼痛日轻夜重加桃仁、红花；便秘加大黄；筋脉不利加地龙、蚕砂；湿盛加木通、茵陈；高热不退去桂枝加水牛角、丹皮；病在上肢加姜黄；病在下肢加牛膝。结果：28例中痊愈22例，好转5例，无效1例，总有效率达96.4%。

另有富抗育氏[19]等为探讨复方诸药味共同煎煮和方中诸药分别煎煮，再混合成方等不同煎煮方法对药效的影响，以桂枝汤为对象，就其对流感病毒性肺炎，炎性渗出、肿胀的形成发展和镇痛等功效进行了实验观察，结果提示：①分、合煎的桂枝汤对小鼠流感病毒性肺炎有缓解作用，均具量效关系，但合煎的效果强于分煎的效果；②分、合煎的桂枝汤能抑制毛细血管通透性，均具量效关系；而合煎药液抑制血管通透性的作用显著强于分煎；③分、合煎均能抑制肿胀的形成和发展，而合煎者作用显著强于分煎。由此说明复方中药味的共同煎煮和各药味分别煎煮后混合使用，在药效上会有所差别，这对正在探讨的中药汤剂剂型改革乃具有启迪意义。

芍药甘草汤

本方药少力专，临床上广泛用于治疗各种腹痛症。郑家本氏[20]报道以本方加鸡内金、柴胡、枳实、郁金、川楝子、元胡、大黄、虎杖治疗胆结石引起胆绞痛。服本方16剂，症状消失，一年后胆道造影未发现结石。李杰氏[21]报道以本方加柴胡、郁金、金钱草、生大黄等治疗胆石症、胆囊炎引起的胆绞痛，服药15分钟痛减，治疗月余，先后排出胆石十数枚而愈。沈庆法氏[22]以本方加红花、黄柏、通草、萹蓄、鸭跖草治疗肾盂肾炎所致肾绞痛，服8剂疼痛减轻。高桂枝氏报道以本方加冬葵子、滑石、车前子为基本方治疗泌尿系结石30例，其中肾结石10例，输尿管结石19例，膀胱结石1例。结果：治愈19例，有效10例，无效1例，共排出大小结石24块。肾结石患者一般在口服药1~2剂后缓解。于瑞珍氏[23]认为本方具有补虚敛阴，缓急止痛之功，还有抑制胃酸分泌、降低平滑肌张力、抑制胃肠运动和镇静中枢性疼痛作用，故用本方加减治疗溃疡病120例而获得较好疗效。120例中脾胃虚寒型74例，用本方加党参、黄芪、茯苓、干姜；胃阴不足型14例，以本方加沙参、麦冬、当归、生地；气滞血瘀型26例，加乳香、没药、丹参、川芎；肝胃不和型6例，加柴胡、白术、楝皮、茯苓。结果：除脾胃虚寒型4例无效外，余皆获效，总有效率为96.67%，按中医分型统计，疗效最好的是气滞血瘀型，治愈率为84.62%。笔者认为本方之所以广泛用于治疗各种痛症，主要在于本方具有缓急解痉止疼之功，故既可缓解尿路平滑肌痉挛，又可缓解输尿管痉挛，因而有助于促进结石排出。实验研究表明[24]：本方对中枢性、末梢性横纹肌的挛急均有镇静作用。对躯体和四肢、或深在的平滑肌性脏器，如胃肠、胆囊、输尿管、子宫、膀胱及血管痉挛，均有缓解作用。

另有曾国顺氏[25]报道用本方制成片剂，治疗三阳热结所致的糖尿病患者 120 例，总有效率为 72.5%。因此认为：芍药甘草片对糖尿病的治疗效果持久稳定，副作用小，可长期服用，是临床较理想的降糖中成药之一。

此外，以本方为基础方，在治疗百日咳、高血压、哮喘、三叉神经痛、便秘、细菌性痢疾、紫癜、肩周炎、坐骨神经痛、肌强直症、胆道蛔虫、血栓性静脉炎、不孕症等病中，均有较好疗效。

桂枝茯苓丸（汤）

本方因其配伍严谨，功效显著，为后世医家广泛使用。许国华氏[26]报道用桂枝茯苓丸加红藤、蒲公英为基本方治疗盆腔炎。若湿热重，白带多，合用二妙丸；若少腹肿块疼痛拒按，经行不畅，色紫有块等瘀血症状偏重者，合用失笑散，丹皮改用丹参。因此认为本病多因湿热久稽，瘀血停滞所致，以下腹持续性疼痛、白带增多为主症，相当于中医的"癥瘕"、"带下"等病，清利湿热、活血化瘀并用，故可获效。刘思荣氏[27]等临床观察到慢性盆腔炎用本方佐以活血祛瘀药，较单纯用抗菌素疗效肯定而巩固。如盆腔包块坚大者，加鳖甲、三棱、莪术软坚散结；囊性包块加夏枯草、昆布、牡蛎、橘核、薏苡仁、冬瓜子以化痰消癥；若带下属湿热证者，宜淡渗清利；少腹剧痛加蒲黄、五灵脂；腰痛加川断、桑寄生等。王作久氏[28]辨证分型治疗慢性附件炎（包括卵巢炎及输卵管炎）190 例，其中对气滞血瘀兼寒湿型症见少腹隐隐作痛、腰酸、行经时少腹胀痛，经期延长，白带多，舌质淡，脉沉细，用本方化裁。痛重者可选加制乳香、没药、橘核；白带多可选加白芷、乌贼骨；白带呈脓性可加桂枝、川贝母；寒甚者加小茴香、吴茱萸；有热者可加黄芩；有肿块者可加三棱、莪术；腰痛加桑寄生、续断；久病体虚可加用党参、黄芪。

程琼璧氏[29]报道以本方合失笑散辨证治疗人工流产后恶露不尽，其血虚者加当归、阿胶；脾虚者加党参、白术；肾阴虚者加山萸肉、女贞子。结果：在所收治的42例中除1例无效外，余均获痊愈。贾洪波氏[30]等以本方治疗习惯性流产，其辨证要点是：凡少腹胀痛，下坠拒按，尺脉滑实等实证者；阴道下血、色黑紫晦暗或成块者；因瘀血内结胞宫而致习惯性流产者，用本方屡获良效。夏礼清氏[31]报道以本方为主治疗多种妇科血症（崩漏、子宫功能性出血）34例。发热加银花、连翘；出血甚加地榆；湿热加栀子；气滞腹痛加香附；胎漏加苏梗、黄芩、桑寄生。结果：治愈27例，好转7例，平均服药后10小时见效。谢家骏氏[32]等实验结果表明：本方具有降低全血比黏度，抗血小板聚集作用。观察到家兔服药1.5小时后，全血比黏度、血浆比黏度、纤维蛋白原含量均明显降低。谢氏[33]等通过药理研究，认为本品具有抗炎作用。即对大鼠急性、亚急性、慢性炎症均有明显的抑制作用，其机理是通过许多环节起直接对抗炎症作用。如对抗体内炎性介质的释放，对抗毛细血管通透性增加、渗出、水肿，以及肉芽组织增生等环节起直接抗炎作用，提示桂枝茯苓丸除用于妇科疾病之外，另对于其他炎症疾病均具有防治作用。

炙甘草汤

炙甘草汤，临床用于治疗心律不齐、期外收缩、心房颤动、传导阻滞等心阴心阳两虚所致的"脉结代、心动悸"等证，均有较好疗效。林生氏[34]等报道运用本方辨证分型治疗窦性早搏40例。其中气阴两虚型35例，用本方加丹参、炒枣仁；气虚者加白晒参；血瘀者加红花；失眠者加五味子、珍珠母。上药加酒半两煎服，20剂为一疗程。心肾阳虚型5例，治以本方加红参、黄芪。结果：经1～4疗程治疗，早搏消失者31例，减少者7例，无效者2例。孙武进氏[35]等报道以本方重用大枣30枚，每日1剂，治疗窦性期前收缩10例，服药

15～19 剂痊愈。黄成惠氏[36]以本方加减治疗期前收缩取得良好效果，因此认为本方期前收缩的作用机理，可能主要在于协调迷走神经与交感神经，抗衡化学介质及纠正电解质紊乱等作用。另有徐德先氏[37]报道以本方辨证加减治疗病毒性心肌炎，其邪盛者加黄芩、蒲公英、大青叶；阴虚者加龟板、黄精；心神不宁加炒枣仁、珍珠母。结果：38 例中痊愈 30 例；有效 4 例，无效 2 例，死亡 2 例（系 II 房室传导阻滞）。总有效率为 89.5%。罗菊明氏[38]报道治愈病毒性心肌炎 5 例，均系西药治疗无效或复发者。治以本方加丹参，取其通利血脉、活血化瘀和抗病毒作用，有利于病损心肌的恢复，从而取得较好疗效。

此外，有人[39]用水煎法制备炙甘草汤粗品液及精品液，观察了对实验动物心脏及有关实验指标的影响。结果发现：炙甘草汤对离体蛙心和兔心具有抑制作用，可使心肌收缩力减弱，冠脉血流量减少，大剂量使房室传导抑制，提高小白鼠减压耐缺氧试验的存活率，与对照组相比 $P < 0.001$；对垂体后叶素引起的急性心肌缺血现象具有保护作用。张怡韵氏[40]等观察了炙甘草汤提取液对抗乌头碱诱发兔心律失常作用，结果发现：见异位节律和室性节律均显示非常显著性差异，提示炙甘草汤具有良好的对抗乌头碱诱发心律失常的作用，由此推论可能与 Na^+ 电流有抑制作用有关。还观察到炙甘草汤能明显增强离体蟾蜍心脏的收缩幅度。因而临床常对于治疗心律不齐，期外收缩，心房颤动、传导阻滞等引起的脉结代、心动悸等证，均有较好疗效。

麻黄汤类

麻杏石甘汤

本方药味组成简练，君、臣、佐、使分明，组方严密，临床常用于外感热病，表有寒邪，里有邪热所致热邪通肺之症及某些发热性疾病。王健民氏[41]等以本方加前胡、桔梗、赤芍、葛根、黄芩、川连、银花、连翘、玄参、天花粉、贝母等治疗麻疹并发肺炎44例，收效良好。张秀辉氏[42]治疗本病75例，其中表实型20例以本方合银翘散治疗；热毒内攻型19例用本方合犀角地黄汤治疗均获良效。徐蔚霖氏[43]报道在所收治的1026例麻疹病童中，伴有严重并发症者占绝大多数，对并发肺炎之证以本方加桑白皮、地骨皮、黄芩、橘络、川贝、小儿回春丹为基本方。热盛加山栀；气喘加葶苈子；咳嗽痰黄量多加瓜蒌皮、枇杷叶；咽红肿痛加玄参；口渴烦躁加麦冬、花粉；鼻衄加白茅根；气虚汗出，精神萎靡加太子参。治疗120例小儿肺炎，疗效显著。另有报道[44]治疗老年慢性支气管炎，用麻黄500克，石膏2000克，杏仁250克，甘草1500克，加地龙、半夏、葶苈子各250克，萹蓄500克，共研细末炼蜜为丸，每丸9克，日服2次，每次1丸，10天为1疗程。若偏热型用原方；偏寒型以姜水送服。共治疗172例，效果良好。孙玉琢氏[45]以本方加银花、桔梗、连翘为基础方，随证加减：兼有表症，肺气不宣加防风；痰热互结，呼吸不利加大青叶；肺阴不足，口干舌燥，痰黏稠加沙参、竹叶，一般服药2~3剂获愈。戴安生氏[46]以本方重用石膏为基本方，鱼腥草、瓜蒌霜、川贝、紫菀、海蛤粉、陈皮等，治疗咳喘24例，总有效率达100%。平均退热天数为1.5天。张执中氏[47]等以本方为基本方，对内有郁热或因风寒化热所致，发热急，壮热不寒，有汗或无汗，咳嗽痰黄的肺热型咳喘的肺炎进行治疗，取得满意疗效。孙培氏[48]对于经辛凉解表法施治后热犹不退，并有烦闷、喘促现象的肺炎（包括大叶性肺炎、支气管肺炎、病毒性肺炎等），则以本方为基本方治疗。一般高热在一周之内退净，各种症状缓解、消失。周玲华氏[49]治疗15例大叶性肺炎经验：若邪在气分肺热症状较重者，甚者气促胸痛，痰中带血等，以本方为基础加减施治、疗效满意。有学者[50][51][52]通过药理研究，提示本方具有抗病毒及抗菌、平喘、利尿及解热镇咳作用；本方中的麻黄有舒张支气管平滑肌的作用；而麻黄所含麻黄碱有利尿作用；麻黄挥发油及石膏不但对病毒有抑制作用，且均有解热作用；本方中的杏仁通过所含氢氰酸的作用而镇咳祛痰。

此外，本方对于痔疮也有良好的治疗作用，本方具有加速漏管愈合及镇痛作用。罗厚昌氏[52]以本方加大黄5克、黄芩10克治疗痔疮100例，除2例无效外，余皆获愈。王治德氏[53]治疗嵌顿性内痔30例，全部以本方加丹参、枳壳、泽泻各10克，升麻6克为基本方，痔核感染加蒲公英、地丁、黄连；大便干硬加玄参、麦冬；老年气虚加黄芪、党参，水煎服，每日1剂，连服3剂为1疗程。局部用高锰酸钾溶液坐浴；便秘用液体石蜡或果导。结果：大部分患者经3~6天能自行回纳。陈忠旭氏[54]治内痔50例，证属内痔嵌顿发炎21例，便血16例，内痔结扎疼痛3例，炎性外痔6例，混合痔4例。以本方加大黄8克，黄芩10克为基本方，发炎疼痛加元胡、桃仁；发炎水肿重用石膏、麻黄，再加郁李仁、苡仁；便血加阿胶、地榆、黑槐花。水煎，日1剂。结果：除1例无效外，余皆获效。

小青龙汤

本方为治疗外感风寒，内停水饮。症见恶寒发热不渴，无汗，浮肿，身体疼重，胸痞，干呕，咳喘等。现代药理研究证明：本方具有平喘、镇咳、祛痰、抗炎、抗过敏、解热等作用。

王筠默氏[55]、李仪奎等[56]报道以本方不同组合的煎剂及醇提取液与对照组药（盐酸麻黄碱、盐酸肾上腺素等注射液）进行对比研究，结果表明：本方及其主要组成药品的水煎剂和醇提取液，对豚鼠离体气管平滑肌均有不同程度的松弛作用，对ACH造成的支气管平滑肌痉挛，麻黄具有非常显著的松弛支气管平滑肌增加肺灌流量的作用；细辛、五味子、桂枝组合煎剂液对离体气管平喘作用较佳，提示本方具有平喘作用。丁培植氏[57]通过动物实验及临床疗效表明：本方有镇咳祛痰作用，方中芍药、五味子、细辛可作为祛痰剂；半夏、干姜、细辛可排出气管中滞留水分；甘草不仅有中枢性镇咳作用，而且通过改善肺循环，纠正细胞内脱水而发挥止咳作用。丁氏[57]通过实验表明：本方具有抗炎、抗过敏作用，方中甘草作用较强，桂枝、麻黄作为抗补体剂，可阻止抗原抗体结合；麻黄、桂枝、细辛有抑制肥大细胞脱颗粒游离出化学介质的作用，麻黄、干姜、五味子能拮抗化学介质引起的炎症反应；甘草、五味子能抑制皮肤过敏反应。王氏[55]等报道本方不同组成药物对大鼠足蹠温度的影响，结果表明：方中桂枝、五味子、细辛组合有明显降温作用。

熊永厚氏[58]以本方加石膏汤治疗外感风寒，水饮内停型支气管炎100例，结果：所治病例均获痊愈。方宗美氏[59]以本方加茯苓治疗37例小儿支气管炎，总有效率达100%。彭综承氏[60]以本方加石膏治疗慢性支气管炎51例，结果：除1例无效外，余皆获效。

柴胡汤类

小柴胡汤

有学者通过药理研究，证实小柴胡汤具有抗炎作用。刘国声氏[61]报道本方对金黄色或白色葡萄球菌、链球菌、大肠杆菌、伤寒杆菌，均有较强的抑制作用。李中兴氏[62]认为本方中的柴胡抗炎作用类似强的松龙，黄芩还可消除过敏性浮肿，人参、甘草有肾上腺皮质激素样的抗炎和抗过敏作用。周重楚氏[63]报道本方中含有柴胡皂苷、黄芩苷、黄芩素，这些化学成分均有抗炎性渗出和抑制肉芽肿胀作用。袁长津氏[64]等报道以本方加山栀、滑石为基本方随证加减治疗各型病毒性肝炎307例。结果：痊愈268例，好转32例，无效7例，总有效率为87.5%，其中29例HBsAg阳性患者，转阴23例。钱君达氏[65]等报道以本方去人参为基本方，随证加减治疗急性病毒性肝炎，热甚加连翘、板蓝根、蒲公英；有黄疸者与茵陈蒿汤合用；肝区疼痛明显者加赤芍、萆草、苦参；脘腹胀满加厚朴、陈皮。水煎，日服1剂。结果：100例患者临床症状在用药10天内消失，其中8例HBsAg阳性患者，转阴3例。李福山氏[66]等将本方制成冲剂（每包2克，1包/次，3次/日，儿童酌减），治疗31例乙型肝炎病毒携带者，用药4个月后HBsAg近期转阴率与对照组有显著性差异（P<0.05）。此外，张定本氏[67]报道服小柴胡汤对四氯化碳所致的大白鼠肝损伤有较好的保护作用。禹新初氏[68]报道小柴胡汤可提高胆汁中胆酸和胆红素的含量，促进胆汁分泌和排泄。李兴华氏[70]认为小柴胡汤具有很好的降低转氨酶和利胆作用。

毕明义氏[70]采用以重剂小柴胡汤治疗急性乳腺炎患者，取柴胡125克，半夏100克，党参、黄芩、甘草、生姜各45克，大枣、蒲公英各30克，所治病例均服药4剂而愈。刘文斌氏[71]以本方去生姜、大枣加牡蛎30克，海藻、昆布各15克，蒲公英50克治疗本病初期，所治病例连服6剂获愈。

此外，本方对于治疗结核性脑膜炎、结核性胸膜炎、急性胰腺炎、病毒性心肌炎、肾炎、肾盂肾炎、胃炎等病，均有良好的治疗作用，另对于冠心病，也具有较好的疗效。朱沛冉氏[72]以本方去人参、生姜、大枣，加麦冬、赤芍、白芍、石菖蒲、郁金、瓜蒌仁、香附、丹参、黄精、橘络适量，治疗1例早期冠心病患者，服药8剂而愈。另有黄正良氏[73]报道，小柴胡汤中含有大量的烟酸，可降低血胆固醇和使纤维蛋白溶解，软化血管，从而对冠状动脉硬化性心脏病有治疗和预防作用。

大柴胡汤

本方为和解少阳，内泻热结之剂，其临床应用甚为广泛，且多用于肝、胆、胰腺疾病。症见少阳、阳明合病者。刘东奎氏[74]报道以本方加茵陈50克，巴豆粉胶囊（每日一次）治疗胆系感染（胆囊炎、胆石症）。结果：在所治的69例中治愈67例，无效2例，总有效率达97.1%。袁沛生氏[75]治疗急性胆囊炎，以本方加大腹皮、香附、金钱草为基本方，随证加减治疗 56 例。结果：除 3 例伴胆石症手术治疗外，余皆获痊愈。毛雪梅氏[76]等报道以本方加减治疗胆囊炎 20 例，其中 10 例合并胆结石，2 例合并胰腺炎。结果：症状缓解 19 例，胆石排出者 5 例。胡康才氏[77]治疗慢性胆囊炎 9 例，以本方去芩、姜、枣加生甘草、茯苓、青皮、郁金。结果：临床症状多在 1 周内缓解。张锡珊氏[78]治疗胆石症，以本方去姜、枣，加金钱草、芒硝、甘草为基本方，随证加减。结果：在所收治的 200 例中治愈 75 例，显效 70 例，好转 29 例，无效 26 例，总有效率为 87%。杨国安氏[79]以本方去夏、姜、枣，加海金沙、丹参、海浮石、鸡内金、金钱草适量。结果：在所收治的 35 例中结石排净者 26 例，部分排出者 8 例，未排出结石者 1 例，结石排净率达 74.3%。郑祥光氏[80]以本方加郁金、茵陈、鸡内金、生栀子、芒硝为基本方随证加减治疗胆石症 120 例，总有效率达 80.8%。又一张志圣氏[81]治疗 26 例胆道术后残余结石，以本方去夏、姜、枣，加木香、郁金、芒硝、金钱草为基本方随证加减。结果：26 例中排石 18 例，未排石 8 例，经三年随访症状未复发者 16 例。黄冬度氏[82]以本方去芩、姜、枣，加生甘草、茯苓、青皮、郁金、金钱草、生鸡内金治疗胆石症 22 例。结果：所治病例临床症状均在一周内缓解。

本方对于急性胰腺炎，也有良好的治疗作用。裴兢克氏[83]治疗本病 216 例，以本方加芒硝（冲）10 克，苏梗 9 克为基本方，气滞夹积者加川楝、大腹皮；肝胃实热者去枳实加川楝、黄连、姜竹茹；肝胆湿热者加黄连、山栀；气滞血瘀者去芒硝、半夏，加赤芍、桃仁、红花、五灵脂。结果：水肿型 210 例均获痊愈，出血型 6 例中痊愈 3 例，死亡 3 例，其治愈率达 98.5%。欧阳雄氏[84]以本方随证加减治疗急性胰腺炎。结果：在收治的 85 例中痊愈 78 例，好转 6 例，死亡 1 例，有效率达 98.8%。蔡金伟氏[85]治本病以大柴胡汤水煎至 150 毫升口服，1~2 次/日。发热加银花、连翘；伴黄疸加茵陈、金钱草；便秘腹胀加元胡、川楝；呕吐不止加竹茹、陈皮；腹痛持续不减，针刺足三里。结果：在所收治的 132 例中痊愈 129 例，死亡 3 例，治愈率达 97.7%。又一裴德恺[86]通过药理研究，报道以实验狗经十二指肠导管灌注复方大柴胡汤，观察药物对胆、胰功能的影响。结果表明：本方具有明显的利胆和降低括约肌张力的作用，而且不抑制括约肌的运动机能，这对解除胆汁和胰液的瘀滞有积极意义。

本方对于治疗细菌性痢疾、传染性肝炎及急、慢性阑尾炎均有较好的治疗作用。张国卿氏[87]治疗急、慢性阑尾炎，以本方加牡蛎、川楝子，重用柴胡至 25 克。水煎服，轻者日服 1 剂，重者日服 2 剂。结果：在所收治的 56 例中痊愈 52 例，手术 2 例，复发 2 例，治愈率达 94.6%。郑宜伦氏[88]以大柴胡原方治疗急性菌痢，2 剂症减，4 剂获愈。李佩渊氏[89]以本方去生姜加川连、木香，治疗 1 例慢性迁延型菌痢 2 年余患者，服上方 3 剂显效，6 剂获愈。刘国声氏[90]报道本方对葡萄球菌、大肠杆菌等有较强的抑制作用。韩志忠氏[91]等以本方加山栀、茵陈、玄明粉为基本方治疗 20 例毛细血管型肝炎，转氨酶高者加苦参；右胁痛者加水蛭吞服；阴黄症去黄芩加附片。结果：20 例症状均获消失。姚广锋氏[92]以本方去姜、枣加茵陈、金钱草、板蓝根、焦三仙为基本方治疗 196 例急性黄疸型肝炎。热盛加山栀、龙胆草；湿盛加车前子、砂仁；肝区痛加川楝子、玄胡、丹参。结果：痊愈 179 例，有效 15 例，无效 2 例。有学者[93]通过对大鼠实验性炎症的药理研究证明：本方具有较强的抗炎作用，对慢性炎症比急性炎症作用显著，并认为其机理之一是细胞稳定化作用，而非膜稳定化产生的抗炎作用。

四逆散

本方是当代临床最常用的经方之一，对肝、胆、胃等腹部疾病和妇科疾病如月经不调、痛经等均有优良疗效。凡见肝气郁阻、肝脾不和所致痰湿气滞，湿热壅滞、气血郁阻等症，均可用本方取效。

龚传美氏[93]等通过药理研究表明，本方对兔、狗内毒素性休克，具有抗休克作用。以枳实、柴胡、白芍为主的配方，在抗休克应用上具有更大的优越性，并对升压作用及原理又作了进一步研究。结果表明：静注本方水提醇沉液能使兔、狗的正常血压明显升高，持续时间较去甲肾上腺素长，且无去甲肾上腺素升压、抑制呼吸的副作用。其作用原理是通过兴奋肾上腺素 α、β 受体，加强心脏功能而起到升压作用。另有王保祥氏[94]等报道给实验小鼠腹腔注射四逆散水醇沉液，可使动物耐氧能力及血氧分压明显提高。

张文光氏[95]等治疗胃黏膜异位增生症，以本方加半夏、陈皮为主，虚寒者酌加生姜或干姜、桂枝、吴茱萸、黄芪、党参等；阴虚者选用石斛、天花粉、沙参、麦冬等；胃痛剧者加元胡、川楝子、乌药、白檀香、沉香粉等；根据胃黏膜充血水肿或萎缩程度，可选用蒲公英、红藤、败酱草、白花蛇舌草、芙蓉叶、丹参、九香虫等；暖气吞酸明显者选用旋覆花、代赭石、煅瓦楞、左金丸等。结果：在所收治的 30 例中显效 25 例，有效 3 例，无效 2 例。

另有王承训氏[96]治疗经前期乳房胀痛，以本方加橘叶、橘核为基础方辨证治疗。血虚重者加当归、熟地；气虚重者加黄芪、党参；气滞重者加青皮、香附；胸胁痛者加川楝子；血瘀重者加桃仁、红花、三棱、莪术；腹痛加五灵脂、元胡；小腹胀痛者加乌药；痰凝乳房有块者加海藻、昆布、浙贝、皂刺。结果：150 例中痊愈 120 例，好转 22 例，无效 8 例。

此外，本方对于治疗传染性肝炎、肝硬化腹水、胆囊炎、胆石症、胆道蛔虫症、尿路结石、输卵管阻塞、肠梗阻、腹痛、胁痛、胃脘痛、痛经带下、阳痿等症，均有较好疗效。

白虎汤类

白虎汤

本方原系仲景为治阳明经热证之主方，现代医家用于临床诸疾，如流行性感冒、麻疹、流行性脑脊髓膜炎、流行性出血热、大叶性肺炎、风湿病、糖尿病、发热等病症。

范德斌氏[97]对感冒发热，以里有蕴热，脾胃无虚寒为要点，用白虎银翘汤表里同治：本方加生黄芪、神曲、银花、桑叶、菊花、连翘、荆芥、薄荷、杏仁、厚朴适量，粉葛 100克，服药 2 剂，一般病可告愈。谭兴贵氏[98]在治疗流感证属温热者，可用本方加葛根、连翘；风温者加银花、连翘、大青叶、板蓝根；偏热毒重者，灼热躁扰，甚或狂乱昏谵，吐衄者加犀角；温热夹湿者加苍术、黄芩、佩兰、藿香；正虚者加人参、玄参，均获良效。张慧中氏[99]治疗本病 150 例，对流感发烧，口渴，舌苔黄，喘咳痰黄，脉洪大，不恶寒，自汗等症的患者，施以本方主治，其他证型分别以麻黄汤、桂枝汤、小青龙汤等治疗。结果：150 例均获治愈。姚华氏[100]以本方加板蓝根、羌活为基本方，冬、春季伍以荆芥；夏、秋季配以藿香、佩兰；头痛加蔓荆子、菊花；身痛甚者加羌活，治疗流感高热50 余例，均在两天内退热。陈国良氏[101]认为暑令麻疹多热症，须清阳明邪热，以本方加蝉衣、浮萍各 3 克，大力子4.5 克，芫荽 9 克为主治疗，待疹出齐则以本方加黄芩、黄连各 9 克，遇夹暑病例加香薷、青蒿、佩兰祛暑之品，取得良好之效。谭氏[98]报道以本方加减治疗 80 例暑令麻疹，透疹期加蝉衣、浮萍、芫荽、牛蒡子；发疹期加黄连、银花；暑夹湿者加香薷、藿香、青蒿、荷叶；阴虚津干者加三鲜汤（鲜生地、沙参、石斛）；在初期如高热、喘咳、烦躁，本方去知母、粳米加葛根、升麻、紫草、桔梗，或去粳米加贝母、竹茹；气弱者加西洋参，如此施治收效良好，极少后遗症，所治病例，均获治愈。徐德先氏[102]报道治疗脑炎，以本方合清营汤加减治疗 1052 例，其中普通型（气营型）547 例，收效良好。袁以群氏[103]以本方重用石膏 150 克治疗 54 例脑炎，总有效率达90% 以上。李向荣氏[104]以本方治疗 319 例，服中药组 152 例，死亡 8 例；未服中药组 167 例，死亡 16 例，可见服中药组治愈率高于未服中药组。吴浩然氏[105]辨证论治以本方治疗气分型 50 例，其他型分别以银翘散、清温败毒饮治疗。结果：共治疗乙脑 80 例，其中痊愈 74 例，总有效率为 87%。季汉原氏[106]以本方加板蓝根、银花、连翘、天竺黄治疗本病 36 例，其治愈率达 91.79%。李振华氏[107]治疗流行性脑脊髓膜炎，按其本病气分证以本方加葛根、菊花、竹茹、银花、板蓝根各 15 克，重用石膏 120～240 克，以清热解毒而获良效。叶景华氏[108]以本方合泻白散加减治疗大叶性肺炎，对壮热汗出不解，咳嗽气促胸痛，痰黄黏或铁锈色，口干引饮，舌质红苔黄，脉滑数者取得良好效果。潘泰阶氏[109]等以本方辨证加减治疗咳喘，咳嗽胸痛者加贝母、杏仁、郁金、橘红；痰中带血者加白茅根；心中烦热者加山栀子、芦根；体质壮实者加生大黄；热伤津液者加生地、玄参、花粉、鲜石斛；夜寐不安者用益元散。所治病例，收效满意。有学者[110]通过药理研究，提示本方具有抗菌消炎作用，石膏有效成分为钙质，能降低血管通透性，故有消炎作用；知母煎剂对溶血性金黄色葡萄球菌、溶血性链球菌、肺炎双球菌、痢疾杆菌、伤寒杆菌、结核杆菌均有抑制作用。

陈启山氏[111]治疗属风湿热痹者，以泄热祛湿，搜风活络，以白虎加桂枝汤增减治疗，以生石膏 60 克，知母、牛膝、防己、独活、当归、赤芍、忍冬藤、桂枝、苍术适量，服药 5 剂，病势渐降，原方去苍术加川乌，继服 7 剂后即获痊愈。易万德氏[112]以白虎加桂枝汤治疗热痹 38 例，以白虎汤加桂枝 6～15 克为基本方。若疼痛日轻夜重者加桃仁、红花；便秘加大黄；筋脉不利加地龙、蚕砂；湿盛加木通、茵陈；高热不退去桂枝加水牛角、丹皮。结果：38 例中痊愈 22 例，好转 5 例，总有效率为 96.5%。龚琼模氏[113]治疗本病以白虎加桂枝汤，治疗期间不用西药，随体质病情加减用药，热者选加黄柏、黄芩、山栀、银花、连翘、茅根、防己；湿重者选加苡仁、茯苓、六一散、茵陈、蚕砂；阴虚者加生地、石斛、麦冬；气虚者加黄芪、党参；祛风镇痛加防风、桑枝、威灵仙、乳没、延胡索；活血通络加当归、杭芍、丹皮、木瓜、橘络等。结果：所治 12 例均在服药 2 ~ 10 剂后临床告愈。有报道[114]本方中的甘草次酸钠对大鼠甲醛性关节炎和棉球肉芽肿炎症有明显抑制作用。

有学者[115]以本方加生地、玄参、银花、连翘、板蓝根、丹皮，治疗流行性出血热。结果：所收治 130 例均获痊愈。李淑香氏[116]治疗本病，以本方加丹参、连翘、益母草、大黄炭、银花、板蓝根、白茅根为基础方，有恶心呕吐者加水竹茹，口渴加鲜石斛，出血严重者加服生大黄粉胶囊，低血压倾向加人参、五味子，共治疗 47 例患者。结果发现早期用此方可缩短病程，提高疗效。其中发热 5 天以内就诊者 34 例，均越过低血压休克期和少尿期而进入多尿期。王绪山氏[117]以辨证施治随证加减治疗本病 40 例，如发热期以本方加银花、连翘、板蓝根、大青叶；低血压期以本方加人参、麦冬、五味子、丹参；少尿期以本方去粳米加玄参、生地、麦冬、大黄、芒硝；多尿期以本方加生地、山药、山萸肉、麦冬、五味子、菟丝子、党参等；恢复期以本方合竹叶石膏汤加减。结果：40 例均获治愈。郭振球氏[118]治疗小儿发热 50 例，其中 7 例邪在阳明者以本方主治，有 38 例以本方合六味地黄丸治疗；另有 5 例为邪在少阴者单用六味地黄汤治疗。结果：共治愈 43 例。唐化熹氏[119]治疗病毒性感染发热，以本方合三仁汤有迅速退热之效，所治病例，多数获愈。孙仲樵氏[120]治疗消渴型小儿夏季热，属热伤阳明，症见消渴多尿为主者，治宜生津益气法，以本方加党参、麦冬、生地、鲜石斛、花粉主治获效。有人[121][122]证实本方具有解热作用，本方和单位石膏煎剂对实验性致热家兔均具有一定的退热作用。不含石膏的知母、甘草煎剂和去钙白虎汤均未见明显退热效果。故石膏是本方退热作用的主要药物，钙离子是石膏退热的主要成分。方中其他药物可加强石膏的作用。应用本方治疗高热，方中石膏内服经胃酸作用变成可溶性钙盐，进入血液，钙离子浓度升高，脑内钠/钙比例降低，故体温下降。同时方中知母、甘草有抗菌作用；石膏、甘草有消炎作用。故可减轻和抑制热原对前列腺素的作用，抑制丘脑前区前列腺素 E 合成、释放，恢复温敏细胞和冷敏细胞的反应性，促使体温下降。

其　他

吴茱萸汤

本方之主要功效在于温中补虚，降逆止呕。临证中凡胃寒呕吐、厥阴头痛、少阴吐利、烦躁等症，用本方治疗而获良效。

郭志印氏[123]报道治疗嘈杂吐酸者，以本方加陈皮、炒白术、茯苓、黄连，服药 3 剂获愈。慢性胃炎并寒证呕吐者，以本方加白术、炒麦芽、茯苓、陈皮、半夏、砂仁、炙甘草。眩晕伴呕吐者，以本方加桂枝、白术、清半夏、茯苓、炙甘草而获效。寇琼氏[124]治干呕吐涎沫，畏寒肢冷者，以本方加枳实、白术、砂仁、白芍、竹茹；膀胱术后恶心呕吐，不能进食，吐清稀痰涎者，以本方加竹茹、扁豆、陈皮、赤芍、川芎、厚朴、山药、桃仁、红花。刘常世氏[125]治反胃以本方加茯苓、白术、枳壳、桂枝、制半夏、旋覆花、代赭石、姜汁为引，服药 10 剂获愈。另报道因尿毒症所致呕吐者，以本方加制大黄、旋覆花、熟附片、法半夏、枳壳、陈皮、焦三仙、茯苓、代赭石、苏合香丸一粒（姜汁化服）。陈胤夫氏[126]治疗因风寒而致呕吐者，以本方加陈皮、姜半夏、丁香，服药 5 剂获愈。脐下腰痛，痛甚时呕吐清涎者，以本方加肉桂而获愈。痛经伴恶心呕吐清涎者，以本方加当归、玄胡、赤芍、肉桂，干姜易生姜。胡同斌氏[127]治疗十二指肠溃疡发作期伴呕吐者，以本方加半夏、白芍、当归、赤芍；妊娠后期呕吐者，以本方去大枣，加淮山药、玄胡索、制香附、砂仁、苏梗、半夏、茯苓；脑震荡后呕吐者，以本方加淮山药、茯苓、葛根、半夏、白芍、当归、赤芍；美尼尔氏综合征引起呕吐者，以本方去大枣，加半夏、泽泻、白术、蔓荆子、茯苓、淮山药、沉香。所治病例均服药 3 ~ 7 剂获愈。郑启忠氏[128]治神经性头痛，伴呕吐涎沫者，以本方去大枣，党参易人参，加川芎、藁本、细辛，服药 4 剂获愈。谢胜臣氏[129]等治头痛畏寒，呕吐清水者，以本方加川椒效果好。黄振中氏[130]治胆囊炎伴呕吐者，以本方加干姜、黄芩、白术、枳实、丹参而获良效。另有邱赛红氏[131]等通过药理实验证实本方具有止呕制酸作用，有明显镇吐效果，可减少呕吐次数，延长形成呕吐所需时间，显著抑制胃液、尤其是胃酸分泌。可使胃液量下降，胃液酸度降低，呈明显的制酸效果。此外，本方对急性胃黏膜损伤具有保护、治疗作用，并可解除胃痉挛。

乌梅丸

根据药理研究报道，本方具有抗菌作用，尤其对痢疾杆菌作用明显。马有度氏[132]报道本方之主药乌梅含苹果酚、枸橼酸等，在体外能抑制大肠杆菌、痢疾杆菌、结核杆菌，金黄色葡萄球菌、肺炎球菌等；黄连、黄柏含小檗碱、有广谱抗菌作用，并能增强白细胞吞噬功能；当归对痢疾杆菌也有一定的抑制作用。因此李知白[133]以本方加减治疗急性痢疾 60 例中，痊愈 53 例，好转 3 例，无效 4 例，总有效率为 93.3%。王光前氏[134]治疗慢性菌痢 55 例，其中 46 例以本方加减治愈 34 例，好，转 5 例，无效 7 例。

另据实验研究报道[135]：本方能抑制蛔虫的活动，使其失去附着肠壁的能力。方中蜀椒又有引蛔作用，机理为使蛔虫中毒而排出体外。陈文征氏[136]报道以本方治疗蛔虫病 67 例，一般服药 2 ~ 3 剂痊愈。陆闻鸿氏[137]以本方为基本方加减治疗 24 例小儿蛔虫病，一般服药 2 ~ 10 剂均获痊愈。另有以本方治疗胆道蛔虫症[138]蛔虫性肠梗阻及血吸虫病[139]而获效的报道。

此外，本方尚有促进胆囊收缩的作用[140]。经超声探查检查：发现服本方后 90 分钟时，胆囊下径缩小 0.5 ~ 1.5 毫米不等，造影检查发现 90 分钟时，胆囊宽度缩小 0.1 ~ 0.8 毫米不等；加大乌梅剂量时此作用更为明显，但单位药不如复方作用大，说明方中群药具有协同作用。

结语：

综上所述，纵观诸学者对于经方的临床研究与实验研究状况，笔者认为仲景的理论学说之深，经方的运用范围之广，不但是仲景脉、证、治统一论的反映，而且是辨证施治学说的精髓。因此临证时既要精通仲景理论指导于临床，又要注重临床研究与实验研究合参的思想体系和科学方法，即可在复杂多变之中，拨开枝蔓，见其根源，明察毫厘，力挽沉疴。而古今医家无不步仲景理论之后尘，弥加诊视，流传弗替，并突破藩篱，另辟蹊径，使中医学经方之理论更加完备，昌明世界。由此可见，继承仲景先师之经方，使其发扬光大，不但显示仲景经方的科学价值和实践意义，而且体现了中华医学发展创新的方向与途径。

参考文献

1. 富杭育，等．中药药理与临床，1987，3（2）：1
2. 卢长安，等．中药药理与临床，1990，6（1）：2
3. 郑伟达．福建中医药，1985，（4）：31
4. 曾庆骅．中医杂志，1959，（2）：8
5. 张慧中．中医杂志，1960，（2）：10
6. 叶治范．江西中医药，1960，（2）：10
7. 王孝莹．黑龙江中医药，1986，（1）：39
8. 林宗广．中医杂志，1965，（4.：1
9. 严肃．四川中医，1985，（10）：51
10. 魏得煜，等．北京中医，1986，（6）：41
11. 富杭育，等．中药药理与临床，1987．（2）：1
12. 田安民，等．药学通报，1987，（4）：212
13. 富杭育，等．中国药理学报，1990，（2）：34
14. 田安民，等．中成药研究，1983，（3）：25
15. 劳崇耀．广西中医药，1983，（6）：24

16. 何宏邦. 上海中医药杂志, 1989, (1): 31

17. 龚琼模. 江西医药, 1965, (7): 907

18. 易万德. 四川中医, 1984, (6): 62

19. 富杭育, 等. 中药药理与临床, 1987, (3): 3

20. 郑家本. 四川中医, 1986, (8): 11

21. 李杰. 吉林中医药, 1987, (4): 25

22. 沈庆法. 辽宁中医杂志, 1981, (6): 21

23. 于瑞珍. 山东中医杂志, 1984, (2): 22

24. 细野史郎（日）·萧支山（译）·上海中医药杂志, 1987, (10): 27

25. 曾国顺. 中成药研究, 1981, (6): 46

26. 许国华. 浙江中医学院学报, 1979, (3): 20

27. 刘恩荣, 等. 新中医, 1980, (11): 547

28. 王作久. 新医药学杂志, 1976, (12): 18

29. 程琼壁. 湖北中医杂志, 1986, (2): 42

30. 贾洪波, 等. 山东医刊, 1966, (0): 14

31. 夏礼清. 浙江中医杂志, 1983, (6): 254

32. 谢家骏, 等. 中成药研究, 1988, (9): 31

33. 谢家骏, 等. 中成药研究, 1986, (5): 24

34. 林生. 广西中医药, 1984, (4): 27

35. 孙武进. 重庆医药, 1983, (5): 28

36. 黄成惠. 广西中医药, 1981, (2): 19

37. 徐德先. 江苏中医, 1984, (1): 25

38. 罗菊明, 等. 贵阳中医学院学报, 1986, (3): 44

39. 解放军杭州疗养院. 医学资料, 1981, (2): 68

40. 张怡韵. 江苏中医, 1987, (10): 40

41. 王健民, 等. 中医杂志, 1959, (2): 24

42. 张秀辉. 江西医药, 1964, (11): 47

43. 徐蔚霖. 上海中医药杂志, 1960, (1): 14

44. 万桂华. 云南中医杂志, 1980, (4): 24

45. 孙玉琢. 河北中医, 1985, (5): 29

46. 戴安生. 湖北中医杂志, 1983, (6): 23

47. 张执中. 上海中医药杂志, 1960, (2): 85

48. 孙培. 江苏中医, 1958, (9): 15

49. 周玲华．中医杂志，1959，（2）：31

50. 李中宇．辽宁中医杂志，1980，（2）：21

51. 马振亚．陕西中医学院学报，1988，（4）：40

52. 罗厚昌．中国肛肠杂志，1985，（2）：25

53. 王治德．中西医结合杂志，1985，（12）：750

54. 陈忠旭．湖北中医杂志，1988，（1）：封3

55. 王筠默．中成药研究，1982，（3）：32

56. 李仪奎，等．中成药研究，1986，（4）：32

57. 丁培植．中西医结合杂志，1987，（1）：60

58. 熊永厚．成都中医学院学报，1980，（3）：29

59. 方宗美．中成药研究，1985，（3）：43

60. 彭综承．四川中医，1986，（12）：15

61. 刘国声．中医杂志，1955，（10）：36

62. 李中兴．河北中医，1980，（2）：46

63. 周重楚．药学通报，1979，（6）：252

64. 袁长津，等．湖南中医杂志，1989，（3）：5

65. 钱君达，等．湖南中医杂志，1989，（1）：30

66. 李福山，等．中药药理与临床，1987，（2）：42

67. 张定本．吉林中医药，1983，（1）：39

68. 禹新初．辽宁中医杂志，1980，（1）：17

69. 李兴华．中医杂志，1982，（9）：40

70. 毕明义．上海中医药杂志，1985，（10）：30

71. 刘文斌．四川中医，1983，（4）：封4

72. 朱沛冉．安徽中医学院学报，1987，（1）：28

73. 黄正良．中成药研究，1984，（4）：53

74. 刘东奎．辽宁中医杂志，1980，（8）：43

75. 袁沛生．浙江中医杂志，1985，（9）：400

76. 毛雪梅，等．吉林中医药，1988，（1）：25

77. 胡康才．浙江中医杂志1984，（5）：209

78. 张锡珊，等．贵阳中医学院学报，1989，（2）：24

79. 杨国安．湖北中医杂志，1989，（1）：46

80. 郑祥光．山东中医杂志，1987，（3）：18

81. 张志圣．中医杂志，1984，（5）：46

82. 黄冬度．中医杂志，1983，（11）：9

83. 裴兢克. 浙江中医杂志, 1988, (6): 252

84. 欧阳雄. 湖南中医杂志, 1987, (1): 23

85. 蔡金伟. 辽宁中医杂志, 1986, (2): 21

86. 裴德恺, 等. 上海中医杂志, 1981, (1): 44

87. 张国卿. 辽宁中医杂志, 1978, (1): 38

88. 郑宜伦. 河南中医, 1986, (2): 37

89. 李佩渊. 浙江中医杂志, 1988. (11): 511

90. 刘国声. 中医杂志, 1955, (10): 36

91. 韩志忠, 等. 浙江中医杂志, 1981, (5): 207

92. 姚广锋. 陕西中医, 1989, (5): 223

93. 龚传美, 等. 中药药理与临床, 1989, (2): 1

94. 王保祥, 等. 仲景学说与研究, 1985, (3): 44

95. 张文光, 等. 中医杂志, 1986, (12): 35

96. 王承训. 山东中医杂志, 1987, (2): 40

97. 范德斌. 天津中医学院学报, 1989, (1): 35

98. 谭兴贵. 湖南医药杂志, 1980, (3): 54

99. 张慧中. 中医杂志, 1960, (2): 10

100. 姚华. 江苏中医, 1986, (1): 9

101. 陈国良. 中华儿科杂志, 1964, (4): 288

102. 徐德先. 江苏医药, 1982, (11): 12

103. 袁以群. 中华医学杂志, 1956, (2): 110

104. 李向荣, 等. 中华医学杂志, 1965, (7): 423

105. 吴浩然, 等. 浙江中医杂志, 1965, (8): 4

106. 季汉原. 江苏中医, 1965, (12): 15

107. 李振华. 河南中医学院学报, 1977, (1): 11

108. 叶景华. 浙江中医杂志, 1980, (3): 133

109. 潘泰阶, 等. 上海中医杂志, 1957, (4): 23

110. 山东医学院药理组. 中草药药理学, 1976: 114

111. 陈启山. 天津中医, 1988, (2): 12

112. 易万德. 四川中医, 1984, (6): 62

113. 龚琼模. 江西医药, 1965, (7): 907

114. 南京医学院. 中草药学, 1976: 476

115. 黑龙江生产建设兵团. 黑龙江医药, 1976, (1): 31

116. 李淑香. 陕西中医学院学报, 1986, (4): 19

117. 王绪山.中西医结合杂志，1987，（5）：300

118. 郭振球.广东中医，1959，（8）：343

119. 唐化熹.四川中医，1989，（4）：16

120. 孙仲樵.江西中医药，1960，（8）：33

121. 时钧华，等.药学通报，1983，（11）：32

122. 重庆医学院.新医药学杂志，1984，（6）：16

123. 郭志印.江苏中医杂志，1982，（3）：32

124. 寇琼.内蒙古中医药，1988，（2）：33

125. 刘常世.陕西中医，1986，（9）：407

126. 陈胤夫.四川中医，1984，（6）：24

127. 胡同斌.云南中医杂志，1986，（4）：33

128. 郑启忠.中医杂志，1983，（9）：43

129. 谢胜臣，等.江西中医药，1986，（4）：18

130. 黄振中.湖北中医杂志，1980，（2）：22

131. 邱赛红，等.中药药理与临床，1988，（3）：9

132. 马有度.医方新解，1980，第一版，上海科技出版社：265

133. 李知白.广西中医药，1981，（3）：21

134. 王光前.上海中医药，1959，（8）：18

135. 孙景堂.中草药，1987，（4）：28

136. 陈文征.福建医科大学学报，1978，（2）：65

137. 陆闻鸿.成都中医学院学报，1960，（1）：45

138. 安佑臣，等.山东医刊，1964，（7）：38

139. 宋远忠.浙江中医，1984，（1）：25

140. 福安专区医院.人民保健，1959，（11）：1012

日本对经方的研究概况

　　中医学在公元七世纪东传日本，经过不断交流与吸收，至公元十六世纪：已形成具有日本特点的东洋医学体系。其特点是尊崇李东垣脾胃学说，朱丹溪养阴学说。当时东洋医学名医是曲直濑道三，故称道三学派。这个学派也是世袭御医，为上层统治者看病，开方用药只许成功，不许失败，其方多以健脾养阴为治，形成滥用补法的弊端，不敢大胆进行治疗和探索，最后堕落到明哲保身，无所作为的地步，同时依靠政治权势，压制不同学术观点。十七世纪初（江户时期），《伤寒杂病论》已传入日本，道三学派已明显衰败，以名古屋玄医为首的伤寒学派，倡导仲景学说，注重实践观察。他说："唯见证施治，头痛治头痛，腹痛治腹痛，咳治咳，喘治喘。"经方指征明确，疗效优越，遂赢得多数医家崇信，自此仲景学说在东洋医学界占据主导地位[1]。医史学者将李朱医学的道三学派称为"后世方"，将仲景医学称为"古世方"。颇似我国温病学说形成后的"经方派"与"时方派"的不同学术称谓。"古世方"派兴起之后，剔除了阴阳五行笼统的推测与假说，重视仲景学说的方证相对，以证定方的实践医学，这意味着汉方医学从思辨性合理主义向经验性实证主义发展[1]。古世方一派进一步又分成不同学派，以吉益东洞为代表的现象论派，以"亲眼见"和"亲自实践"为原则，现存的《伤寒论》版本中，在我国被认为正宗的宋版赵开美本，古世方派则认为此版本也是经过王叔和、林亿等具有《内经》学术观点的人改编而成，而非仲景原著。吉益东洞甚至认为：《伤寒论》中的脉象是王叔和加进的，亦应除掉[1]。他主张不仅治疗伤寒应遵循《伤寒论》原则，还要用《伤寒论》的方药治疗百病，即"百病有伤寒，伤寒有百病"。吉益流派的医家非常重视腹诊，进一步发展了腹诊学说。

以后古世方派又出现了以山胁东洋为首的实体论派，他认为中国古代的脏腑是功能概念而非实体，因此著《藏志》一书，并附解剖图谱，目的是使脏象学说更科学化。

十八世纪中叶，荷兰医生首先把西医学传入日本，山胁东洋的弟子永富独啸庵对荷兰医学极有兴趣，又格外重视《伤寒论》，因此他被称为"汉兰折衷派"。折衷派长于调整各派的过与不及，博采众长，师古不泥，长于考据，精以求精。

在日本只有取得了西医师资格的人，才能从事汉方的研究和治疗，所以现代的汉方医师，均属于汉兰折衷派，即相当于我国中西结合学派[1]。这是日本东洋医学界独崇《伤寒论》，重视经方的历史渊源。以上简述可以看出：日本古世方医家只接受了《伤寒论》治疗方法，而拒绝接受《内经》阴阳五行、脏象学说及辨证施治原则，这与我国中医学有极明显的差异。

在日本医学史上，汉方医学曾受到两次致命性冲击：一次是十八世纪的明治维新运动，对外开放，大量引进西方现代科学，汉方医学受到严峻的挑战，几经挫折，汉方医学乃得以保存。第二次是二战后，20 世纪 60～70 年代，日本科学高速发展，以现代科学为羽翼的西方医学，激烈地冲击着汉方医学。但是医学家也发现，现代西医学虽然可有效地解决疑难疾病，但并非完美无缺。日本汉方学者雨谷荣、荻原幸夫说："在现代医疗中，若按西医的标准来衡量汉方，则无论在起效快速方面；还是作用强度上，都难以匹敌。但对西药疗效不满意的慢性病患者，汉方就大有作为"，"对现代医学难以解决的恶性肿瘤、心脑血管疾病、病毒性肝炎、支气管哮喘、风湿病、肾病等免疫遗传疾病以及糖尿病、痛风等遗传代谢疾病，用汉方则能取得较好疗效"[2]。

日本医学家所用的汉方方剂主要以《伤寒论》、《金匮要略》的方剂为基准，经方亦即为医学之典范。据日本《汉方研究》杂志 1990 年第 1 期报道，1988 年汉方方剂生产前 10 位的方剂依次是：①小柴胡汤②八味地黄丸③补中益气汤④加味逍遥散⑤小青龙汤⑥大柴胡汤⑦当归芍药散⑧桂枝茯苓丸⑨柴胡桂枝汤⑩柴胡加龙骨牡蛎汤。东洋医学会调查了汉方临床中使用频率最高的方剂，依次为小柴胡汤、八味地黄丸、补中益气汤、加味逍遥散、小青龙汤、大柴胡汤、桂枝茯苓丸等。在另一项统计中[3]，对 1988 年、1989 年两年服用汉方的45000 个病例中，最有效的汉方方剂依次为：①加味逍遥散②小青龙汤③桂枝茯苓丸④八味地黄丸⑤当归芍药散⑥补中益气汤⑦小柴胡汤。

这些统计表明：经方是汉方医学的主体和灵魂，离开了经方，即谈不上汉方医学，同时表明日本汉方医学界对经方的偏崇和信仰。近 20 年来，日本汉方学家凭借先进技术和雄厚资金，几乎对所有 200 多首经方进行了实验和临床研究，这些成果使我们对经方和认识由经验阶段进入理论阶段。现将几首经方研究进展综述于下。

小柴胡汤

日本汉方医家在临床实践中，突破了"往来寒热、胸胁苦满、心烦喜呕"小柴胡证范围，扩大治疗中枢神经系疾病如癫痫，免疫疾病如乙型肝炎、肾炎、红斑狼疮，各种热性病如流感、咽喉炎、腮腺炎、肺炎、胸膜炎、胃肠炎、淋巴结核、植物神经功能紊乱等，并进行了有关药理、药化、药效作用和药效机制方面大量的临床研究和实验研究，对小柴胡汤的认识深入到微观层次，导致了以现代生物学、免疫学、药理学、病理学的观点和方法解释小柴胡汤的功效和机制。无论在深度和广度上，我国国内在这方面的研究，是无法与之比拟的。

小柴胡汤治疗多种细菌和病毒感染，它的消炎机制是什么呢？帝京大学松田重三[4]研究证明：小柴胡汤可使 T 细胞克隆体显著增加，并增强白细胞间素 – I（IL－1）活性；通过白细胞发挥抗炎作用，又通过淋巴细胞发挥免疫机能，通过这些机制抗炎和发挥机体防御功能。三重大学伊藤均等[5]认为小柴胡汤是抑制中性粒细胞的功能而发挥抗炎作用。熊泽等[6]的实验表明：小柴胡汤激活淋巴细胞，进而使其具有抗菌作用。他认为小柴胡汤的抗菌作用不是直接杀灭细菌，而是与其能启动免疫功能有关。安部英等[7]将不同浓度的小柴胡汤颗粒，加入培养液，再将培养液加入 T 细胞群培养基内；以 37℃恒温培养 5 天后，发现小柴胡汤的浓度为 250μg/ml 以下时，随其浓度增高，T 细胞群随之增加；若浓度超过 300μg/ml 以上，反呈减少趋势，因此认为：小柴胡汤增强了 T 细胞群的形成，并且在一定范围内，其浓度与 T 细胞群的增加呈正比关系。在观察小柴胡汤对巨噬细胞和嗜中性粒细胞的影响时，发现小柴胡汤浓度增加，抑制嗜中性粒细胞越强烈，因此可以认为：小柴胡汤的抗炎症、抗过敏的机理是由于有效地抑制了体内过氧化作用。

小柴胡汤对免疫功能的影响受到汉方医学界的关注。雨谷荣氏[2]以大鼠作实验动物，证明1.1g/kg的小柴胡汤抑制浮肿和肉芽肿的作用与1mg/kg的强的松龙的抗炎作用相等，如果二者合用，其抗炎作用明显加强。是小柴胡汤本身有激素样作用，还是通过内源性激素而发挥效应？经作者进一步研究，发现小柴胡与激素的作用机制不同，它有促进垂体——肾上腺皮质的功能而没有因激素而产生的负反馈抑制。作者还证明：小柴胡汤还有阿司匹林样作用，是通过抑制前列腺素的合成而发挥抗炎、解热、镇痛作用的。岩间裕子等[8]将成人量10倍的小柴胡汤给小鼠灌胃10日处死后，以其血清作药源，结果表明小柴胡汤有促进脂多糖反应的作用，并可促进丝分裂活性。大坂市立大学沟口靖紘教授[4]认为：小柴胡汤有激活巨噬细胞和活化补体旁路作用，促进白细胞介素Ⅰ和白细胞介素Ⅱ的产生和增强，提示小柴胡汤的作用与免疫有关。

长期以来，人们用小柴胡汤治疗病毒性肝炎，取得了较好疗效。小田岛氏[9]用小柴胡汤治疗慢活肝，70%以上改善肝功能。他认为，对肝细胞膜上肝特异性抗原的机体免疫反应，是慢性肝炎进展的重要因素，柴胡皂苷能抑制抗体依赖性细胞毒所导致的肝细胞坏死。治疗肝炎阻止由急性肝炎转入慢性，进而移行至肝硬化，关键在于防止肝细胞大量坏死，以及死后再生，小柴胡汤能刺激肝细胞的增生。还有人[4]认为：乙型肝炎肝细胞损伤一般说是杀伤性T细胞引起，但炎症反应产生的白三烯亦可造成肝损伤，而小柴胡汤能抑制白三烯分泌。乙肝患者因巨噬细胞产生白细胞介素Ⅰ、脂皮质素、白三烯为中介的免疫反应和炎症反应，使机制异常，不能充分清除病毒。而小柴胡汤则能增强白细胞介素Ⅰ和脂皮质素的产生，调节免疫反应和炎症反应而清除病毒。

学者们不仅对小柴胡汤的整体免疫反应作用进行研究，对组成小柴胡汤的药物如柴胡、半夏、黄芩、大枣、人参、甘草、生姜分别进行了研究。在免疫激活、促进抗体产生方面，柴胡作用最强，半夏次之[4]。人参能促进骨髓细胞分裂，产生免疫活性白细胞，是以葡聚糖为主的多糖物质，其有效成分之一为人参糖苷。甘草甜素能诱导小鼠及人体产生干扰素。黄芩苷和黄芩苷元有促进 CAMP 生物的产生，抑制肥大细胞产生介质，有抑制磷酸二酯酶活性的作用[2]。

　　一般认为，中药作用缓慢，副作用极少，对内脏功能衰减性疾病疗效较好。其机理可能是通过调整机体对外来的或内部的刺激的抗原所显示的反应性，保持机体整体协调，即反应性弱时，增强其反应性；反应性强时，又能抑制其反应性，使机体阴平阳秘，趋向平衡。汉方医学家在基础研究和实验研究的同时，还根据中医理论和实验研究成果，将小柴胡汤用于治疗疑难疾病。沟口靖紘教授[4]将 206 例肝硬化分为给药组 106 例，非给药组 100 例。结果表明，小柴胡汤对肝硬化向肝癌发展有抑制作用。其机理是小柴胡汤作用于巨噬细胞，通过白细胞介素 I 促进抗体产生。小柴胡汤还能增强自然杀伤 NK 细胞和淋巴因子激活的杀伤细胞 LAK 的活性，从而抑制了肝硬化向肝癌的发展。三重大学药理学教授伊藤均[6]通过实验证明：小柴胡汤可使 20% 的肺癌生存期延长。另一学者[10]将小柴胡汤用作预防肝细胞癌变的研究：选 260 例肝硬化病人，根据年龄、性别、肝损伤程度、HBe 抗体显现率相近者进行配对分组，所有 260 人均接受常规治疗外，观察组每人每日另服小柴胡汤 7.5g，共治疗 34 个月。其间共发现肝癌 33 例，其中对照组发现 21 例（其中 4 例系治疗开始 6 个月内发现，除外不计）。观察组发现肝癌 12 例（其中 3 例是治疗开始 6 个月内发现，除外不计）。观察组较对照组的癌变率显低，表明小柴胡汤有防止肝细胞癌变的功效。冈博子[11]用小柴胡汤抗肿瘤进行了长达五年的研究，认为小柴胡汤对潜在的微小肝癌有抑制作用。她认为，汉方的出发点是调整机体状态失衡，肝硬化属虚症，且有血瘀表现，小柴胡汤解决了"虚"和"瘀"的病理状态，使机体处在更佳水平，自然就控制了癌病变。

在治疗慢活肝方面，菊谷丰彦氏[12]使用小柴胡汤治疗慢活肝16例，其中14例症状改善，5例GOT、GPT降低。三谷和合氏[13]将肝损伤考虑为瘀血停积的结果，单用柴胡剂治愈率为57.8%，柴胡剂与化瘀剂并用治愈率达99%。

藤原研司等[14]用小柴胡汤治疗慢性肝炎102例，分5g/次和7.5g/次两组，结果前组服24个月，有效率52%，服48个月有效率75%以上。7.5g/次组服12个月有效率为76.7%，服48个月有效率为80%以上。藤原又以e抗原阳性的慢活肝炎80例，按7.5g/次服6个月，结果86.5%症状改善，50%肝功能好转。病毒学检查结果：42.6%e抗原滴度下降，作者认为，小柴胡汤很可能对病毒有抑制作用。

汉方医家还将小柴胡汤用于治疗其他疑难疾病。五味俊彦[15]用小柴胡汤加五苓散冲剂治疗27例带状疱疹，结果18例有效（66.7%）。作者认为，以抗炎为主的小柴胡汤和以利尿为主的五苓散，对带状疱疹有镇痛作用，并有利尿、改善微循环作用。中岛一、溪中人[16]等用小柴胡汤治疗湿疹皮炎、荨麻疹等皮肤病30例，结果显效4例，有效22例，无效4例。作者又用双盲法治疗上述疾病22例，均系激素和组织胺治疗无效甚至恶化者，分给药组和安慰组，疗程为3～49天。结果给药组显效2例，有效8例，无效1例；安慰组显效1例，有效3例，无效7例，二者有显著差异。作者认为，小柴胡汤为治疗皮肤疾病的有效方剂。矢数道明氏[13]用小柴胡汤合葛根汤治愈打鼾及夜尿症。患者为十二岁女童，从小易罹感冒，并患有肾炎浮肿，睡眠鼾声不断，夜尿失控。用小柴胡汤及葛根汤冲剂各1g/次，日3次服，经治半年而愈。

IgA肾炎是以血尿更甚于蛋白尿为特点的肾炎类型，组织学上以肾小球体、肾小球膜区gA与补体C_3的沉着为特征，山内康平氏[17]报告用小柴胡汤合五苓散治疗一例该病患者，获得显著疗效，血尿、蛋白尿消失。作者认为，小柴胡汤除具对免疫系统的修复和增强类固醇的作用之外，还对肾小球有直接作用。矢数道明[16]还报道用小柴胡汤加五苓散治疗红斑狼疮。

患者某女, 14 岁, 患红斑狼疮两年后出现蛋白尿, 浮肿。给小柴胡汤加五苓散去生姜加桃仁、丹皮, 服 10 个月, 症状消失, 化验正常。

肾气丸 (并含牛车肾气丸)

日本汉方学家们认为: 金匮肾气丸是一抗衰老方剂, 有关生殖功能低下, 水分代谢失调, 听觉失聪及肾上腺、甲状腺、甲状旁腺、脑垂体等内分泌障碍, 多求治于本方。阿部博子[19]认为: "肾虚的状态即这些器官的机能低下状态", 也即"与老化现象呈相同的病态"。"可以认为金匮肾气丸对伴随衰老而产生的以尿频、腰痛为主的前列腺肥大、阳痿、高血压、糖尿病、白内障等有效"。取体重 200 克大鼠 20 只, 平分为 2组, 停食 45 小时, 治疗组服肾气丸, 另一组静脉注射链脲菌素 65mg/kg。结果表明: 制成散剂的肾气丸对大鼠饮水量、排尿量、血糖量、尿糖量均呈显著抑制作用[20]。对肾气丸的单味药分析: 丹皮、山茱萸、桂皮有抑制肾上腺皮质激素及ACTH 对葡萄糖合成脂肪作用; 地黄有抑制肾上腺作用, 丹皮可增强胰岛素活性[21]。藤田盛成等[22] 15 例糖尿病患者服用肾气丸 (6 例), 服肾气丸合抗糖嘧啶钠 (7 例), 肾气丸合胰岛素注射 (2 例), 结果三组都有明显降低血糖、胆固醇、甘油三酯作用。肾气丸对循环系统有明显改善, 对感觉障碍亦有效, 提示肾气丸与微循环有密切关系。

铁谷多美子等[23]研究了肾气丸对糖尿病血糖的影响。糖尿病患者 42 例, 其中男 18 例, 女 24 例。一组服肾气丸 7.5g/日 (加服桂枝茯苓丸 7.5g/日), 另一组服肾气丸合甲磺吡脲、醋磺环己脲或胰岛素。结果肾气丸十桂枝茯苓丸组 23 例中有6 例服至 32 周血糖降至 150mg/d1, 并用降糖药组血糖平均150～250mg/d1。糖耐量: 肾气丸合并桂枝茯苓丸组 15 例中有10 例改善; 并用降糖药组 12 例中有 9 例改善。综合效果判定: 肾气丸十桂枝茯苓丸组 23 例中 11 例 (47.8%) 有效; 并用降糖药组 19 例中 10 例 (52.6%) 有效。

日本是世界最早进入老龄的国家，自然对药物的抗衰老作用研究十分重视。获田善一等[24]用10％的肾气丸饲料对早衰小鼠（SAM）进行病态生化学研究，这种SAM小鼠脱毛显著，皮毛无光泽，骨质疏松，喂养6个月后，显示：SAM－P_2系小鼠，无论雌雄，应用肾气丸后老化程度都显著降低，其肝脏中SOD（超氧化歧化酶）活性上升。颌下精氨酸基肽酶的活性受睾酮等激素影响，受试小鼠的精氨酸基肽酶亦呈上升趋势。小曾户洋等[25]学者认为，肾气丸既然有改善糖质、脂质代谢的作用，那么，它对老年性白内障有无效果呢？以Wistar系24个月龄大鼠口服肾气丸提取物每日1g/kg，连续12个月后分别从肝、肾、脑、血浆、水晶体精巢测定GSH（原型谷胱甘肽）和GSSG（氧化谷胱甘肽），结果显示水晶中GSH、GSSG显著增加。这种水晶体谷胱甘肽的增加，提示有预防白内障作用。而在血浆中，精巢和其他内脏组织中GSH、GSSG亦有增加，提示了肾气丸的抗衰老作用。

关于肾气丸对血脂的影响，水岛宣昭[26]选择了排除高血压病的老龄患者，血浆高密度脂蛋白（HDL－C）在39mg/dl以下的异常低值者16例。给以肾气丸5mg/日，连续四个月，并定出HDL－C上升20％以上为显效；上升10～20％为有效；上升10％以下为无效的指标。结果显效11例，有效者4例，无效者1例。佐藤佑造等[27]在对糖尿病合并症神经障碍、植物性神经功能障碍的患者54例（35～79岁），随机分为两组，分别观察肾气丸的变法——牛车肾气丸（济生肾气丸）。服量：牛车肾气丸7.5g/日，另一组（对照组）用钴宾胱胺1.5mg/日，均给药12周。结果：肢体麻木：牛车肾气丸有效率74.2％，钴宾胱胺有效率29.6％。下肢痛有效率：牛车肾气丸32％，钴宾胱胺29.2％，冷感：牛车肾气丸有效率24％，钴宾胱胺11％。另外，排尿障碍、性欲减退、阳痿、腹泻、自汗、便秘等改善情况，牛车肾气丸均优于对照组，最后总评价改善率牛车肾气丸为77.6％，钴宾胱胺为48.1％。

关于牛车肾气丸治疗男性精子缺乏症，大田博孝[28]博士通过临床观察、对比研究，认为牛车肾气丸具有改善精子浓度、补中益气丸具有改善精子活力的效果。选择24例造精机能低下患者，服牛车肾气丸，7.5g/日，分3次服，给药12周，结果：服药4周，精子计数是治疗前的206%，8周后增加到264%。精子活动率有明显增加。牛车肾气丸对24例精子缺乏症、精子无力症，其有效率为67%。

总的来看，汉方学者多将肾气丸及其加味牛车肾气丸视作抗衰老方剂，在他们的研究中，证明其对老年性糖尿病、前列腺肥大、高脂血症、老年性白内障等有显著疗效。

柴胡桂枝汤

仲景制柴胡桂枝汤是为太阳症未解，传入少阳而设，症见发热，微恶寒，肢节烦疼，微呕，心下支结。柯韵伯认为本方是"清除两阳之轻剂"。日本汉方学者根据本方的临床疗效，认为柴胡桂枝汤有抗惊厥作用、抗消化溃疡作用以及抗胰腺炎作用，并相应地作了药理研究，对其作用机制有了更深入了解。

Aiko Sugaya ee al[29]认为，柴胡桂枝汤是治疗顽固性癫痫的有效方剂，它可抑制戊四唑（PTZ）诱发的蜗牛神经元的实发放电活动，并抑制放电期间细胞内异常的活动和异常的钙相关蛋白的变化。柴胡桂枝汤还显示使紊乱情绪趋于正常化，且无抗癫痫药服后的嗜睡、眩晕、头疼等副作用。作者运用柴胡桂枝汤的商业成药。作了对细胞松弛素B（C－B）引起的轴索变形的研究。结果表明：在同时加C－B和TJ－960（75μg/ml）（类似柴胡桂枝汤的商业药品）情况下，由于C－B所致神经轴索成环现象被抑制，引起轴索变形的恢复效应，显示了柴胡桂枝汤对神经细胞的促活作用，以及对C－B引起的肌动蛋白聚合作用紊乱的保护效应，这种效应在治疗癫痫时，在使紊乱的情绪正常化方面有重要意义。

既然临床证明了柴胡桂枝汤有抗惊厥、治疗癫痫的作用，如何从实验角度来证实这种作用？饭塚进等[30]用体重3~4kg的猫，将双极电极插入双侧扁桃体和左海马回，EEG单极电极放在双侧额叶、右颞叶及右枕叶上，给予产生放电效应的刺激，在全身惊厥出现五天后，给予 0.1g/kg、0.5g/kg、1.0g/kg的不同剂量的柴胡桂枝汤制剂，一日2次。结果表明，0.5g/kg 和 1.0g/kg 剂量的柴胡桂枝汤可抑制兴奋猫的全身惊厥；对癫痫的全身发作的阈值的增高呈剂量依赖性。为了深入研究柴胡桂枝汤抗惊厥机理，平松缘等[31]研究本汤对 E_1 系小鼠惊厥及脑内神经介质 5 - 羟色胺（5 - HT）的影响，从小鼠4周龄开始，每周两次抛起10cm高，一个刺激周期共80次抛起，观察组口服5%柴胡桂枝汤连续240天，对照组给同等量水，结果用药组小鼠中脑及延髓部位 5 - HT 水平显著高于对照组。我们知道，5 - HT 的效应是以抑制和镇惊为主，柴胡桂枝汤抗癫痫作用可能与能增高中脑和延髓的 5 - HT 水平有关。石毛敦等[31]从另一个角度证实了柴胡桂枝汤的抗惊厥效果：以 15mg/kg 的中枢兴奋药戊四唑（PTZ）间隔80分钟两次静注雄性大鼠，引起大鼠脑电图能量谱的变化，而以 1.0g/kg 的柴胡桂枝汤就能完全抑制这种能量谱的改变。1978年营谷英一[32]一用严格的科学方法研究柴胡桂枝汤对 24 例癫痫患者的治疗作用，该组患者都已长期使用抗癫痫药如苯妥英钠、苯巴比妥、丙戊酸钠、卡巴咪嗪、三甲双酮、乙琥胺、乙酰唑胺、安定治疗无效，而用柴胡桂枝汤取得了满意疗效。作者认为，柴胡桂枝汤之所以如此有效，是对钙和钙相关的病理现象有重要作用，柴胡桂枝汤可使向细胞膜移动的钙受到抑制，从而使癫痫发作也表现出抑制作用。

　　平松缘等[33]还在研究中发现柴胡桂枝汤可降低老龄大鼠脑中的儿茶酚胺、过氧化脂质，从而抑制大鼠的老化过程。在另一项实验中，发现柴胡桂枝汤能消除脑中自由基的累积，从而为柴胡桂枝汤抗衰老作用提供了依据。杉木晃等[34]人认为，脑缺血时，中枢能量代谢降低，细胞内钙、游离脂肪酸增加，导致神经元的损伤，运用柴胡桂枝汤对缺血性神经元损伤具有保护作用。

　　此外在临床研究中，秋叶哲生[35]用柴胡桂枝汤观察治疗

18 例易感冒儿童，年龄为 1 ~ 12 岁，用量为0. 1 ~ 0. 25g/kg/d，疗程为 4 ~ 30 个月。结果 16 例（占89%）显效或有效、无效者仅 2 例（占11%）。提示对阳虚外感有预防作用。

从柴胡桂枝汤的组成看，它是小柴胡汤和桂枝汤各取半量组成，因而兼有治疗太阳证和少阳证的功效；又因各取半量，故为治疗太少二阳证的轻症。桂枝汤具有温化阳气之功，小柴胡汤则可降逆和胃。因此，二者合方的柴胡桂枝汤对胃病，特别是脾胃虚寒的治疗是顺理成章的。水岛宣昭[36]用柴胡桂枝汤治疗高龄患者胃黏膜病变，取得了较好疗效。受试者 7 人（三男四女），平均年龄 76 岁，分别患有肺气肿、高血压、冠心病、老慢支、哮喘、糖尿病、老年性痴呆、帕金森氏病、骨质疏松等病，全部服柴胡桂枝汤提取剂，每次 2.5g，每日 3 次。以胃镜观察，以累积治愈率为指标。结果服药一个月有 35 ~ 75% 改善，2 个月有 70 ~ 100% 改善，服药 3 个月 100% 治愈。作者认为，柴胡桂枝不仅可以愈合溃疡，而且可以扩张末梢血管，改善微循环，并有抗应激作用。水野修一[37]亦用柴胡桂枝汤作为预防复发消化性溃疡41 例。该41 例均为消化性溃疡已治愈、局部留有斑痕患者，分 A 组、B 组，两组均在睡前服西药抗溃疡药。A 组白天加服柴胡桂枝汤 5 ~ 7.5g，分 2 ~ 3次服，持续一年。A 组 19 例仅 1 例复发（5%），B 组 22 例一年内复发 11 例（50%），二者有显著性差异。作者认为柴胡桂枝汤可预防溃疡复发。

桂枝茯苓丸

据日本《东洋医学杂志》统计，在诸多汉方中，疗效卓著的有 7 个，桂枝茯苓丸位居第三。由此可见该方在汉方学者心目中所处地位之重要。吉岗明立[38]说："对易患伤寒、中风的日本人来说，最常用的是……祛瘀血剂"。"桂枝茯苓丸在应用时可以不论病属寒属热，既可以用于祛除瘀血，又可以用于出血的善后调理，是一个全能的卓有成效的方剂"。吉氏又说："桂枝茯苓丸与以柴胡为主药的方剂合用时，多出现显

效"。这是汉方学者的经验之谈。从理论上讲，祛瘀剂加疏肝
理气的柴胡，气行则血行，故而疗效彰著。有地滋等[39]报道
用小柴胡汤加桂枝茯苓丸治疗慢性肝炎疗效特别好，最近又报
道用柴胡疏肝汤加桂枝茯苓丸为基本方治疗一例斑替氏综合
征，治疗一年，肝脾缩小，血小板 3.1 万升到 9 万，脾大无改
变。高桥贞[40]则运用小柴胡汤 5g/日、桂枝茯苓丸 5g/日治疗
一例 69 岁肝硬化代偿期患者，服药后即恶心消失，口干减轻，
皮肤瘙痒消失，2 个月后皮肤色素沉着消退，腹满改善，腹围
减低，尿量增加。日本学者还用桂枝茯苓丸治疗老年病，更年
期综合征。一例 48 岁女性患者，四肢及腰凉，身重倦怠。月
经延后，眩晕，脐下压痛，服桂枝茯苓丸一周，以上诸症皆消
失[41]。有关桂枝茯苓丸对性腺功能的影响，板木忍[42]做了实
验研究。给未成熟大鼠每日口服桂枝茯苓丸 30mg/100g 体重，
共 14 天，与对照组比较：血浆黄体生成素（LH）和促卵泡激
素（FSH）分别降低 94% 和 67%，胸腺嘧啶激酶活性和子宫
湿重分别下降到对照组的 64% 和 65%。上述结果表明，桂枝
茯苓丸具有 LHRH 类似物及弱抗促性激素的特性。

　　桂枝茯苓丸对微循环的强化作用有很多报道。三重医科大学
栗林秀树博士[6]探讨了桂枝茯苓丸对循环动态研究：对照组为 6
名身体健康学生，观察组为心脏病患者 5 人。观察组每次服桂枝
茯苓丸 6g，以 200ml 温开水冲服，对照组仅服 200ml 温开水。结
果表明，给药组和对照组的心搏数、心指数、末梢血管阻力在服
药前后均无明显变化，此试验表明桂枝茯苓丸的化瘀作用不是通
过扩张血管及加强心搏出功能实现的，而是改善微循环以达到化
瘀血的目的。另一学者林孝秀[44]对桂枝茯苓丸的化瘀机制进行了
临床研究，选择慢性疾病中属血瘀型的病人 27 例。其中慢肝 6
人，高血压 4 人，糖尿病 4 人，肺结核 3 人，肾功能不全 3 人，
眩晕 2 人，其他慢性病 5 人。令其饭后 2 小时服桂枝茯苓丸 5g，
在服药前后一小时测眼球结膜微血管内径及血流速度，以显微镜
观察甲床、手背皮肤微血管，并测全血及血浆黏度。结果：服药
前球结膜微血管内径为 100%，服药后扩大为 110%±13%，其

血流量服药后增至 127 ± 19.9% （P < 0.01）；其血流速度无明显改变；全血黏度在高切速度下（94.5 秒$^{-1}$），从 4.9 ± 0.46MPa.s 降至 4.6 ± 0.38MPa.s，有显著差异（P < 0.01），在低切速度下（0.376 秒$^{-1}$）从 45，82 ± 5.5MPa.s 降至 43.2 ± 5.2MPa.s，有显著性差异（P < 0.01）。血浆通过时间，从 3.51 ± 0.2 秒下降到 3.26 ± 0.17 秒，有明显区别（P < 0.01）；甲床及手背皮肤微循环，服药后所有病人手背皮肤血管数增多，其中一人感到背部发热。

在证实桂枝茯苓丸改善血循环治疗血瘀证的基础上，汉方学者进行研究了本药抗凝血的机理。土佐宽顺等[45] 对桂枝茯苓丸的抗凝血作用和机制进行观察，以观察该药对血液黏度，血小板功能及血液凝固的影响。对于血液黏度，采用 Casson 方程式，利用五点切变率，即 19.3、38.4、76.8、142.0、384.0sel － 1 时的血液黏数值计算出每个时期的剪切应力，再算出 Casson 黏度、Casson 屈服应力。结果表明，在口服桂枝茯苓丸后，血液黏度明显降低、提示桂枝茯苓丸是通过降低血液黏度改善周围微循环作用的。对于血小板功能，服桂枝茯苓丸后 2 周，血小板凝集作用被抑制。血小板中血栓素 B_2 的合成障碍，说明桂枝茯苓丸是通过降低血黏度和抑制血栓素 B_2 来改善微循环的。那么桂枝茯苓丸是如何降低血液黏度呢？另一位学者[46] 溪忠人的研究回答了这个问题。他用激素造成了瘀血模型，并用单激素组和并用桂枝茯苓丸组两组结果红细胞和红细胞压积值无大差别，可以认为桂枝茯苓丸降低血黏度作用在血细胞以外因素，进而观察桂枝茯苓丸有延长凝血酶时间和恢复 AT－I 活性作用，而且还可以改善激素所引起的高脂血症、高过氧化脂质症、高糖血症，说明它是通过抑制激素而达到上述作用的。

除此之外，汉方学者乌居塚和生等[47] 对桂枝茯苓丸的丸剂与汤剂两种剂型的效果进行了对比研究。我们知道，仲景制方，或用汤，或用丸，或用散，都有严格法度，不应随意更改剂型，可是近代中外的医者多认为汤、散具有相同效果。作者对此作了实验研究，结果以一日量比较，桂皮醛含丸与汤之比为2∶1，芍药苷为1∶6。这是因为煎煮过程中桂皮醛挥发逸散所致。乌氏的这种实验及对于诸多汉方的丸与汤的疗效评价，都给我们有益的启示。

参考文献

1. 季华安．国外医学·中医中药分册 1986，（1）：3
2. 雨谷荣，等．现代东洋医学杂志 1989，10（2）：70
3. 村山茂．《东洋医学杂志》1990，40（4）：37～45
4. 松田重三．《汉方医学》1986，10（11）：1～17
5. 伊藤均，等．《汉方与临床》1984，6（9）：39
6. 熊择义雄．《日药会志》1986，106～253
7. 安部英，等．《汉方医学》1987，（2）：56
8. 岩间裕子，等．《日药会志》1987，312～313
9. 小田岛．《汉方医学》1989，8（3）：14
10. Hiroko Oka et al.《和汉医药学会志》1989，（6）：40～44
11. 冈博子等．《现代东洋医学》1989，10（3）：36～41
12. 原桃介．《现代东洋医学》1989，10（3）：42～48
13. 矢数道明．《汉方の临床》1978，34（2）：7
14. 藤原研司．《现代东洋医学》1989，10（3）：22～27
15. 五昧俊彦．《和汉医药会志》1988，5（3）：554
16. 中岛一，等．《临床と研究》1988，60（8）：151
17. 山内康平．《现代东洋医学》1988，9（1）：100～103
18. 矢数道明．《汉方と临床》1988，37（7）：32～33
19. 阿部博子．《现代东洋医学》1991，12（1）：68～72
20. 常敏毅．《国外医学中医中药分册》1981，（2）：31
21. 栗田孝，等．《泌尿系科纪要》1979，25（4）：397
22. 藤田盛成，等．《新药と临床》1982，31（1）：104
23. 铁谷多美子，等．《和汉医药学会志》1985，2（3）：654
24. 荻田善一，等．《和汉医药学会志》1986，3（3）：319
25. 小曾户洋，等．《近大医志》1981，6（2）：58
26. 水岛宣昭．《第十六回和汉医药论文摘编》
27. 佐藤佑遣．《和汉医药学会志》1988，5（4）：41
28. 大田博孝．《和汉医药会志》1988，5（3）：490

29. Aiko Sugaya te al《国外医药中医中药分册》1988，6（10）：31

30. 饭塚进，等.《汉方医学卫星会议论摘要选编》1 988

31. 平松缘，等.《国外医药中医中药分册》1988，10（6）：189

32. 营谷英一.《国外医药中医、中药分册》1988，10（3）：188

33. 平松缘.《国外医药中医、中药分册》1988，10（3）：189

34. 杉木晃.《国外医药中医中药分册》1988，10（3）：191

35. 秋叶哲生.《东洋医学杂志》1990，7（3）：35～41

36. 水岛宣昭.《和汉医药会志》1990，7（3）：272～273

37. 水野修一.《和汉医药会志》1985，2（3）：610.

38. 吉岗明立.《国外医学中医中药分册》1991，6（13）：348

39. 有地滋.《汉方の临床》1982，29（10）：25

40. 高桥贞则.《汉方と临床》1991，38（1）：89～93

41. 中村谦介.《汉方と临床》1989，36（11）：20～22

42. 板木忍.《第10次国际药理学会——汉方卫星会议论文选编》

43. 栗林秀树.《东洋医学杂志》1990，40（4）：93

44. 林孝秀.《和汉医药学会志》1987，4（3）：358

45. 土佑宽顺.《和汉医药学会志》1987，4（3）：172

46. 溪中人.《汉方医学》1984，8（8）：16

47. 乌居塚和生.《日本东洋医学会志》1985，35（3）：20

漫谈水气上冲及苓桂剂的证治

北京中医药大学（100013）

刘渡舟讲述　薛光耀整理

在《伤寒论》、《金匮要略》里，"水气"有两个含义：一是指水肿，一是指水饮。此水饮与"四饮"的含义不同，它具有上冲的特性。继仲景之后，历代医家对"水气"这一概念的认识，颇不一致。有认为"水气"是指水之寒气，如成无己注"水气上冲"曰："水寒相搏，肺寒气逆"；又有认为"水气"即水饮，如钱天来云："水气，水饮之属也"。我认为成氏、钱氏的见解，似只各自说对了一半。因为水与寒、水与饮，往往协同为病，"水"乃言其形，"寒"乃喻其气，"饮"则指其邪。所以，"水气"的概念，应既指水饮，又包括水寒之气，这样理解似较为恰当。

现在着重谈谈水气上冲。水气上冲的病机与心、脾、肾的阳气虚衰有关。心、脾、肾三脏之阳气健旺，则不致产生多余水寒之气上冲之证。

心属火，上居于胸，能行阳令而制阴于下。若心阳不足，坐镇无权，不能降伏下阴，则使寒水上泛，而发为水气上冲。脾气之虚，不能制水于下，水无所制，也易上冲而为患。肾主水而有主宰水气的作用。如肾阳不足，气化无权，不能主水于下，则亦可导致水气上冲。

关于水气上冲的起点和终点，观《伤寒》、《金匮》，可知有两处：一起于心下，上冲至头；一起于脐下（少腹），上冲至咽喉。

水气上冲的证候，可表现为"奔豚"证，即患者自觉有气从少腹上冲至咽喉，并可有腹胀、胸闷心慌、咽喉憋闷感、短气、濒死感等，气下行则诸症皆除。亦可表现为心下逆满，气上冲胸，头目眩晕等。

"逆"即水寒之气上逆，"满"即心下（胃脘）痞满。水气上冲，邪于心肺，则出现胸闷、咳嗽、喘息、心悸；上冲至咽喉，则咽喉不利、憋闷异常；上于清窍，则头痛、眩晕、耳鸣耳聋、鼻不闻香臭等等。

"水气上冲"证的诊断，亦离不开四诊。如望诊，主要望病人的气色、舌象。水为阴邪，阴来搏阳，水来克火，故面色黧黑，甚者可出现水斑，类似孕妇的妊娠斑。舌象可表现为舌质淡嫩，舌苔水滑。切诊多为脉沉紧或沉弦，沉弦脉主水与饮，紧脉主寒。

水气上冲的治疗，当以温阳降冲，化饮利水为法。选用茯苓、桂枝组成的方剂（简称"苓桂剂"），随证化裁。下面以苓桂术甘汤为重点，结合自己的经验，谈谈苓桂剂的证治：苓桂术甘汤以苓、桂为君，白术、炙甘草为臣，茯苓在方中的作用有四个方面，即甘淡利水消饮，宁心安神定惊，行治节之会，利肺气以通调水道，健脾助白术以利水湿；桂枝在方中有三个作用：即通胸阳而消饮，下气降冲，补心阳以制水饮。若无桂则茯苓不能通心阳而降冲逆，无苓则桂枝不能化饮利水。因此，苓、桂配伍，相辅相成，实为通阳降冲，化饮利水之主药。方中更以白术健脾制水，炙甘草助桂以通心阳。苓桂术甘汤实为苓桂剂的代表，通过加减，从苓桂术甘汤又演变出许多方剂，如：1. 苓桂芥甘汤（茯苓、桂枝、甘草、白芥子）：用治水气夹肝气上逆，咳吐痰涎之证。2. 茯苓甘草汤（苓、桂、甘草、生姜）：治胃虚水停证，小便利或不利。3. 五苓散：治"水逆"症，又治"瘦人脐下有悸，吐涎沫而癫眩"。（《金匮要略》）4. 苓桂甘枣汤：治心阳虚之"脐下悸，欲作奔豚"证，用甘澜水煎，义在不助水邪。5. 苓桂茜红汤（苓桂术甘汤加红花、茜草）：治疗冠心病属心阳虚者，疗效颇满意。本方加牛膝治疗高血压病（心阳虚型）效果亦较好。6. 苓桂杏苡汤（苓、桂、杏仁、苡仁）：治水气夹湿，头晕、咳嗽、痰多、胸闷、小便不利、舌苔腻之证。

以上谈了"水气上冲"证及苓桂剂的证治。"水气上冲"证临床常见于各种心脏病，如冠心病、风湿性心脏病、心肌炎等。苓桂剂的运用不止这些，如茯苓桂枝五味甘草汤治疗服小青龙汤后产生的坏病，茵陈五苓散治湿重于热之黄疸等等，这里不再一一详述。（本文原载《新中医》杂志 1984 年第 5 期）

经方十谈

江西中医学院（330006）　　　万友生

一、流行性出血热与经方

流行性出血热（EHF）是以发热、低血压休克、急性肾功能不全为主要临床表现的病毒性急性传染病。我在 1985 年至 1990 年间，领导一个科研组，深入疫区，对之进行了系统研究。经方几乎参与本病全程五期治疗。

（一）发热期——柴胡桂枝汤、桂麻各半汤

江西疫区本病多为湿热证，初起表现为湿偏重的太阳与少阳表证：恶寒发热，热势起伏或往来寒热，头痛，腰痛，身痛，无汗或少汗，鼻塞，咳嗽，头昏目眩，心烦，呕恶，纳呆，口苦，面红目赤，渴喜热饮或不多饮，球结膜水肿，咽腭及腋肋可见针尖样红点，脉弦细数，舌红苔薄白。这是出血热疫毒夹寒湿袭表、郁热侵犯血络，而疫毒又均有以募原、少阳、三焦为其窠穴的特点所致。据此，我拟定柴胡桂枝汤合三仁汤的"柴胡败毒汤"治偏少阳者，而桂麻各半汤合三仁汤的"麻桂败毒汤"治偏太阳者，小批量制成 250ml 一剂的水煎剂，治疗 300 余例。轻、中型病例常可热降症减而直接进入移行、多尿期以至恢复期，达到表解里和的效果；重型患者亦多能顺利度过发热期。其中值得一提的是，部分钩端螺旋体病患者，初期证同 EHF，如法服此两方常可收到汗出热退症减的效果，比诸 EHF 患者似尤显著。

（二）低血压休克——通脉四逆汤

本期患者多表现为气阴外脱或阳脱证，参麦针、参附针有独到疗效。但对极少数危重型难治性休克之属少阴格阳证者，上述两针力尚不足，须用通脉四逆汤大剂急救回阳。即使如此也还有不逮者，故而研制用生附子的经方新剂型实有现实意义。

（三）少尿期——大陷胸汤、小白散、抵当汤、宣畅三焦方

少尿期为本病极期，疫毒盛而正气亏，湿热由表入里，结于三焦；瘀、水、热绞结，气机逆乱，满腹胀痛拒按，二便不通或黑便如泥，胸满息促，呕吐呃逆，出血倾向，甚至神昏、谵语等。此时常呈典型的大结胸证和热八血室证，治法贵在大力破瘀、逐水、泻热、开结以宣畅三焦气机，令水火运行顺

畅，则可有效地防止心衰肺水肿（水邪凌心犯肺）、DIC 继发纤溶亢进（热迫血行、气逆血乱）、尿毒症（关格）、脑出血、脑水肿（瘀热闭窍）等危重并发症的发生。为此，我们制订了"宣畅三焦系列方"：以大陷胸汤逐水泄热（若热证不明显者，用小白散）；桃仁承气汤（温病方）合抵当汤攻瘀泄热；另以麻黄汤、五苓汤合平胃散（名"宣畅三焦方"）宣畅三焦气机。以上均制成微型口服或直肠灌注液，每剂 60ml，每 4 小时用 30ml，日晚连服。常收大下淤泥样恶臭便后，腹症锐减，小便随之增多，三焦气机斡旋而病入坦途之效。

多尿前期尿量虽增，邪有出路，但仍余邪未净，故仍常以五苓散等清利湿热；多尿后期余邪去而正未复，常见肾关不固之症，金匮肾气丸为常用之方。

恢复期可见多种瘥后病证，如心烦不眠的栀子豉汤证，脾虚多唾的理中丸证，虚热不退的竹叶石膏汤证，呃逆不止的橘皮竹茹汤证，心下痞的泻心汤证等等。经方疗效确切而稳妥。

我的体会是：运用经方治 EHF，要抓两个关键：一是病机符合，二是主症符合。只要做到这两个符合，疗效便可以预期。而当病机与主症略有出入时，又须相应化裁，才能用经方治今病而疗效卓著。

二、慢性肾盂肾炎与经方

禹余粮丸证：禹余粮丸方《伤寒论》用以治"小便已阴疼"，方已佚，现多用古本《伤寒杂病论》方。慢性肾盂肾炎日久，肾气不足而气虚不摄，症见腰痛，小便已阴疼，尿频急而清，神倦肢冷易感，月经色淡淋漓难尽，白带多等，用此方益气固摄有效。若湿热久羁下焦，阴中灼热，口苦，少寐，又当去姜、附之热，加白茅根、苡米仁、西瓜子仁等清利湿热；若肾亏腰痛剧者，还应加用杜仲、续断、桑寄生等补肝肾、强腰脊。如一女青年患本病日久，腰痛、小便已阴疼，约持续半小时方能缓解，且轻夕重。阴中虽灼热而尿清白，神疲肢冷，易感，月经量少色淡不易干净，带多，少寐，晨起口苦吐清水。据病机与主症，予禹余粮丸加减：禹余粮15克，党参15克，五味子10克，茯苓15克，甘草30克，白茅根15克，桔梗10克，桑寄生15克，杜仲15克，川断15克。连服16剂，诸症基本消失，继自服上方多剂获愈。

附子汤证：肾盂肾炎日久，肾阳已亏，腰痛浮肿，怯寒特甚，易感神愈，心悸耳鸣健忘，脉迟舌淡，虽有下焦湿热之症（小便频短急、胀色赤、口臭苔黄腻等），当以附子汤为主，肿甚无汗加麻黄（合麻黄附子汤）以温阳利水，配以白茅根、苡米仁、赤小豆等清利湿热而无伤阴之弊，且有益脾之功，标本兼顾，其效甚捷。如一女患本病年余，反复发作，愈作愈甚，头面四肢浮肿，腰酸痛，小便短赤浑浊如橘汁，怯寒甚，无汗，易感神疲，腹胀不食，头昏耳鸣心悸健忘，多梦少寐，口臭，大便时结时溏而溏多结少，或便带鲜血，苔根黄腻，脉迟。投以熟附子10克，白术10克，茯苓10克，白芍10克，党参10克，麻黄3克，甘草15克，浮萍10克，白茅根15克，苡米仁15克，赤小豆15克。六剂大效，诸症大减，守方调理多剂获愈。

三、阴黄与经方

当今治黄疸型肝炎、大多习用茵陈蒿汤及清热解毒中草药，对常见的阳黄证疗效甚捷，遂令不少医书淡忘了阴黄证治。而不少长期住院治疗少效且黄疸益加深，临床症状日益加重，被视为"难治性"黄疸者，往往就是阴黄。患者表现为精神极度困倦，怯寒肢冷，便溏，纳呆，呕恶，时腹胀满，小便深黄混浊，脉迟缓，苔白滑。此时虽黄疸色深如金，不可以阳黄论治。我常用茵陈五苓、理中、四逆辈获效。如一男青年，五月患乙肝，至八月黄疸仍未退尽，长期感冒咳嗽，恶心，纳少，便溏，委顿不堪。曾服大量清热解毒退黄中草药和保肝西药无效，医患双方精神均颇紧张。予服二陈汤、玉屏风、四君子加茵陈、焦三仙等迅速好转，诸症悉除。至次年初，因劳累过度，又感不适，肝功能又出现损害，GPT升到147u，乙肝五项示HBsAg与HBeAg阳性，黄疸再现并迅速加深，精神萎靡，四肢乏力，腹胀，纳差欲吐，痰多，便溏，晨起鼻衄，脉弱苔白。证属阴黄，予茵陈60克，茯苓30克，猪苓30克，泽泻30克，焦白术30克，桂枝15克，法半夏15克，陈皮15克，炙甘草5克。连服7剂，黄疸明显减退，诸症改善，守方减半量再进14剂，诸症消失。继以补中益气汤善后得愈。又一中年妇女，素体阳虚，患甲肝，发热恶寒，怯寒特甚，恶心不食，神萎肢冷，便溏，巩膜呈黄绿色，脉沉迟弱，苔白。予茵陈60克，熟附子15克，干姜15克，党参30克，白术30克，茯苓30克，甘草5克。出入30余剂，黄渐退，诸症寻愈，肝功恢复正常。

四、痛证与经方

我认为，芍药甘草汤当属治痛第一方。无论人体上下内外诸般痛症之属寒、热、虚、实诸种病机，此方均堪选用。每用则必大量，芍药（常用白芍，必要时与赤芍同用）30～90克，甘草（常用生者，必要时与炙草同用）15～30克。我的习惯用法是：头痛配川芎、白芷；项背痛配葛根；上肢痛配桑枝、桂枝；下肢痛配牛膝、木瓜、独活；腰痛配桑寄生、杜仲、续断；胸痛配橘络、丝瓜络；胁痛配柴胡、枳实、元胡、川楝；气虚证配黄芪、党参；血虚证配当归、鸡血藤，阳虚证配附子、肉桂；阴虚证配三甲；风寒湿痹用桂枝附子汤；风湿热痹用桂枝芍药知母汤等等。

五、神经官能症与经方

临床最常见的神经官能症有失眠、恐惧、多疑、焦虑等，其伴随症状众多。患者或沉默寡言，精神抑郁，或絮絮叨叨，反复诉说。脉舌正常，而主诉常重。经方百合地黄汤、甘麦大枣汤、桂枝甘草龙骨牡蛎汤等大剂长服，辅以耐心解释和精神鼓励，可获满意疗效。如一中年知识分子，患脑动脉硬化，颈椎病，胃、十二指肠炎（轻度慢性浅表性胃炎），喉炎多种疾病，述症复杂，头、项、目、舌、咽、食道、心胸、胃、四肢、饮食、睡眠均有症状，但以心慌恐惧等精神症状最为突出。初以桂甘龙牡汤合甘麦大枣汤、生脉饮等加味，服22剂，精神症状基本平复；后以胃中嘈杂头昏为主，以香砂六君合桂甘龙牡汤加天麻、珍珠粉、桂圆肉、菖蒲、远志等收功。

六、流感与经方

不少人以为流感是热性病，所以要用凉药治疗，初时还以辛凉为主，银、翘、桑、菊广为运用，后来渐至苦咸大寒（如板蓝根等），理由是它们可以抑制病毒生长。至今国内感冒药市场为寒凉药占领。结果是：大量的可用辛温解表的麻黄汤一两剂治愈的风寒感冒患者，却随意服用寒凉药，令表寒闭郁，久久不解，酿成久咳不已，或低热不退，或咽喉不利等等后果，临床屡见不鲜，而医者、患者竟不知反省。一方面造成药品的大量浪费，国家财政损失不可谓不巨，另一方面造成患者的痛苦，其社会影响的后效应不可忽视。尤可虑者，这种药品产销方式竟以其无可比拟的巨大宣传优势，把中医辨证论治感冒的优良传统完全抛弃了，这是何等的令人不安啊！

我领导的一个课题组，对感冒进行了大量样本研究，发现江西省一年之中流感高发季节，临床以风寒感冒居多，麻黄汤有显著高于其他感冒药的疗效。尤其是误用寒凉药造成的久咳、久热、咽炎等，更非麻黄汤难以为功。近十年来，虽多方呼吁要生产辛温解毒药，但总难被人接受。一个从中医来讲仅是最起码的常识，居然被忽视到如此地步！是这一理论过时了吗？非也！是技术条件太复杂，经济条件太高，难以实行吗？非也！说明白了，这是当前医药业界中药西药化、废（中）医存（中）药典型之一。

七、高血压与吴茱萸汤

提到高血压，人们立即反应为肝阳上亢、肝风内动，须滋阴潜阳、柔肝息风。此实其一也。另有一类高血压，全无阴亏热象，而是一派阳虚风动、肝脾肾不足之证，应从温肝扶阳以息阴风论治。如我在六十年代初治一高血压患者，头晕沉重麻木，肢麻无力，神疲怯寒，胃寒隐痛，口淡出水，小便清白，大便溏多结少，面晦胞肿，舌暗淡润滑，脉弦劲而迟。初予吴茱萸汤加旋覆花、代赭石温肝平逆潜降息风，血压下降，诸症大减。后一度改用附桂八味，即感不适，血压复升如初，遂坚持前方，先后共48剂，吴茱萸用量达25克，党参30克，生姜30克，红枣90克，旋覆花、代赭石赤者各25克。我体会，本方温中有降，是治肝之阴风内动高血压症良药。后我的学生在临床上也发现此类高血压为数不少，他们用大剂四逆合吴茱萸汤取效，值得借鉴。

八、周围性神经炎、骨炎与当归四逆汤

一人患周围性神经炎年余，上下肢麻冷，脚心尤甚，不知痛痒，食少形瘦，脉细弦而缓，经治无效。我认为本病病机重心在于厥阴肝阳不足，血脉不通，兼肾阳亏虚（脚心冷）与卫阳不足（皮肤麻木）。予当归四逆汤温肝通脉，加鹿茸温肾阳，黄芪补卫阳。服12剂即脚心转热，肢麻由肘、膝下降到指（趾）尖，并稍有知觉。继服8剂，诸症平复。随访四年无异常。

又曾用本方加鹿茸治一左胫腓骨中段硬化性骨炎患者，40剂后，患肢隆起处平复，酸痛亦止，食增神旺寐安而康复。我体会，当归四逆汤治肝肾阳虚所致的诸般筋骨脉病变，加温肾补髓的鹿茸尤佳。

九、悬饮与十枣汤

悬饮状类渗出性胸膜炎，胸胁连背闷痛，咳唾尤甚，或有

水声，或多痰涎。西医抗炎、抗痨、抽胸水等治疗虽常有效，但往往症状反复，迁延难已。我常用十枣汤合控涎丹、旋覆花汤、葶苈大枣泻肺汤等出入取效。其中遂、戟、芫等均可用至5克入煎，稳妥有效。服药期间，少则五六天，多则20余天，日服1剂，无毒副作用。偶见胃脘不适反应，只须加大红枣用量（最多达90克）即可消失。我的体会是，不可畏其药毒而踌躇，应本着以毒攻毒，除毒务尽的原则，必令症除为止，否则，可能功亏一篑。

十、干姜附子汤中毒反应及处理

一人因怯寒甚而自服干姜附子汤（附子60克，干姜30克）两剂，遂致舌麻，通身灼热，面赤，头昏眼花。后用滋阴降火药（知柏龟板等）遂百剂无效，至我诊治时已舌麻四年，头亦麻木发胀，耳鸣，早上齿衄，夜难入寐，皮肤时发痒疹，搔之出水，易感，肢冷，舌边青紫瘀斑显露，脉右迟缓左沉细。此系大剂附子中毒反应，其热毒入血，令血脉瘀阻，而阳气虚之体质并未因附姜而得以改变。故首选专解乌头附子毒的防风，和解百毒的甘草为主，配以大剂丹参、生地、白鲜皮、白蒺藜凉血通瘀，宣痹止痒，加玉屏风固夹卫气以治本。前后共服24剂，诸症痊愈。本例关键在于须认识附子中毒反应与处理方法。

（万兰清整理）

经方验案四则

河南省南阳地区医院（473000）　　　李鸣皋

一、眩晕

某女，78岁，素患眩晕，前天突然发作，自觉天旋地转，如坐舟船，眼花耳鸣。平卧晕轻，动辄加重。大便四日未解，脉象弦滑，舌质红苔滑腻。此乃高龄，气血不足，秽浊阻中，肝气化风上逆，与胃浊相阻所致。投半夏泻心汤治之。

处方：半夏 12 克，黄芩 10 克，黄连 9 克，党参 10 克，白术 10 克，泽泻 20 克，甘草 6 克，生姜三片。服 3 剂。呕吐止，饮食能时，眩晕减其大半，于服药后第三天解 1 次软便。原方再进 3 剂，诸症消失而愈。

按：清·叶香岩《临证指南》曰："头为六阳之首，耳目口鼻、皆系清空之窍。所患眩晕者，非外来之邪，乃肝胆之风阳上冒耳……其症有夹痰、夹火、中虚、下虚；治汗、治胆、治胃之分。"由此可知、眩晕虽有肝风上旋，然夹胃浊同行，中焦升降失常，风阳自然难清。投半夏泻心汤，不治肝而治胃，胃气降则晕自止。若无呕恶、苔滑者，本方投之无效。晕甚者，可加白术、泽泻。

二、疳证

张某，男，7 岁。自幼发育不良，因长期腹泻而致形体消瘦，精神萎靡，脘腹胀满疼痛，纳食不香，手足发热，毛发脱落，稀疏成缕，几经医治，疗效不佳。查面色黄白有白斑，牙齿长短不齐，舌质淡，苔薄白，脉治沉弦紧。

辨证：肝脾不和，虚热内蕴。

治则：调和肝脾，清热消积

处方：拟用四逆散加味：柴胡 6 克，白芍 9 克，枳壳 6 克，茵陈 20 克，木香 3 克，鳖甲 9 克，焦三仙各 12 克，龟板 9 克，白术 9 克，茯苓 12 克，甘草 6 克。

药进 3 剂，腹泻腹痛轻，纳食香。守上方方将鳖甲、龟板增到 15 克，继服 3 剂，腹痛腹泻除，饮食正常，精神转佳，舌脉同上，去白术、茯苓加陈皮 9 克。

嘱服 20 剂以善其后。

两月后追访，患儿诸症已除，毛发光泽，肌肉丰盛，恢复如常。

按：疳证又称疳积，是指小儿脾胃虚损，运化失宜，吸收功能长期障碍，津液干涸而致的一种慢性营养不良性疾病，其因有先天不足和后天失调之分。长期腹泻，损伤脾胃，脾虚则纳化失调，化生无源，母病及子，肝失血养，故腹痛泄泻，形体消瘦，毛发稀疏，疳积日久化热则手足心热，此乃疳积之重症也。故用"四逆散"加木香，白术、茯苓调和肝脾，茵陈、鳖甲、龟板，焦三仙清热消积而收效。

三、胃脘痛

李某，女，38岁。胃痛反复两年余。痛甚，额上汗出，食入即吐，大便四日未行。呻吟不止，辗转不安，不能入睡，手足发凉，舌红苔黄，脉沉细数。证属寒热错杂之胃痛。治宜寒热并用，缓急止痛。

处方：乌梅20克，细辛3克，附子3克，黄连9克，黄柏6克，桂枝9克，干姜6克，川椒3克，白芍30克，炙甘草15克。服三剂。药后痛止，知饥欲食，食之稍晚则痛苦难忍，伴低烧、出汗。此乃痛久体虚，脾胃损伤，营卫失和之症，以柴胡加龙骨牡蛎汤。

处方：柴胡12克，半夏6克，党参9克，黄芩10克，桂枝10克，白芍15克，龙骨15克，牡蛎15克，炙甘草10克，生姜三片，大枣五枚，六剂。

服上方后，低烧，饥饿均已消失，饮食正常。后用温胆汤合甘麦大枣汤调之，胃痛痊愈，迄今未发。

四、腹痛

刘某，男，22岁。腹部凉痛，夜晚尤甚，痛甚时注射杜冷丁方能暂缓。小便黄赤，大便三日未行，舌淡苔白腻，脉沉弦紧。

足厥阴肝经上过阴器抵小腹夹胃络胆，此患者每晚小腹凉痛，乃寒滞肝脉所为；寒邪郁久化热，则小便黄，大便闭。治宜寒温并用，缓急止痛，拟用乌梅丸。

处方：乌梅15克，细辛3克，桂枝9克，附子5克，干姜6克，川椒3克，黄连9克，黄柏9克，白芍30克，甘草12克。

服药两剂，疼痛明显缓解，又服三剂，诸症悉除。

按：小腹为厥阴肝经所过之处，厥阴与少阳相表里，禀风木而寄相火，下连寒水，为乙癸同源，上接心火，成子母相应。病久则邪入厥阴，火不下达，不能温暖肾水以滋肝木而为下寒，形成寒热错杂之腹痛，故用乌梅汤合芍药甘草汤寒温并用，缓急止痛而收良效。

（李临端　李临恭整理）

漫话当归芍药散

广西中医学院（530001）　　　班秀文

《金匮要略·妇人妊娠病脉并治》谓："妇人怀妊，腹中疠痛，当归芍药散主之。"《妇人杂病脉并治》："妇人腹中诸疾痛，当归芍药散主之。"这两条原文，虽然都很简略，但一为妊期"腹中疠痛"，一为杂病"腹中诸疾痛"，可见其着眼在于"痛"字，而痛的部位都在腹中。引起痛证的原因，虽然很复杂，但从其总的病机来说，不外虚实二端，或虚实夹杂而已。盖实则经脉不通，血行不畅，即所谓"不通则痛"；虚则脉道不充，筋脉失养而痛；虚实夹杂则通而不畅，养而不营，经脉失润而痛。所以前人有"气血以流通为贵"之说，即是指痛症而言。本方以当归补中，有行血养血活血之功用；川芎直达冲任以行血解郁；重用芍药破阴结以敛肝止痛，和阴缓急；白术、茯苓、泽泻三药合用，既能健脾益气，又能培土以化湿。综合全方而论，诚是有通调血脉，健脾祛湿之功，是寓通于补之方。凡是肝郁血虚，脾虚湿困，以致肝脾不和，气血失调而发生的痛症，均可以此方化裁治之。

月经不调或经行疼痛，是妇女常见的疾病。经行前后不定，经将行乳房及少腹、小腹又胀又痛者，此属七情内伤、肝气郁结之变，本方加柴胡、合欢花、素馨花、益母草治之；如经色暗红夹紫块，则加桃仁、红花、泽兰以活血祛瘀；经行错后而量少色淡，腰酸膝软，大便溏薄者，此属脾肾气虚，本方加党参、北芪、补骨脂、淫羊藿、川杜仲治之；如经行时小腹冷痛或绞痛剧烈，甚则肢冷汗出，唇面发青者此属寒凝经痛，本方加肉桂、附子、吴萸、艾叶、川椒以温经散寒，暖宫止痛。

妇女带下量多，色白黄相兼，质稠秽如脓样，甚或夹血丝，阴道胀痛或辣痛，性交后疼痛加剧者，此属湿瘀胶结于下焦，浸渍胞宫而发生的病变，可用本方加鸡血藤、丹参、忍冬藤、马鞭草、连翘、茜草根治之以活血化瘀，解毒除秽。

妊娠腹痛，有寒热虚实之分，凡属血虚，宜去泽泻之渗利，加北芪益气生血，加黄精、桑寄生、艾叶以壮腰暖宫、补肾养血；又虚又寒者，加补骨脂、巴戟天、小茴香以温肾暖宫；七情过极，肝气郁结者，宜加柴胡、素馨花、合欢花、佛手花以养血疏肝、调气止痛；如口干口苦，苔薄黄者，此属胎热，宜减去川芎之辛窜，加黄芩、苎麻根以清热防漏。

产后恶露不止，如属气虚不摄血，宜用本方加党参、北芪、棉花根、益母草治之，使其气血恢复，自能摄血归经；血热者，本方减去当归、川芎之辛窜，加鸡血藤、丹参、地骨皮、旱莲草、荷叶、地榆炭治之，在扶正的基础上，以清其血分之热邪，热退补血液平静；血瘀者，加益母草、蒲黄炭、红花炭、炒山楂、大小蓟治之。旧瘀化尽，则新血得归经，其漏红可止。

总之，当归芍药散是《金匮要略》妇科三篇中的重要方剂，历来为医家所推崇，如加减运用得宜，许多妇科的疾病都可收到满意的效果。以上所举，仅仅是梗概而已。

经方在妇科病的临床运用

广西中医学院（530001）　　班秀文

经方，一般是指《伤寒杂病论》的方剂而言。我在长期的临床实践中，根据病情的需要，既用时方，也用经方。现在介绍临床应用经方治疗的一些案例。

一、经行感冒

黄某，女，35 岁，工人。一年来经行周期基本正常，色量一般，但每逢经行之时则感冒，现经行第一天，头晕痛，鼻塞，泛恶欲呕，肢节腰脊酸疼，舌苔薄白，舌质淡润，脉沉不浮。证属经行正虚，"营弱卫强"，腠理不密，外邪得乘虚而入。脉之所以不浮，是血虚不充形，故用桂枝汤加味治之。

归身 12 克，川芎 5 克，桂枝 5 克，白芍 5 克，生姜 5 克，炙甘草 5 克，大枣 5 克。

每日水煎服 1 剂，连服 3 剂。防病重于治病，嘱经前一周病未发之时连服 3 剂，坚持半年，病不再发。

按：桂枝汤本为太阳中风表虚证而设，本例取其辛甘和阴，调和营卫，解肌发汗而收功。妇女以血为主，治经不离血，故特加当归以补血活血，川芎直入冲脉血海，通行上下，促进血脉畅通，桂枝得之，其效益彰。

二、经行浮肿

韦某，女，40 岁，家庭妇女。经行错后，量少色淡而质稀已 3 年，每逢月经将行或月经中期，眼睑及下肢微肿，时呕恶吐涎，大便溏薄，每日 2～3 次，脉虚细，苔薄白、舌质淡。证属脾肾阳虚，水饮内停，月经将行之时，相火内动，肝木横逆脾土，水饮溢于肌表苗窍，宜温阳补虚，化饮止呕。

党参 20 克，吴萸 3 克，制附子 9 克（先煎），炒白术 12
克，归身 12 克，川芎 5 克，炙甘草 5 克，白芍 9 克，大枣 10
克，生姜 6 克。

每天水煎服 1 剂，连服 3 剂。并嘱以后每月于经将行时连
服 3~6 剂。

按：本例为脾肾阳虚，气血不足，水饮不化之变，故仿温
中补虚之人参汤，温中降逆之吴茱萸汤和补血之四物汤化裁而
成，取其既能温中健脾，降逆化饮，又收到养血扶正之功。

三、阳虚带下

杨某，女，48 岁，售货员。五年来经行前后不定，量少
而色淡，平时带下量多，色白质稀如水，量多时必须用卫生纸
带。伴腰酸胀坠，腿膝困软，尿多，便溏，脉沉细迟，苔薄
白，舌质淡嫩。证属肾阳虚衰，不能化气行水。用温肾扶阳，
固涩止带之法。

制附子 12 克（先煎），茯苓 15 克，白术 12 克，白芍 10
克，党参 15 克，益智仁 10 克，台乌药 9 克，淮山药 15 克，
桑螵蛸 5 克。

每天水煎服 1 剂，连服 6 剂。

按：少阴病有热化、寒化之分，本例乃一派脾肾阳虚之
证，故宗"少阴病，得之一二日，口中和，其背恶寒者，当
灸之，附子汤主之"之旨，取附子汤温肾健脾。肾主水，脾
主湿，湿水并治，复加缩泉丸，桑螵蛸之温涩，故其效可期，
带下能止。

四、妊娠呕吐

赵某，女，28 岁，护士。受孕两个月余，恶闻食臭，每
食入口则吐，胸闷心烦，时吐痰涎，色白质稀。脉细缓，苔薄
白，舌质淡。证属胎气上逆，胃失和降，拟用桂枝汤调和阴
阳，降其逆气。

桂枝 5 克，白芍 5 克，生姜 10 克，炙甘草 5 克，大枣 10 克。

每天水煎服 1 剂，连服 3 剂。旋后以灶心土煎水当茶而巩固疗效。

按：《金匮要略》谓："妇人得平脉，阴脉小弱，其人渴（呕），不能食，无寒热，名妊娠，桂枝汤主之。"本例所见脉证，乃属胃气虚弱，胎气上逆，不能和降而导致的呕吐，故取桂枝汤之辛甘以和阴化气而调营卫，降逆化饮，胃气得降，则呕吐自止。

五、产后肢节酸疼

韦某，女，39 岁。技术员。婚后十五年，曾先后五次堕胎半产，第六胎足月顺产已月余。现见头晕、目眩、耳鸣、关节酸疼、指节麻感、入夜加剧，气短懒言，精神不振。饮食、二便尚可，脉虚细，苔薄白，舌质淡嫩。证属气血两虚，筋脉失养。治宜养血通阳为法。

当归 15 克，炙北芪 20 克，桂枝 9 克，白芍 5 克，北细辛 5 克（后下），通草 5 克，炙甘草 5 克，大枣 10 克。

每日水煎服 1 剂，连服 3 剂。

按：《伤寒论》有"手足厥寒，脉细欲绝者，当归四逆汤主之"。本例多次堕胎半产，且值新产之后，其气血亏虚可知，故以当归、黄芪益气补血，通行血中之滞，桂枝去生姜之辛散而加细辛，取其功擅通血脉而和营卫。营卫调和，气血通畅，筋脉得养，则疼痛麻木之感即可消失或减轻。

六、血虚阴吹

韦某，女，34 岁，教师。多次人工引产，大产二胎。现头晕耳鸣，肢体困倦，腿膝乏力，口干不欲饮，经行错后，量少，色淡，大便干结，3～5 日一解，小便正常。经常前阴出气有声，如放屁样，无臭味，每日发作次数不等，多则 10 余次，少则 3~5 次。脉细弱，唇舌淡白。证属血虚风动，以养血柔肝，缓急和中为治。

归身 15 克，白芍 30 克，首乌 15 克，生甘草 15 克。

每天水煎服 1 剂，连服 3 剂。

按：阴吹一症，《金匮要略》有"膏发煎导之"为治之法。本例为多胎之后，津血亏虚，风木失养，肝主风而脉络阴器，血虚而风动，故前阴簌簌有声如矢气；血虚则失于润养，故大便干结，头晕耳鸣，诸证丛生。仿《伤寒论》酸甘化阴之芍药甘草汤，养其肝阳缓其肝气，复加归身、首乌加强养血滋阴之功。阴血恢复，肝木得养，疏泄功能正常，则阴吹自停。

经方论析

浙江中医药大学（310009）　　何任

所谓"经方"，是指汉代以前的方剂。总的有多种说法，而具有代表性的说法是：

第一种是《汉书·艺文志》医家类，记载经方十一家，这是指汉以前的临床著作。皆属于经验方之类。

第二种是指《素问》、《灵枢》、《伤寒论》、《金匮要略》这几部中医经典著作中的方剂。

第三种是专指东汉·张仲景著作《伤寒论》和《金匮要略》这两部临床治疗学中所记载的方剂。

近代又说"经方"，一是指经验方（实即《汉书·艺文志》所说者）；二是指经论方，即指《伤寒论》、《金匮要略》方。引徐大椿所谓："古圣治病方法，其可考者，唯此两书，真所谓经方之祖。"称仲景方为经论方。

近人陈无咎则云："经方有二，一遵六经而制方，如《伤寒论》方是；一循经而制方，如《宣明论》方是。下此者，非经方也"。所说之"循经制方"，指按《内经》病证之旨意所制方药而言。

一般所说的"经方"，多是指上面第三种说法。例如曹颖甫著的《经方实验录》所说的"经方"，就是专指《伤寒论》和《金匮要略》两书中的方剂。本文所说的"经方"，也是指的《伤寒论》方和《金匮要略》方。

归纳言之，张仲景经论之方，至今仍为我中医界有识之士所乐道，何以故？由于"经方"有其显著特色：

"实践是检验真理的标准"。古往今来，"经方"经两千年许，为亿万人的无数次医疗实践证明有很高疗效，成为"众法之宗，群方之祖"（喻昌《尚论篇·序》）者，因为它配伍谨严，用药精简，体现了"方以法立，法以方传"的特点。

"经方"所用药之揆度，性能、升降、浮沉、性味亲和的选择，主辅安排之恰当，佐使量材之驱遣。分量多寡之裁定，煎法服法之规矩，无不斟酌精蕴。这些特点都是值得认真学习和继承的。

一个时期以来，有些医生开方忽视法度：方乱而杂，药多而重；缺乏精练、纯正的要求；药味之多，用量之多往往超过常用范围。这当然不能不对中医学术水平和医疗质量的提高带来一定影响。我想，如果要改变一下这种状况，最简单最有效的方法，就是对"经方"的研究加强一些，对"经方"的价值重视一些。具体说，就是对"经方"的确切应用、指征要掌握；对"经方"取效的道理要了解；对"经方"的组合要理解；更重要的是在实践中去应用它。如果掌握了这几点，不但能按法用方，而且还有可能将"经方"的应用推而广之，真正产生古为今用的效益，这就掌握到"应用无穷"的境界了。

一、《伤寒论》方应用之论析

《伤寒论》全书一百一十三方，以八纲视之，诸方分主阴、阳、寒、热、表、里、虚、实。芍药甘草与桂枝甘草等为阴阳之主方；桂枝、麻黄、柴胡、越婢、承气、抵当、陷胸、泻心为表里之主方；四逆、理中、真武、白虎等为寒热之主方；五苓、栀子等为虚实之主方。进而言之，则阴阳中又有寒热、表里、虚实；表里中又有阴阳、寒热、虚实；寒热中又有阴阳、表里、虚实；虚实中又有阴阳、表里、寒热。千变万化，均不离八纲。故用《伤寒论》方，必须对《伤寒论》方先有个全面的认识，则成竹在胸，遇百病均能有所选用。

再进一层言之，则芍药甘草汤为阴虚养阴之方；桂枝甘草汤为阳虚扶阳之方；桂枝汤为调营卫之虚热；柴胡汤为和气血之实热；麻黄汤为表实散寒之方；越婢汤为表实清热之方；承气汤能破阳实；抵当汤乃破阴实等等。种种变化，均有按八纲分列之规矩准绳，若能一步一步加以熟谙，自能为得心应手之运用。

各主方以外，又有各种单味药方。如甘草汤敛阴润燥，只用一味甘草；文蛤散通阳取汗，仅有一味文蛤；瓜蒂散一物而清暑取吐；皂荚丸一味而取其化痰。余为诃黎勒散之固涩，鸡屎白散之疏肝，红蓝花酒之活血，蜜煎导、猪胆汁导之外用通便，因液涸体虚不胜内攻而外导等。

用药虽单纯，其治却专一。这一类方都易于认识，便于记忆。这些均从主方及单味方效而言之。

其他各方，则可以纵的方面观察，以六经各方加以认识。六经各有主证，各证又有主方。如太阳经，太阳居表，证在寒水，方亦以解寒水立论。如大青龙、真武、桂枝、麻黄等。少阳居表里之间，治宜和解，柴胡之类适为所宜。阳明居里，燥为主证，治宜下达，白虎、承气均能治燥。太阴湿土之经，故腹满、脉缓、吐利证多见，以桂枝加芍药汤，桂枝加大黄汤以导其滞。少阴心肾，上火下水，或泻火或壮火，如黄连阿胶汤、附子汤；水盛者，麻黄附子细辛汤；火气微者，通脉四逆汤等。厥阴为肝木心包，分用当归四逆、麻黄升麻，乌梅丸等。从六经主方主证为基础，以此祥之，则运用时可以执简驭繁。

综观《伤寒论》诸方，莫不遵法度，符病证。从纵观（六经），从横观（八纲）或以六淫择方，全面分析各方铺设，则仲景立方之堂奥，颇能窥得。继而再就各方方义，从宏至微深入探讨。例如桂枝汤方义，先明确其主治太阳中风有汗，再探讨其加减变化；如加重芍药，即变为治太阴腹痛下利；加桂则治奔豚气病；加芍药、饴糖则为补中之品；加芍药大黄则为攻腐导滞之方矣。又例如四逆汤，加重姜、附，则变为通脉；去甘草则为干姜附子汤。药味之增减，药量之轻重，治效为迥异。

按以上所论剖析归纳：首则，记熟各方，大体上作八纲之别辨，以了解各方意义，及各方相互间透析之关系。此即从横观也。

次则，分析各方，从六经加以熟悉。《伤寒论》113方分属六经，最易记诵。重点在于六经病之主证主方，方随证而设。所谓"主证"者，即是六经提纲。如"太阳病"提纲是"太阳之为病，脉浮，头项强痛而恶寒。"主方为麻黄汤、桂枝汤。"阳明病纲提"是"阳明之为病，胃家实也。"主方为白虎汤、承气汤。"少阳病"提纲是"口苦、咽干、目眩也。"主方为小柴胡汤、黄芩汤。"太阴病"提纲为"腹满而吐，食不下，自利益甚，时腹自痛，若下之，必胸下结鞭"。主方为理中汤。"少阴病"提纲为"脉微细、但欲寐"。主方为四逆汤。"厥阴病"提纲为"消渴气上冲心，心中疼热，饥而不欲食，食则吐蛔，下之利不止。"主方为乌梅丸。当然，六经各自之主方与主证，仍应通过辨证准确，用得切当，才能获效。如上述太阳病主方是麻黄汤、桂枝汤。也得辨清是太阳伤寒还是太阳中风，方能投用恰当。此为从纵观也。

三是对各方方义、加药、减药，必须探讨清楚，如上述例举的桂枝汤、四逆汤即是。

再有助于记忆、分辨《伤寒论》方亦可以六淫致病以分类举出代表方，例如：风，可以桂枝汤、葛根汤；寒，可以麻黄汤、桂枝二越婢一汤；暑，可以白虎加人参汤、一物瓜蒂

汤；湿，可以桂枝附子汤、麻黄连轺赤小豆汤；燥，炙甘草
汤、承气汤；火，黄芩汤、黄连汤等。

对药味之认识、掌握，也是学用经方不可忽视的。方之取
效，因在于辨证之精确，然亦在于对药性之熟谙。能辨病证而
用药不当，非但不效，且多贻害。故通晓《伤寒论》用药处
方当为重要一环。例如就人参而言。张仲景之用人参，不仅得
参之性，实能扬其长而尽其用。人参之功，首在于补，仲景用
以为补者，如补脾用理中汤（丸）；补胃如大半夏汤；补肺如
竹叶石膏汤；补肝如乌梅丸，吴茱萸汤；补心侧重于脉，因脉
生于营，营源心，如白虎加人参汤之用于暑病脉虚，四逆加人
参之用于脉微，通脉四逆汤加参之用于脉不出，炙甘草汤之脉
结代。取用均不同。用参之次在于和；小柴胡汤为少阳和解之
剂，其实柴、芩解郁，而人参则和解调停之。胸痹诸方不用
参，而胁下逆抢心则用参；而且按小柴胡汤之加减法，干呕、
渴、胁下痞硬不去参。从此可悟出仲景用参之法。然而仲景用
参之妙，尚不止此。一般痞满忌参，但以参佐旋覆、姜、夏，
则参可用于散痞；腹胀忌参，但以参佐厚朴、姜、夏，则参可
以除胀；参能实表止汗，有表证者忌之，若汗出后烦渴不解，
于甘寒剂中亦用之；参能羁邪留饮，咳证忌之，若肺虚而津已
伤，于散邪蠲饮剂中亦用之。将人参用得如此指挥如意，亦只
能于仲景书中见之。

按此节所论分析之：除例举之仲景用人参之巧妙应手而效
外，用其他药亦均有特殊之配伍，经过配伍，功效改变，甚至
完全不同。比如张仲景方之用甘草，从《伤寒论》与《金匮》
而言，《伤寒论》用甘草之方多，《金匮》用甘草之方相对略
少些。《伤寒论》方多有六经、阴阳之变化，甘草亦随之而异
其用：如甘草干姜汤回阳；芍药甘草汤救阴；桂枝甘草汤扶
阳；大黄甘草汤泻火；甘草麻黄汤发汗；藜芦甘草汤祛痰；桔
梗甘草汤宣肺；紫参甘草汤清血。虽所举各方都用甘草，但与
他药配合，则别具功效。此为视经方用药辨别其配互之最当注
意者。再是上文论及腹胀忌参，但以参佐厚朴、姜、夏，则参

以除胀者，乃《伤寒论》"发汗后，腹胀满者，厚朴、生姜、半夏、人参汤"条文即是。又若出汗后烦渴不解，于甘寒剂中亦用参，乃白虎加人参汤即是。

　　或谓张仲景《伤寒论》用药之原则根据为何？余意以为：①仲景方所形成在于他收集并实践了当时及前代各种流传之验方，就他本人的体会而升华制成的。即所谓"博采众方"也。②用药之根据原则，《伤寒论》113方，其药总不过九十味左右，而最常用者亦不过十之二三，以此不甚多之药味治疗各种证候。其所"勤求古训"者，主要应是《素问·至真要大论》等篇欤？亦有当时所能了解到的有关本草内容。然而如"辛甘发散为阳，酸苦涌泄为阴""阴味出下，阳气出上""味厚者为阴，薄为阴之阳；气厚者为阳，薄为阳之阴，味厚则泄，薄则通""气薄则发泄，厚则发热一""壮火之气衰，少火之气壮""壮火食气"等。寥寥若干文字，包含了各药组方之原理。配合当时所有本草资料温、平、寒、热四气之作用，及气血、脏、腑、攻、补、升、降，错综变化而治诸病。③《伤寒论》方以六经言，各经有各经之主药。如太阳病之麻黄、桂枝；阳明病之石膏、知母、大黄、芒硝；少阳病之柴胡、黄芩；太阴病之人参、白术；少阴病附子、干姜；厥阴病之吴茱萸、当归。而各类方亦有主次，有其主药。如麻黄汤类中麻黄常是主药；四逆汤类附子常是主药等。

　　仲景用药，于药量之加减，处方主治证也随之不同。为桂枝汤加桂二两即治奔豚气病与桂枝汤的治太阳中风就完全不同。另外"经方"之加工法，服用法有深讲究，更是应十分重视探索。"经方"之煎，先煎、后煎。如麻黄多是先煎去上沫；乌头则多煎，或加蜜再煎；半夏泻心汤要煎两次，第一次取它十分之六，去渣，再煮取它一半，温服三分之一，一日三服。大承气汤先煎厚朴、枳实，后入大黄，最后加芒硝一二沸。而且在服法上说明"得下，勿更服"。这些是应该熟谙的，应用中照此办理，常得明显的效用。

　　附例案数则于下：

（一）桂枝汤案

陆某，男，40 岁。形寒畏风，行动感心悸，自汗出，胃纳欠展，二便正常，苔白舌淡，脉浮缓。素体本弱，复感风寒，宜调营卫。桂枝 9 克，白芍 9 克，生甘草 6 克，生姜 6 克，红枣 9 枚，三剂。进二剂而痊愈。

本例辨证，素体本弱，动辄心悸，乃心阳不足。桂枝汤为表里方类中之表方。故太阳表虚证而投之以调营卫。

（二）大承气汤案

刘某，男，35 岁。随车押运货物五六天。起居失常，饮食杂进，脘腹胀满，大便四日未下，小便黄少，呼吸促急，苔黄，脉沉实。此里实之证，宜先去宿滞。生大黄 9 克，厚朴 12 克，枳实 9 克，芒硝 9 克，一剂。药后下硬便，小便亦较多，痊愈。

本例辨证为里证阳邪实滞。患者素体健壮，脉证为腑实，故投大承气汤。本汤为正阳阳明之品，热淫于内，治以感寒。泄胃下结，故便通，积除，胀满解。

（三）理中汤案

陈某，女，57 岁。胃纳欠展，食入不舒，大便溏下，日三四次，腹部隐痛，脉濡弱，舌质淡，苔白。党参 12 克，白术 9 克，干姜 5 克，炙甘草 5 克，五剂。复诊谓服药后，腹已不痛，便次减为日两行。原方加茯苓 12 克，又服数剂而痊愈。

本例辨证为用寒证，即自利不渴之太阴病。故投以理中，对虚寒而致之便利、腹痛者能温运中焦，补气健脾，故虚寒解而痛泄平。

（四）五苓散案

岳某，男，42 岁。感邪以后，自服药发汗，热退而未净，心烦口渴，夜不能寐，脉浮苔薄，宜解热利水。猪苓 12 克，茯苓 12 克，泽泻 9 克，白术 9 克，桂枝 5 克，三剂。药后热除，小便利，口渴解。

本例为太阳病发汗后，热未尽而口渴，邪犹在表，又入水府，热与水结之症。以五苓散化气行水，健脾解表，则水停下焦，津不上承之表证口渴，能得表里双解之功。

余认为临诊时并非专以经方统治一切病证。后世医家发展之经诸方，亦宜兼而取之。若治重病大症，经方堪为推崇。（余尝以大半夏汤加味治食道癌中、晚期病人不能进食者而收效。又如以真武汤治太阳病、少阴病以及胸膜炎积水、肾炎等，颇有起沉疴之功。其他经验案亦颇多。）金元诸家方亦多见效可取，如治脾胃病郁症、官能症、内伤虚证等。至于温病，即可用经方，亦适宜江南医派时方，足可师法。总之，后世诸家经验各方，均可丰富临诊取用范围。强调"经方"者，同时不排除后世方也。

二、《金匮要略》方应用之论析

《伤寒论》以六经立论，统摄于阴、阳、寒、热、表、里、虚、实八纲，然亦可以八法为主（如汗，麻黄汤；吐，瓜蒂汤；下，大承气汤；和，小柴胡汤；温，四逆汤；清，白虎汤；消，抵当丸；补，炙甘草汤等）。《金匮要略》以脏腑立论，其方亦纳为八法，统于八纲。此与《伤寒论》方分析之不尽同处。各症各治，各治各方，专其所能，均不离辨证论治之原则，此为运用经方之关键。

辨证论治之原则，是张仲景对治疗学中之重大贡献。《金匮要略》关于八法的运用，既体现了辨证论治精神，又着眼于脏腑辨证的整体观念。

《金匮要略》方的八法是：

（一）汗法

病邪在表，宜取汗法。《素问·阴阳应象大论》说："其在皮者，汗而发之。"《金匮·痉湿暍病》篇有："湿家身烦疼可与麻黄加术汤发其汗为宜，慎不可以火攻之。"麻黄汤本为伤寒表实无汗之方，是对湿邪在表，用麻黄加术微微发汗，以散在表之湿邪。另如越婢汤、越婢加术汤、桂枝汤等，亦属汗法范围。

（二）吐法

病邪在上，使通过呕吐以排除病邪。《素问·至真要大论》说："其高者，因而越之"就是用吐法的理论依据。《金匮·腹满寒疝宿食病》篇说："宿食在上脘，当吐之，宜瓜蒂散。"这是病邪在上，因势利导的方法。但是吐法用之不当，易伤正气，故目前中医临床上用吐法的不多。

（三）下法

病邪结在里之实证，宜用下法。《素问·至真要大论》说："其下者，引而竭之。中满者，泻之于内。"一般实热相结证，用寒下。如《金匮·腹满寒疝宿食病》篇说："脉数而滑者，实也，此有宿食。下之愈，宜大承气汤。"此邪在肠胃之下法。然亦有停痰留饮、瘀血内蓄等证，去旧生新，《金匮》下瘀血汤、大黄䗪虫丸之类属之。

按：八法中汗、吐、下均应在病情需要时因势利导之治法。举《金匮要略》之下法为例，凡有泻下法者，计条文三十多条，方剂二十多首。如寒下（大承气汤）；温下（大黄附子汤）；润下（麻仁丸）；逐水（十枣汤、已椒苈黄丸）；攻瘀（抵当汤）等。而各种泻下法又常常兼而用之，如既泻热又攻瘀（大黄牡丹皮汤）；既逐水又导滞（厚朴大黄汤）；既逐水又祛瘀（大黄甘遂汤）；既泻利又去湿热（茵陈蒿汤）；既解表又攻里（厚朴七物汤）。

汗、吐、下三法，用之亦要恰当。汗而勿伤、吐而勿缓、下而勿损当为用汗、吐、下法掌握之关键。

（四）和法

邪在半表半里或证属寒热错杂，宜用和法。和法是包含着和解和调和的方法。《金匮·呕吐哕下利病》篇说："呕而发热者，小柴胡汤主之。"此指邪在半表半里，症见寒热呕吐，故虽论杂病，却从少阳证角度，以疏解清热，和胃降逆。

（五）温法

寒证宜用温法。《素问·至真要大论》说："寒者热之"，"治寒以热"，是用温法之依据。《金匮·痰饮咳嗽病》篇说："病痰饮者，当以温药和之"。痰饮为阴邪，易伤阳气；而阳能运化，寒饮自除，故用苓桂术甘汤、肾气丸之类。另如温法方，《金匮》大乌头煎，通脉四逆汤均是。寒与虚常并存之，故温法亦多与补法配合，如当归生姜羊肉汤即是。

（六）清法

清法多用于热症。《素问·至真要大论》说："热者寒之"，"治热以寒。"此为用清法的理论根据。《金匮·百合狐惑阴阳毒病》篇之百合地黄汤，百合知母汤以及《金匮·痉湿喝病》篇治"太阳中热"之白虎加人参汤；治"热利下重"的白头翁汤均属清法。

（七）消法

消法多用于邪结在里而未尽实者，《素问·至真要大论》说："坚者削之"，"结者散之"。就是用消法的依据。《金匮·疟病》篇说："……此结为癥，名曰疟母。急治之，宜鳖甲煎丸。"《水气病》篇的枳术汤亦是消法。凡气郁、血瘀、停痰、积食、痛瘕、积聚多可采用消法。活血化瘀亦是此类。

（八）补法

虚证宜补。《素问·三部九候论》说："虚则补之"。《金匮·血痹虚劳病》篇的黄芪建中汤、酸枣仁汤、肾气丸、当归生姜羊肉汤均属之。补法是对气血阴阳，脏腑虚损给予补益的方法。《素问·阴阳应象大论》说的"形不足者，温之以气，精不足者，补之以味"即是。

按和、温、清、消、补诸法，单独用者外，亦常相互合用。为寒热并用，温清同用，攻补兼施均有。如外寒内热（白虎加桂枝汤）；寒热交结（半夏泻心汤）；寒热错杂（乌梅丸，鳖甲煎丸）；真寒假热（《伤寒论》方白通汤）等。又如攻补兼施一类方更多，约占《金匮》方之一半以上。（如竹叶汤、薯蓣丸、白虎加人参汤、竹皮大丸、附子粳米汤、大半夏汤）。

和、温、清、消、补诸法，用之亦要恰当。和而勿泛；温而勿燥；清而勿过；消而勿伐；补而勿滞。亦为用五法之宜注意者。

《金匮》方分别以八法代表性方举例说明如上。

《金匮要略》全书按疾病分类分篇论述，但在方剂运用上，始终贯穿着辨证论治的原则，故而也体现了"同病异治"和"异病同治"的内容。例如《金匮·痰饮》篇说；"短气有微饮，当从小便去之。苓桂术甘汤主之，肾气丸亦主之。"两方同可治饮病，但前者着眼于健脾，后者着眼于温肾。又如："病溢饮者，当发其汗，大青龙汤主之。小青龙汤亦主之。"均属同病异治。而"异病同治"者，如肾气丸，《金匮》书中凡五见：一是治虚劳腰痛；二是治短气微饮；三是治男子消渴；四是治脚气上冲；五是治妇人转胞。可见各种不同病证，但病机皆属于肾阳衰微气化失权，故均用肾气丸。又为《金匮》用大承气汤治痉病，治宿食，治下利，治产后发热。这四种病虽各不相同，但病机都由胃中实热所致，故均采用荡涤实热，急下存阴之大承气汤。

《金匮要略》继承了《内经》的思想体系，以脏腑经络学说作为辨证论治的基础。凭望、闻、问、切四诊所示出的证象分析而确定运用方剂的。可见四诊（也包括腹诊在内）是用《金匮》方不可或缺的重要一环。

　　《金匮要略》的方剂，大多为汤剂。而且很注重煎法和服法。比如风湿脉浮、身重、汗出，恶风的用防己黄芪汤，无论在生药的加工，煎法，服法，加减法，服药后的反应等都阐述得很详细。又如大乌头煎的煎法也十分详细合理。加水，先煎取一升后，去掉药渣，加蜜二升，煎令水气尽，取用二升等，除了汤剂外，有鳖甲煎丸，薯蓣丸等丸剂；有当归散等散剂；有红蓝花酒等酒剂；有狼牙汤等洗剂；有雄黄熏剂；有蛇床子坐药等。绝大多数《金匮要略》方至今还是常用的有效良方而且应用范围也有所扩大。

　　按：《金匮》方剂在运用上已如上述。分析之：一者无论"同病异治"或"异病同治"，均离不开辨证论治。二者《金匮》之治疗用方，乃继承《内经》"治未病"及整体观着指导。三者其用方均在详细诊断辨析后而施。故其方剂之特点甚为精确，加减一味药，其治即不相同。例如：苓桂术甘汤与苓桂甘枣汤两方，均有茯苓、甘草、桂枝三味，而苓桂术甘汤在三味外加白术则治"心下有痰饮，胸胁支满，目眩"；而苓桂甘枣汤在三味药外加大枣，则治"发汗"后"心下悸"的奔豚气。其各自之主治就不同了。

　　至于对四诊的重视，也是颇具特色的，如对切诊。《金匮要略》之脉诊，独取寸口。以寸口分寸、关、尺以候，也兼诊少阴脉等，计有十八种脉，并有相兼脉。这都有助于辨诊与用方。

　　除此而外，对《金匮》各方的煎法与服法，也有人做过分析："煎服有直接水煎服"；"合和煎液再煎"；"去渣后"再煎；"麻沸汤渍之"，"米熟汤成"。先煎后下，用不同水煎（甘澜水、潦水、浆水、泉水等）。这也说明：用不同水煎，应该是都有讲究的；至于服法，也有各种不同。归纳起来，大约有七八种服药的方法："顿服"的有19方；"日一服"的有46方；"日再服"的有18方；"日三服"的有83方；"日四服"的7疗；"日五服"的1方；"日数服"的1方；"加量服汁"的4方。可见各种不同服法，各有其适应证，而机理也有所不同。

　　《金匮要略》方应用举例：

（一）百合地黄汤

伤寒热病以后，余邪未清，其症状是欲食不食，欲卧不卧，欲行不行，饮食或有美时，或不欲闻食臭，如寒无寒，如热无热，口苦，小便赤，脉微数，得药反吐，身形如和。其正治法以养阴清热为主。未经汗、吐、下的，用百合地黄汤（百合、地黄）。

据本人体会，百合地黄汤与甘麦大枣汤合用，对热病余邪固然有效，对更年期综合征，神经官能症之属阴虚有热者效果亦很好。

陈某，女，48岁。初诊症见烦躁、心悸、头痛、失眠、微热，长期不愈，服谷维素，五味子糖浆久未获败。口苦，咽干，唇燥，脉微数。处方：百合12克，干地黄15克，生甘草6克，淮小麦30克，大枣9克，焦枣仁12克。

服4剂后头痛减，胃纳展，睡眠安，郁闷解。续服14剂后痊愈。

（二）肾气丸

《金匮要略》认为虚劳病属肾虚的，其症状是腰痛，少腹拘急，小便不利。用八味肾气丸（地黄、山药、山萸、泽泻、丹皮、茯苓、桂枝、附子）又治消渴、转胞等症。此外对痰喘、水肿、久泻等有肾阳虚衰现象者均为适应之证。

余某，女，37岁。喘促已7年余，服氨茶碱7年多，腰酸腿软弱，卧床不起。形貌苍老，与年龄不相称。下肢浮肿，小便失禁。脉沉细，舌质淡。自诉久治医药罔效。处方：六味地黄丸作汤剂加附子5克，肉桂3克，分二次吞服，三剂。

三天后来复诊，病人自己步行来，谓服药一剂后喘促较平，两剂后小便有知，已能起动。续以肾气丸加减巩固之。

（三）桂枝茯苓丸

《金匮要略》以用本丸去癥病，临床用以祛除小腹瘀血积滞。常用于痛经，月经困难，子宫周围炎，子宫肌瘤等辨证有瘀血者均可应用。

厉某，女，30 岁。婚后八年不育，月经不调，脐腹部左侧有鸡蛋大块状压痛点，行经前痛甚。医院诊断为"附件炎"。处方："桂枝茯苓"丸，每日 18 克，分二次吞服（桂枝、茯苓、丹皮、桃仁、芍药）。嘱连服 30 天。同时间日服汤剂：当归 12 克，制香附 9 克，川楝子 9 克，延胡 9 克，乌药 6 克，沉香曲 9 克，川芎 4.5 克，地黄 12 克。服丸 1 月，汤药 15 剂。腹痛减，追访，半年后怀孕。

（四）下瘀血汤

《金匮要略》说："产妇腹痛，法当以枳实芍药散，假令不愈者，此为腹中有瘀血着脐下，宜下瘀血汤主之。亦主经水不利。"蔡某，女，32 岁。流产后，未有瘀血排出，小腹胀满难忍，大便四日未下，身热 37.8℃。近日阴道出血，色暗，口干目赤，素体健壮，以下瘀为先。处方以下瘀血汤加味：生大黄 9 克，桃仁 9 克，生甘草 4.5 克，银花 12 克，牛膝 6 克，丹皮 6 克，制香附 9 克，䗪虫 4.5 克（炒微焦），两剂。

三日后复诊谓上药服一剂，大便下两次，身热平。续服一剂，大便下极多，小腹胀满尽解，阴道出血少量，调治而愈。

《金匮要略》方之运用，当以遵守各方原篇主证为根据，视临床情况，辨证论证用之。以古为今用之精神，往往采用辨证与辨病相结合，常可扩大其方应用范围，然则方药之加减，自当不离乎《金匮要略》原意。

（原载《名医学术集萃》）

乌梅丸的运用经验

黑龙江省中医研究院 （150036）　　张琪

《伤寒论》乌梅丸除治蛔厥外，又主久利，笔者根据乌梅丸组方配伍之特点，治疗属上热下寒、寒热错杂之久利（过敏性结肠炎）、神经性呕吐，颇为有效，兹录两案如下：

一、呕吐（神经性呕吐）

张某，女，51岁；口渴多饮，水入即吐三个月。确诊为神经性呕吐，经用和胃镇呕降逆之剂均无效。体质消瘦，自觉有气从少腹上冲胸，胸部灼热，遂之即呕吐，长期不进饮食，所吐出皆痰涎黏液，伴有恶寒，手足厥冷等症，脉象沉弱，舌苔白腻，血红蛋白8克。

综合脉证分析，当属足厥阴肝经证。《伤寒论》原文，"厥阴之为病，消渴，气上冲心，心中疼热，饥而不欲食，食则吐蛔，下之利不止。"《内经》谓"厥阴之上，风气主之，中见少阳。"少阳者肝中所寄相火也，肝中寄有相火，相火亢奋夹肝气上冲，足以消渴，气上撞胸，胸中疼而且热。肝经疏泄失常，气上冲逆足以呕吐不止。肝与肾脂膜相连，肾阳衰微则厥逆恶寒。综合本案为肝热肾寒、脾胃升降失常，寒热错杂之证，宜乌梅丸原方变汤剂加半夏以降逆止呕。药用：乌梅20克，细辛5克，桂枝15克，人参15克，附子片10克，川椒10克，干姜10克，川连10克，黄柏10克，当归15克，半夏15克。初服1剂，头次药皆吐出，两次药后未吐，仍自觉气上冲但力已弱，连续服药5剂，气不冲亦未出现呕吐，能进少量饮食，精神略振，手足转温，仍小有恶寒，唯痰多咳即恶心、头痛、胃脘不适，脉沉弱，舌苔白尖赤，此相火见敛肝气平、肾阳渐复、脾胃得和，已见效，继以上方加瓜蒌仁15克，茯苓15克、麦冬15克。连进上方4剂，呕吐消失，手足已温，能进适量饮食，痰减少、胃脘舒，精神转佳，脉象沉中带有缓象，舌苔薄白，继续调治而愈。

按：通过历代医家不断实践，拓宽了乌梅丸应用范围。本方组成以乌梅为君，与连柏椒姜桂附合用，酸敛辛散苦降并调，其功用为抑肝清热，温助脾肾之阳以驱寒，寒热平调故能收效。张锡纯谓："厥阴病多呕吐者，因其疏泄之力外无所泻，遂至蓄极而上冲胃口，此多呕吐之所以然也。"乌梅丸抑肝实乃调和肝之疏泄使其条达复于常，自不致蓄极而上冲；和脾胃温肾则用苦以降之，辛以温之，酸敛，辛开，苦降熔于一炉，配伍之妙令人叹服。

二、久泻（过敏性结肠炎）

王某，男，15 岁。泄泻两年余。经检查无器质性改变，诊断为过敏性结肠炎。

脐腹部隐痛绵绵无休止，下泻黏液便，日 4 ~ 5 次，有时 7 ~ 8 次。腹胀，食欲不佳，体质消瘦，倦怠乏力，面色㿠白、口干不思饮，舌边红苔白腻，脉象左右弦缓无力，辨证为肝胃热，脾肾虚寒，寒热错杂证，宜乌梅丸加味主治：乌梅 20 克，细辛 50 克，桂枝 15 克，附子片 10 克，川椒 10 克，干姜 10 克，黄连 10 克，黄柏 10 克，广木香 7 克，当归 15 克，白芍 15 克，党参 15 克，川朴 10 克，白术 15 克。初服 2 剂、大便由黏液变溏、日泻 7 ~ 8 次，病孩家属恐惧，认为大便次数增多，恐药不对症，故来询问。但病孩泻后腹部舒适，疼痛减轻，此寒热郁结得化而下行，告以无妨可继续服药。3 剂后腹已不痛，日大便 1 ~ 2 次，继以此方化裁，连服 10 剂，大便日 1 次，不溏无黏液，已恢复正常而愈。

按：本案腹痛、胀满、泄泻两年余，历经治疗或补或消皆未取效，余辨证根据其腹痛胀泻下溏而夹黏液，舌边红苔白腻，脉象弦等，定为肝胃热，脾虚不运、肾阳虚微、上热下寒，寒热错杂之证，用乌梅丸化裁，抑肝清胃温脾助肾阳，温清并用故能治愈。

笔者用乌梅丸化裁治疗久泻甚多，大多有效，其辨证标准在于寒热夹杂证候，如下泻夹有黏液、舌质红苔白腻为肝胃温热，腹痛胀满则属脾胃虚寒。方中药物皆从脏腑入手，如乌梅、白芍平肝抑肝，连柏苦寒清胃和胃，干姜、附子、桂枝等温脾肾之陌，参、术健脾以助运化，合之以治肝脾不和、上热下寒之久泻利。

乌梅丸酸伍用酸辛与苦降，辛开与温补，相辅相成以治寒热错杂之证。仲景对病机错综之证，必用错综之药，有针对性治疗而取效。今人每以经方药简著称，实际仲景用药不以单纯以简为目的，而是因证施治，如麻黄升麻汤、鳖甲煎丸、薯蓣丸、风引汤等，皆药味多，但配伍严谨，理法方药浑然一体，药味多而不乱，故能效捷力宏，此经方之特色。

半夏泻心汤辨析

中国中医研究院（100091）　　时振声

半夏泻心汤是张仲景治疗伤寒五六日，呕而发热，柴胡汤证具，而以他药下之，导致邪结心下，变为痞证的方剂。

痞之为病，如钱潢所言："阴阳参错，寒热分争，虚实更互，变见不测，病情至此，非唯治疗之难，而审察之尤不易也。"就半夏泻心汤证而言，亦是如此。根据笔者的临床经验，运用该方，如能心为辨析，谨察病机，则不仅可以治疗痞证，还可以治疗其他病证。

半夏泻心汤证的病机应包括两个方面。其一是寒热交结：寒热之致，可因外邪入里化热，苦寒攻里伤阳，热自外入，寒自内至，结于胃脘。但又不可拘于外邪内陷之说，临床所见，多因脾胃升降功能失常而致。脾升胃降，枢机运转，清阳上升，浊阴下降。反之，脾胃戕伤，升降失司，中焦阻滞。就脾胃生理特点而言，脾恶湿，易为湿困而伤阳，阳虚则内寒；胃恶燥，阳明经多气多血，易于化热，因此寒热互见是中焦病变的特点；寒热互结，气机不畅，又是导致痞证的重要原因。其二是虚实夹杂：结胸与痞证虽同为误下所致，但结胸属实，为热与水、痰互结，痞为虚中夹实，其结为轻。如方有执所说："结胸乃其变之重者，以其重而结于胸，故从大陷胸汤；痞则其变之轻者。以其轻而痞于心，故用半夏泻心汤。"那么，半夏泻心汤证所夹之邪又指何而言？我从临床实践中观察，半夏泻心汤可治湿热内蕴，阻于中焦，气机不畅，脾胃升降失常而致痞者。曾治一湿热发热，久延不愈，兼见心下痞满症状的患者，用本方迅速收到痞消热退之效，由此联想到李东垣之补脾胃泻阴火升阳汤，与本方有许多相似之处。从药味组成来看，二者基本上皆以苦、辛、甘为主，半夏泻心汤以黄芩、黄连苦降泄热，用半夏、干姜辛开通痞，伍人参、甘草、大枣甘温益气，是方寒热并用，补兼开泄，正是针对脾胃本虚，升降失常，寒热夹杂而设，补脾胃以治本，中气得和，上下得通，则痞消热已；半夏、干姜之辛能散结，芩、连之苦能泄热，虽为药之能，而实胃气之使也，益中气则可助其药力。苦降与辛开，又可清热、化湿、散寒以治标，有助脾胃之升降，行其运转之能，使结散痞消。东垣补脾胃泻阴火升阳汤，以人参、黄芪、甘草、苍术，甘温益气健脾燥温；以黄连、黄芩、石膏，苦寒甘寒清热泻火；以羌活、柴胡、升麻辛散升阳化湿。其药味组成与半夏泻心汤虽有出入，而组方之义却基本一致，两方皆以恢复脾胃升降功能为要，但半夏泻心汤升阳之力不足，补脾胃泻阴火升阳汤升阳之力较强，但降胃之力略嫌不足。然二者都是针对寒热并见、虚实夹杂之证而设，病机实乃相似。李东垣之所谓阴火，包括脾胃内伤，升降失常，湿热困阻中焦，上熏于心，致心火不降而旺于上，所以他提出"于脾胃中泻心火之亢盛，是治其本也"。半夏泻心汤之所谓泻心，正可通过清化中焦湿热，恢复脾胃升降功能，则心火随之而降，达到退热之目的。由上可以看出，东垣补脾胃泻阴火升阳汤取意于仲景半夏泻心汤，是对本方运用的创新和发展。

辨析病机，当以临床症状为依据。半夏泻心汤证，一般以胃脘部痞塞不通，但以满而不痛，按之自濡为特点。除《伤寒论》所述症状外，《金匮要略》呕吐哕下利篇提出"呕而肠鸣"，《备急千金要方》又补充："老小利，水谷不化，腹中雷鸣，心下痞满，干呕不安。"可知，其症以心下痞满和呕吐为

主，兼有肠鸣下利，从临床运用来看，虽无呕利症状，但以心
窝部痞满为主者，亦可选用。临床运用本方，也不拘于痞之一
证，凡辨证属中焦虚实并见、寒热错杂者，均可采用。有时不
见心下痞满，而以嘈杂不适为主者，亦可选用。若痛者可加芍
药甘草汤，吞酸可加用左金丸，大便秘者可加制大黄，胃火盛
者可加蒲公英，或重用黄连，腹泻者可加用薯蓣苓汤，久泻可
加用赤石脂禹余粮汤。余曾治一例溃疡病，患者马某，女，55
岁。于1976年5月初，感到右上腹隐痛，多于饥饿时发作，
进食后疼痛缓解，痛处喜按、喜暖，食冷则痛作，伴嗳气、吞
酸、腹胀。9月中旬，曾连续四天出现柏油样便，11月9日钡
餐造影诊为十二指肠球部溃疡。近日来牙龈肿痛，左侧明显。
舌质淡、苔薄白，脉沉无力。辨证为脾胃虚寒而夹热，用半夏
泻心汤加减治疗。药用半夏10克，党参12克，干姜6克，炙
甘草15克，黄芩12克，马尾连10克，蒲公英15克，白芍18
克。服药四剂，疼痛明显减轻，牙龈肿痛好转，但仍吞酸。综
上方去蒲公英，加吴茱萸3克，马尾连增至18克，又服四剂，
疼痛继续减轻，牙龈肿痛继续好转。因大便偏干，两日一行，
故于上方加制大黄3克，再服四剂，大便通调，疼痛未作，牙
龈肿胀亦消。继用上方调治，于1977年元月初，钡餐透视报
告溃疡面已经愈合。本患者之胃脘痛，虽未见心下痞满，但辨
证为脾胃虚寒夹热，记属寒热错杂，虚实相兼，故用本方加减
而收效，说明半夏泻心汤之运用，只要病机相符，即可大胆使
用，不必为痞证所局限。

小陷胸汤临床运用辨析

中国中医研究院（100091）　　时振声

　小陷胸汤是《伤寒论》太阳病篇治疗小结胸病的一首方
子，原文为："小结胸病，正在心下，按之则痛，脉浮滑者，

小陷胸汤主之。"小结胸是与大结胸相对而言，部位仅在心下，而不是从心下至少腹硬满而痛不可近者的大结胸，亦非心下按之石硬而痛的大结胸，因此小结胸的特点是：部位仅在心下，按之则痛，不按则不痛，按之并不石硬，脉象浮滑。浮脉为在上，滑则主痰，浮滑又主热盛。如《伤寒论》白虎汤证的脉浮滑是表里俱热的表现可知：滑亦主热。如《金匮要略》中风历节篇有："趺阳脉浮而滑，滑则谷气实，浮则汗自出。"以浮脉主风，风性疏泄故汗出，滑则谷气实而内热盛，故热盛而迫津外泄为汗。由此可知小结胸病的病机是痰热互结于心下所致，方用黄连苦寒清热，半夏辛温除痰，苦辛合用，辛开苦降，使痰热互结得开得降，心下按痛可除；瓜蒌甘寒既助半夏开结，又助黄连泄热，药虽三味，寒温同用，阴阳并调，寓意深刻。

《温病条辨》以小陷胸加枳实汤用于阳明暑温水结在胸，其临床表现为：脉洪滑，面赤身热，头晕，不恶寒但恶热，舌上黄滑苔，渴喜凉饮，饮不解渴，得水则呕，按之胸下痛，小便短，大便闭者。其病机亦为暑热与水湿互结，部位在胸下，按之疼痛，用小陷胸汤更加枳实苦寒以助泻痰散结，其效更著。笔者在临床上亦常以小陷胸汤再加枳实应用于各种疾病而有痰热互结者，今举例如下：

案一、急性黄疸型肝炎

李某，男，28岁。1964年3月因全身及巩膜发黄5天，住解放军某医院，当时笔者在该院协作诊治。诊见患者全身乏力，心下痞满，恶心厌油，口苦口黏，渴不思饮，大便秘结，小便赤涩。查体：皮肤黄染，巩膜黄染略带绿色，肝浊音界起自第六肋间，肝大，右肋弓下约2.0cm，剑突下约4.0cm，中等硬度，有压痛，肝区有叩击痛；脾不大，腹水征阴性。肝功检查：总胆红素218.03mmol/L。麝浊7单位，麝絮（+），谷丙转氨酶5 000单位以上（金氏法）。诊为病毒性肝炎，为急性黄疸型。中医辨证：脉弦滑，舌苔黄腻，身目悉黄，心下按痛，系脾胃湿热内蕴所致，乃结胸发黄之证。拟苦辛开泄，清化湿热，予小陷胸加枳实汤：黄连、清半夏、枳实各10克，全瓜蒌30克。水煎服，每日一剂。服药两天后，恶心消失，痞满大减，能进饮食，大便通畅，精神转佳。一周后身目发黄大减。复查肝功能：总胆红素降至30.78mmol/L，谷丙转氨酶降至1 500单位（金氏法）。自觉无明显不适，仍继续服用上方一周，身目发黄全消，复查总胆红素18.81/mmol/L，谷丙转氨酶降至200单位。仍按原方再服一周，谷丙转氨酶及总胆红素均降至正常范围以内而出院。

案二、慢性胆囊炎

王某，女，40岁。1984年10月28日初诊。因上腹部阵发性疼痛1月余来诊，曾在北京某医院胆囊造影示"胆囊收缩功能不佳"，诊为慢性胆囊炎。来诊时上腹部阵发性绞痛，并有胀满、恶心、呕吐、纳差、厌油、疼痛剧烈时出汗，但身无寒热，口苦口黏，口干而不欲饮水，舌苔黄腻，舌质红有瘀点，脉象弦细。证属脾胃湿热，肝郁血瘀，拟辛开苦降，理气活血，兼以清肝。方用小陷胸加枳实汤合金铃子散、失笑散加味：黄连、法半夏、枳实、五灵脂、焦山楂、神曲、制香附、川楝子各10克，延胡末（冲）3克，蒲黄6克，全瓜蒌、金钱草各30克，夏枯草、蒲公英各15克。水煎服，每日一剂。六剂后恶心呕吐消失，上腹部仅觉隐痛，胀痛大减，精神好转，食量增加，舌苔黄腻消退大半。上方去川楝子、延胡末、蒲黄、五灵脂、制香附，继用小陷胸加枳实汤合清肝之剂，又服药一周，症状完全消失。以后改用丹栀逍遥散加减调理。随访一年余，病情未再发作。

案三、冠心病

王某，女，53岁。1985年2月1日初诊。因胸闷气短两月余，曾有发作性上腹部剑突下及胸骨下 1/3 后闷痛三次来诊。发作时含服硝酸甘油可以缓解，心电图示轻度 S－T 段改变。诊为冠心病心绞痛。诊见上腹及胸痛时作，上腹痞闷，口苦口黏，不欲饮水，纳食稍差，大便偏干，尿少色黄，舌苔黄腻，脉象弦滑。证属胸痹。因湿热内蕴，痹阻气机所致。拟苦辛开泄，佐以疏肝理气，方用小陷胸加枳实汤合四逆散加味：黄连、法半夏、枳实、柴胡、郁金、制香附、陈皮各 10 克，全瓜蒌 30 克，赤芍 15 克，炙甘草 6 克。水煎服，每日一剂。六天后复诊，疼痛未作，上腹痞满消失，亦无胸痛，纳食增加，大便不干，舌苔薄腻，脉仍弦滑。仍从疏肝理气调治，以柴胡疏肝散加瓜蒌治之。两周后三诊，自诉未再疼痛，但心电图检查同前，继按前法调治两周，未再疼痛，心电图正常。

案四、急性胃炎

崔某，男，48 岁。平素脾胃尚健，近日因聚餐饮食过量，以致吐泻。次日吐泻虽止，但纳食减退，上腹痞满，嗳气频作。服香砂养胃丸后反不思饮食，口苦黏腻，大便干结，舌苔黄腻，脉象弦滑，证属肝胃不和、湿热内壅。治当疏肝和胃、辛开苦降，拟小陷胸汤加味：黄连、法半夏、枳实、青皮、陈皮、焦山楂、焦六曲、制香附各 10 克，全瓜蒌 30 克。服 1 剂后即觉痞塞开、大便畅、纳食增，三剂后苔净纳佳而愈。

按：以上几例，病名虽然不同，但中医病机却是一致的，都是湿热或痰热内阻，结于心下则心下痞满、闷胀、按痛。例一是急性黄疸型肝炎，由于肝左叶增大，故见心下（剑突下）有压痛；例二是慢性胆囊炎，故见上腹部心下胀满、疼痛（莫非氏征阳性）；例三是冠心病的不典型症状，也可出现心下闷痛；例四是急性胃炎，故胃脘痞满。以小陷胸汤之苦寒泄热，辛温散结，辛开苦降，可消除心下之痞满、闷胀、按痛，而使症状消失，病情得到缓解。

根据以上临床经验，可以得知小陷胸汤的适应证，不仅是

"正在心下，按之则痛"，也可以是心下痞满而无压痛；也可以是心下闷胀而痛；或是心下按痛，不按则不痛。另外湿热或痰热内阻，必热势偏盛，如口苦口黏，大便干结，舌苔黄腻，脉象浮滑或弦滑等，凡符合以上适应证者，用之必效。

半夏泻心汤与小陷胸汤都是寒热并用、辛开苦降之剂，但前者是湿热各半，正虚邪实；后者则纯实无虚，热多湿少，以此为辨。

仲景治疗"神志病"探源

中国中医研究院广安门医院（100053）　　谢海洲

中医学经典著作中，对神志病不仅载有证因，且有立法处方，方药简单，疗效确凿，因此沿用至今。余嗜读经典，喜用经方，临证尤以《金匮》方用之较多。

下面分别谈谈《金匮》、《伤寒论》治疗神志病的临证体会与经验。

一、《金匮要略》方

（一）滋阴清热、清心安神法

方：百合地黄汤。

证：百合病：神志恍惚，精神不定，口苦小便赤，脉微数。有时面色如醉，但身无热，有时蒙头盖被而不欲见人；或默默无言对外界反应迟钝；或兴奋多言有欣快感；或沉卧终日不语、不食，或时卧时起，欲行不行；或其形若恐，持物如御敌；或疑衣服有毒脱弃。一般午后稍瘥，傍晚则剧，入夜则静。

按：百合地黄汤为治疗百合病的代表方。百合病无论外感热病，或内伤七情之变，皆由心肺阴液耗损而成，故施以滋阴清热，清心安神之法。本人临证常以此方与他方合用，特别以百合知母汤、百合鸡子黄汤、甘麦大枣汤合之广泛应用于现代医学诊断为"精神分裂症"、"神经官能症"、"更年期精神病"、"反应性精神病"以及颅脑损伤及脑血管病并发的部分精神障碍等病，应用效果较好。

（二）养心安神、和中缓肝法

方：甘麦大枣汤。

证：精神恍惚，心神不宁，坐卧不安，悲伤欲哭，时时欠伸，不能自主，心烦不寐，盗汗时出，舌质淡红，舌苔薄白。

按：本方为治脏躁症有效方。叶天士于《临证指南医案》内多次应用。验之临床，疗效果然确实。脏躁发病机理，从字义解释为胞宫血虚。余认为其发病多由情志抑郁，思虑过度，致肝郁化火，脏阴受损，虚火内扰，心神不宁所致。方中淮小麦养心液、安心神，炙甘草、大枣甘润补中。《本草经疏》论小麦除养心之外，以"肝心为子母之脏，子能令母实，故主养肝气"。《素问·脏气法时论》曰："肝苦急，急食甘以缓之"。可见本方尚具甘缓柔肝、养肝之功。本方药仅三味，却是一张心、肝、脾三脏兼治。临证时每遇精神抑郁，善疑多虑，心悸眩晕者常立养心脾和肝胆之法，用甘麦大枣汤合温胆汤加减；遇胸胁串痛，喜怒多疑，善太息，月经不调（或值更年期），脉弦，舌红者，常立解郁疏肝、养心安神法，用甘麦大枣汤合逍遥散并用，如病程较长，再酌加镇心安神之龙骨、牡蛎同用。

（三）疏肝清热，降逆止痛法

方：奔豚汤。

证：以气冲为主，发作时自觉有一股气，从少腹开始，向上冲逆直达胃脘，不时上下，最高上冲至咽部，在发作时常伴有腹痛、目眩、气急、心悸、烦躁等症。

按：奔豚是一种发作性疾病，本方所治系因情志不遂，忧思过度，或突受惊恐而得者。尤在泾认为本病与肝有关。此疾近代精神病学多诊为"神经官能症"（或癔病）。临床上余常配用逍遥散、旋覆代赭汤，从疏肝、降逆上增其功，效亦确。

（四）疏肝解郁、行气化痰法

方：半夏厚朴汤。

证：咽中如有炙肉，咯之不出，咽之不下，时来时去，每发欲死（即梅核气）。或伴憎寒发热，心腹胀满，旁及两胁。

按：本证因喜怒不节，脏气不平，气痰互结，上逆咽喉之间而成。半夏厚朴汤系行气化痰之祖方，如《勿误药室方函口诀》云："此方局方名七气汤，为气剂之祖（汤本求真按：气剂者，神经证治剂也）。不仅治梅核气，凡诸气病，可活用之。"余临证常在本方基础上加旋覆花、代赭石、香附、枳壳等药，目的在增其解郁化痰、降逆之功，每每收效。

（五）泄热化浊、宣郁除烦法

方：栀子豉汤。

证：心中懊㤎，卧起不宁。

按：虚热内扰心神者，常用栀子豉汤。栀子清心火，淡豆豉调中下气、解烦闷。余在临床常以此方与百合地黄汤、百合知母汤、甘麦大枣汤合用，治疗"神经官能症"、"精神分裂症"等精神疾病。

（六）养阴清热、理血安神法

方：酸枣仁汤。

证：心中郁郁而烦，虽卧不能熟睡。

按：酸枣仁汤乃安肝胆，平调土木之剂，临床治疗肝虚夹热，上扰心神失眠症颇效。如见血虚不寐，可酌加当归、白芍以养血安神。如病程久可酌加龙骨、牡蛎以重镇敛神。临证亦可师其法，变通加减。此方是一首治疗"神经衰弱"的效方。

二、《伤寒论》方

（一）清热滋阴、养血安神法

方：黄连阿胶汤。

证：心烦不寐。

按：《方机》曰："本方主治胸中有热，心下痞烦，而不眠者。"若遇"精神分裂症"、"偏执性精神病"、"反应性精神病"等，余常在辨证基础上，与甘麦大枣汤、百合地黄汤合用治之。

（二）通阳祛痰、镇惊安神法

方：桂枝去芍药加蜀漆龙骨牡蛎汤。

证：惊狂，起卧不安。

按：见下条

（三）调和阴阳、安神宁心法

方：桂枝甘草龙骨牡蛎汤。

证：心中躁扰不宁。

按：《伤寒论》中，桂枝加龙骨牡蛎汤、桂枝去芍药加蜀漆龙骨牡蛎汤及桂枝甘草龙骨牡蛎汤三方，对"所谓癫痫家上冲眩晕耳鸣，胸腹动悸，梦寐惊起，精神恍惚，或无故悲愁者，随证选用，各有效义"。（《类聚方广义》）可见三方用于具有惊狂、烦躁症状的神志病。

（四）和解镇固法

方：柴胡加龙骨牡蛎汤。

证：癫、狂、痫。

按：《伤寒类方》曰："柴胡加龙骨牡蛎汤能下肝胆之惊痰，而以之治癫痫，则必有效"。《餐英馆治疗百话》曰："此方用于痫证及癫狂屡得效"。"今世病气郁与肝郁者十有七八，肝郁者为痫证之渐，妇人尤多肝郁与痫证，若能如此，当今之杂病，不难治疗矣"。《类聚方广义》云："治狂证胸腹动甚，惊惧避人，兀坐独语，昼夜不眠，或多猜疑，或欲自杀，不安于床者""治痫证，时时寒热交作，郁郁而悲愁，多梦少寐，或恶于接人，或屏居暗室，殆如劳瘵者、亦当以胸胁苦满。"先贤诸家均云本方癫狂痫证有效，同时也强调了应用本方治指征，当以具胸满为标准。余临证常以此方治疗癫症，尤以精神分裂症和癔病为佳。并喜用淡鲜竹汤水加入方内，化痰以助效。

三、验案举例

例1：精神分裂症

殷某，女，24岁，工人。缘因失恋，遂现烦躁不安，心悸气短，肢体抖颤，有"身长"、"腿短"，诸般幻觉，历时已半载，曾经某医院诊为"精神分裂症"。现症：情志抑郁，心烦易怒，善太息，时欲悲哭，双腿抖颤难以自控，手足心热，频频欲食，双乳作胀，夜寐多梦，寐时惊哭，小溲不畅，月经欠调。脉细数，苔白舌质红，尖尤红。诊断为百合病。拟养心安神，宣郁开窍。百合12克，生地15克，滑石12克，炙甘草9克，浮小麦30克，大枣7枚，菖蒲9克，郁金12克，莲子心3克，栀子6克，豆豉12克，黄芩9克，川楝子9克。

七剂药罢，肢颤消失，服十四剂后已无悲哭之状。上方去栀子、豆豉，增入黄连、鸡子黄以滋阴清热。服药两月后，除偶现幻觉外，精神状态较前灵活，已可上班工作。

例2：反应性精神病

姜某，男，24岁，农民。一周前因未被招工，遂心情不畅，渐而妄言多语，自责自罪，喋喋不休，心烦不宁，神显呆滞，表情淡漠，夜难入寐，寐则多梦，头痛头晕，大便五日未行，小便黄赤，脉弦滑数，舌质红，苔黄腻，神经科诊为

"反应性精神病。" 辨证为阳明腑实，痰蒙心窍。拟清热通腑，化痰开窍。生大黄（后下）6 克，元明粉（分冲）6 克，炙厚朴 6 克，炒枳壳 6 克，郁金 12 克，菖蒲 9 克，陈皮 9 克，淡鲜竹沥水（分冲）30 克。又礞石滚痰丸 3 袋，每次半袋，每日 2 次，三剂。

药进 10 剂，大便日行 10 余次，说话显少，睡眠转安，继进清热化痰，安神之方，取温胆汤与黄连阿胶汤加减。药后述头脑转清，继投豁痰开窍法，以甘麦大枣汤合百合知母汤、栀子豉汤及菖蒲、郁金、竹沥化裁，服药 3 个月，多言症状消失，观察 2 月未再复作。

例 3：偏执性精神病

魏某，女，47 岁，干部。素性抑郁孤僻，近一年坐立不宁，怀疑爱人对己不诚，终日唠叨，双目作胀，口苦心烦，脘胀纳呆，倦怠少力，夜寐不安，月事不调，脉沉细无力苔薄、舌质淡。否认遗传病史。曾于某医院诊为"偏执状态"。辨证为水火不济，虚火扰神，拟养心安神，健脾养脑。川连 5 克，阿胶 15 克，鸡子黄 10 枚，远志 12 克，黄芩 10 克，白芍 18 克，龙眼肉 20 克，茯苓 15 克，白薇 12 克，生麦芽 40 克，浮小麦 40 克，大枣 10 枚，首乌藤 50 克，大青叶 10 克，生地 20 克，莲心 6 克。共研为粉，制蜜丸重 6 克，每次 2 丸，日 2 次。

磁朱丸，5 袋，每次三分之一袋，日服 2 次。

服药一料，纳谷已香，坐立亦安，夜寐略好。继以养心安神，补脑通络法。方拟：川连 5 克，阿胶 10 克，黄芩 10 克，白芍 15 克，炙甘草 10 克，浮小麦 30 克，大枣 7 枚，桑椹 30 克，制首乌 15 克，核桃肉 30 克，龙眼肉 15 克，地黄 15 克，百合 12 克，鸡子黄 10 枚，琥珀粉 10 克。共研为粉，另加金樱子膏 60 克，不足加蜜，制丸，丸重 6 克，每次 2 丸（上方为一料）。服药 40 天，疑虑之状显著改善，家庭关系渐趋和缓。守方服药四月，已近常人，九个月后随访，心绪平和，夫妻和睦。

四、结语

神志病治法宗《金匮》、《伤寒》等经典结合临床，除诸法并施，多方合用，灵活化裁外，个人还自拟补脑通络、养心安神法；活血化瘀、健脑安神法，用于一般神志病、头颅外伤或打扑伤而致神志异常之疾，疗效尚称满意；此外潜阳、息风、化痰、开窍、健脾诸法亦往往参用。温胆汤、菖蒲郁金汤、白金丸、逍遥散、琥珀抱龙丸、礞石滚痰丸、清心滚痰丸诸方也可随症选用。附：一补脑养心方

浮小麦、炙甘草、大枣、黄连、黄芩、阿胶、白芍、核桃肉、制首乌、桑椹、龙眼肉、郁金、菖蒲、琥珀粉、鸡子黄。

化瘀补肾荣脑方

土鳖虫、苏木、泽兰、首乌、桑椹、菟丝子、紫河车、核桃肉、羌活。

经方为主治癫狂
——附 18 例精神分裂症疗效观察

中国中医研究院广安门医院（100053）　　　谢海洲

癫狂为常见神志病，中医学关于本病论述甚丰。《灵枢·癫狂》："癫疾始生，先不乐，头重痛，视举目，赤甚作极，已而烦心，候之于颜。""狂始生，先自悲也，喜忘苦怒善恐者。"《难经·五十九难》："癫狂之病，何以别之？然狂疾之始发，少卧而不饥，自高贤也，自辨智也，自贵倨也，妄笑，好歌乐，妄行不休是也。癫疾始发，意不乐，直视僵仆，其脉三部阴阳俱盛是也。"简言之：癫者，语言错乱为癫也；狂者，怒骂飞走为狂也。本病治法方药首当推崇汉代张仲景《伤寒论》、《金匮要略》所载大法，多为后代所宗。其以方药简单、临床疗效卓著为特色，余临证甚喜用之。兹略述点滴体会。

一、辨证分型及病因病机

（一）分型

1. 癫：临床表现：言语错乱，精神恍惚，如醉如痴，不知秽洁，僵仆直视，终日沉卧不语，自悲自责，惶惶不可终日，或犹如惊弓之鸟，或如大难临头之状。

2. 狂：临床表现：兴奋多言，少卧妄行，自尊自贵，怒目直视，骂詈不避亲疏，登高而歌，弃衣而走，踰垣上屋不知畏忌，持物如御敌，时欲杀人，时时悲哭；或多食暴饮，不知饥饱，常对人讲说一些怪诞不稽之事。

3. 癫狂兼见：临床表现：神志恍惚，精神不定，言语失常；终日默默无言，对外界反应迟钝；或兴奋多言有欣快感时沉卧终日不语不食；或时卧时起，欲行不行，形似恐惧焦虑；或持物如御敌；或疑衣服有毒，食物有毒等。

（二）病因病机

本病之病因与阴阳、气血失常，痰火扰神迷窍有关。如《灵枢·口问》："大惊卒恐，则气血分离，阴阳破败，经络厥绝，脉道不通，阴阳相逆，卫气稽留，经脉虚空，血气不次，乃失其常。"《难经·二十难》："重阳者狂，重阴者癫。"《医宗金鉴》也指出，癫狂起于痰、火、气、惊四因。综合古今医家之见，本病多由惊忧、劳神、思虑悲伤过度等情志变化，致使气血逆乱，五志过极，化火动痰，痰蒙心窍，火扰神明，心神无主，遂发癫狂。癫狂之别，一般地讲，癫多由谋虑失志，思虑积扰，而致气郁痰迷，神志失主；狂多由大惊大恐，或屈无所伸，怒无所泄，阳气遏抑不得疏越，火郁痰涌，上扰神明。二者虽有小异，但"癫狂之原本相同"（《杂病源流犀烛》），是知阴阳气血失常是其本，痰火闭窍扰神是其标。

二、治法、方药

治癫狂大法咸以行痰为先，其治步骤，大凡治癫："先逐其痰，次复其神，养其阴"；治狂："先夺其食，次下其痰，降其火"（《类证治裁》）。综上所述，癫狂之治，首当开窍化痰，继则安神、清热（降火）、养阴诸法递用。余则偏嗜经方，今就临证所用，述之于后：

（一）化痰开窍法

癫与狂治法虽不同，然总以治痰为先，选淡鲜竹沥水化痰开窍，以其味甘性寒而滑，具养血补阴、消风降火之功，清化热痰，兼去风痰，每用30毫升冲服，日2次。他如清心滚痰丸、竹沥达痰丸、礞石滚痰丸、白金丸等临证每多酌情选用。

（二）养心安神、和肝健脾法

多用于癫及癫狂兼见型。常用方：甘麦大枣汤、百合地黄汤、栀子豉汤等。常用药：炙甘草、浮小麦、肥大枣、百合、生地、栀子、豆豉、菖蒲、郁金、煅龙齿等。

（三）清心安神、滋阴清热法

多用于癫狂兼见及癫型，常用方：百合地黄汤、百合知母汤、黄连阿胶汤、栀子豉汤等。常用药：百合、生地、知母、滑石、川连、黄芩、白芍、菖蒲、郁金、鸡子黄、煅龙齿、柴石英等。

（四）镇惊安神、清热降火法

多用于狂型。常用方：生铁落饮、柴胡加龙骨牡蛎汤、栀子豉汤、承气汤类、百合知母汤等。常用药：百合、知母、黄连、黄芩、白矾、菖蒲、郁金、元明粉、生大黄、磁石、淡鲜竹沥水、煅龙牡。

（五）理血安神、滋阴通腑法

多用于癫狂兼见及癫型。常用方：酸枣仁汤、黄连阿胶汤、增液承气汤、百合知母汤、甘麦大枣汤等。常用药：炙甘草、浮小麦、肥大枣、川连、玄参、天冬、麦冬、生地、郁金、白矾、瓜蒌、元明粉、肉苁蓉、火麻仁、炒枣仁等。

（六）养心安神、解郁除烦法

常用于癫狂兼见型。常用方：甘麦大枣汤、百合鸡子黄汤、黄连阿胶汤、栀子豉汤。常用药：炙甘草、浮小麦、百合、川连、白芍、阿胶、栀子、豆豉、鸡子黄、乌药、远志、菖蒲。

三、18 例精神分裂症的疗效观察

近几年来采用经方为主，治疗 18 例西医诊断为精神分裂症，通过临床观察疗效如下：

（一）临床资料

1. 病例选择：18 例均由神经科确诊"精神分裂症"患者。

2. 一般资料：18 例中，男性 9 例，女性 9 例；18 例中年龄在 15～50 岁之间，其中 15～30 岁共计 12 例，占 67%。病程最长者为 18 年，最短者为 2 个月。

3. 西医分型：忧郁型 4 例，青春型 3 例，妄想型 9 例，单纯型 2 例，狂躁型无。

4. 发病特点：患者发病前性格多属孤僻，气量狭窄，倔犟好胜，寡言固执，任性者；发病诱因多与精神刺激有关，如失恋、待业时久、考学落榜、工作或家庭纠纷等，尚有 30% 以上患者有家庭遗传史。

（二）治疗方法与治疗效果

1. 治疗方法：采用经方为主辨证论治，主要以上述之六法十方为主，尤以百合地黄汤、甘麦大枣汤、栀子豉汤、黄连阿胶汤、菖蒲郁金汤几方用的为多。

2. 治疗效果：据治疗观察半年至一年之统计，以上患者：症状完全缓解，精神活动基本恢复正常，并能参加日常工作、学习和劳动者 6 例，精神症状（包括特征性症状）大部或部分缓解，复发次数减少工作能力大部或部分恢复者 12 例（一般用药一疗程，每疗程两个月左右）。

（三）典型病例

例一：忧郁型精神分裂症

兰某，女，50 岁。"精神分裂症"（忧郁型）十六年，累治不愈。现症：精神抑郁，沉默不语，言语无序，恶人声，喜静卧，多愁善感，疑心重重，终日惶惶不安，总觉得有大难即将临头，大便干结数日一行，不思饮食。脉沉细，舌苔白腻，舌质暗淡。

证：思虑劳神过度，伤及心脾，兼之家事纠纷，气郁痰结，蒙蔽神明，发为癫痰。治当养心安神，解郁除烦，化痰通腑。

处方：炙甘草 9 克，浮小麦 30 克，肥大枣 7 枚，百合 12 克，生地 15 克，栀子 6 克，豆豉 12 克，郁金 12 克，菖蒲 9 克，琥珀 3 克（冲），当归 12 克，肉苁蓉 30 克。

服 31 剂后，已愿活动，心情舒畅而无紧张感，观其脉弦细，舌质淡中有裂纹，继进养心安神，滋阴清热，解郁除烦之法。方拟：炙甘草 9 克，浮小麦 30 克，大枣 7 枚，远志 9 克，栀子 6 克，豆豉 12 克，菖蒲 9 克，郁金 12 克，川连 3 克，黄芩 9 克，白芍 12 克，阿胶 9 克。

本方服至 25 剂，神志如常人，可坚持正常工作，痊愈后追访察一年，未发病，疗效巩固。

例二：妄想型精神分裂症

程某，女，15 岁。素性孤僻，因生活琐事，心情抑郁，遂郁郁寡欢，幻听，幻视，疑心丛生，如疑他人在食物中放毒害她。双目呆视，独坐不语，时时悲哭，烦躁不安，夜多噩梦，大便干结，白带量多。脉弦小滑，舌质淡红苔白。

辨证：肝郁不舒，气郁痰结，阻蔽神明，致十二官失职，故视听皆有虚妄，症属癫狂兼见。法拟养心安神，化痰开窍。

处方：炙甘草 9 克，浮小麦 30 克，肥大枣 7 枚，百合 12 克，知母 9 克，生地 15 克，菖蒲 9 克，郁金 12 克，白矾 6 克，煅龙牡 24 克，珍珠母 24 克，淡鲜竹沥水 30 克。

另：清心滚痰丸 20 粒，每次 1 粒，每日 2 次。

药进 6 剂，幻听消失，服至 42 剂，诸症若失。情绪正常，言谈举止如常人，停药观察三个月工作正常，业已近期治愈，继以丸药调理，并嘱其家属注意精神调养，以巩固疗效。

四、体会

1. 癫狂一病可涉及近代医学多种精神病，如精神分裂症、反应性精神病、偏执性精神病等，本文列述资料仅总结精神分裂症的一种。

2. 癫狂为一病二证，有同有异，不能截然分开，正如《杂病源流犀烛》云："癫为久病，狂为暴病；癫病多喜，狂病多怒；癫有时人之不觉，是癫之轻症，狂有时人不及防，是狂之骤者"。而"癫病痰火一时忽动，阴阳相争，亦若狂之状；狂病痰火经久，煎熬神魂迷瞀，亦兼癫之状"。故二症相互转化，并见之时并不鲜见，本病所列癫狂兼见一型亦为临证多见。

3. 余主用经方治疗癫狂规律，大体来说，化痰为首选之法（包括化痰开窍、攻逐顽痰等）；安神为基本治法（养血安神、清心安神、镇惊安神）；和肝悦脾养阴为常用之法；而解郁（疏肝解郁、宣郁除烦）、通腑（润下、峻下）等法则量情选用。本人临证常喜多方多法合用。诸方中尤中意于：甘麦大枣汤、百合地黄汤、黄连阿胶汤、栀子豉汤等。癫狂与心、肝、脾三脏病变有关，甘麦大枣汤则是一张心肝脾兼治之方；

百合地黄汤系治百合病代表方。尤在泾云："……百合色白入肺，而清气分之热；地黄色黑入肾，而除血中之热；气血即治，百脉俱清……"今以百合地黄汤调治气血，使气血阴阳复其常度。可谓恰中癫狂之病机，栀子豉汤、黄连阿胶汤俱针对心烦不寐而设，前者偏清热宣郁除烦，后者偏滋阴清热、清心安神，临床亦多采用。以上诸方在治癫狂各型上基本混用，并配选化痰开窍之品。然药味取舍，孰主孰次，孰轻孰重，则临证量情而施。如谓经验，不过寓此小小布阵变通之中，精神分裂一症治法亦仿此，不复赘。

4. 本病乃情志失常之疾，当针对发病之由，采用药物治疗与精神调养相配合方法，注意解除患者精神负担，使其增强治疗信心，所以指导患者精神调养是保证治疗的重要因素，临证绝不可忽略之。

经方治验举隅

河南中医学院（450003）　　　赵清理述
赵安业整理

大凡经方，多立法严谨，遣药精当，化裁灵活；用之得当，可收桴鼓之效。故历代医家对经方的临床运用颇为重视，且不断扩展其应用范围，积累了丰富的临床经验。笔者在数十年的临床实践中，法师仲景之奥，方承经方之变，对疑难杂病的治疗，虽不敢言屡起沉疴，立彰奇效，但也积累了诸多经验。兹将所治验案随手摘录数例，附以按语，冀对经方的应用与推广有所裨益。

一、哮喘案

苟某，女，35岁。一月前感冒后出现咳喘不得平卧，渐次出现喉中痰鸣，呼吸困难，痰液黄稠，略吐不爽，口干而渴，面红唇紫，烦躁不安。诊为"急性支气管哮喘"。经吸氧、抗感染、解痉平喘、化痰止咳等治疗后，疗效欠佳。查其舌红苔黄，脉滑有力。证属痰火壅盛，肺气不利之哮喘。治宜清热化痰，止咳平喘。方用麻杏石甘汤加味治之：麻黄4.5克，杏仁9克，石膏15克，川贝9克，全瓜蒌9克，茯苓12克，橘红9克，桔梗9克，桑白皮9克，前胡20克，甘草3克。服3剂，喘息已平，唯时觉口渴，咳痰色黄，不易咯出，此肺部痰热，未尽故也。仍以清热化痰为治：麻黄3克，杏仁9克，石膏15克，全瓜蒌9克，川贝9克，橘红9克，桑皮9克，黄芩6克，前胡15克，甘草6克，6剂，药尽而咳、喘、痰皆平，诸症悉除。

　　按：一些重危病人如大叶性肺炎合并心衰等，只要属于痰热所致，用本方治疗常可收到预想不到的效果。再者，笔者数十年来仿麻杏石甘汤之意，创外用贴敷药"哮喘灵"治疗各类哮喘，效果满意。其方药组成为麻黄3克，杏仁6克，胡椒3克，车前子10克，生姜6克，红糖5克。上药共为细末，加水拌匀，敷贴于双肺俞穴与双肾俞穴，三日一换。可使药物直达病所，发挥其治疗作用。

二、发热案

　　赵某，男，46岁。劳累过度，偶感风寒，而致头痛、发热、腹胀，经服复方新诺明、安乃近、酵母片而头痛稍减，但腹胀如故，发热达40℃。又给予土霉素、阿司匹林、酵母片口服，并予先锋霉素加入生理盐水静滴。病情无减，遂加大先锋霉素用量。至第三日病情不但无减，反而急剧加重，发热达41.5℃，并增咽喉肿痛，不能饮食，急邀余求治。刻诊：急性病容，面色潮红，咽红，扁桃体Ⅱ度肿大，发热稍恶寒，口渴不欲饮，不思饮食，脘腹胀满，小便混浊，大便稀溏，舌红，苔黄厚腻，脉滑数有力。此属少阳郁热，湿热中阻之候，予小柴胡汤加味以和解少阳，清热化湿。方予柴胡15克，黄芩12克，法半夏10克，党参9克，连翘9克，藿香10克，草果12

克，厚朴 10 克，佩兰 10 克，炒麦芽 10 克，甘草 3 克。服完一剂，咽痛、腹胀减轻，稍思饮食，体温降至 40.5℃。两剂服完，体温降至 38℃，腹胀大减，咽喉红肿痛疼已较前明显减轻，可进食稀米粥，舌仍红，苔薄黄稍腻，脉弦滑。效不更方，仍以小柴胡汤加味治之：柴胡 12 克，黄芩 10 克，半夏 10 克，党参 10 克，藿香 9 克，佩兰 9 克，白蔻 6 克，甘草 3 克。服两剂，药尽而诸症皆平，唯觉饮食不振，咽喉仍轻度疼痛，遂以上方去藿香、佩兰，加木香 3 克，麦芽 12 克以善其功。

按：笔者在长期的临床实践中体会到，对于一些湿热为患者，西医的液体疗法效果较差，甚至会出现相反作用，加重病情，在此方面需引起人们足够重视。因为湿热初期，按中医常理而言，需予宣化，颇忌滋阴。而西医之液体疗法，从广义上讲，似属于中医之"滋阴"范畴，故用之后有助邪之弊。本例患者经抗生素加入生理盐水静滴后热势不但不退反而加重，即为明证。笔者对于此类病人，或西医诊断为胃肠型感冒而高热不退，证属少阳郁热，湿热中阻者，常用上法治之，无不随手取效。甚至对于一些西医所谓的"发热待查"，从和解少阳枢机入手，也常可收到满意之效。

三、眩晕案

刘某，男，49 岁。眩晕反复发作已二十年，诊为"内耳眩晕病"。近半月因工作紧张而病情加重，曾用脱水、激素、解除迷走神经张力等药物治疗无效。刻诊：头晕耳鸣、恶心呕吐，自觉房屋旋转，不敢移动体位，动则晕甚，面色苍白，双侧眼球呈水平加旋转样震颤，倦怠乏力，舌体微胖，脉稍迟。证属脾湿不运，清阳受阻。拟泽泻汤加味以健脾渗湿，引水下行。处方：泽泻 15 克，白术 15 克、茯苓皮 15 克。服 5 剂，诸症好转，遂减茯苓皮为 9 克，再进五剂。眩晕大减，呕吐已止，唯仍觉恶心，此脾虚之象难以速愈也。再拟泽泻汤，精兵直进，以防掣肘。处方：泽泻 12 克，白术 18 克，水煎服。嘱服 30 剂，以固疗效，防其复发。随访三年，其病一直未有发作。

　　按：凡属脾虚湿阻者，皆可用泽泻汤加味治疗，此即笔者运用泽泻汤的一隅之见。如用本方加桂枝治疗脾虚湿阻之怔忡，加川芎、羌活、甘草治疗脾虚湿遏之顽固性头痛；加砂仁、白蔻治疗重症妊娠恶阻等，均获速效。

四、呕吐案

　　黄某，男，47岁。间断性呕吐七个月之久。西医检查无明显病变，给予胃复安等治疗无效，中医以温胃散寒、疏肝解郁、活血化瘀、滋阴益胃等多法治之而乏效，遂求治于余。刻诊：呕吐时作，胃脘嘈杂，胸中烦热，手足厥冷，少腹不温，气短乏力，舌红苔中剥，脉弦。细审之，为阴阳之气不相顺接，各随其势，独居一端，因而出现寒热错杂之症。胃居中以和降为顺，若阴阳之气乱于中焦，其和降之职不行，不行即逆，故久呕不愈。治以清温并用，交通阴阳，宜乌梅丸加减调治：乌梅9克，细辛3克，干姜9克，当归9克，附片9克，川椒6克，党参9克，旋覆花9克（布包），桂枝6克，黄柏6克，黄连6克。服1剂后，呕吐大减；2剂后，喜告病愈。随访1年未复发。

　　按：本方历来被奉为治蛔祖方，然仅将其视为治蛔专方和治疗久痢的专方，未免失之偏颇。笔者在原方的基础上，加减化裁，广泛用于内科杂病，效果满意。如对慢性结肠炎、癫痫、癔病、各种胃炎、各种头痛等，只要辨证得当，均可获取良效，本方收寒热异之药并蓄，酸苦辛甘之味俱备，上能清泄胃腑之热，下可温散肝脏之寒，祛邪扶正，寒热并用，调畅气机，交通阴阳，故用之多随手取效。

五、中风案

　　杨某，女，40岁。罹"风心病"十余年，四月前突然昏倒，不省人事，口眼㖞斜，左半身瘫痪，失语。诊为"脑梗死塞"经中西药治疗三个多月，神志已经清楚，但仍口眼㖞斜，口角流涎，语言艰涩，左侧肢体不能活动，且皮肤干枯、发凉，疼痛时作。余诊治刻诊：除上述见症外，还伴有头晕心悸，气短乏力，左侧肢体时作剧烈疼痛，痛时如刀割锥刺。患侧肌肉痉挛，肢体强硬，夜不入寐，或痛作而梦中惊醒，口淡不渴。舌有瘀点，沉迟而涩，时有一止。此属气血不足，筋脉失养所致，乃中风后遗症也。治宜补益气血，祛瘀通痹。方用炙甘草汤合黄芪桂枝五物汤加减：黄芪12克，白芍12克，桂枝9克，党参9克，生地12克，阿胶9克（烊化），当归9克，威灵仙9克，生姜9克，炙甘草9克，大枣5枚。三剂服后，肢体疼痛减轻，夜间已能入睡。照上方加桃仁、红花各9克，以增强化瘀通络之力。并嘱其对患侧肢体按摩，每次按摩至皮肤发红、发温为度。上药续服六剂，患者言语清楚，然吐字仍较慢，已不疼痛，且能慢慢做屈伸活动。仍以黄芪桂枝五物汤加味。处方：黄芪12克，桂枝9克，白芍12克，生姜6克，大枣4枚，党参9克，桃仁9克，红花9克，杜仲12克，川牛膝9克，首乌12克，鸡血藤20克，炙甘草9克。服药后，诸症均逐渐好转，言语流利，吐字清楚，肢体活动较前自如，口眼㖞斜已恢复正常。嘱其注意加强锻炼，并继续服用大补气血之品促其恢复，连续服用月余而愈。

　　按：本例乃中风之重证，炙甘草汤对冠心病、心肌炎，心肌病等引起的室性或室上性心律失常均有较佳疗效。但用之临床，亦必须以辨证为常，否则难收良效。再者，此方虽对心律失常有佳效，但也不必拘于心律失常，凡心阴心阳两虚之证，皆可取而用之。

　　黄芪桂枝五物汤实际上是桂枝汤去甘草倍生姜加黄芪而成，本为治疗血痹而设。但临床上只要属于气虚血滞之病皆可用之，甚至外寒所致的中风（中经络）早期用之亦多可获得良效。

六、腹痛案

　　范某，男，60岁，工人。一个月前患"早期绞窄性肠梗阻"，手术治疗后，热退痛减。术后十余日，复觉腹痛、腹胀，由轻渐重，原创伤处及左下腹有压痛及反跳痛。曾用胃肠持续减压、肛管排气等法治疗无效。故延余治疗。刻诊：表情痛苦，腹胀，疼痛拒按，大便两日未下，小便黄甚，肠间辘辘之声可闻，呕吐，口渴，发热，舌质红，苔黄腻，脉洪滑而数。诊证合参，此为术后损伤脾气，水湿停聚，与羁留之余热交结，使肠道积热，通降失调，气血凝滞，闭塞不通，不通则痛。清气不能上升，浊气不能下降，气热积于肠内则胀；肠道传导失职，故大便矢气不下。治当攻积导滞，泻下通腑，拟小承气汤加味：大黄12克（后下），枳实9克，川朴9克，二丑9克，车前子9克（布包），桃仁7.5克，急煎一剂。服药后即排稀便，腹胀减轻，痛势随缓。原方继进一剂，热势基本消除，胀痛渐止，大便通畅。嘱其调以稀粥，暂行休息。后经随访，痰尽康复。

按：术后腹胀腹痛，便闭尿黄，乃水、热、气互结肠间所致。患者虽年已花甲，然其证重势急，故遵"急则治其标"和"有故无损，亦无殒也"之说，采取通里攻下、清热逐水之法治之，冀邪去正安。由于药证相符，故两剂而愈。

一般认为三承气汤的适应证为燥实腹满证。笔者在长期的临床实践中，并不将"燥实腹满"作为其应用的唯一指征。三承气汤的主要功用是泻热通便，消滞除满，即便病人没有燥屎内结证候，只要属于阳明腑实证，用之无妨。如一些糖尿病患者，在晚期常出现腹部胀满拒按，纳差呕恶症状，尽管没有燥屎内结征象，也可大胆使用三承气汤。再如一些年老心肌梗死患者，常出现腹胀，便秘，口干等证候，虽然腹部不痛，但仍可合用三承气汤，以泄热通便，防止"心梗"的复发与加重对于这类患者，只要在服药过程中注意观察，中病即止，一般没有副作用，反而对原发病有促进痊愈之功。

七、脏脱案

刘某，女，45岁。素有"肺心病"，一周前心悸气短突然加重，伴阵发性咳嗽，频吐白色泡沫痰，气急胸闷，不能平卧。端坐呼吸，口唇紫绀，颈静脉怒张，血压降低，两肺布满湿啰音，心尖搏动弥散，心率 120 次/分，心律不齐。下肢水肿，触诊肝脾肿大、质软。X 线示心影扩大，肺纹理增粗。西医诊为"肺心病合并心衰"。给予抗感染、强心利尿、对症支持等法治之无明显效果，遂邀余会诊。察患者神识萎靡，面色苍白，气息急促，身凉肢冷，大汗淋漓，脉沉细欲绝。此乃阳气暴脱，阴气欲绝之象，证属脏脱。非大辛大温之品，不足以振复衰微之阳。治用四逆加人参汤合生脉散治之：人参9克，附片12克，干姜12克，五味子12克，麦冬15克，炙甘草9克。一剂，水煎急服。服上药后，患者脉搏徐缓有力，肢温，汗止，面色转润，呼吸平稳。病脱险境，已趋稳定，药已中病，效不更方：红参9克，附片9克，麦冬15克，干姜9克，五味子12克，当归12克，黄精15克，炙甘草9克。服三剂，精神明显好转，脉搏较前有力，咳喘减轻，痰白，但无泡沫，下肢水肿，心悸气短，舌质淡、体胖。治宜益气养血，温阳行水。方用四逆加人参汤合真武汤加减化裁：附片9克，党参12克，首乌12克，当归12克，白芍15克，白术12克，茯苓15克，桂枝12克，丹参9克，炙甘草6克，生姜3片。服六剂，下肢水肿有减，咳嗽次数减少，脉搏有力，心悸、微喘，已能平卧，痰量尚多，胸闷乏力，方用瓜蒌薤白半夏汤合真武汤加减：全瓜蒌12克，薤白9克，枳壳6克，麦冬15克，桂枝12克，白术12克，半夏9克，茯苓15克，丹参12克，附片9克，当归12克，炙甘草6克，生姜3片。服上药6剂后，诸症均有好转，后经消息调理，渐趋康复。

　　按：本例心衰患者，依其症状特点，当为脏脱。脱宜急固，故以四逆加人参汤之辈，力挽危殆。后又合真武汤以温阳行水，拟瓜蒌薤白半夏汤以宽胸涤痰，治随证转，丝丝入扣，故使险恶之疾，渐次平复。于此可见，经方的运用只要得当，确可收挽危之效。

学用辩证法　精研仲景方

辽宁省大连市中医医院（116013）　　李寿山

辨证论治是中医学的一大特色，是医圣张仲景《伤寒杂病论》之核心。长沙马王堆西汉古墓出土的帛书中有"治病者，取有余而益不足"的记载，这是目前有据可寻的虚证、实证的萌芽。继则在《内经》中也有八纲辨证和脏腑辨证的片断阐述，遗憾的是尚未系统，也未有论治方药的临床治疗学内容。东汉末年张仲景在《伤寒杂病论》中系统地进行了辨病论治和辨证论治，从而建立了六经辨证论治的系统工程。

仲景遥承《内经·热论》中六经之名，运用综合辩证法，赋予"证"以崭新的概念。分析和综合是揭示个别和一般、局部和整体、现象和本质的联系的逻辑方法，是由感性认识到达理性认识的重要思维形式。仲景的六经辨证是对多种外感热病的共同特性及整体联系的综合辨证，从而对证的病因、病机、病位、病性、病势及病症作出综合的诊断和治疗。如桂枝汤证是风寒袭表，营卫不和，反映了疾病的病因是风寒，病位在营卫，病势在太阳之表，病机是营卫不和，病性是表虚寒证，病症是发热、汗出，恶风、头项强痛、脉浮缓。因此，用桂枝汤辛温解表，调和营卫。

仲景首先运用了纵向的分析与综合辩证法，宏观地从整体的高度上把握疾病的本质和变化规律。列宁在《哲学笔记》中指出："如果不把不间断的东西割断，不使活生生的东西简单化，粗糙化，不加以割碎，不使之僵化，那么我们就不能想象、表达、测量、描述运动。"仲景正是利用了思维解剖刀对运动变化的疾病进行了时间和空间上的有序化地切割，经过从整体出发再到局部的系统分析后，把所获得的客观资料，再从新的高度和角度将其纵向的综合为六大病理层次和六大病。即太阳病→阳明病→少阳病→太阴病→少阴病→厥阴病。

其次，仲景又运用横向的分析综合法，在同一层次中觅寻各种病例，经过全方位多角度的分析，进而综合出各种病证和汤方证。诸如太阳病中有表虚证、表实证、蓄水证、蓄血证及误治变证等。

仲景在探索疾病的本质和发展变化规律中，还运用了运动传变的理论方法，创立了纵向动态辩证法和同一层次的横向动态辩证法。其客观依据是以邪正盛衰消长而定量和定性的，并以一定的运动规律进行传变，表现有直中、两感、合病、并病、坏病及循经传、越经传、表里传和首尾传等多种形式。同时，仲景根据邪正盛衰的转化，对疾病传变的日期、转属何经及六经病欲解时的节律变化等亦有客观的预见。为中医时间医学的发展提供了丰富的资料。

《伤寒杂病论》方剂被后世医家誉为"众方之祖"，组方法度严谨而又不拘一格，用药精灵而又不失章法。仲景运用分析综合的逻辑思维方法，制定了遣方用药的原则，即根据主证制定主方，方随证出。这一原则贯穿于全论之始终，由此可见，主证是这一原则的核心。大而言之，六经病提纲就是六经之主证；小而言之，证从经分、以方类证，汤证即是主证。临床医生见是证即可用是方，确有得心应手之功。然而任何事物都是多因素的，多变化的，有成方而无成病，临床症状未必都是一样，这就需要随证变方或加减化裁，即"观其脉证，知犯何逆，随证治之"。其中有两种涵义，一者主证不变，出现兼证时，要根据主方变通加减。其二是主证全变，主方亦需全变，所谓大改其制也。如原文26条："服桂枝汤，大汗出，大烦渴不解，脉洪大者，白虎加人参汤主之。"本条原为太阳病表证，但服用桂枝汤大汗出后，表邪虽解而津液被劫，导致里热炽盛，证转属阳明经症。故原方桂枝汤已属禁例，必须改以白虎加人参汤清热生津、除烦止渴。由此可见仲景的组方规律是非常严谨的，它是以病机为基础，并与药性及药物的主治功能有机结合的统一体。比如半夏泻心汤的组成方规，一是辛开苦降，一为调和寒热，因而它可治疗寒热并存的脾胃病。验之临床，凡是消化系统的常见病、多发病，如胃溃疡、十二指肠球部溃疡、慢性胃炎、慢性肠炎、慢性肝炎等病，只要出现寒热并存，脾胃同病的病机证候，诸如胃脘痛、呕恶、痞满、腹泻等症状，用之确有良效。掌握了方规后，精究方中主药也是非常关键的。所谓"主药"，一是指药物在方中的主导作用，一是针对病机起主治作用的药物。《伤寒论》中用药93味，其中可称主药者，按六经病证的主方来分，如太阳病的麻黄、桂枝；阳明病的石膏、知母、大黄、芒硝；少阳病的柴胡、黄芩；太阴病的人参、白术；少阴病的附子、干姜；厥阴病的吴茱萸、当归（厥阴病的主药是从肝寒的病机而论）。主药统领诸药，直达病所，论中的主药有一味、有二味的不等，如麻黄在麻黄汤、大青龙汤、麻杏石甘汤、麻黄连翘赤小豆汤中均居主药地位。这是根据主药在主方之中的发汗止喘利水三大功用而斡旋配伍的。方中主药有两味以上者，如桂枝汤、小柴胡汤、小建中汤、黄连阿胶汤等。方中两味主药协同相辅，缺一不成。如桂枝汤中去桂枝则为芍药甘草汤；去芍药则为桂枝甘草汤。由此可见，掌握方规，精究主药的配伍关系，对深入理解仲景遣方用药是颇有裨益的。

　　总之，《伤寒杂病论》是一部思想深邃、蕴含着辩证法、熔理法方药于一体的巨著。我们后辈必须自觉地学习和运用好辩证法，才能更好地继承和发扬这一瑰宝。

（白长川　李小贤整理）

麻黄升麻汤治验两则

辽宁省大连市中医医院（116013）　　　李寿山

　　麻黄升麻汤方出《伤寒论》厥阴篇，由麻黄、升麻、当归、知母、黄芩、葳蕤、芍药、天冬、桂枝、茯苓、炙甘草、石膏、白术、干姜共14味药物所组成。原主治"伤寒六七日，大下后，寸脉沉而迟，手足厥逆，下部脉不至，喉咽不利，唾脓血，泄利不止者"。历代医家对本方多持疑义，验案更少，而余常用此方化裁治疗植物神经功能紊乱，老年性口腔炎等病证，皆获良效，现选其治验两则，以飨读者。

一、气阴两虚、上热下寒证

柳某，女，52岁。患者经常腰以上热，腰以下冷，手热足寒，虽在炎热酷夏，仍穿毛裤厚袜，时至严冬，不欲穿棉上衣。头眩耳鸣，面烘多汗，短气心悸，夜寐不安，口干少津，舌根部麻辣感，项背部板滞不舒。病史已8年之久。西医诊断为植物神经功能紊乱，老年性口腔炎，颈椎病。屡经中西医多方诊治，未见显效，甚为苦恼。

诊脉寸关弦滑，尺脉沉细小数，舌质嫩红尖赤，中有剥脱苔，面色不华，两颧色红。症见一派阴虚火旺之象，遂投予知柏地黄汤，少佐肉桂，滋阴清热，引火下行。服药3剂后，上焦烦热更甚，腰以下寒冷如故，余证有增无减，且增大便溏泻日2～3行，胃中痞满，不思饮食，脉舌同前。因思前方滋阴清热，引火下行，似属对证之治，何以不效，反使病情增剧？仔细推敲，此证乃阴虚火旺而上热，元阳不足而下寒，总的病机系气阴两虚，上热下寒证。在此虚实寒热夹杂情况下，若只顾滋阴降火，下寒不去，虚火难平，反使阳气受挫，单纯补气扶阳，犹恐助火生热。前方知柏地黄汤，滋阴降火有余，但少补气扶阳之品。方内虽佐肉桂"引火下行"，然在大堆酸苦甘寒药中，难收预期效果，反使中阳受伤，清阳下陷，因而产生胃呆痞满，便溏等证。下焦更虚寒，上焦更虚热。在此种复杂情况下，亟宜升阳和中，补益气阴，调和寒热为法，拟麻黄升麻汤化裁，变宣达郁阳，和营养阴之剂，为升宣清阳，辛开苦降，益气养阴，清上温下之法：炙麻黄、干姜各3克，升麻、桂枝、白芍、知母、党参、茯苓、白术各15克，姜半夏、黄芩、当归各10克，甘草7.5克。水煎服，2剂。

再诊，药后泻止胃开，痞满已除，上热下寒诸证大见好转。面烘烦热，汗出口干，手热足寒，舌根麻辣等证均减，舌上有微薄苔生长，脉弦小数。药已对证，原方去半夏、黄芩，加黄芪、百合各15克。续服6剂。剥脱苔消失，舌红润，苔白薄，脉转弱滑，诸证痊愈。嘱服三才汤（天冬、党参、生地）熬膏常服以善后，辅以按摩、体疗以治颈椎病。随访半年康复如常。

二、表邪内郁、寒热错杂证

韩某，女，50岁。以往健康，经水尚未断绝。近6年来，经常头昏脑涨，面部烘热汗出，口燥咽干，但不欲饮，口舌时有糜烂溃疡，胸闷烦热，心神不安，少寐多梦。半月前外感风寒，发冷热，头痛，身痛，服羚翘解毒丸等药表不解，且增咽痛，泛恶欲吐，大便溏薄日2~3行。曾就诊于西医。诊断：上呼吸道感染、植物神经功能紊乱。肌注青霉素，口服解热片，镇静剂等不愈，迁延3周不解。

诊脉两寸弦大，关尺细弱，舌红尖赤，根部苔白腻，咽红而不肿，体温37.8℃，血压18.7/12kPa，白细胞总数12.8×10^9/L，余无异常。脉证合参，证系素有阴虚火旺，复感风寒外闭，表邪郁久不解，内外合邪，以致虚实兼夹寒热错杂。治以外宣郁阳，内调寒热，益气养阴，清上温下兼顾之法，方用麻黄升麻汤加减。炙麻黄、升麻各7.5克，干姜5克，桂枝、白芍、白术、茯苓、党参、天冬、玉竹各15克，生石膏25克，知母、甘草各10克。水煎服，2剂。

复诊：药后冷热咽痛、头痛身痛等证皆除，仍有面烘汗出，胸中烦热，夜不安寐，咽干口苦，泛恶不欲饮食等证。体温37.2℃，舌红略干，腻苔已退，脉转浮滑。此郁阳已宣，寒热小和，尚有余热未清，阴虚火旺之证，继进清热和胃、益气养阴法，拟小剂竹叶石膏汤加青蒿、知母，3剂而安。后用百合地黄汤加知母、生牡蛎10余剂，面烘烦热，汗出口干诸证相继消失，嘱服二至丸以善后，随访半年，一切正常。

　　按：麻黄升麻汤载于《伤寒论》厥阴篇第 357 条，原治厥阴误下，上热下寒、虚实互见，阴阳错杂之证。历代医家对此方多持怀疑态度，认为方药杂乱，非仲景之方，因而弃之不用，甚为可惜。余验之临床，凡具有清阳被郁，虚火妄动，而见上热下寒诸证者，随证加减，常有奇效。考金元医家李东垣所创升阳散火诸方，亦从此方衍化而出，不过东垣方着重补脾胃，升阳气而泻阴火；仲景方重在宣达郁阳，和营养阴，清上温下，是其不同处。而升阳散火其义类同，上述两案可见一斑。至于麻黄升麻汤是否仲景方，实无争论必要，当以临证用之有效为准。从麻黄升麻汤的组成看，寒热并用，补泻兼施，正是仲景立法处方之常法，毋庸置疑。我辈当师古法而不泥于古方，随证变通，古方今用，是符合唯物辩证法的。

（李小贤　白长川整理）

四逆散的运用

湖南省中医药研究院（410006）　欧阳锜

　　《伤寒论》治厥证有四逆汤与四逆散两类方剂。诸四逆汤，多见于少阴篇，为伤寒厥冷之证而设，属补火回阳之剂。四逆汤见证有内竭外脱（症见恶寒肢厥、脉微细，下利清谷而汗出不止）与上厥下竭（症见肢厥气喘、额汗出而下利不禁）两证之分；四逆散属柴胡类方，见于厥阴篇，为阳热内郁所致恶寒肢冷之证而设，属宣通疏散之剂。由于阴阳格拒，亦可表现为内外格拒与上下格拒两证。故也可通过四逆散以疏通阴阳。

　　例1：陈某，女，45 岁。起病头晕呕恶，胸闷食少，四肢倦怠乏力，时觉背部恶寒，月经量逐渐减少。医者先后用四物汤加胶艾及六君子汤等方无效。患者食纳虽减而肌肉丰裕如故，背恶寒发展为全身怯寒，虽盛夏六月，亦常拥衣自护，少汗出，入秋即拥重棉。医以为脾肾阳虚，迭进姜、术、桂、附及鹿茸等味，病终不愈。续见头晕重不起，胸满腹胀，虽嘈杂似饥而不能食，口苦渴喜热饮。诊之：苔白黄而滑，脉沉弦。参合脉证，为痰浊阻滞，表里阴阳格拒所致。虽怯寒经久不解，并非真冷之证。用四逆散合温胆汤加白芥子，连服10余剂，只头部稍觉清爽，饮食稍增而已，怯寒仍旧。再坚持用原方半月，渐有烦热汗出之感，怯寒逐渐减轻。再用原方加粉葛、桔梗，遍身汗出，怯寒遂罢。后因经闭少腹时感隐痛，与当归贝母苦参丸加茜草、泽兰，两月后，月经恢复正常而愈。

例2：贺某，男，54岁。患风湿性关节炎久不愈，五心热，腰与下肢酸冷作痛，初服独活寄生汤，冷痛稍减，继服不但无效，反而冷痛加重。医者再以桂枝芍药知母汤，冷痛也不解，并见口苦咽干，舌苔微黄而滑，脉沉细。此例上焦热象毕露而下肢冷痛不解，实属上热下寒，为上下阴阳格拒，上热是真，下寒是假，系审证用药的关键。用吴茱萸研末醋调，敷足心涌泉穴以引热下行，连敷三晚，下肢冷痛明显减轻，小便黄而短少，大便溏而不爽，真热假寒之象已露，再与四逆散加川牛膝、豨莶草、忍冬藤、木防己、晚蚕砂，连服半月，下肢冷痛遂罢，上热下"寒"之证亦随之消退。

《内经》谓"升降出入，无器不有"，说明人体的气无处不到，但分化为阴阳营卫清浊之气，应各行其道，不能相悖。气的升降出入失常，究属虚寒之脱，或为阳热之闭，是辨证的关键。只要辨明寒热两证，虽见证有表里、上下之分，均可异证同治。根据气的升降出入之理，汇参仲景全书，用四逆散疏通表里、上下，乃从用四逆散得到启发。

运用麻辛味干汤一得

湖北中医药大学（430061）　　杨百弟

麻辛味干汤，是我经过长期临床探索，以《金匮要略》苓甘五味姜辛汤和小青龙汤为基础，加减变通而成的新方。实践证明，此方用于治疗寒饮内伏，肺失宣降所致之咳喘，效果显著。

药物组成及用法：麻黄、法半夏、杏仁、苏子、桑白皮、枳壳、厚朴各 10 克，茯苓 15 克，五味子、甘草各 6 克，细辛 3～10 克，干姜 6～10 克。日 1 剂，二煎取汁混匀，分 3 次于饭后 2 小时温服。

该方功能散寒化饮，宣肺降气，止咳平喘。主治慢性支气管炎、支气管哮喘、肺气肿，而见咳痰清稀，气喘胸满不得卧，昼轻夜重，遇冷为甚，呕吐涎沫，形寒肢凉，或背寒冷处如掌大，口干不欲饮，大便多溏，小便清长，舌苔薄白或白滑，脉象沉细或弦滑等症。

《金匮要略》中，苓甘五味姜辛汤专为寒饮停肺之支饮而设；而小青龙汤是为外感风寒、内停水饮之支饮而设。二方均以辛热之干姜、细辛散寒化饮，但前方有茯苓健脾渗湿，以杜生痰之源；后方有麻黄宣肺平喘，且用半夏化痰降浊。因痰饮之形成源于脾，咳喘之机理不离肺，故将二方合而用之，则相得益彰。慢性咳喘多不兼表证，故去后方中调和营卫之桂枝、白芍。肺失肃降，气机壅逆，故加杏仁、苏子、桑白皮降气平喘，枳壳、厚朴理气除满。原方之五味子敛肺止咳，并防辛温之品耗散肺气；甘草调和诸药，二者各司其职。诸药合用，名之麻辛味干汤。方中宣降并用，以理肺气；散收结合，以防耗气；甘寒（桑白皮）相伍，以制辛热太过，使寒散饮除，肺气宣降复常，则咳喘可愈。

该方用于寒饮咳喘，其效较单用苓甘五味姜辛汤或小青龙汤为优。但痰热咳喘及虚证咳喘禁用。寒甚者，干姜、细辛量重用，则收效更捷。若兼表寒，加桂枝；有化热趋向，加瓜蒌皮、花粉，减细辛、干姜量；胸满不甚，可去枳壳、厚朴。

典型病例：殷某，男，19 岁。1991 年 12 月 3 日初诊。诉 2 岁时即患有咳喘，几乎每年发作，尤以冬季为频，夜间加重，发作时，须服氨茶碱、强的松等药，方可暂时缓解。经某医院诊断为支气管哮喘。近来咳痰清稀，喘不得卧，入夜尤甚，伴畏寒肢冷，口干不欲饮，大便干结，小便清长。精神萎靡，面色晦暗，双手冰冷，舌苔白滑，脉象沉细。遂按寒饮内伏，肺失宣降论治，投麻辛味干汤（其中细辛 3 克，干姜 10 克）4 剂，水煎服，日 1 剂。二诊，咳喘大减，大便亦转正常。效不更方，守方续服。其中细辛量加至 6 克，以增强温散沉寒之功。服方 7 剂，三诊，咳喘已止（自初诊后未服西药），他证亦除，唯有少量白稠痰未尽。继服二诊方加瓜蒌皮 15 克、花粉 10 克，7 剂，以防化热，并巩固疗效。随访半年，未见复发。

（戴天木　整理）

蒋文照教授运用旋覆代赭汤的经验

浙江中医药大学（310009）　　徐珊整理

旋覆代赭汤，仲师原本为治疗嗳气所制。《伤寒论》第 166 条言："伤寒发汗、若吐、若下，解后，心下痞硬、噫气不除者，旋覆代赭汤主之。"其方由旋覆花、代赭石、生姜、半夏、人参、甘草、大枣等组成，具有和胃化痰，重镇降逆之效。蒋文照教授则认为，旋覆代赭汤之治疗范围甚广，非限嗳气一端，其方证之病机为胃虚肝乘，痰浊内阻，气机上逆；胃气虚弱，则肝木相乘，中焦失司，水谷不得运化而变生痰饮，痰阻气滞，升降失常则逆而向上。肺气上逆则见咳嗽喘息；肾气上逆则生呃逆，嗳气、恶心、呕吐、肝气上逆可见头痛眩晕；血随气逆而上涌，可致咯血、呕血。而中焦气机郁滞，胃脘疼痛遂生，痰阻气滞血瘀，胸痹心悸是作。旋覆代赭汤和胃化痰降逆，诸疾可疗。

本方以旋覆代赭命名，说明以此两药为主药，不可或缺。日本《伤寒论集成》曰："凡论中揭一物，以名于方者，皆一方主将，犹天之有日，国之有君，不可一日无者也。"旋覆花质轻性温，祛痰平喘软痞，轻可去实，诸花皆升，旋覆独降。

代赭石质重性寒，具有止呕、平喘、止血、平肝潜阳、重镇降逆等多种作用。两药一轻一重，一温一寒，相制相济为用。而生姜、半夏和胃化痰；人参、甘草、大枣和脾养胃、安定中焦，随证或可损益变通。

蒋老临证常以旋覆代赭汤加减治疗呕吐、嗳气、恶心、呃逆、胃脘痛、厌食、眩晕、咳喘、咯血、胸痹、心悸等病症，盖方证机相合，而获异病同治之功。兹录验案如次。

一、呕吐

王某，男，63岁。呕吐伴腹胀一月余。去年12月因"胆总管结石"、"十二指肠憩室"，分别行内窥镜取石及胃大部切除手术。近月来，胃脘胀闷不适，肠鸣时作，嗳气频频，饮食量少，食入须臾即吐，大便稍溏，舌苔薄白而腻，脉濡细。治拟和胃降逆止呕。

旋覆花10克（包），代赭石20克，姜半夏9克，蔻砂仁各5克（后下），青陈皮各6克，制香附9克，炒枳壳6克，炒苡仁20克，白茯苓15克。服药5剂，呕吐已止，嗳气亦平，腹胀稍减，纳谷不香，舌苔薄白，脉细。治宗原法，调治一月，诸症遂愈。

按：《圣济总录·呕吐》言："呕吐者，胃气上而不下也。"胃主受纳和腐熟，其气主降。该患者手术之后，胃伤失和，水谷不化，湿聚胃中，气逆于上，则生呕吐。故胃虚湿阻、气滞上逆，虚实夹杂。蒋老辨析，食入即吐，标急为要，故投旋覆代赭汤去参、草、枣、姜化湿降逆止呕为先。加青陈皮、香附、枳壳、砂仁理气降胃；砂仁、苡仁、茯苓化湿调中。使湿化气和胃和，而呕吐自止。

二、呃逆

闫某，男，27岁。呃逆反复发作5月余。半年前练习气功时，忽被他人敲打肩背而受惊吓，遂生呃逆，胸闷心烦，腹部胀满，时有鸣响，大便稀溏，入夜难寐多梦，苔薄白，脉弦细，治拟疏肝健脾，和胃宁心、降逆止呃。

旋覆花 10 克（包），代赭石 20 克，姜半夏 9 克，佛手片 6 克，郁金 9 克，川朴 6 克，制香附 9 克，绿萼梅 6 克，淮小麦 30 克，夜交藤 30 克，柏子仁 10 克，北五味 6 克，白茯苓 15 克，炙甘草 6 克。服药 14 剂，呃逆未作，情绪稳定，大便转实，腹胀亦轻，原方继进 10 剂。

按；呃逆总由胃气上逆动膈而成。该患者练功受惊走偏，气机逆乱，使肝、心、脾、胃等脏腑失于调和。肝郁逆乘脾胃，胃气上冲故呃逆，脾气不运故便溏。肝气抑郁而失条达，心神失于安宁，则心烦寐差。方中旋覆、代赭、半夏降肝胃之逆气，香附、佛手、郁金、绿萼梅、茯苓、川朴、甘草等疏肝理气、健脾和胃；淮小麦、夜交藤、柏子仁、五味子等宁心安神。脏腑气机调畅，胃气复得和降。

三、胃脘痛

马某，女，69 岁。胃脘胀痛半月不已，得嗳气或矢气稍减，心情急躁易怒，食欲不振，大便干结不畅，舌苔薄黄，脉弦。治拟理气和胃止痛。

旋覆梗 10 克，代赭石 20 克，郁金 9 克，蒲公英 15 克，制香附 9 克，炒川楝子 9 克，酒延胡索 9 克，炙鸡内金 9 克，全瓜蒌 15 克，炒枳壳 6 克。服 7 剂，脘痛已止，食欲渐增，苔薄脉弦。治仍原法出入。

旋覆梗 10 克，代赭石 20 克，郁金 9 克，蒲公英 15 克，绿萼梅 6 克，制香附 9 克，佛手片 6 克，全瓜蒌 15 克，炒枳壳 6 克，炙鸡内金 9 克。7 剂，病愈。

按：本案胃脘胀痛，缘由精神刺激，情志不遂，气郁伤肝，肝木失于疏泄，横逆犯胃，胃气阻滞，而生疼痛。诚如《沈氏尊生书·胃痛》所言："胃痛，"邪干胃脘也……唯肝气相乘为尤甚，以木性暴，且正克也。肝气郁结，郁而化火，气滞又致血行不畅，不通则痛，为其病机要点。故立法疏肝理气，清热和胃。蒋老投以旋覆代赭，认为旋覆以梗易花，疏肝理气效尤佳，代赭味苦性寒质重，平肝清热，宣通郁结。故对肝胃不和，气郁热结之胃脘疼痛，每多选用。

四、厌食

姚某，男，66 岁。胃切除 20 余年厌恶饮食，食量减少，夏季为甚，至秋稍轻。近年加重，每餐至多半两。时吐痰涎，不欲饮水，饮入即胀，恶心泛呕，每见汗出，形体清瘦，大便稀溏，舌苔白腻，脉沉细弦。治拟和胃化浊。

旋覆花 10 克（包），代赭石 20 克，姜半夏 9 克，制川朴 5 克，藿香、佩兰各 9 克，蔻砂仁各 3 克（后下），佛手片 6 克，绿萼梅 6 克，炒苡仁 20 克，白茯苓 15 克，炙鸡内金 9 克，炒谷麦芽 15 克。

服 7 剂，泛呕已平，腹胀减轻，饮食稍有滋味，苔仍白腻，脉沉细，治仍上法。原方去绿萼梅加炒白术 9 克，继服 7 剂，诸症均有改善，食欲有所增加，每餐约食 1~2 两，舌苔白；脉沉细。治拟益气和胃化浊。

旋覆花 10 克（包）、代赭石 20 克、姜半夏 9 克、西党参 12 克、炒白术 9 克、茯苓 15 克、炒苡仁 20 克、藿香、佩兰各 9 克，广木香 6 克，佛手片 6 克，炙鸡内金 9 克，炒谷麦芽 15 克，7 剂服完病瘥。

按：《临证指南医案》云："纳食主胃，运化主脾。"胃腑失和，纳谷失职，厌恶饮食，虽责之胃，然脾胃相为表里，脾喜燥恶湿，脾湿过盛，胃气受阻，纳食不馨香。疏方初则和胃化浊为主，湿浊痰饮之标渐除，脾胃气虚之本则显，终以益气和胃收其功。

五、眩晕

沈某，女，67 岁。眩晕耳鸣反复 20 余年，加重一月。头昏而晕，前额牵及两侧太阳穴作胀，视物昏花，喉痰不已，饮食不思，神倦易疲，两足乏力。血压 23.9/14.3KPa。舌苔薄白而腻，脉弦。治拟平肝潜阳，和胃化浊。

旋覆梗 12 克，代赭石 20 克，甘菊花 9 克，枸杞子 12 克，女贞子 15 克，旱莲草 12 克，石决明 20 克，明天麻 9 克，槐米 20 克，姜半夏 9 克，川朴花 6 克，怀牛膝 10 克。服 7 剂，头昏已减，喉痰未已，体力渐增。血压 19.3/11.3KPa，舌苔薄白而腻，脉弦细。治仍原法继进，上方加生白芍 12 克，七剂。服后，血压稳定，诸症改善。

按：眩晕病机，《素问·至真要大论》首言："诸风掉眩，皆属于肝。"后世河间提出风阳化火说；丹溪主张"无痰不作眩"；景岳倡言"无虚不作眩"。蒋老认为，综合各家所说，考之临床所见，肝、痰、风、火、虚诸因，每每兼而有之，而旋覆代赭汤之主治，与之颇为贴近。肝之病，有肝阳、肝风、肝火、肝郁等之别；虚之证，有气虚、精亏、血少、肾衰等之异。临床又当据证加减施治。该患肝肾阴虚，阳亢化风，又兼痰浊，故平肝化浊并进。

六、胸痹

金某，男，56 岁。心胸憋闷疼痛，反复而作，时已半年。诊为"冠状动脉粥样硬化性心脏病"。疼痛作时，牵及咽颈胀滞不舒，偶感心悸。舌苔白腻，脉沉弦。治以理气化痰，宽胸通痹。

旋覆梗 10 克，代赭石 20 克，瓜蒌壳 9 克，薤白头 12 克，姜半夏 9 克，制川朴 6 克，木蝴蝶 5 克，绿萼梅 6 克，郁金 9 克，丹参 15 克，酒元胡 9 克，降香 6 克。服 7 剂，心痛未作，胸闷仍然，苔薄白腻，脉细弦。治仍原法出入。上方去元胡加炒川芎 9 克，继服 14 剂。胸膺霍然，心悸未作。

按：《类证治裁》言："胸痹，胸中阳微不运，久则阴乘阳位而为痹结也。"心胸清旷之区，阳气不振，而受阴邪之击，心脉为邪痹阻不通。其阴之邪，痰饮，瘀血颇为多见。《别录》言旋覆花"能消胸上痰结"，代赭石善镇逆气、降痰涎、通痹结；合瓜蒌薤白通阳散结、行气祛痰，更加半夏、川朴、木蝴蝶化痰行气；郁金、元胡、丹参、降香活血化瘀，使痰瘀得化，胸痹始通。

　　总之，蒋老认为，旋覆代赭汤既适用于外感疾病，更广泛应用于内伤杂证。本方证属里虚夹实证，累及脾胃、肝、肺、心等脏腑，初在胃肝、后及肺、心。临床辨证，凡具胃虚痰浊气逆者，便可选而用之，而随证加减施方，更有进退从容之感。可见经方活用，获益匪浅。

论杏仁在《伤寒》、《金匮》方中的运用

中国中医研究院西苑医院（100091）　　　张荣显

　　杏仁味甘性平，无毒，入肺、大肠二经。其主要功用为止咳平喘，润肠通便。本品在《伤寒》、《金匮》方剂中，共见34处，即麻黄汤、麻黄加术汤、麻黄杏仁甘草石膏汤、麻黄连翘赤小豆汤、桂枝二麻黄一汤，桂枝麻黄各半汤、桂枝加厚朴杏子汤、麻黄杏仁甘草汤、苓甘五味加姜辛半夏杏仁汤，苓甘五味加姜辛半杏大黄汤、茯苓杏仁甘草汤、厚朴麻黄汤、大青龙汤、小青龙汤、大陷胸丸、大黄䗪虫丸、麻子仁丸、薯蓣丸、矾石丸、文蛤汤、还魂汤、古今录验续命汤及走马汤等23个方之中。

一、应用范围

（一）宣肺平喘

　　仲景用杏仁麻黄汤、桂枝加厚朴杏子汤、麻黄杏仁甘草石膏汤三方中，主要是宣肺平喘。这三个方证中都有喘。《伤寒论》35条云："太阳病头痛发热，身痛腰痛，骨节疼痛，恶风

无汗而喘者，麻黄汤主之。"18 条说："喘家作，桂枝汤，加厚朴杏子佳。"43 条云："太阳病，下之微喘者，表未解故也，桂枝加厚朴杏仁汤主之。"63 条云："发汗后，不可更行桂枝汤，汗出而喘，无大热者，可与麻黄杏仁甘草甘石膏汤。"杏仁在此三方中虽然都可以平喘，但其所配伍的药物不同，而其他症状也有差异，如在麻黄汤中，杏仁主要是与麻黄桂枝甘草相配伍，则可开肌解表而发汗，因此它所治疗的是表寒实证时所发生的喘，杏仁在这里开肺宣表而治喘。在麻黄杏仁甘草石膏汤中以杏仁利肺气以定喘，配麻黄解肌表以散热、石膏清肺胃之热、甘草和之，以治内热自汗而喘者。伤寒化热之后，其邪尚未离于肺者，可以用此方清解之。对风湿伏邪诸证，其邪蕴郁于肺者，亦可以此方疏散之，实际是治上焦热病之良剂，桂枝加厚朴杏仁汤中取杏仁以平喘，配厚朴以降利肺气，其治喘药力更强。余临床常将此二味药加之，其他清肺定喘方中，则可治疗喘息性气管炎与支气管哮喘。总之，麻黄汤之喘为肺气不畅，肌表壅蔽所致；而麻黄杏仁甘草石膏汤之喘，为肺家热证之喘；桂枝加厚朴杏仁汤之喘，为太阳表病未解而下之，则使其肺气不得宣发而喘。不论喘的病因如何，只要配伍得当，杏仁都可以使用。这是杏仁治喘在《伤寒论》中明文所载。

小青龙汤症，如表寒里饮具盛者，除发热恶寒、身疼痛表证外，还可见到胸痞、干呕、咳喘等证，小青龙汤证的正文中有"或喘者"的论述，但小青龙汤的原方中没有杏仁，而在加减法中说"若喘者去麻黄加杏仁"。这都提示杏仁，不论对表实之喘，肺热之喘，肺实气逆作喘或痰饮作喘等，均有平喘之功。若与厚朴同用又可增强其理气平喘之功。

（二）开肺疏表

《伤寒》23 条云："太阳病，得之八九日，如疟状，发热恶寒，热多寒少，其人不呕，清便欲自可，一日二三度发，脉微缓者，为欲愈也，脉微而恶寒者，此阴阳俱虚，不可更发汗、更下、更吐也，面色反有热色者，未欲解也，以其不能得小汗出，身必痒，宜桂枝麻黄各半汤。"本条用桂枝麻黄各半汤小发其汗，以除表邪，此证既有表实又有表虚，所以单用桂枝汤，则表实不解；单用麻黄汤则表虚愈虚，造成实实虚虚之弊，故两方合用，杏仁在此方中助麻黄、桂枝开肺疏表，以治表之虚实夹杂症。又如《伤寒》25条云："若形如疟，一日再发者，汗出必解，宜桂枝二麻黄一汤。"本条与上条都是表证之虚实夹杂者，形如疟一日再发者，为邪气客于营卫之间，但上条为虚实各半，而此条为虚多实少，故用"桂枝二"以治表虚，用"麻黄一"治表实。此方用杏仁也是开肺疏表助麻、桂以理气宣肺透表为用。

（三）疏表退黄

在《伤寒》26条云："伤寒瘀热在里，身必黄，麻黄连翘赤小豆汤主之。"本条为伤寒瘀热在里，身必发黄者，因其人经络素有湿热汗出不尽，又为瘀热所致，迫其湿热为蒸，而遍身均发黄色。方中杏仁配麻黄通络肌表之壅滞，配连翘泻经络之积热，配赤小豆利经络之水湿，配梓根白皮能除肌表之湿热，配姜枣调营卫之不和，以行诸药之气于肌腠，配甘草与安太阴，以助太阴之气，使之排泄而去。杏仁在本方中的主要作用是开利肺气，助麻黄疏肌表，使邪从表除以退黄疸。

（四）利气消饮

在《金匮·痰饮咳嗽病脉证并治》篇用桂苓五味甘草去桂加干姜细辛半夏汤治疗"支饮"时说："水去呕止，其人形肿者，加杏仁主之。"此条是加杏仁以治"其人形肿"服桂苓五味甘草去桂加干姜细辛半夏汤后，"水去呕止"，是里气转和，但表气未宣，肺气不行，凝聚不通所致"形肿"，可与前方中加杏仁一味，继续清理余邪，是取其宣利肺气，气化则饮消，形肿亦可相继而愈。更加茯苓、甘草、细辛、五味子、干姜等药合用，共奏利气消饮治肿之效。

（五）破壅降逆

在《金匮·胸痹心痛气病脉证治》篇云："胸痹、胸中气塞，短气，茯苓杏仁甘草汤主之。"本条所述为"胸中气塞"以治短气呼吸迫促之证。多为痰饮停于胸膈痹塞胸阳，用茯苓杏仁甘草汤，方中杏仁破壅而降逆。配茯苓祛湿而消满；配甘草补中而培土，上药合用共奏宣肺化饮，破壅降逆而治胸痹胸中痹塞短气。

（六）解肌除湿

在《金匮·痉湿暍病脉证治》篇云："湿家身烦疼，可与麻黄加术汤发其汗为宜，慎不可以火攻之"。本条为湿邪在表，其症"身烦痛"用麻黄加术汤，可知本证必夹风寒之邪，且常可兼见发热，恶寒无汗等表证，表证当从汗解，而湿邪又不宜过汗，故用麻黄加术汤治疗。肺合皮毛，故以方中杏仁开肺气除表邪，配白术麻黄既能通过发汗以除在表之湿邪，又能并行表里之湿而防止过汗，故在服法中强调说明，"覆取微似汗"，使之缓缓而解，在本篇接着又说："病者一身尽痛、发热、日晡所剧者，名风湿，此病伤于汗出当风，或久伤取冷所致也，可与麻黄杏仁苡仁甘草汤"。此条和上条相同之处都是风湿之邪郁在肌表，而相异之处则此条风邪为甚。在症状上亦很相似，但程度上又有所不同。本条身疼等表证较轻，所以方剂用量很小，在病情特点上，本证日晡发热增剧，日晡属阳明，有化燥化热的倾向，所以方中不用桂枝、白术而用苡仁。风湿在表可以汗解，但发汗必须得法，纵有表实无汗之证，用发汗药只可使其微微汗出为度，不可如水淋漓。以上两方，麻黄加术汤中的白术用量多于麻黄，是正欲其得汗而不致过汗，至于麻黄杏仁苡甘汤，全方用量即轻，甘草又倍于麻黄，更属微汗之剂，方中杏仁在此与麻黄相伍，既能缓和麻黄峻发其汗，又能助麻黄由汗解去在表之风湿，配苡仁，使苡仁行湿之力达于表，使方中诸药祛风胜湿，邪从肌表而除之功。

（七）润肠通便

《伤寒》247 条和《金匮·五脏风寒积聚脉证并治》篇均云："趺阳脉浮而涩，浮则胃气强，涩则小便数，浮涩相搏，大便则（硬）坚，其脾为约，麻子仁丸主之。"这两条文字大致相同，只《伤寒》说"大便则硬"。《金匮》云："大便则坚"。两条文重复，脉浮为阳盛，脉涩为阴伤小便多数；阳盛阴伤，则胃肠津液枯竭，则大便坚硬秘结，名为脾约。方中之杏仁入肺与大肠而又甘润，故能润燥，治便难，配麻仁之多脂更助润肠通便之功，配枳实、厚朴则顺气行滞；想大黄既能通下又能泄热。以上诸药合用共奏"润肠通便"之功。

（八）理气开郁

在《金匮·血痹虚劳病脉证并治》篇曰："虚劳诸不足，风气百疾，薯蓣丸主之。"本条所述是虚劳病人气血虚损；易被病邪所侵袭之证，尤在泾曰："虚劳证多有夹风气者，正不可独补其虚，亦不可着意去风气。"因为补虚则恋邪，攻邪则伤正，此时正确治法，应该是寓驱邪于补正之中，使正气复而邪气去。且人身元气，主于肺而根于肾，若已经亏损，则不易恢复，必赖后天水谷之气以资生长，又因脾胃为气血营卫之源，气血亏损，非饮食不能恢复，所以治此证，必以调理脾胃为主，故方中用薯蓣丸专理脾胃为君，更要益气调中，用白术、人参、茯苓、干姜、豆黄卷、大枣、甘草，神曲等药，调中益气以治水。此外还要治血气亏损之标，药如当归、川芎、白芍、干地黄、麦冬、阿胶等养血滋阴之品，更防病邪乘虚所袭，而用柴胡、桂枝、防风去风以散邪，方中之杏仁主要是理气开郁调理气机，疏通诸药，而桔梗、白蔹更助杏仁理气开郁之力，杏仁入肺，而开肺气，肺主一身之元气，一旦元气虚损，如肺气郁闭，虽有以上诸药调补，而元气亦难恢复，所以杏仁在此起到理肺气，开郁闭的重要作用。使肺利则元气得复诸症自愈。

（九）润心养血

在《金匮·血痹虚劳病脉证并治》篇曰："五劳虚极羸瘦，腹满不能饮食、食伤、忧伤、饮伤、房室伤、肌伤、劳伤、经络荣卫气伤、内有干血，肌肤甲错，两目黯黑、缓中补虚，大黄䗪虫丸主之"。此条为五劳虚火久蒸，使经络内结而成干血，瘀滞不通，即或有新生之血，亦不得畅茂调达，唯有日渐羸瘦，而致毙命。方中若以杏仁的角度来讲，杏仁配大黄能从胃络中宣瘀润燥；配黄芩以清肺卫；配桃仁则活血而补肝虚；配生地仅滋肺肾之燥；配干漆能破脾胃关节经络之瘀血；配虻虫以破阳分之瘀血；配水蛭入阴分以逐瘀；配蛴螬去两胁下元之坚血；配虻虫破坚通络而行阳；配芍药、甘草敛肝扶脾而解药毒。可见杏仁在此方中主要功能，润心营、养血脉以治虚劳诸不足。心营得润，则新生之血畅茂调达，故经络中之瘀血可去，气血自可恢复。

（十）行水中之气

在《伤寒》131条用大陷胸丸，是治疗因伤寒发热误下成为结胸而用。方中的杏仁主要作用是开胸理气以行水中之气；配大黄，芒硝能泻胸腹之热；配甘遂、葶苈子可行胸腹之水；配白蜜之甘缓而和润，用以治水热互结的结胸证。

除以上各方之应用杏仁外，尚有文蛤汤，古今录验续命汤，外台走马汤，矾石丸、还魂汤等，在文蛤汤中配麻黄，石膏以透发经络中伏热；配文蛤则以凉润其燥，诸药合用共奏解热止渴凉散风邪之功。在续命汤中之杏仁主要是开肺气，治咳逆气上，在走马汤中主要是助巴豆润肠通便为用；在矾石丸中配矾石以治胞宫的湿热；在还魂汤中，配麻黄、甘草以治猝死客忤之证。

综上分析，仲景用杏仁，有宣肺平喘、开肺疏表、疏表退黄、利气消饮、破壅降逆、解肌除湿、润肠通便，理气开郁、润心养血、行水中之气等功用。

现代药理研究：苦杏仁含有苦杏仁苷30%，脂肪油30%，甜杏仁含有苦杏仁苷0.11%，但脂肪油较丰富，约50%以上。故镇咳力以苦杏仁为优，润燥功能又以甜杏仁为佳。

苦杏仁苷经酶或酸水解后产生氢氰酸，苯甲醛，葡萄糖，其中氢氰酸少量即能拟制咳嗽中枢，引起镇咳作用，若服用过量引起中毒，甚则引起呼吸肌麻痹而死亡。

二、配伍

杏仁配桂枝以利肺气，而调营卫；配麻黄可治伤寒，寒热痰盛喘咳；配甘草能解肌表寒热，补中而培土；配生姜宣肺气，治厥逆上气痰喘；配石膏可清肺胃三焦实热，以及透发经络中之伏热；配大枣安中益气而补脾肺；配茯苓泄湿而消满；配细辛温经通窍，治咳逆上气；配半夏开郁发表，和脾胃散结而除痰；配白术、麻黄利湿发汗以除在肌表之湿，且防过汗过利之弊；配干姜又可通脉消痰下气而温中；配五味子益气生津、宁嗽消水肿；配苡仁开上启下以助行湿之力；配赤小豆能利经络之水湿；配梓根白皮能除肌表之湿热；配连翘能泻经络之积热；配麻仁多脂更助润肠通便之功；配枳实、厚朴则顺气行滞；配大黄既能通下、又能泻热；配桔梗、白蔹有助于其理气开郁之力；配黄芩以清肺胃之热；配桃仁则活血补血而补肝虚；配生地以滋肾润燥；配干漆能破脾胃、关节、经络之瘀血；配虻虫入阳分以破血；配水蛭入阴分以逐瘀；配蛴螬去两胁之坚血；配䗪虫破坚通络以行阳；配芍药、甘草敛肝扶脾而解药毒；配大黄、芒硝能泻胸腹乏热；配甘遂、葶苈子可行胸腹之水，配白蜜之甘缓而和调；配矾石可治胞宫之湿热等。

三、剂量

仲景使用杏仁的最大剂量，是厚朴麻黄汤中用半升，约合今之用量为50克，分三次服，每次约合今之用量为17克左右。

其中等剂量，如麻黄汤中用 17 枚，约合今之用量 24 克，每次服三分之一量；约合今之用量 8 克左右。

其下等剂量，如大青龙汤中用 40 枚，约合今之用量为 14 克左右，匀三次服，每次服用量约合今之用量为 4.5 克左右。

其最小剂量，如麻黄杏仁苡仁甘草汤中用 10 枚，约合今之量为 3 克左右，匀四次服，每次约合今之用量为 0.75 克左右。

其最微剂量，如矾石丸用杏仁一分，矾石三分共为末蜜丸如枣核大，每次用 1 枚，其量甚微。

四、禁忌

凡阴虚咳嗽、热痰、失血便秘者均不宜单独使用，前人谓双仁者，亦不宜用。

"经方" 随谈

湖北中医药大学科研处（430061）　　李今庸

所谓经方者，乃经典著作中之药方也，或曰"经，常也。"经方者，谓其乃医家常用之药方也。一千七百多年来，其方一直为中外医学家所乐用，保障了人民群众的健康，并促进了我国药方的发展。

经方是在临床实践中创造出来的，又在长期临床实践中受到过严格检验，证明了它符合我国人民医疗的实际。经方组方严密，药味少，药物易得，辨证切要而准确，疗效切实可靠。在一千七百多年的中医药学临床医疗活动中不断地发挥了它的治疗作用和不断地重复了它的治疗效果。现例举数则如下：

抵当汤：本为治疗"太阳蓄血"之"其人发狂，少腹硬满，小便自利"和"阳明蓄血"之"其人喜忘，大便色黑反易"以及"瘀血内阻"而致"妇人经水不利下"之方。十年前，余用其方加味治愈一例 11 岁男孩小腹硬满而尿血，被某大医院确诊为所谓"膀胱癌"者；今又用其方加味治疗一农民经两次手术未愈，仍时下黑便，左上腹微痛，窒塞不舒而固定不移者，亦收到较好效果。

小建中汤：主治脾胃不足，寒滞中焦，血脉挛急而成的"腹痛里急"或"腹中急痛"，今之所谓"绞痛"者；古代有效，今仍然有效，每加当归，以增强治疗绞痛之用，而为"当归建中汤。"现代用于治疗所谓"十二指肠球部溃疡"之"饥饿时疼痛发作，稍进饮食则疼痛缓解"而无"胃中烧灼感"者，疗效颇佳。如证兼腹满刺痛、大便色黑，则当加蒲黄、五灵脂、制香附以治瘀行气。如兼有大便泄利之证者，则非本方所宜矣。五十年代早期，一农民肛脱不收，患部干燥，色变黑欲溃、疼痛不已，余治以"当归建中汤"内服，"生甘草一两"煎水外洗而愈。

柴胡加龙骨牡蛎汤：乃治伤寒误下后"胸满烦惊，小便不利，谵语，身重"之方，除临床确有其效外，在七十年代，余以其方治愈两例壮年农民发狂奔走，不眠，大便秘结，甚至欲持刀杀人者。

上举三例，已足以说明经方的临床价值。一方治多病，体现了经方的异病同治。经方可以治古病，也可以治今病。经方至今仍在不断地发挥其治病功能和不断地重复其治病效用，然这种治病功能的发挥和治病效用的重复，都必须在中医药学理论体系指导下，以辨证施治思想方法运用经方，才有可能做到。对中医药学理论体系和辨证施治思想方法有着一些"古方不能治今病论"者，一些"中医疗效不能重复论"者，就是对中医药学缺乏真正地认识，没有真正地了解。执此药方而无中医药学理论根据地以应彼证，自然而然地不见疗效，这何怪"经方"？

经方临证体会二则

天津中医药大学（300193）　　赵恩俭

经方见于《汉志》，为"方技"四家之一。后世所传经方，出于仲景，即今《伤寒论》、《金匮要略》中所载诸方，为方药圭臬，医家所宝。经方来源有自，又经仲景著入《伤寒杂病论》，并用以建立辨证论治体系。另一方面，经方经过历代医家的使用，根据辨证需要，予以若干化裁并衍化出不少行之有效的方剂。这虽然亦是尽人皆知的，但对这些的重视就不一定够了，亦很少有人将这些方剂与经方联成一个体系来对待。如果使经方固定在"汉代"的时代上，这种观念不全面，因为"崇古"使经方相对地僵化固定是不对的。遵循仲景的薪传用方，可以是原方亦可以加减，这是"医家"用方之法。仲景之前的医方《简策》、《帛书》等与仲景之后的历代"方书"都是用固定成方的，这与仲景相比显然不同，我们应当重视历代"方书"，更要继承发展仲景用方的"法脉"。兹将个人使用经方的一些体会，略述数则，生当千载以下欲继仲圣薪火以治复杂多变之现代疾病诚为难事，一得之愚，不敢自珍，亦野人献曝之意；错陋之处，当所不免，希海内外同道不吝赐教为幸。

一、承气汤

承气汤在仲景书中有大小承气及调胃、桃仁承气，已经形成了系列方，再加上厚朴三物、七物等方，这个系列就更为完备。承气汤系列的方剂其主要药物为大黄，而用大黄之方却并不一定名为承气，将这些有关方剂联系起来思考，可以全面体会仲景通里攻下与使用大黄等药的方法，这就是薪传、心法。后世诸家据仲景之法以新定承气方的亦很多，例如刘河间有"三一承气汤"，这是"三合一"的承气汤，虽然难免粗鄙之消，失仲景法度，然而却便初学。陶节庵"黄龙汤"实际亦是承气汤的重要新方，又如"三化汤"、"圣愈汤"都是仿照而制。温热家所定承气方最多，如归芍承气、白虎承气、增液承气等等。这些发展不但扩大了承气汤的适应证，亦丰富了理法。承气汤变法亦多，如将大黄配合巴豆、干姜而成备急丸，以治急症。五肯堂将桃仁承气汤改为丸剂，治阳明蓄血证之龋齿病，以急药缓投治慢证；《千金》的温脾汤又改寒下而为温下，后世清宁丸法将大黄多次炮制而成缓下剂，妇科回生丹又与多种药物配合而成妇科之通治调血之品等等。总之，承气或硝黄在攻坚、逐积、下疾、利水、通经、破血等各方面的治疗，作为前锋用之，夺旗斩将，又能迂回破敌不露声色以建功。个人体会在临床上老人虚秘，部分病例病情复杂，非一般补药、润药所能解决。常见有八旬左右之人，多日不大便，粪便极干，堵塞肛门直肠及其以上部分，由于气虚血燥，肠蠕动无力，大便不下。时间既久，大便刺激直肠肛门引起红肿（炎症水肿），此时由于激惹的关系，分泌液体，并有下坠感而便出稀水，一日数次，似泻非泻，似痢非痢，苦不堪言，甚至自述是患腹泻，按腹泻治当然更不效。由于肛门处堵塞严重，灌肠亦不行，带上手术手套抠亦只能抠出少许，极不好解决。其证的性质可以说是带虚性的"热结旁流"。热结旁流要有大便热结极重而致肠液自干粪旁流下，似腹泻而有大实大满之证，尤其是便下清水极臭为其特征。老年人此证有与之类似之处而更为复杂，以其证虚实相兼而热不明显，秘泻同时而以虚为基础，不但单纯攻法不宜，其他如补气、润燥，行气等方均不为功。此证舌苔厚但质嫩，脉多弦大或兼涩象。个人经验使用小承气汤加归、芍、黄芪、党参、桃仁、杏仁等（小承气量宜小，其他药量宜大，必要时可以加玄明粉），一剂大便即通，腹泻亦止，便后腹中舒泰，疗效极佳。

二、大小陷胸汤

在杂证中一般用小陷胸汤较多，但胸腹急重证，大陷胸汤有时非用不可。在外科急腹症中急性胰腺炎重证就需根据辨证使用大陷胸汤，看准即用，不可稍事迟延，因为病机是会"稍纵即逝"的。至于小陷胸汤，《内台方议》"治心下结痛，气喘而闷者"，这接近胸痹心痛证。《医学入门》小调中汤治一切痰火及百般怪病，善调脾胃神效，即本方加甘草、生姜。张石顽氏亦以小陷胸汤治热痰在膈上之证。在临床中胸痹心痛即冠状动脉粥样硬化引起的心绞痛、心肌梗死等证。其痛闷等标证有不少为瘀血痰热性质，脉兼滑盛，舌苔黄腻质紫红或有瘀斑点。用小陷胸汤加化瘀药如桃仁、红花等见效极捷。三十年来治疗此证偏寒的用瓜蒌薤白诸方加减，偏热的即用此方，不但可以解决临床证候，且可改善心电图等客观指标，使之恢复正常。

经方应用经验谈

上海中医药大学（200032）　　柯雪帆

　　我于 1964 年开始从事《伤寒论》与《金匮要略》的教学工作，在临床上也重视经方的应用。二十多年来，略有经验，归纳为四点，简述如下。

一、应用经方必须深入钻研原著

　　经方是指《伤寒论》与《金匮要略》两书中所记载的方剂。这两本书虽然被誉为"方书之祖"，实际上这两书不仅记载了中医最基本的有效方剂，更重要的是阐述了中医辨证论治的基本理论、主要证候与辨证方法。因此，不能舍其辨证而孤立地用其方药。应该深入钻研原著，既要领会其基本精神，又要一字不漏地掌握原文。这样才能熟练地掌握经方应用基本规律，何者为主症，何者为或然症，何者为变症，或一方可用于多种证候，或一证可灵活应用几个不同的方剂。要做到既能领会原著精神，又不拘泥于语句绳墨。

　　例如炙甘草汤是治疗心律不齐的名方，但是临床应用有时有效，有时无效，其因何在？仔细研读《伤寒论》原文 177 条（宋版条文次序，下同），"伤寒，脉结代，心动悸，炙甘草汤主之"。以原文可知,炙甘草汤不是统治一切脉结代,心动悸的方剂,而是治疗因"伤寒"所致的脉结代。也就是炙甘草汤适用于外感病所致的心律不齐,为病毒性心肌炎或风湿性心脏病所致的心律不齐,施用于临床果然有效,对病毒性心肌炎所致的心律不齐的效果更好,而对老年冠状动脉硬化性心脏病的心律不齐效果不好。由此可见,《伤寒论》原文"伤寒"二字不可忽略,有重要的指导意义。

再如麻黄细辛附子汤,三味辛温燥烈之药同用。麻黄附子甘草汤中也有麻、附二味辛温之品。一般对此二方,非至阳虚严重,病情危急,不敢轻用。然而细读《伤寒论》301条与302条原文:"少阴病,始得之,反发热,脉沉者,麻黄细辛附子汤主之。""少阴病,得之二三日,麻黄附子甘草汤微发汗,以二三日无证,故微发汗也。"病属少阴,虽已不轻,但文中并无脉微、脉绝,四逆,不烦而躁等危重见症,文中指出"始得之""反发热","无证"提示证情并不危重。文中指出"微发汗",提示麻黄附子甘草汤并非发汗峻剂。再细研此二方用药剂量:麻黄二两,小于麻黄汤麻黄用量,为大青龙汤中麻黄用量的三分之一;细辛二两,小于小青龙汤中细辛的用量,亦小于当归四逆汤中细辛用量,制附子一枚,在《伤寒论》用附子诸方中亦属小量。钻研原文结合个人经验,认为麻黄细辛附子汤为温经发汗之剂,但并非峻烈之方。可用于一般阳虚之体外感风寒初起之病症。曾用于治疗三例夏季居住空调房间,室温太低,或吹电风扇为时过久所致的低热,畏寒,无汗头痛,神疲之证,用荆防败毒散,香薷饮,连朴饮均不应,改用麻黄附子细辛汤,一剂验,两剂愈。此方对阳虚之体外感风寒所致的咳喘早期亦有显效,如已化热则不宜用。

又如半夏泻心汤,生姜泻心汤与甘草泻心汤三方的主治证候,一般重视"呕吐、下利"而忽视"心下痞"。如果细研《伤寒论》原文,可知"痞"与"呕吐、下利"均为三泻心汤的主症。而"痞"比之"吐利"更为重要。所有三泻心汤条文(149条、156条、157条、158条、159条)均有"心下痞"一症，而 149 条、156 条均无"吐利"二症，可见三泻心汤不仅能治寒热错杂、虚实夹杂的吐利，更主要的是治疗寒热错杂，虚实夹杂的痞证。

二、应用经方必须重视药物剂量

处方用药固然重要，而药物用量亦不可忽视。切勿以掌握教科书的药物常用量而满足。《伤寒论》与《金匮要略》的药物用量，或多或少，随剂型、证情而变，有重要的临床指导意义。笔者研究经方用量十余年，于 1982 年在南阳第一届全国仲景学说讨论会上发表了《伤寒论与金匮要略中的药物剂量问题》的研究报告，引起了国内同道对剂量问题的重视。以后陆续发表了许多文章讨论剂量问题，笔者本人也有了进一步的体会：应用经方必须重视药物剂量，否则往往功亏一篑。

例如，用炙甘草汤治疗心律不齐，只要辨证无误，一为外感所引起，一为属于气血两虚或阴阳气血俱虚。必须使用大剂量，才能有效。其中生地、甘草两味更应用大剂量。按《伤寒论》原文所载炙甘草汤中用生地黄一斤。生地黄目前处方名为鲜生地，一斤为 250 克，如改用大生地（时名干地黄），亦宜在 100 克以上。炙甘草原文记载用四两约合 62.5 克，取其三分之一，即一服的剂量，也要 20 克。此外，大枣用 30枚，在仲景方中亦属大剂量。如果处炙甘草汤方而用一般剂量，难以起纠正心律的作用。只能起调补气血的作用。

再如小青龙汤方中，细辛用三两，与芍药、半夏、甘草等药的用量相同。如按东汉一两等于 15.625 克计算，三两为 47克。这样大剂量的细辛，人皆畏其有毒而不敢用。实际上细辛之毒为挥发性极强的物质——黄樟醚，煎煮 30 分钟后，大多已挥发，所剩不过 1/50，几乎无毒（若将细辛研粉吞服，则有毒物质全部吸收，剂量超过 3 克，可能中毒）。再按小青龙汤煎成后，分温三服计算，用细辛 10～15 克，煎药汁顿服，也不会中毒，而能更好地发挥它的镇咳祛痰、镇痛、强心等作用。笔者用这个剂量，除老弱小儿之外，已属常用。

又如泽泻汤（出于《金匮要略》痰饮病篇）治疗严重的眩晕效果很好，其病证相似于耳源性眩晕。原文载此方泽泻用五两，相当于78克。临床实践证明，耳源性眩晕用泽泻至少在30克以上，相当于原方一服的剂量，用50克效果就比较明显，小于15克几乎无效。

以上三例都是用大剂量而取效的。仲景用药并非都要用大剂量，也有用小剂量的。如桂枝二越婢一汤中石膏用24铢，合今为15.6克，小于目前常用量。桂枝二麻黄一汤中的麻黄用十六铢，合今10克，与目前常用量相近。至于麻黄升麻汤中白术、石膏、茯苓、桂枝、芍药、天冬等药均用六铢，合今3.9克，均明显小于目前常用量。仲景所用散剂，如五苓散、四逆散、赤小豆当归散等，均为每服方寸匕（一方寸匕的容量约为5ml），日三服，用量亦较小。仲景所用丸剂，剂量亦小。如理中丸丸剂剂量较小，改为汤剂则剂量便明显增大。可见临床用药剂量大小须视病情、剂型而定。在我的临床经验中，温振心阳用桂枝，必须大量。如《伤寒论》中的桂枝甘草的用法；调和营卫用桂枝，用量可以略减，如桂二麻黄一汤；表证兼有里热者，仍有用桂枝的可能，用量应更小一些，如桂二越婢一汤的用法。清解少阳以退热，必须用大量柴胡，30克以上退热效果明显，如大小柴胡汤的用法；疏肝理气宜用小量6~10克便可，如四逆散的用法。石膏治阳明气分大热，如中暑高热有汗病人，需用大量，100克以上，如白虎汤的用法。一般清热治烦只需小量，30克以下，如大青龙汤，桂二越婢一汤的用法。

最后讲一点，仲景用有毒药物很谨慎，如巴豆、甘遂、芫花、大戟的剂量均小于目前常用量的上限。这一点在临床上必须引起注意。

三、病情复杂，经方也可以多方合用

一般认为用经方就应药味少，用五六味药一个方剂，单刀直入，这才是经方派的气度。其实不然，细读仲景著作，虽然大多条文是一证一方，但是在仲景著作中，加味方与复方的应用并不少见，在《伤寒论》113 方中有 22 方。在仲景著作中还有许多用药颇多的方剂，如麻黄升麻汤，苓甘五味加姜辛半夏杏仁汤。至于复杂的丸方，如大黄䗪虫丸、鳖甲煎丸，已为人所熟知。可见用经方当然以简明为主要方法，但在病情复杂时，也并不排斥多方合用或用药繁复。

本人在临床上常以五苓散、真武汤、四逆加人参汤、黄芪防己汤、己椒苈黄丸、桂甘龙牡汤等方结合同用，往往用其中三至四方，治疗慢性心力衰竭，确有疗效。慢性心力衰竭，不是一个简单的证候，而是一个复合的证候，往往包括了肾阳虚衰、阳虚水泛、脾虚水肿、元气不足，肾不纳气、肺有痰饮，心神外越等许多证候，不同阶段其主要的证候会有变化，用方也应随证变动。或以回阳益气为要，以四逆加参为主方；或以温阳利水为要，以五苓、真武为主方；或以痰饮在肺为要，以己椒苈黄丸为主方；随证变通。一般心力衰竭，表现以虚证为主，以益气温阳利水为主要治法。但也有急则治其标的变法，曾治一八十高龄的慢性心力衰竭急性发作患者，端坐呼吸，严重水肿，生命垂危。以己椒苈黄丸泻实为主，温阳利水为辅，竟得平安渡过险境。

冠心病一般多以《金匮要略·胸痹心痛短气病篇》的瓜蒌薤白白酒汤为主方。本人临床体会，对冠心病来说，枳实薤白桂枝汤比瓜蒌薤白白酒汤更为合适，更为有效。细读原文，瓜蒌薤白白酒汤的证候是："喘息咳唾，胸背痛，短气，寸口脉沉而迟，关上小紧数。"冠心病，老慢支均有可能出现。枳实薤白桂枝汤的证候是"心中痞气，气结在胸，胸满，胁下逆抢心。"更接近于冠心病，而老慢支少见此等证状。在枳实薤白桂枝汤的基础上，再与其他方剂联合应用，如胸痛属瘀血者用旋覆花汤；胸痛属寒者用薏苡附子散；脘痞苔黄腻属痰热者用小陷胸汤；脘痞苔白腻，夹有痰饮者用苓桂术甘汤；气逆上冲明显者用桂枝加桂汤。此外，也可与后世方联合应用，只要治疗需要，何必分经方时方。而多方复合应用，对一些病情复杂的慢性病，确有重要的指导意义。如冠心病不仅仅是胸阳痹阻，或兼痰热，或兼痰饮，或有瘀血，或有气滞、气逆，或有气血不足，脉道不充，或有心肾阳虚，也有心肺阴虚，欲求一方统治所有冠心，实为难矣。至于其他慢性病的复杂性就不能一一细论了。

四、应用经方，要重视扩大经方的应用范围

在仲景原著中，明确举出一个方剂的主症、兼症、变症，已经成为一种法则，但是在仲景的基本法则指导下，如何灵活应用，扩大经方的应用范围，就意味着仲景学说的发展，也是当代医家应该承担的任务。本人经验不多，略述一二于下：

（一）桂枝汤的灵活应用

1. 桂枝汤治疗低热：低热一般认为多属阴虚，但也有宜用桂枝汤者。如一例患者为胆道感染高热，用大剂量抗菌素基本控制，但是低热一月余不退，用过多种抗菌素未能退热；用养阴清热中药反增胸闷脘痞；用小柴胡汤加减清热利胆，亦无效。患者每日下午发热 37.8℃ 左右，神疲乏力，清晨热退，并无汗出，亦无恶寒，苔薄腻，脉弦细，临床并无明显见症可辨，由于仲景霍乱病篇有"吐利止而身痛"可用桂枝汤的启发，试用桂枝汤三剂，果然获效，可见桂枝汤可作为一般退热剂之用。

2. 桂枝汤治疗更年期综合征：更年期综合征大多属于肾阴肾阳失调，用二仙汤治疗。而其临床表现时寒时热，汗出恶风，有似桂枝汤证。有部分患者用桂枝加龙骨牡蛎汤或桂枝加黄芪汤或二仙汤与桂枝汤合用，可以改善症状。

3. 桂枝汤治疗冠心病：冠心病有许多不同的临床表现，用中医理论分析其病机也很复杂。其中有一项基本病机是气滞血瘀，气血不和，而桂枝汤能调和营卫，营属血，卫属气，桂

枝汤无疑可以调和气血。因此，桂枝汤可以作为治疗冠心病的基础方。遵《伤寒论》胸闷去芍药之诫，凡冠心病患者胸闷明显者不用芍药，有胸痛者不去芍药，因芍药能缓急止痛。而有畏寒怯冷，脉迟舌淡者可加附子。以上均为仲景之用法。

4. 桂枝汤治疗无汗症：有汗用桂枝汤，无汗禁用桂枝汤，为《伤寒论》中的定法。这是指外感病而言的。在杂病中可以不拘此定法。无汗症中有一种类型，冬季畏寒有汗，夏季怕热无汗，情绪时而兴奋，时而委顿，头晕明显，经常昏倒。奇怪的是，昏倒在地不能立即扶起。否则扶得快倒得快，要让他在地上躺一二十分钟，才能慢慢爬起来。脉弦而重按无力，用桂枝汤加黄芪、葛根、党参、升麻，也就是调和营卫合益气升阳，竟获良效。

（二）瓜蒌薤白类方的灵活应用

《金匮要略》胸痹心痛短气病篇中有应用瓜蒌与薤白的三个方剂（瓜蒌薤白白酒汤、瓜蒌薤白半夏汤与枳实薤白桂枝汤），一般认为这三方主治冠心病，实际上胸痹病篇描述的证候不限于冠心病，如"喘息咳吐"，"胸背痛"，"胸中气塞"，"不得卧"等症，亦可见于老慢支，临床上用于慢性支气管炎缓解期，见胸闷，咳嗽，短气，痰多色白等症，用以上三方加减，亦颇有效。再进一步扩展，这三个方剂亦可用于慢性胃炎，症见脘痞，纳少，苔腻，腹胀，或见胸闷，亦有一定效果。药物需要加减：白酒基本不用，有疼痛才用薤白；有气逆乃用桂枝；出血、口干去半夏；枳实、厚朴则比较常用；若见胃阴虚，则非此三方所宜了。

（三）柴胡加龙骨牡蛎汤治疗精神分裂症

柴胡加龙骨牡蛎汤在《伤寒论》太阳病中篇，用于治疗太阳伤寒攻下之后的变证。证情复杂，以中医理论分析，属于痰热扰心，肝经气逆。用本方治疗精神分裂症，临床症状极多，而有热象者效果甚佳。铅丹因其有毒而不用。方中大黄实为主药，用生大黄 10～15 克，往往没有腹泻，如见大便次数增多，往往提示病情有好转。少数病人大黄可用至 20 克。可与温胆汤合用，也可加远志、菖蒲、南星、竺黄等化痰药。病情较重者可用生半夏、生南星。但病属慢性，非坚持服药三四个月，难以取效。

（四）防己黄芪汤治疗高血压

防己黄芪汤见于《金匮要略》，治风湿及风水。症见脉浮、身重、汗出、恶风。开始因一部分高血压病人面目浮肿，行动迟缓，实验报道汉防己有降压作用，因而试用此方，用之果然有效。再细探其药理，黄芪能扩张血管，对高血压有一定的治疗作用，遂大量应用，广泛应用；即使有肝火上炎、肝阳上亢之证者亦不忌益气升阳之黄芪，但与石决明、牡蛎、黄芩、龙胆草等潜阳清肝之品同用即可。

周仲瑛教授运用经方桃核承气汤加减治疗出血热急性肾衰的经验

南京中医药大学 （210029）　　周学平　整理

我国流行性出血热的发病较高，而死于急性肾功能衰竭者，占出血热死亡人数的 50.67～71.23%。因此，有效地防止急性肾衰的发生和发展极为重要。周仲瑛教授经过近 20 年的临床实践，应用桃核承气汤为基础治疗出血热急性肾衰，取得了颇为满意的疗效，明显降低了出血热的病死率。现就其治疗经验介绍如下：

一、发病机理

本病系感受温疫热毒所致。温疫热毒入里，传及营血，火热煎熬，血液黏稠，血行涩滞，热与血结，则蓄而为瘀，表现为瘀热在里的"蓄血证候"。而血热、血瘀、出血三者常常交互错杂为患，瘀热阻滞，灼伤血脉，可以动血；离经之血又可停积成瘀，血瘀每易酿而化热，呈现瘀热伤络，血不归经的病理特点。症见小腹硬满急痛，身热暮甚，烦躁、谵语、神志如狂或发狂，肌肤斑疹深紫，甚则出现大片青紫瘀斑及衄、咯、吐、下血等。由于蓄血可因病期、感邪轻重、患者体质差异等原因而留于不同部位，因此临证当注意区别如瘀在肠间、腹腔、肾与膀胱、血室等的不同。瘀阻肠间，瘀热与有形积滞互结，腑气失于通降，可见腹部胀满急痛，便秘，或便色如漆而不结；血溢腹腔，瘀结成形，腹部可触到明显癥块，胀急而有压痛；瘀热壅阻肾和膀胱，肾关开合失常，气化不利，血瘀水停，可见少尿、尿闭，热损血络且可出现血尿；妇女在经期发病者，其病情多较一般为重，易见暮则谵语，或清或乱等神志症状，表现"热入血室"的病理变化；他如瘀热弥漫三焦，闭滞血络，灵气不通，神明失用，则可见神昏谵语，如狂或发狂等症。据经文记载，辨蓄血、蓄水的要点在于小便利与不利，神志正常或失常，但从临床实际来看，小便利否实与病位有关。凡蓄血在肾与膀胱，肾气不通，膀胱热结，则小便不利；蓄血在小腹、血室、肠道者，小便可以自利。恰如吴又可所云："小便不利，亦有蓄血者，非小便自利便为蓄血也。"

　　蓄血与蓄水具有相关性。水血相关，津血同源，在生理状态下，水津和血液通过脏腑气化作用，出入脉管内外，互为资生、转化，保持动态平衡。若水和血的输布运行涩滞，则可表现为血瘀而水停，或水停而血瘀。就出血热而言，一般多为瘀热壅阻下焦，肾和膀胱蓄血，气化失司，血不利则为水，瘀热和水毒互结，以致"血结水阻"，出现少尿甚至尿闭，此即唐容川所谓："血瘀化水……是血病而兼水也"。出血热肾衰虽多以蓄血为因，蓄水为果，但在病变过程中也可以化果为因，如热在下焦，水热互结，则可由蓄水导致或加重蓄血，表现水、热、血互结，蓄水与蓄血并存。此外，出血热"热入营血"而热与血结，既可导致血瘀水停，津液不归正化，蓄积为害，同时也必然耗伤津液，而至阴液不足，甚则肾阳枯竭。

二、治疗方法

《伤寒论》云："太阳病不解，热结膀胱，其人如狂，血自下，下者愈。其外不解者，尚未可攻，当先解其外；外已解，但少腹急结者，乃可攻之，宜桃核承气汤。"此方功擅通下瘀热，为治疗蓄血之良方。药用大黄泻瘀血结聚，荡涤肠胃，推陈致新；芒硝走血软坚；桃仁化瘀逐血；桂枝温通血脉，使大黄不致专泻肠胃，而随入血脉，发挥其泄热逐瘀之力；甘草补益脾胃，兼和硝黄之寒峻。可谓配伍精恰，为应用桃核承气汤治疗出血热肾衰提供了理论依据。针对蓄血、蓄水及易于伤阴的病理特点，应用泻下通瘀为主，兼以滋阴利水的方法，宗仲景桃核承气汤加减出入。药用大黄、芒硝各 10～15 克（便秘者可重用之），枳实、桃仁各 10 克，生地、麦冬、猪苓各 15 克，白茅根 30 克。诸药相配，以达到泻下热毒、活血散瘀、滋阴生津，通利二便的目的。概言之，有下热毒、下瘀毒、下水毒等多种综合作用，使邪热从腑下泄，下焦壅结的瘀血得到疏通，则肾的气化功能也相应地改善。近 10 年来应用据此研制的泻下通瘀全剂，治疗出血热肾衰 202 例，病死率为 3.92%，明显优于西药对照组的 21.18%（P＜0.01），取得非常满意的疗效。

三、病案举例

病例 1：葛某，女，35 岁，农民。6 天前突起畏寒，发热（体温在 38.5℃以上）头痛、眼眶痛、腰痛，因身骨节疼痛、神疲乏力，口干口渴，恶心呕吐频作，食欲不振，腹胀腹痛，大便 2 日一行，小便量少，尿闭 1 天，适值经期，经来量多，色鲜红。诊断为"流行性出血热发热少尿期，"收治入院。体检：体温 37.4℃，呼吸 20 次/分，血压 20/14.7kPa。神志清晰，精神萎靡，面色潮红，球结膜轻度充血水肿，"V"字胸，口腔黏膜及腋下出血点密集，两肺未闻及干湿啰音，心率 98

次/分，律齐，各瓣膜区未闻及杂音，肝脾未及，全腹压痛明显，肾区叩痛（＋＋），四肢无浮肿，神经系统检查阴性。舌质红绛，苔黄干燥，脉细滑数。血色素 140g/L，白细胞 18.5 × 10⁹/L，中性 0.83，淋巴 0.17，异淋 0.01，血小板 60×10⁹/L，尿常规：蛋白（＋＋＋），脓细胞（＋＋＋），红细胞少。血尿素氮 19.64，肌酐 380.12μmol/L。证属营血同病，瘀热里结阳明，壅阻肾与膀胱，耗伤阴液，且有热入血室之虑。治予泻下通瘀、清热凉血，佐以滋阴利水。药用生大黄 15 克（后下），芒硝 10 克（分冲），枳实、桃仁、丹皮各 10 克，生地 30 克，麦冬 15 克，白茅根 30 克，猪苓 15 克，日 1 剂。药后 3 小时即见二便通利，解稀便 2 次量多，腹胀腹痛显减，翌日 24 小时尿量为 1400 毫升。服药 4 剂，恶心呕吐消失，食欲见增，热退脉静，尚有口干而渴，舌红苔少，尿量增至每日 4000 毫升，继以增液汤加味调治，1 周后诸症均除。复查血白细胞 7×10⁹/L，中性 0.71，淋巴 0.29，血小板 140×10⁹/L，血尿素氮 7.14mmol/L，肌酐 132.6μmol/L，尿蛋白阴性，痊愈出院。

病例 2：李某，男，50 岁，农民。4 天前突然畏寒，发热，伴有腰痛，身痛，关节痛，神疲乏力，口干口渴，时有恶心呕吐，食欲不振，腹部胀痛、大便干结，诊断为流行性出血热发热期。入院后给予补液，免疫抑制剂，能量等治疗，3 天后体温下降，但 24 小时尿量少至 390 毫升，病情转入少尿期，随即改用中药治疗。体检：体温 36.8℃，呼吸 22 次/分，血压 16/10.7kPa，精神萎靡，颜面潮红，球结膜充血，中度水肿，颈胸部充血，上腭、胸液有散在出血点，两肺（－），心率 88 次/分，律齐，未闻及杂音，肝脾（－），脐周压痛明显，肾区叩痛（＋＋），舌质红绛，苔薄黄，脉细滑偏数。血象：白细胞 28.1×10⁹/L，中性 0.56，淋巴 0.44，血小板 68×10⁹/L；尿素氮 30.345mmol/L，肌酐 512.72μmol/L。尿检：蛋白（＋＋＋），红细胞（＋＋＋），中医辨证为温疫热毒，内犯营血，瘀热里结，血瘀水停，治予泻下通瘀，药用泻下通瘀合剂口服，每次 50 毫升，每日 3 次，配合西药支持疗法。药后 2 小时小便逐渐增多，大便日行 4～5 次，次日 24 小时尿量为 1700 毫升。服药 3 天，进入多尿期，转予补肾固摄之剂，1 周后复查白细胞 5.4×10^9/L，中性 0.68，淋巴 0.32，血小板 130×10^9/L，尿素氮 4.28mml/L，肌酐 150.2μml/L，尿蛋白阴性。痊愈出院。

桂枝汤在妇科的分期应用

武汉市中医院（430014）　　　徐升阳

　　桂枝汤证的病机是营卫不和，病位在体表肌腠，症见有发热、恶风、汗出、头痛、乍寒乍热。卫为阳气所化，营为阴血所生。营与卫实则是敷布于体表的阴阳二气。营行脉中，卫行脉外，营主内守，卫主固外，两相和谐，构成人体表层屏障，一旦营卫不和则生病。营卫不和，一由外感风邪所致，一由营卫自病，妇科桂枝汤证多属后者。

　　女以血为本，经行前后，气血入胞，体表气血亏虚，营卫二气可因一时性偏胜偏衰而不和。妊娠期间，阴血耗伤，亦可导致体表营卫相对减弱或不和。产时最易耗血伤气，哺乳期气血化为乳汁，均能导致气血相对不足而影响营卫充实。更年期肾气渐衰，或损于阴，或损于阳，亦可反应于体表，出现营卫不和。可见，妇女特有的生理过程均易导致阴阳失调而出现营卫不和证，故在妇科桂枝汤证施治中要侧重于养阴和营，因而白芍用量常大于桂枝（仲景立方二药等量）。有人说我用的是小建中汤而非桂枝汤，此言差矣。要知小建中汤是芍药倍于桂枝，方称建中，我以芍药等于或稍大于桂枝量，故仍为桂枝汤。按照各期特点分为：经期桂枝汤伍以四物汤养血和血；妊娠反应则以桂枝汤加入橘皮竹茹和胃降逆；产后桂枝汤则入生化汤以养血化瘀；更年期桂枝汤配左、右归饮以调补肾阴肾阳以治其本；气虚明显者则加参、芪。兹举几例验案：

　　胡某，24 岁。原病痛经，一年前经期感寒，尔后每于经行第一日腹痛欲吐，身冷，恶风，汗出，间或低热鼻塞。经血量少色暗，有血块。诊为寒滞胞脉，营卫不和。治以温经化瘀，调和营卫拟用经行桂枝汤加减。处方：白芍 12 克，桂枝 8 克，大枣 5 枚，炙甘草 5 克，当归 10 克，川芎 8 克，半夏 10 克，玄胡 10 克，牛膝 10 克，吴萸 8 克，香附 10 克，姜 3 片。3 剂后经来，恶风、呕逆、汗出未作，轻度腹痛形寒。上方去半夏、牛膝，加丹参 12 克，红花 8 克，进 3 剂。复诊时述经量增加，血块减少，色转红。经后以温肾暖胞调理，随访半年经行无不适。

　　张某，32 岁。停经 50 天，近一周发时冷时热感，心烦，纳呆，晨间呕逆频作，脉细滑近数，舌淡红，苔薄黄。检查：子宫前位，略大，质软，尿妊试验阳性。诊为营卫不和，胎气上逆。治以调和营卫，顺气降逆。妊娠桂枝汤：白芍 10 克，桂枝 8 克，大枣 5 枚，炙甘草 5 克，竹茹 10 克，麦冬 10，条参 12 克，陈皮 6 克，玫瑰花 6 克，姜 3 片。3 剂后，寒热稍减，呕逆转轻，得口干心烦，乃营卫渐调，胃阴不足。上方去桂枝，加石斛 15 克，5 剂而愈。

　　祁某，30 岁。产后 12 日发热自汗，头痛身痛，脉浮缓，苔淡黄，乃产后血虚，外感风邪营卫不和。治以养血解肌，调和营卫。拟产后桂枝汤：白芍 12 克，桂枝 9 克，大枣 4 枚，当归 12 克，熟地 10 克，川芎 9 克，炙甘草 6 克，煨姜 3 片。2 剂后热减大半，头痛身痛亦除，但神疲纳少，脉缓苔白。继以调和营卫，佐以扶脾益气加党参、白术各 12 克，3 剂后热退纳增。

　　俞某，46 岁。子宫、卵巢切除术后 2 个月，阵阵汗出，乍寒乍热，头昏烦躁，腰酸肢冷，脉沉细，舌紫暗，苔薄白。诊为阴阳两虚，营卫不和。治以滋阴温阳，调和营卫。拟更年期桂枝汤：白芍 12 克，桂枝 8 克，大枣 5 枚，炙甘草 5 克，枸杞 12 克，淫羊藿 12 克，女贞子 12 克，山药 10 克，山萸肉 10 克，菟丝子 15 克，姜 3 片。3 剂后，寒热汗出大减，再进 3

剂后诸症悉解。半年后因腰酸形寒乏力，入夜烦热来诊，以阴阳两补、补阳为主，服药旬余而愈。

经 方 识 微

成都中医药大学（610075）　　陈治恒

仲景方具有很高的实用价值，历来备受推崇，并将之尊为经方。笔者不揣固陋，拟就个人研习仲景学说和在临床上如何运用经方的问题谈几点体会，意在抛砖引玉。

一、明理是前提　关键在辨证

从所周知，仲景所撰的《伤寒杂病论》（即今之《伤寒论》和《金匮要略》）并非一般方书，而是一部理论密切联系实际的医学巨著。他在书中以六经论伤寒，脏腑论杂病，三因类病因，辨证寓八纲，治则创八法，用法系诸方，将脉因证治融为一体，理、法、方、药一线贯穿，从而构成一个以辨证论治为核心的诊疗体系。这个体系能使人"见病知源"，于临床具有重要的指导作用。因此，要运用仲景之方，若不明仲景书中之理，那就必然会失去理论指导。

但明理并非目的，而是要将之落实到临证运用上才有价值。故仲景在论中一再强调"平脉辨证"，"辨某病脉证并治"，"观其脉证，知犯何逆，随证治之"。这里因"证"并非指单一症状，而是由某些彼此发生相互联系的症状、体征构成的，它是疾病某一阶段病理状态的综合反应，并可据此作出诊断和治疗，所以"证"是一个非常特殊而很有价值的概念。"证"本包括脉象，仲景将之并列，意在强调脉证合参；由于证型多而复杂，且具有阶段性和可变性，为了同中求异，异中求同，故仲景对证立足于"辨"。因为，只有辨证准确，方能施治不误。所以，辨证是运用经方的一个关键问题。

二、方证须相应　要在握病机

方是针对证而设，故不同的证要用不同的方，所谓"有是证，用是方"，即指此而言。又同一个证，只要出现的或然证不同，所用之方亦须加减。为此，仲景论中有"病皆与方相应者，乃服之"的提示。可见只有"方证相应"才能切中病情，故前贤称仲景之方为"对证真方"。可见方证相应是运用经方的一条基本原则，同时在临床上还具有普遍的指导意义。

为了说明方证的内在联系，有的人将之归纳为："凭证立法，以法系方"或"法本证立，方从法出"。其实证是表象，它的后面隐藏着病机，病机包涵因、位、性、势四个要素，这才是证的实质。所谓"凭证立法"（或法本证立），实际上是据病机立法；"以法系方"（或方从法出），实际上是据病机立法的基础上所进行选药制方，这正是仲景能够做到方证相应的一个重要原因。例如，太阳中风的病机是：风邪外袭、卫强营弱。治法是：解肌祛风，调和营卫。所用之方为桂枝汤，该方无论是从药物的选择，用量、配伍关系及其煎服方法等，可以说无一不是与之相应的。

由于仲景在著论时是明写方证，暗寓病机、立法，制方之理于其中，只要能抓住这一内在联系，临证时对仲景之方既能运用自如，又可触类旁通。

三、经方有三用　妙从借变生

如以桂枝汤为例，它本是针对太阳中风证而设，以之治疗太阳中风属于正用，自不待言。但它的运用范围并不局限于此，凡太阳病发汗、吐、下后之外证未解；病常自汗出及病人脉无他病时发热，自汗出而不愈；阳明病之脉迟汗出多，微恶寒者；太阴病之脉浮；厥阴病下利腹胀满，身体疼痛，先用四逆汤温里后之攻表；霍乱吐利止，身痛不休；妇人妊娠得平脉，阴脉小弱，其人渴，不能食，无寒热等，亦用桂枝汤治疗，此则属于借用范围。又在论中以桂枝汤加减，或与他方合用所组成的变方更多，则属于变用范围。再如小柴胡汤除正用于少阳证外，其借用范围之广和变用方剂之多，也与桂枝汤不相上下，兹不一一备举。

总之，正用是其常，借用是其变，变用则属变中之变，是非常灵活的。在经方的运用上，日本人注重借用，即一方治多病；中国医生注重经方的变用，即因人、因地、因时的辨证加减应用。临床上若以仲景之法为规矩，本此加以推求，则可妙从中生，变化无穷。

四、用量重比例　煎服有法度

一般说来，经方使用药味少，用量自然要重，这是事实。但要重到什么程度，还须从古今度量衡的变化加以观察。据有的学者研究，东汉时的一两约合今之 16 克，一升约合 200 毫升，一方寸匕约合 6～9 克，一钱匕则为一方寸匕之半量。其他用枚或长度计者，经相对计量，与前者一样，其用量均较后世为重。笔者曾据此标准使用桂枝汤，虽无不良反应，便减量行之亦有效。再从煎服方法看，仲景方大都采取一次煎成，分次服用，后世则是通过多次煎煮后，再分次服用，显然多次煎煮与一次煎成相较，多次煎煮后所获得的有效成分要多，这可能是减量行之仍可获效的原因。不过，除用量重且一次煎成外，仲景还十分重视"中病即止"，并非一律尽剂。因此，在运用仲景方时，应把重点放在方中药物相互间用量的比例上，至于具体用量，最好是从实际情况出发，依据病情而定，当重则重，当轻则轻，而不应拘泥。

此外，仲景方后所例的煎服方法、注意事项和禁忌等亦很重要，凡未经认真研究最好予以遵循，不要轻率否定。

五、经方为方祖　善用可创新

仲景立法严谨，处方精粹，不但疗效卓著，且能开启后学，故赞誉者代不乏人，如皇甫谧说："仲景垂妙于定方。"吕复说："一证一药，万选万中，千载之下，若合符节。"喻昌云："为众方宗，群方之祖。"清代著名温病学家吴瑭还赞它是："金科玉律，为后世医方之祖"。这些无非是说仲景之方是医方的楷模，为后世医方的发展奠定了基础。

如以后世时方来看，虽然它与经方不同，但不少时方却是在经方的基础上加减变化而成，或者是据仲景列方之理依据不同的病情制定的。例如：《肘后方》中的葱豉汤，为通阳发汗之轻剂，看似独创，其实它并没有离开仲景麻黄汤制方之理。又如，叶桂治温病初起，病尚在表之时，常以仲景栀子豉汤为基础，夹风加薄荷、牛蒡之属，夹湿加芦根、滑石之法。再如，吴瑭《温病条辨》中之五个承气，几个复脉汤，亦是本仲景承气汤和炙甘草汤（亦名复脉汤）加减化裁而成。总之，在历代的医学著作中，如此之方，可以说比比皆是，从而进一步表明经方是时方的基础，时方则是经方的发展。

因此，我们在临床上不仅要坚信经方的疗效和实用价值，掌握它的种种运用，而且还应看到历代医家在经方基础上发展和形成的一大批有效时方。实际上这些医家都是经方的善用者，只不过他们能够精究其意，善于推广其义，有所发展和创新。笔者认为，这同样可以作为我们在运用经方时的借鉴。

（杨殿兴　整理）

七首经方今用之我见

中国中医研究院广安门医院（100053）　徐承秋

经方是古人在长期临床实践中积累的丰富经验而固定下来的方剂，有充分的立论根据，而且不少方剂行之有效，至今沿用不衰。古方今用，已不限于原有范围，多同方异治，使用得当，确有立竿见影之效。现谈谈几个经方的应用体会：

一、酸枣仁汤

此方出自《金匮要略·血痹虚劳病篇》。"虚劳虚烦不得眠，酸枣仁汤主之"。由酸枣仁、知母、茯苓、川芎、甘草五味药组成。秉承先师名老中医叶心清之临床经验用于难治性失眠、心悸，并制成加味酸枣仁膏，调整剂量，收效显著。酸枣仁300克，夜交藤300克，川芎180克，知母180克，茯苓300克，甘草150克，远志100克。以上量加水浓煎，熬成滴水成膏珠，加蜂蜜而成500克。临睡前用50克水冲服。曾有一捷克友人，年约60岁，失眠三十载，经数国专家医治不效，来院求治。投以加味酸枣仁膏，立见奇功。我们在临床中每用此药治疗阴虚火旺之手足心热，心烦，心悸，口干便干者，均能取得效果。脾虚者不宜。此方对大脑中枢有催眠镇静作用，能抑制其过度亢进和兴奋之神经细胞，使其能充分休息并有一定调节作用，从而促使兴奋和抑制恢复平衡。

二、乌梅丸

此方出自《金匮要略·趺蹶手指臂肿转筋阴狐疝蛔虫病脉证治篇》，由乌梅、细辛、干姜、附子、川椒、人参、桂枝、当归、黄柏、黄连十味药组成，用于蛔厥症，主治胃虚而寒热错杂。我们运用该方治疗表现有恶心、吐涎沫、四肢欠温、脉沉细、苔薄白之血管神经性头痛。偏寒者加重温药，偏热者加重凉药。强调此十味药共同配伍调量，以恢复错杂寒热之平衡。此方有调节血管舒缩，镇静镇痛神经之功效，凡符合上证者用之每多效应。

三、厚朴三物汤

此方出自《金匮要略·腹满寒疝宿食病脉证治篇》和《伤寒论·阳归病脉证并治篇》。由大黄、厚朴、枳实三味药组成。本人以此方为基本方，加党参、白芍、甘草、当归、乌梅治疗慢性胃炎。热象明显者加黄芩、川连、丹皮；寒重加吴萸、肉桂；气虚加黄芪、太子参、大枣；阴虚加生地、麦冬、五味子。其中大黄少量，以 2～3 克为宜。用以和胃、消炎、化积。厚朴、炒枳壳各 10 克，以宽中消胀满，增加胃肠道分泌活动及血流量。此方能保护胃黏膜，抗炎生津、增强和调节胃功能。

四、麻黄附子甘草汤

此方出自《金匮要略·水气病脉证并治篇》。我以此方为主治疗病态窦房结综合征之缓慢心律失常型，若伴阴虚加生地、女贞子、知母；气虚加黄芪、党参、太子参、三七粉；寒重加鹿角霜、肉桂；热重加黄柏、黄芩等，需具备四肢欠温、乏力、口淡、血压不高、脉沉细缓，苔白者。此方能活跃窦房结功能，加强传导作用，增强心脏收缩力。

五、四逆汤、四逆加人参汤

此二方出自《伤寒论·厥阴病脉证并治篇》，治疗"大汗出，热不去，内拘急，四肢痛，又下和厥逆而恶寒者"。以此方加生脉散，治疗低血压、心源性休克、周围循环衰竭等，并制成针剂，便于抢救时静脉输入，成功的急救了很多循环衰竭患者。轻证单纯用以上针剂即可奏效。危证、重证在应用升压药、血管活性药效果不稳定时，加入以上针药每能明显提高疗效。曾治一肺癌患者脑转移，住院期中又发生急性心肌梗死，并发心源性休克。用西药抢救数天后血压仍不升，后静滴四逆加人参针、生脉针。血压逐渐平稳上升，安然的渡过了危险期，明显地看到了中药的优越性。另急诊室有一脑血栓后遗症、失语之女性老年患者，突然急性心肌梗死，大汗淋漓不止，汗液浸湿棉垫，血压测不到。用西药不效。即时以独参粉口服，静点四逆针及生脉针，每小时交替用药，一日后血压逐渐回升，方转入病房继续治疗而获显效，以上三种针剂能增加冠脉流量，提高耐缺氧能力，改善心功能，镇痛升压，保护休克状态之机体。

六、芎归胶艾汤

此方出于《金匮要略·妇人妊娠病脉证并治篇》，我常用四物胶艾汤治疗痛经每获良效。寒重加肉桂、元胡、台乌；气滞加厚朴、川楝子；夹热加黄柏、益母草。四物汤有补血活血、调经镇痛作用。阿胶滋阴补血，痛经多胞富有陈寒，加艾叶暖宫温经。

七、苓桂术甘汤合防己黄芪汤

二方合用治疗诸水肿。水肿严重者可加五皮饮。基本方：黄芪、防己、白术、茯苓、肉桂、冬瓜皮、五加皮、大腹皮、桑白皮、车前子以益气健脾和风。因肺心病所致者，另以涤痰汤加减；因风心痛所致者，另以归脾汤加减；因冠心病所致者，另以加味丹参饮（川芎、赤芍、丹参、檀香、三七粉）加减；因冠心病所致者，以天麻钩藤饮加减。

枳实芍药散在妇科临床中的运用

江苏省兴化市中医院（225700）　　王少华

一、方剂来源及效用

枳实芍药散出自《金匮》，由枳实、芍药二味组成，服药时用麦粥送下。枳实乃脾胃二经气分药，性味苦辛微寒，辛能开，苦则降，因而功擅消痞破气，行痰，性善下达，药力峻猛。朱丹溪称其能冲墙倒壁，张仲景治"水饮所作"的"心下坚，大如盘，边如旋盘"者，以枳实、白术二味主治，名之为枳术汤。于此可见枳实消散功力之雄。芍药为肝脾二经血分药，性味微苦、微甘、微酸、微寒。苦者泄，酸善收，甘能补能缓，故芍药之功在于柔肝泻木，补脾，和营，敛阴，缓痛。芍药有赤白之分，两者功效各别。成无己曾概括地指出："白补而赤泻，白收而赤散。"李时珍更具体地说："白芍益脾，能于土中泻木；赤芍散邪，能行血中之滞"。此说颇为中肯。枳实与白芍配用，则一气一血，一散一收，一开一合，一补一泻，而成动静结合，刚柔相济，互制互济，相反相成的方剂，以之治阴血不足，气机郁滞之证，甚为合拍。枳实与赤芍为伍，则一消气滞，一行血滞，相辅相成，用于气滞血瘀之证颇验。由于血虚气滞患者，亦常有血瘀见证，此刻枳实又当与赤白二芍同用。

二、在妇科临床中的应用

《金匮要略·妇人产后病脉证治》篇指出："产后腹痛，烦满不得卧，枳实芍药散主之"。在这一思想指导下，我用枳实白芍药散治血虚气滞之产后腹痛，用枳实赤芍药散治血瘀气滞之产后腹痛。服药时用有和肝、养心、益脾的麦粥送下，又具有安内与攘外并举之妙用。本方药虽仅两味，但同时作用于气分与血分，这就决定了它的运用广泛，其适应证并不局限于产后腹痛。通过配伍用药，可扩大其适应范围。如病位在上而胸胁痛者，配柴胡、郁金、当归、川芎；病位在中而脘痛者，配木香。砂仁、延胡索、丹参；病位在下而腹痛者，配小茴香、乌药、牛膝、红花。

1. 经前乳胀：以青年妇女为多见，其次为已经产育的中年及未婚少女，老年女性则偶见，由于乳头属肝，乳房属胃，以及女子有余于气，不足于血等说，医家对病机的认识，除阴虚、阳弱两类机制而分别采用育阴、助阳治法外，一般多倾向于肝胃气滞。然而逍遥散对于迁延不愈的经前乳胀，疗效并不理想。疏肝理气和胃法运用欠效，乃治其然而未治其所以然之故。《内经》谓"必伏其所主，而先其所因"。此类患者肝用之所以太过，实由于肝体之不足；前贤有"肝为刚脏，非柔不克"的指导意见，于是用白芍配山萸肉以养肝阴，柔肝体，乙癸并调，用枳实配郁金以疏肝用，消气滞，土木兼治。上述四药，我称之为加味枳实芍药散，其中白芍与枳实的用量为6：1，即白芍一日量为30～60克，枳实为5～10克。这一手法，旨在重以养体，轻以疏用，养肝体即所以疏肝用。近年来，我用此方治疗肝郁气滞、少苔、薄苔的经前乳胀患者，尽管尚有复发者，但近期疗效已大为改观。

2. 经后脘痛、胁痛：脘属胃分，胁为肝野，因而脘胁疼痛，每从厥阴，阳明论治。其中因于血虚者，用枳实白芍药散配归身、熟地以养血，复入甘草又成芍药甘草汤，以酸甘化阴，缓急止痛，掺以延胡索，助枳实消气滞，寓消于补，以冀通则不痛；若因于气血瘀滞，经后或经行期间脘胁痛者，用枳实赤芍药散配丹参饮、金铃子散以疏泄肝胃。

3. 少腹疼痛：这里所说的少腹，包括脐腹下胞宫所居，以及肝经"循少腹"一脐腹下两侧部位。而少腹疼痛，乃指女子胞、胞脉及女子先天的肝经病变后所形成的并排除内科六腑疾患及外科内痈的少腹疼痛。实践证明，这一疾病的多数患者，多因肝气郁滞本经，不通则痛，或湿热久蕴胞宫、胞脉，以致气血阻滞而痛的实证者居多。因此，治疗上我多着重疏导气血，清泄湿热，分别以枳实赤芍药散配合金铃子散、失笑散、小茴香、红花，或配合红藤、败酱草、乌药、牛膝、三棱、莪术等。至于虚性疼痛，又当用加味枳实芍药散主治。

4. 经期神志异常：神志方面疾患，医者第一印象多为痰迷，其次为郁怒，很少考虑到血瘀。时至晚清，虽有傅青主在其女科一书中谈及"不语"时指出："乃恶血停蓄于心，故心气闭塞，舌强不语"但仍未引起临床家们的重视。对此，本人亦深有体会。回忆1958年夏，当时我任教于河北中医学院（现河北中医药大学），暑假返里时正值医院诊务繁忙季节，我主动趋家父前襄诊。有一少妇，患经期癫疾，经后即恢复常态。经多力求医，已取二陈、黄连温胆，乃至天王补心丹、礞石滚痰丸等罔效。当即向家父请益，老人指出："此证眼目处在经期发作，以往诸同道均置此关键处不顾，无怪其不能奏功也。须知女子经期非血虚，即血实，或兼而有之。今患者经初必腹痛且胀硬而拒按，舌下经脉色紫，右畔近根处有一瘀斑。此证属血瘀气滞夹痰上犯，君主被蒙而致癫也"。并日头授方：①黄连温胆可以续用；②投枳实赤芍药散以行气血，复加川芎以上窜，牛膝以下达，务使瘀血流通，乘经行之际外出。此方初诊服 10 剂，复诊时主诉本次经期神识明慧，无任何意识障碍，亦未出现腹痛云。该病例距今已 34 载，但却历历在目，声声在耳，如若隔宿事。此后数十年的诊疗工作中，亦见过类似疾患，从痰瘀论治颇验，特记此以备一格。

三、案例

朱某，女，32 岁。结婚八载余未孕，经汛或先或后，量偏少，色先淡后鲜，质较稀。经前乳胀已十年余，婚后胀势有增无减。近两年来两乳硬块增大，拒按，乳头又痛。平昔沉默寡言，胸痞太息，时而胸胁胀痛。脉濡细，舌正红有紫气，苔薄白。证属肝血亏虚，气滞夹瘀。至若眩晕目涩，亦肝血有亏，虚风上扰耳。夫肝体宜柔，肝用宜疏，又"虚者补之"，"结者散之"经有明训，当遵之。仿加味枳实芍药散合养精种玉汤意立方。药用杭白芍 60 克，山萸肉 15 克，甘枸杞 12 克，熟地黄 15 克，当归身 10 克，枳实 10 克，黄郁金 10 克，桑菊各 10 克，牡蛎 30 克，路路通 15 克。服 10 剂。汛期将至，乳胀痛应剧而反缓，胸痞胁肋胀痛亦有减势，原方加红花 3 克，续服 5 剂。此方服至第 2 剂，月水即先期三日而潮，诸恙渐除，以后月经前旬日继续服此方，调理近三个月共服汤药 35 剂，而十载痼疾遂瘥。

按：我临证 48 载，对于不少经前乳胀患者，采用疏肝开郁，滋水涵木，益肾温阳，清泄，通络，开结，化瘀，祛痰，软坚诸法，奏效者仅十之三四；后来我采用枳实、白芍、山黄、郁金四药，名之曰加味枳实芍药散。其中白芍用 30~60 克的大剂量，治疗厥阴阴血亏虚，体失柔而用独亢的经前乳胀患者，疗效较为满意。即以本案朱姓患者为例，该病员罹经前乳胀痛十载，多方求治罔效，我以本方合养精种玉汤以养肝经阴血，重柔其体而轻疏其用，药证相对，仅服 35 剂而愈。

热入血室辨析

湖南省中医药研究院（410006）　　王明辉

曾治一病妇，伤寒数日，热重寒轻，口渴，无汗，溲黄，便秘，舌红，苔黄，脉数。诊为阳明燥热证，投以白虎汤加减，四剂取效。但病变俄顷，病证变化，延迁半月始确诊为热入血室。病妇于治疗中经期感染，致证由阳明经病演变为热入血室。《伤寒论》云："妇人中风，发热恶寒，经水适来，得之七八日，热除而脉迟身凉，胸胁下满，如结胸状，谵语者，此为热入血室也。"对照前后病情，除无谵语外，其他诸证多相符合，但谵语并非热入血室的必备证候，如第 143 条又云："妇人中风七八日，续得寒热，发作有时，经水适断者，此为热入血室，其血必结，故使如疟状、发作有时，小柴胡汤主之。"此病妇伤寒后，致七个月之经闭忽通，旋又因血热互结使经水一日即止，寒热往来如疟，医者疑为疟疾（但先后十余次血检为阴性）。另据第 221 条 7 条云，"阳明病，下血谵语者，此为热入血室……"这说明，阳明病下血（包括病妇的月经来潮）与少阳病之热入血室在病理上是相同的。

按：热入血室之症，因月经来潮或适断，感受外邪，邪执内陷，与血相结，正邪相争，故可见寒热往来如疟；肝藏血，血瘀于肝，厥阴经气不畅，故可见胸胁满闷或疼痛；因血结胞宫，故可有少腹痛，经量减少，甚或中断，再因心主血脉，如血热上扰心神，则可有神昏谵语，昼轻夜重。有时热入血室，亦可无血结，仅见营分热炽，心烦不寐，舌质红绛等，热邪迫血妄行，则可轻量增多或吐衄下血，舌质红绛。此病妇除心神及血分尚未为热邪所扰外，其他诸症皆见。故诊为热入血室。因经期感染，乃仿小柴胡汤合清骨散为治，以和解表里，滋阴清热。其方药为柴胡、黄芩、党参、知母、青蒿、鳖甲、秦艽各9克，地骨皮6克，玉竹12克，甘草3克。每日一剂分两次煎服，数剂而愈。

《伤寒论》中有四节经文对热入血室证治论述较详。依其受邪部位而言，有邪在少阳，邪入阳明，邪陷冲脉，邪阻肝经的不同，《温病条辨》中亦有类似阳明蓄血轻证的记述，可见热入血室虽为一种病证，但却可因留邪部位的深浅而判明其表里阴阳差异和不同的预后。故在辨证施治中，有的可用小柴胡汤解半表半里之邪，有的用核桃承气汤主治瘀血在里者，有的亦可自愈的（如邪陷冲脉的），有的针刺期门之法治疗邪在阳明或邪入肝经者。

热入血室多见于壮年及中年妇女，临床中此类病例并不少见，但多为医者忽视，如本病妇误诊半月之久，即是证明，故医家对此病的有关理、法、方、药不可不详悉。

桂枝汤证治变化的辨证思想

湖南省中医药研究院（410006）　　　王明辉

《伤寒论》是一部阐明多种疾病辨证论治的专书，它有着唯物的自然观和朴素的辩证法，在桂枝汤的证治上就有不少的体现。现就有关桂枝汤证治变化辨证思想的一些特点作一讨论。

辨桂枝汤证，既立足于整体，又要着眼局部。六经各有手、足二经，与脏腑关系密切，运行于全身。六经证候的产生，是脏腑经络病理变化的反映，如足太阳经起于目内眦，上额交巅，下行循背抵腰至足。故太阳经感受风寒，可见头项强、腰背痛。如太阳经证不解，由经入肺，就可影响膀胱气化功能，以致水气内停而出现小溲不利，小腹里急，渴欲饮水等证，整体判断也不可忽视局部的病变。如第54条所述："病人脏无他病，时发热自汗出而不愈者，此卫气不和也，先其时发汗则愈，宜桂枝汤。"先诊察病人没有其他脏器病证时，才能根据卫气不和的发热自汗证候而论为太阳表虚证。如与八纲辨证相联系，则风寒初客于表，反映出营卫失和的证候，即是太阳病，邪由表入里，反映出胃肠功能亢奋证候，便是阳明病；正邪交争于半表半里的胆经部位反映的证候为少阳病；三阴经的证候，则主要以寒邪入里，正虚阳衰，机能减弱为特点。一般说来，三阳病多属阳热实证，三阴病多属阴寒虚证，从表里相对而言，三阳病属表，三阴病属里，如六经辨证中的太阳经病，多有发热、恶寒、头痛、脉浮等属于八纲辨证分析的表证。但仅从表证，还无法合理用药，必须结合有汗无汗，有汗为虚，无汗为实，循此，才有可能运用解肌（如桂枝汤）或开表（如麻黄汤）等方药治疗。这种既立足于整体，又着眼于局部的诊治法，反映了中医学的唯物辩证观。

　　把桂枝汤证看成是联系疾病运动发展的过程：伤寒病六经辨证，不只是简单地鉴识六个证候群，而常联系着五脏六腑和手足经络，故六经辨证论治，实际上包括了阴阳五行、脏腑经络、病因病机、四诊八纲、治则方药等学说的内容。由于脏腑经络是一个不可分割的整体，故一经病变可涉及另一经，从而出现传变，合病，兼病的证候。桂枝汤证也不是孤立的，常呈现纵横交错的复杂病理过程。太阳经病的传变可有如下几种形式。

　　循经传：即病邪依三阳三阴的顺序由表传里。如太阳表证未愈，病邪传入阳明（第234条）即其例证。

　　越经传：不按三阳三阴的顺序，而是越经传变。如太阳病未愈不传阳明而越传少阳之类，常表现为太少合病（第196条）。

　　直中：指病邪不经太阳而直接侵入阴经，如第276条所述直中太阴，279条所述太阳病误下转属太阴等皆是。

兼（并）病：是指一经证候未罢，又出现另一经证候。兼病多续发，有先后之分，其势较缓，如太少兼病（第142、150、171条）太阳阳明并病（第220、240条）等皆是。

以上说明：伤寒病的过程绝不是孤立的、静止的，而是联系的，运动的。

桂枝汤证的常治与变治：《伤寒论》辨证实质是，对具体的病症要作具体的分析，要知常达变，要对不同质的病症用不同的方药来治疗。如桂枝汤本为调和营卫、发汗解肌、主治太阳病表虚证的方药。它的适应证如《伤寒论》所列有七条（第12、13、42、44、53、54、95条）均为桂枝汤的常治（正局）证。只要症见头痛发热，汗出恶风或阳浮（热自发）而阴弱（汗自出）、恶寒、恶风、发热、鼻鸣、干呕；或营弱卫强（发热汗出），或营卫不和（常自汗出）；或外证未解，脉浮弱者；或外证未罢，须先解外（不可下）等情况都宜选用桂枝汤。

但在太阳病误治或有合病、兼病时，就须按变局进行辨证，第15、25、45、56、57条应属于桂枝汤证变局论治；如症见太阳病误下后，其气上冲者，或伤寒不大便六七日，小便清者；或太阳病汗下不解而脉浮者；或汗解、半日许复烦，脉浮数者；或服桂枝汤，大汗出，脉洪大（无烦渴）者，都可再用桂枝汤。

至于桂枝汤证的变法就更多，《伤寒论》中涉及此题的约七条（第14、18、23、24、25、27、43条）。有用桂枝汤加厚朴杏子汤以解肌发汗，宣肺降逆定喘，治喘家或下之微喘者；有初服桂枝汤反烦不解，先刺风池、风府，再服桂枝汤者；有项背强直，反汗出恶风，宜用桂枝汤加葛根以调和营卫，升提胃阳者；有用桂枝麻黄汤以治脉洪大，形似疟的太阳经证者；有用桂枝二越婢一汤辛凉解表，清里热以治形如疟、微烦渴的太阳病者。这些都体现了辨证论治的思想，特别是桂枝汤随治化裁的原则性和灵活性。总的来说，太阳表虚证存在一分，桂枝汤则必须首选主治，但可随证而加厚朴、葛根、麻黄、越婢或用药前先针治的不同。

桂枝汤不单用于表虚，有时亦用于表现为"里"证的病人。因其变证较多，故临床施治亦随证而异。除小建中汤证（第102条）为桂枝汤化裁以治里虚或虚寒证外，还可化裁为桂枝附子汤祛风胜湿，温经镇痛以治表虚风重的"身体痛烦，不能转侧"。此外《伤寒论》中述及桂枝汤变证几十条（第20、21、22、28、62、91、163、165、276及372条）之多：如桂枝新加汤之治汗后，身疼痛、脉沉迟者；桂枝加附子汤治太阳病发汗遂漏不止，恶风、小便难、四肢微急者，桂枝人参汤温中和表以治太阳病外证未除而数下，遂胁热而利，下利不止，心下痞硬者；伤寒若下利清谷不止，身疼痛者急当救表，宜桂枝汤；桂枝汤去芍药治太阳病下之后脉促胸满者，若更有微寒则用桂枝去芍药加附子汤治之；若太阳病服桂枝汤或下之，仍头项强痛、翕翕发热、无汗、心下满微痛，小便不利者，须用利水散寒培土的桂枝去桂加茯苓白术汤治疗。有时可用表里双解法，如"本太阳病、医反下之，因而腹满时痛者属太阴也，桂枝加芍药汤主之，大实痛者桂枝加大黄汤主之"（第279条）。所举桂枝加芍药汤既解表又滋脾阴，桂枝加大黄汤则可解表导下。在太阳病变证中，有时亦有先温里后攻表的治法（第372条）。此外，对伤寒三日已发汗，经吐、下、温针仍不表解者坏病，则不宜用桂枝汤，应"知犯何逆，随证治之"。

以上阐明了桂枝汤证的常治和变局、变法的运用，充分体现了仲景对具体病例具体辨证和施治的朴素辩证法精神：只要有太阳表虚的主证主脉，就当用桂枝汤治疗，这是桂枝汤证的共性；有太阳合病、兼病或误治变证表现的，就当分清主次缓急，或酌情减益桂枝汤，或先表后里，先里后表，表里同治，这无疑又表达了桂枝汤证的个性，故不可执一不化。

真假桂枝汤证的辨证论治：根据《伤寒论》的经验总结，桂枝汤之"三禁"除"酒客不喜甘，得之则吐"（第17条）及"服桂枝汤吐"者须适当禁用外，至若禁用于脉浮紧、发热汗不出者是属表实而非表虚之故，以此仲景提出"常须识此，勿令误也"（第 16 条）以诫。

考桂枝汤有调和营卫，发汗解肌之功：桂枝、生姜辛能发散，温通卫阳，芍药、大枣和营敛阴，桂芍相配，于发汗之中有敛汗之旨，和营之中有调卫之功。甘草甘平和中，有安内攘外，调和营卫气血之能，故此方治太阳表虚并啜热粥以助药力，可使谷气内充有助邪去之力。其特点在：发汗而不伤正，止汗而不留邪，调和营卫，健胃降冲，故应用广泛。杂病中，凡属营卫不和而脏腑无病所引起的自汗或发热汗出之证，亦可用桂枝汤治疗。但须注意，太阳表实无汗、热证或阴虚内热者禁用。初服本药，若烦热加重，而表虚证仍在，应先刺风池、风府以散其邪。可仍用桂枝汤。若表虚误治后而脉证不变，则仍用桂枝汤；若正虚邪陷，则应随证施治。进本方时，以热粥温覆取汗，但以微汗为度，太过则将成变证，表虚未除则应继服桂枝汤，至愈为止。

曾遇一外感风寒青年，经六日治疗未愈。症见恶寒发热，热少寒多，头痛汗出，渐渐恶风，脉浮。诊为太阳表证虚。投以桂枝汤（桂枝 10 克、白芍 10 克、生姜 3 片，大枣 7 枚、炙甘草 5 克），两剂病愈。

三年前曾治一例，三日来时有发热，自汗出，恶寒风，肺浮弱的病人。经服桂枝汤三剂后，病旋愈。

以上两例为桂枝汤正局的治案。

有关变法的治案：如曾用桂枝汤加附子治一例汗出，动则悸，易感风寒，开始如恶寒怕风，随之发热，头项强痛，恶心，自汗淋漓，手足发凉，四肢拘急，脉浮弱的阴虚表证病人，因桂枝汤可调和营卫，附子漫经复阳，固表止汗，故三剂克奏其功。

还曾以桂枝加大黄汤治愈一例腹满时痛的荨麻疹，以往该例病例逐年逐渐加重，开始每年发六七次，以后愈发愈频。经用抗过敏药、钙剂治疗和活血散风等中医药治疗均少效。病发时，多伴有腹胀而痛、便结，三日一行，燥硬难下，全身疹痒。因依《伤寒论》第 279 条意：用桂枝加大黄汤（桂枝 10

克、白芍 10 克、大黄 10 克、生姜三片、大枣七枚、甘草 3 克、麻仁 10 克）表里双解，一剂后痒止疹隐。两剂后身多微汗，二便畅通，三剂其病若失。随访一年未见再发。

上述各点雄辩地说明：在丰富的临床实践基础上，张仲景所总结的如桂枝汤证等伤寒病的经验是符合辩证法并经得起验证的。虽对伤寒和温病的界说叙焉不详，个别证治还可商讨，但其学术思想、方法和临床经验的主流迄今仍有指导医学实践的现实意义。

应用干姜黄芩黄连人参汤的体会

中国中医研究院广安门医院（100053）　　张大荣

干姜黄芩黄连人参汤出自《伤寒论》第 359 条："伤寒，本自寒下，医复吐下之，寒格，更逆吐下，若食入即吐，干姜黄芩黄连人参汤主之。"全方只用四味药，剂量相等，寒热并用。其中黄芩、黄连苦降清泄中焦湿热，人参、干姜健脾温中。临床上凡遇脾胃虚弱，寒热错杂，升降失司之呕吐，腹泻或即吐又泻之病例均可用之。本人曾用此方治疗复发性呕吐、慢性结肠炎，效果良好。

一、复发性呕吐

张某，女，10 岁。起病于饮食失节，每进食后 30 ~ 60 分钟即吐，甚或饮水亦吐伴胃脘疼痛，每日 5 ~ 6 次至 10 次不等，时轻时重，多治不愈，致使进餐紧张恐惧。半年来体重减轻 2 公斤，精神不振，口干，大便少而不畅，喜暖怕凉，不能坚持上学。舌淡红，苔薄黄微腻，脉细，腹平坦，肝脾未及，无包块及明显压痛。属脾胃虚弱，寒热错杂。治宜健脾和胃、清热止吐。方用党参 12 克，干姜 6 克，黄芩 9 克、黄连 6 克、炒三仙 30 克、炒内金 10 克；针足三里、内关、期门、中脘，隔日一次。一周后复诊，服药后由每日呕吐 4 ~ 5 次减为 1 ~ 2

次，且量亦大减，精神好转。脉细苔薄黄，原方继服七剂。呕吐基本消除，食量增加，改服越鞠保和丸善后。二周后来院告之呕吐未再发作。

二、慢性结肠炎

　　何某，男，42 岁，工人。一年来腹痛、腹泻，大便每日 4~5 次，不成型，多数为稀水样便，有时夹有黏液及脓血。大便培养未见致病菌生长。曾用多种抗生素治疗，效果不满意。肠镜可见乙状结肠黏膜充血，水肿及出血点，夹有黏液，未见溃疡。兼见腹部怕凉、手心发热、口干不欲饮、眠差、纳可。脉弦滑，舌胖红有裂纹，苔薄黄，腹平软。肝脾未及，左下腹压痛（＋）。证属脾胃虚弱，升降失司，寒热夹杂。治以健脾和中、清热利湿止泻。方用党参 15 克、干姜 9 克、黄连 6 克、黄芩 9 克、茯苓 15 克、白术 9 克、香附 12 克、白芍 15 克、甘草 6 克。两周后来诊诉药后证减，再进七剂，腹痛减轻，大便次数减少，一日 2~3 次，不成形，有时仍有黏液，不能进食生冷及油腻，苔脉同前，原方加苍术 9 克、黄柏 9 克、炒内金 10 克、苡米 15 克，两日一剂。一月后复诊，大便日 1~2 次，有时成形，偶尔便前左下腹不适，大便外形及常规均正常。

　　体会：干姜黄芩黄连人参汤寒热并用，补泻兼施，功效清上温下，辛开苦降，适用于脾胃虚弱，上热下寒的寒热错杂证。对此如单用苦寒，必致下泻更甚；单用辛热，必致口燥、呕吐增剧。因而只宜寒热苦辛并用，调和其上下阴阳，恢复脾胃斡旋健运之功能，清升浊降，吐停泻止。例一为少年复发性呕吐，病情缠绵半年，胃气已虚，食滞化热，浊阴不降。例二泄泻病久，既伤中气，又伤阴液且湿热留连。一为呕吐，一为泄泻，病证不同，病机则一；皆属脾虚胃弱，寒热相杂其中，以干姜黄芩黄连人参汤治之皆愈。

黄柄山教授用经方化裁治疗梅核气经验

黑龙江中医药大学（150040）　　刘晓伟　整理

黄柄山教授多年来一直从事中医的教学、临床、科研工作，造诣颇深，在国内外医学界享有盛誉。黄老对梅核气的治疗见解独到，疗效卓著，现介绍于此。

一、重辨证，揣度病机

梅核气，是临床常见疾病之一，其病症记载肇源于《内经》；首次示方用药见于《金匮要略》；第一次正式命名则为《仁斋直指方》；其临床特点如何梦瑶所述："咽喉中有物不能吞吐，如毛刺，如絮，如膜，如梅核。"黄老认为梅核气的病因多由七情所伤，情志郁结所致。梅核气的病机症结在于气郁痰凝，而气郁为病之本，主要病位在肝，因肝主疏泄，调畅气机。人之脏腑、经络、各器官的正常生理活动，全赖气的升降出入，若肝失疏泄，气机不畅，则郁而为病；痰凝为病之标，气机失常，脏腑功能失调，津液代谢障碍，不能正常布津敷液，水湿内停，凝而为痰，痰之形成又可随气上至巅顶，下至涌泉，内至脏腑，外达皮毛经络，无处不有，无处不到，如果痰邪阻于咽喉，则致其病。梅核气的病势演变，可因年龄、体质、病程等因素不同，变化各异。肝气不舒，可横犯中土，脾不健运，痰浊内停，胃气不降，逆而上行；而气机不畅不但不能生津而生痰，气有余或痰蕴久皆可化火；气为血之帅，气滞不行，血行不畅，又可致瘀。所以从病势的演变看，影响的脏腑多见脾胃，致病的因素不独为痰，还可夹火、兼瘀。黄老认为诊断梅核气与认识其他疾病一样，要抓住疾病的本质，认清其演化规律，知常达变，才能把握住病之契机。

二、善施治，经方化裁

《金匮要略·妇人杂病脉证并治第二十二》云："妇人如有炙脔，半夏厚朴汤主之。"自仲景倡半夏厚朴汤疗梅核气之后，历代医家多宗于此。黄老对经方的认识不仅局限于临床运用，更主要的是他从经方悟出治疗梅核气的本质系气结痰滞治疗即应行气化痰。黄老讲半夏厚朴汤为理气化痰之祖方，对气郁寒痰内阻之证，用辛开宣散之品疗效尤佳，但疾病是复杂的，对梅核气的治疗不可拘于一方，而应宗先师之法，视其临床不同变化，辨证用药，才是中医学的真谛所在。在治疗梅核气中，黄老根据证候不同，常用之法大致有：

1. 解郁化痰：主要用于七情怫逆，肝气不舒，气不布津，凝而为痰之证。临床可见咽喉似有异物，咳之不出，咽之不下，胸膈满闷，时有呕恶，苔白腻，脉弦滑。其中以无热象、舌苔及脉为辨证要点。方用半夏厚朴汤加柴胡、郁金以增疏肝解郁之功。

2. 降逆化痰：主要用于胃气上逆，痰阻咽喉之证。临床可见嗳气或呃逆频作，咽喉如物梗塞，胃脘胀满，呕吐痰涎，舌苔白腻或白滑，脉弦。其中以有嗳气、呃逆、呕吐痰涎为辨证要点。黄老取《伤寒论》中的旋覆代赭石汤加减，疗效甚佳。旋覆花咸温，行水下行消痰；代赭石味苦质重，能坠痰降气；半夏、生姜降逆祛痰止呕；党参、大枣、炙甘草益气和中，合而用之益气和中，降逆祛痰。黄老用此方往往加大代赭石的药量，以收降逆之效。

3. 清热化痰：主要用于气郁日久或痰蕴不去的痰火之证。临床可见面红目赤，胸闷烦热，咽中有异物如炙脔梗塞不下，咳痰不爽，痰稠色黄，舌红苔黄腻，脉滑数。其中以热象、舌象及脉为辨证要点。气有余便是火，黄老对此证治疗，在疏肝理气的基础上，加以清热化痰之品。常用大柴胡汤加减：柴胡、郁金、厚朴、枳壳、黄芩、石菖蒲、胆南星、海浮石、天竺黄、贝母。

4. 祛瘀化痰：主要用于痰瘀互结之证。临床可见面色晦暗无泽，自觉咽喉中有草梗、树叶、瓜子皮之物，吐咽不得，咽干口燥，但渴而不欲饮，舌青紫或舌边有瘀斑或瘀点，苔腻，脉涩。其中以青紫舌或瘀斑为辨证要点。黄老认为气血津液相辅而行，彼此相关，一旦气滞不行或气化不及，不唯津凝为痰，也可血滞为瘀，痰瘀互结为病，所以在治疗时重在理气，再根据痰瘀孰轻孰重祛瘀化痰。常用药枳壳、香附、郁金、厚朴、当归、桃仁、红花、川芎、胆南星、半夏、旋覆花、贝母。

在治疗上，黄老针对气郁痰凝这一根本病机，虽然不同的证候选方用药不同，但观其用药规律，始终贯半行气化痰之法。宋·庞安常曰："善治痰者，不治痰而治气，气顺则一身津液亦随之而顺矣。"黄老认为治疗梅核气之本在于调畅气机，而肝主疏泄，则以疏肝理气为主，每每善用柴胡、郁金之类，气顺不但一身津液亦顺，气行则血亦行，气畅则脏腑功能方能正常。治疗梅核气之标在于化痰，痰即是病理产物，又是致病因素，所以在治痰时，既要注意调理失调的脏腑，又要视痰之寒热，瘀血不同辨证用药。另外，在治疗梅核气的过程中，除辨证施治外，还要针对起病之因，善于调理情志，二者并用，相得益彰。

三、验案举例

葛某，女，43岁，工人。病人早年丧夫，情志郁闷，其后再婚，感情不睦，不久离异。来诊时胸胁满闷，心烦易怒，善长叹息，眩晕口干，多梦易惊，舌红苔干，脉弦数。治以疏肝解郁，用丹栀逍遥散加减，调治十余日后，病情明显好转。后因某次暴怒后，四肢抽搐，两目上视，啼笑无常、数日平息。数日后晨起突感气闷难忍，自觉咽喉有异物梗塞，吐咽不能，时好时坏。心烦胸闷，咽喉异物梗塞，咳痰不爽，失眠多梦，眩晕口干，月经紊乱，经色深红，舌红苔黄腻，脉滑数。方用柴胡、厚朴、白芍、黄芩、栀子、胆南星、贝母、瓜蒌各15克，代赭石20克，海浮石20克，甘草10克。连服15剂，病情好转，精神转佳，异物感消失，又嘱其服用逍遥丸，三月后随访，其病痊愈。

　　按：本病乃由情志内伤而来，其素有肝气郁结之证，气郁化火。火灼阴津，炼液为痰，痰热互结，阻于咽喉。治以疏肝解郁，清热化痰。方中柴胡、厚朴、郁金疏肝解郁；黄芩、栀子清热除烦；加白芍一味，取其养肝柔肝之效；加代赭石用以重坠降逆之功；余药清热化痰，共奏疏肝解郁，清热化痰之功。方药对证其病好转。因其病之本在于肝，故在诸症好转之后，嘱其服用逍遥丸疏肝解郁，健脾养血，认治其本。

猪苓汤治疗肾脏疾病的经验

陕西中医学院（712083）　　　杜雨茂

　　猪苓汤乃仲景为阴津亏损、水热互结证而设。阴津亏损、水热互结证是多种肾脏疾病的常见证候，故治疗肾脏疾病应用本方机会较多。据几十年来的临证所见，可谓其效卓著。然需师古而不泥，方可多用而不朽，现将笔者的应用经验谨述于下：

一、治疗慢性肾炎

　　临床上在慢性肾炎患者中，阴津亏损、水热互结证占较大比例，是慢性肾炎最常见的证候之一。究其原因与素体阴虚、湿热蕴结日久、长期应用激素和免疫抑制剂、滥用温阳利水药等因素有关。临床以水肿伴见眩晕耳鸣、腰膝酸软、五心烦热，舌红少苔或无苔，脉细数为辨证要点。治疗用猪苓汤合二至丸化裁。猪苓汤有育阴清热利水作用；二至丸有滋补肝肾的作用，合用后补中有散，滋中有渗，且补而不滞，滋阴而不助湿，利尿而不伤阴，对慢性肾炎阴虚水停疗效较佳。临床应用时，笔者亦常加生地，因生地既能养阴，又能清热，尤其可凉血止血，能切中慢性肾炎之病机。若兼皮肤瘀斑，局部刺痛，舌质紫暗或有瘀点，口唇紫暗等瘀血证者加生益母草、丹参、丹皮；若兼胸闷痰多、舌苔白腻等痰湿内胜者加姜半夏、陈皮；或兼面赤口苦、小便短赤、舌苔黄腻等湿热内蕴者加金钱草、连翘、石韦；若兼见外感，偏寒者加桂枝、炒白芍或荆芥、防风，偏热者加二花、连翘；若有肉眼血尿或镜下血尿者加小蓟、旱莲草、白茅根、炒蒲黄；若大量蛋白尿长期不去者加石韦、金樱子、芡实、莲须、白术。

我们按 1977 年北戴河肾炎座谈会《肾炎中医分型的初步方案》，通过 103 例慢性肾炎临床观察。结果：阴虚型 53 例，占 51.46%；气虚型 27 例，占 26.21%；阳虚型 23 例，占 22.33%（其中 27 例气虚中兼阴虚者 7 例、53 例阴虚中兼气虚者 6 例、23 例阳虚中兼阴虚者 6 例）。对 53 例阴虚型患者用猪苓汤合二至丸化裁治疗的 31 例，结果：完全缓解 15 例；基本缓解 13 例，部分缓解 1 例，无效 2 例，临床有效率为 93.55%。

病案举例：杨某，男，45 岁。患慢性肾炎七年，反复不愈。来诊时眼睑浮肿，下肢凹陷性水肿，小便短少色黄，眩晕耳鸣，腰膝酸困，五心烦热，劳累后尤甚，夜间口干，舌红少苔，脉细数。实验室检查：尿常规：蛋白（＋＋），上皮细胞少许，红细胞（＋）。诊断：慢性肾炎，证系肾阴亏虚，水热互结。处方：猪苓 15 克，泽泻 15 克，茯苓 15 克，滑石 30 克，阿胶 10 克（另包，烊化），生地 15 克，旱莲草 10 克，女贞子 15 克，石韦 30 克，小蓟 15 克，白茅根 30 克。水煎服，日 1 剂。服药 7 剂后水肿消退；15 剂后尿蛋白转阴，红细胞消失；30 剂后诸症消失，实验室检查指标全部正常。

二、治疗肾病综合征

肾病综合征多由肾小球肾炎、肾小球肾病等引起，以大量蛋白尿、低蛋白血症，高脂血症及不同程度的水肿为临床特点。笔者认为：本病以肾虚（阴、阳）为本，精微不固、水湿泛滥、肝阳升动、湿热蕴结为标，临床上阴虚水停是本病常见证候之一。治疗用猪苓汤合六味地黄汤化裁，以滋补肾阴、利水消肿。若水肿重者宜先消其水，继益其阴，先用猪苓汤加车前子、冬瓜皮以育阴利水消肿，继用六味地黄汤以滋补肾阴善其后；若见大量蛋白尿者加石韦、芡实；若低蛋白血症突出者加鹿角胶、赤小豆；若血脂过高者加焦山楂、炒薏苡仁。

　　我们对猪苓汤合六味地黄汤以大鼠氨基核苷肾病模型进行实验研究，通过有关理化检验、电镜观察等系列指标动态观察，结果表明，该方对大鼠氨基核苷肾病有肯定疗效，能明显地降低尿蛋白，降低血清胆固醇，升高血清白蛋白及总蛋白，利尿消肿等作用，并能提高细胞免疫功能、明显改善足突融合，同时能防治激素对肾上腺的抑制作用。

　　病案举例：陈某，男，28岁。患肾病综合征九年，久治未愈。来诊时，全身水肿，腰膝酸软，眩晕耳鸣，心烦口干，遗精，头昏，舌嫩红少苔，脉细数。实验室检查：尿常规：蛋白（+++）红细胞（+），上皮细胞少许；血液生化检查：总蛋白38g/L、白蛋白16g/L、球蛋白22g/L，总胆固醇8.32mmol/L，甘油三酯1.76mmol/L，β-脂蛋白1120mg/dL，尿素氮12.495mmol/L，血肌酐265.2mmol/L。诊断：肾病综合征，证系肾阴亏虚、水热互结。处方：猪苓15克，泽泻15克，茯苓10克，滑石20克，阿胶10克（另包，烊化），生地15克，山萸肉10克，丹皮10克，生山药30克，车前子30克（另包，包煎），冬瓜皮30克，赤小豆30克，焦山楂30克，石韦30克，芡实10克。水煎服，日1剂。上方服6剂后水肿开始好转。继服18剂，水肿完全消失。实验室各项指标好转。继以上方加减服用8个月，临床痊愈。随访两年，一切正常。

三、治疗慢性肾盂肾炎

　　慢性肾盂肾炎临床症状可有可无，在急性发作时，以尿路刺激症状为主，可有轻度发热，腹痛及肾区叩击痛等。部分患者可无尿路刺激症状，而以长期低热、血压增高、间断性血尿、贫血、水肿等为主要表现。本病多见于中医淋证、腰痛、虚劳等疾病。临床上以阴虚，气阴两虚合并湿热证最为常见。治疗本病，阴虚合并湿热者用猪苓汤加味，气阴两虚合并湿热者用猪苓汤合四君子汤化裁。若偏于阴虚，症见手足心热，夜寐不安者加生地、女贞子、知母；若气虚明显，症见疲乏无力，懒言嗜睡者加黄芪以扶助正气；若兼有瘀血，舌质紫暗或有瘀斑者加桃仁、红花、赤芍以活血化瘀；若湿热下注者加石韦、瞿麦、萹蓄以清利湿热；若脓球多者加蛇舌草、败酱草、蒲公英以清热解毒。

我们通过100例慢性肾盂肾炎临床观察，其中阴虚型32例，气阴两虚型53例，阳虚型15例。各型均不同程度合并湿热、瘀血或水湿。在用猪苓汤加减治疗的85例中，结果治愈58例，好转27例，无一例无效。

病案举例：张某，女，33岁。三年前曾因急性肾盂肾炎住院治疗，此后每年有几次急性发作，一周前又突然出现恶寒，继而发热口干，尿频尿急等症，某医院用青霉素治疗一周，恶寒发热控制，但尿频尿急等症不见好转。来诊时尿频尿急、量少色混、排尿时尿道灼热，右肾区叩击痛，手足心热，舌嫩红少津苔薄黄，脉细数。实验室检查：尿常规：脓球（＋＋＋），上皮细胞（＋＋）红细胞（＋）。尿培养：葡萄球菌生长。诊断：慢性肾盂肾炎急性发作，证系湿热下注、肾阴虚弱。处方：猪苓15克，泽泻10克，茯苓15克，滑石30克，阿胶10克（另包，烊化），生地15克，蛇舌草30克，石韦30克，瞿麦30克，萹蓄30克，生甘草10克。水煎服，日1剂。服药3剂，诸症显著减轻。继服6剂，诸症基本消失。后以猪苓汤为基础，随证加减服用约60剂，痊愈，随访3年无复发。

四、治疗慢性肾功能衰竭

慢性肾功能衰竭单纯阴虚、水热互结证非常少见，而阴阳两亏、湿浊中阻则非常多见。对此证型，笔者常用猪苓汤合真武汤化裁治疗。意取血肉有情之阿胶和白芍滋阴养血；用熟附片温壮肾阳；用白术、茯苓健脾和中、渗湿化浊；用泽泻、猪苓、滑石导湿浊从小便排出。若湿浊犯胃者可合用黄连温胆汤；若脾虚纳呆便溏者可配服香砂六君子丸；若心气阴不足，心慌气短者可配服生脉饮；若易感冒者可合用玉屏风散；若肾虚不固，遗精盗汗者可加龙骨、牡蛎以潜阳固涩；若尿素氮高者可加生川军、晚蚕砂以通腑去浊；若见肾性贫血者可加熟地、当归以养精血。

我们为证实猪苓汤合真武汤化裁方治疗慢性肾功能衰竭的作用，以腺嘌呤慢性肾衰大鼠模型，通过血肌酐、尿素氮、血浆游离氨基酸、病理解剖及切片光镜等指标的动态观察，结果表明：该方对腺嘌呤慢性肾衰大鼠有肯定疗效，其作用分别优于包醛氧淀粉、温脾汤及单用大黄灌肠。该方有明显改善模型动物的饮水量、摄食量；降低尿素氮、血肌酐；增加尿比重；纠正和改善电解质代谢紊乱、酸碱平衡失调及氨基酸代谢异常；拮抗腺嘌呤代谢产物沉积；减轻毒物对肾小管的损害等作用。与临床观察结果基本一致。

病案举例：曹某，女，45 岁。患慢性肾炎 10 年，发现慢性肾衰 1 年。来诊时，腰部酸困疼痛，胸闷，呕恶，食欲差，倦怠乏力，眩晕耳鸣，心烦少闷，舌淡红苔薄黄少津，脉沉细数无力。实验室检查：尿常规：蛋白（＋）白细胞少许；血液生化：肌酐：371.28mmol/L，尿素氮 16.065mmol/L，CO_2 结合力为 18.6mmol/L。诊断：①慢性肾功能衰竭；②慢性肾炎。证系气阴两虚、湿浊中阻。处方：猪苓 15 克，泽泻 12 克，茯苓 20 克，滑石 20 克，太子参 20 克，生川军 10 克（另包，后下），晚蚕砂 10 克，生地 12 克，砂仁 10 克。水煎服，日 1 剂。服 6 剂后自觉症状好转，继以上方加减服用 24 剂，查尿素氮 5.89mmol/L，CO_2 CP 26.14mmol/L 除有因乏感外，余无明显不适。后继以调补气阴治其本 2 个月，至今两年余，多次复查肾功能均正常。

五、小结

猪苓汤为笔者常用治肾脏疾病主方之一，无论何种肾脏疾病，只要其证系阴虚，水热互结均可选用；但宜师古而不泥，据证而变通，如是则才能效宏力著，不失仲景之旨。

心动过缓使用麻黄附子细辛汤的体会

上海市中医文献馆（200020）　　潘文奎

心动过缓是近年来临床多见的病症，从中医而论，常是以"迟脉"为主要见症，欲使心动过缓复常，当振奋其心阳，余以此立论，取麻黄附子细辛汤之扶正助阳作用，用治心动过缓，略有所获，兹介绍于下，供同道参考。

心动过缓一症，体征虽一，但其病机多端，临床使用麻黄细辛附子汤并非迟脉皆所相宜，故投药前必须先对本病之病机作一详细辨识。大致而论，心动过缓有虚、实两类病因。虚者，正气虚也。此以脉迟无力为主要征象。张景岳曰："凡虚细微迟之属，皆其类也，如血气俱虚之候。"脉迟而细小者是为血亏，脉迟而微弱者是为气虚阳衰；实者，大都为邪实壅遏，致使心阳被邪实壅遏于里，未能运血布达于脉，故其脉虽迟，但实而有力，若《素问》曰："脉涩曰痹。"故景岳进而云："脉迟而滑者，实也。"病因主要为痰浊、瘀血，各有相应之证候，临床不难识别。

麻黄细辛附子汤原是《伤寒论》治"少阴病，始得之，反发热，脉沉者"之方剂，乃素体阳虚，外感风寒之症；今投之以治心动过缓，则并非取其扶正解表之功，乃用其助阳通脉之能。本方不是以麻黄为君，而是以细辛为主，附子为辅，藉麻黄相助，以扶助心阳，鼓舞心气而温阳通脉，此与《金匮》之大黄附子汤以附子、细辛温通寒凝，有异曲同工之意。

细辛，味辛而性散，具有升发、温通、辛散之功能，其疏散之力颇大，能开通诸窍。根据现代药理研究，细辛具有肾上腺素样作用，能使血压上升，故治疗心动过缓，主要是取其动用。诚如《本草经百种录》曰："细辛，以气为治也。"用之鼓动心阳，心搏加快，故为主药。其用量，古有"细辛不过钱"之说，临床实践中，余用量一般为 4～6 克，尚未见耗气伤阳之变。其用量之增减，当视其心阳之虚衰及其邪实壅遏之情而定，尤以邪壅之情为主，若瘀血阻遏或痰浊壅塞较为明显，则用量宜大，以增其亢奋之力；若外邪阻遏之情不甚，则轻量即可。至际心阳虚衰之情，一般宜用于心阳不振，尚无衰败之情；若心阳已衰，无力以搏，则细辛之辛散更耗气伤阳，反当少用，慎用或不用，不可妄投。

附子，在此方中主要是取其温补心阳之功，为细辛之温通辛散。助其心力，增其能源，作为细辛之后盾。其用量一般为 8～12 克，也随正虚，邪实而有所不同。心阳不足者则当重用；而心气未衰，邪实壅甚时则可轻投，与细辛之用量适得其反，故附子与细辛用量之比是随其虚实之病理改变而有所波动，并不与心动过缓之脉率成正比。

麻黄，在此主要是取其"轻可去实"的"通血脉"（《日华子本草》）作用，主要是发挥其对外周血管的收缩作用，因其作用较温和和持久，则可使附子之温补心阳、细辛之通达血脉作用更为持久而恒定，一般用量为 4～8 克，常随附子用量的增减而变化。

综上所述，本人使用麻黄细辛附子汤以治心动过缓症者，主用于邪实之病症，故常使用于高脂血症、冠状动脉粥样硬化或供血不足及部分病态窦房结综合征。然而，使用本方必须掌握下列三方面的主要病理生理状况：一是心脏本身无明显的器质性病变，虽部分患者已有心脏增大的体征，但无心肌病、心瓣膜损害、室间隔缺损等病理；二是心阳虽弱，但尚未达心阳鼓动无能，心力衰竭的程度；三是心血有瘀阻之象征，但无心血亏虚，容量不敷的贫血、失血的病症。即从心体，心气，心血三方面考虑。心体是心跳起搏的物质基础，若心体有损，则鼓动心阳无其内在的条件，诚如《内经》云："无阴则阳无以化"；心气是心脏搏动的动力，心阳已衰，则只能补益而不能鼓动，则非本方之职能；心血是心搏以运血脉之物质，心血不足则鼓动心阳也仅使之空跳，无有效能，也为徒劳。故使用本方必须是在心体，心血基本完好，心气力弱但尚能振奋之际，则方为合拍。若一见心动过缓，不作辨证分析，即用麻黄、细辛之类，此虽一时能增加心率，但有时反耗其心阳，其结果犹如拔苗助长，昙花一现，适得其反。严格讲，这是不掌握其适应证而误治也。

麻黄细辛附子汤，药仅三味，在目前临床使用中常与他方合用，若系痰浊扰心而见脉迟者，可与二陈、菖蒲郁金汤为伍；若为瘀血致使心脉痹阻者，可选失笑散，桃红四物相参；若有心阳不振之病机者，可加参、芪之类，或用参附汤、生脉饮扶正，由此各司其职，分而治之，相得益彰。

兹附一例病案。康某，男，66岁。患高血压17年，近年来感胸闷心悸，脉率偏慢，在他院作心电图等检查，为窦性心动过缓（52次/分）、冠状动脉供血不足、主动脉弹性减退、血浆黏度增高。曾服多种西药，心动过缓未有改善。诊脉迟缓，右弦左沉，舌苔薄白，舌质略有紫气。此乃脉络痹阻、心阳失展，治当益气温阳，活血通脉。药投：麻黄4克，细辛6克，附子8克，炙芪30克，党参12克，桂枝8克，生山楂15克，川芎12克，桃仁12克，全瓜蒌15克，薤白8克，枳实10克，炙草8克。服药一周，胸闷略宽，复经一周，心动过缓之情消失，心率64～72次/分，高血压也已平缓，血压为20.1/10.6kPa，继续调理巩固之。

本例系高血脂症，因血浆黏度增高，冠状动脉粥样硬化，导致心脏供血不足，其虽有心血不足之病理，实是血瘀而致血虚之病机，致使心体失荣而心阳失展，故通脉温阳以荣心体，当可振奋心阳，故取麻黄细辛附子汤以促其动，再佐以川芎、桃仁活血通脉；瓜蒌、薤白宽胸通阳；黄芪、党参补益心阳，各司其职，纠正脉来迟缓之症，共奏扶正助阳、活血通脉之功。

越婢加术汤治疗风湿热之经验体会

上海市中医文献馆（200020）　　潘文奎

越婢加术汤，始载于《金匮要略》，主见于"水气病"篇，兼见于"中风历节病"篇，主治"里水"。此系水湿之邪既不能从汗而解又不能从小便而出之候，藉越婢加术汤清热、利湿、消肿而瘥。余以此方移治风湿热痹，据32例统计，历两周治疗，痊愈（临床症状消失，一月后化验复常）8例，显效（临床症状消失，血沉明显下降接近正常）17例，好转（症状基本消失，化验有所下降）5例，无效2例，获得较好效果。

风湿热痹并非里水之证，也无一身面目黄肿之候，然其也具有热蕴湿郁之病理。唯其与里水不同之处，乃是风湿热病有汗出之症，不若里水系邪无出路之情。对此汗出，复用麻黄发汗，是否有虚虚之误？观风湿热之汗出，乃是里热湿蕴逼汗外出之病机，故汗系热汗，且有熏臭之味，观越婢加术汤所治之证，并非绝无汗出，在"中风历节病"篇中，其所主治之证有"腠理开，汗大泄"之症，而越婢汤主治之证也见有"续巨汗出"之情，故汗出并非麻黄之禁。在此用麻黄发汗，旨在散其邪热，诚如李时珍曰："用麻黄引出营分之邪。"故药后汗出反有凉爽之意而促热退。从临床实践观察，治此麻黄尚需重用至10克，才能使里热出表而透达，并未见有汗大泄以致亡阴休克之情，量少则反使身热迁延不退。

石膏是本方清里热之要药，与白虎汤之用石膏以清里热其理相通，据实验研究，石膏对发热之大鼠动物模型也具有退热效果，更可进一步肯定。从临床实践观察，本方治风湿热痹的降温作用，与一般西药之退热降温药物的效果雷同，体温曲线大都呈斜坡下降，个别呈直线下降之势。在32例中，药后次日体温下降0.5℃以上者8例，两剂后退热15例，三剂后热退者 7 例。若三剂后体温未降，则必有其原因：一是风湿热痹之诊断有误。如周某，因发热、左膝肿痛四天求治，以越婢加术汤加减治疗，四剂不效，检左膝红肿，伴有浮膑现象，作膝关节穿刺，得血脓积液，显系化脓性关节炎，非风湿痹证；二是石膏用量不足。在此方中石膏是清热之要药，必当重投，余常用 30 克，甚则 60 克，取石膏与麻黄用量之比不少于 3：1。重投石膏并无体温骤降不升之虞，诚如张锡纯曰："石膏，有实热者，放胆用之"。有一例仇姓患者，因其体质较弱，初用越婢加术，石膏仅用 15 克，历两天体温不降，遂加大剂量一倍，一剂后体温即由 39.2℃ 下降至 37.9℃，病情遂安。

　　白术系越婢加术汤中之第三味要药，也是本方与越婢汤分歧之处，实是越婢汤治风水、越婢加术汤治里水区别之要点。从本方而论，白术在此具有三重作用：一是白术主健脾渗湿之功，湿蕴于内有其脾虚之内因，从《金匮》"里水，越婢加术汤主之，甘草麻黄汤亦主之"分析，此一方证虽属实证，但相对而言，越婢加术汤证系实中之虚，甘草麻黄汤证系实中之实，故有用术与不用术之异，在本方中用术，乃是宗《本草会编》："以除其湿，则气得周流"之意；二是白术与麻黄共用，麻黄可"治顽痹，皮肉不仁"（《药性论》），白术也为"除风痹之上药"（《本草经疏》），今得麻黄宣散之相助，则"令其旋补而旋行，则美善而无弊矣"（《长沙药解》）。两药共奏通痹除湿之效，相得益彰；三是白术扶正，可抑石膏泄热伤正之弊。一药而具三效，可见其功不可灭，此也是以白术列入方名中之要义也。

　　以越婢加术汤治疗风湿热痹，在以麻黄、石膏、白术三味药为主的情况下，随其风湿热之偏胜及所罹及之关节再加味，则更可有的放矢，诸如：风湿偏胜者加防风、防己、苡仁、赤茯苓；湿热偏盛者佐赤芍、秦艽、虎杖、忍冬藤；上肢疼痛者纳桑枝、桂枝；下肢疼痛者投牛膝、海桐皮。一般服药三天内即可见效，但用药时间相对要持久些，一般需待风湿热症情稳定后方可改方换药；若在热退肿消后即变更方药，虽貌似吻合

"辨证论治"原则，实则其病证仅是被控制而隐伏，并未稳定，尚处于风湿活动期，故改方换药实与停药等同，症情即可复起，再投越婢加术汤则不如初用之神速。此实是经验教训矣，不可不知。

活用经方　拓宽主治范围

中国中医研究院西苑医院（100091）　　　周文泉

　　患者高某，女，38 岁。一年前出现心慌、胸闷，无胸痛，原因不详。心电图示：窦性心律不齐、窦性心动过缓。经阿托品、654 - 2 等药治疗，心律转齐，心率维持在54 ~ 60 次/分，仍时有胸闷、心悸、乏力、不寐等症状出现，时或加重。曾在我院及外院门诊治疗，服用中药汤剂及复方丹参片等，效果不显。近一月来，自感喉中有一球状物，欲吐不能，欲咽不下，甚感苦楚，渐至胸闷心烦，多痰，善太息。三天前，因家事纠纷，怒后手足发凉，麻木，旋即不省人事，经针刺人中、内关等穴后苏醒，次日又作昏厥，数分钟后苏醒。入院时，心悸，胸闷，头晕乏力，咽中如有炙脔，口干而苦，痰不易出，午后诸症尤为明显，全身畏冷，小便清长。

　　查体：体温、呼吸正常，血压 10.7/8.0kPa，心电图未见缺血改变，心率 50 次/分，心律齐，心脏各瓣膜均未闻及病理性杂音，双肺呼吸音清晰，未闻及干湿性啰音，腹软无压痛，肝脾肋下均未触及，下肢无浮肿，神经系统查阴性。

　　脉象：六部脉均呈弦细象。舌象：舌体大小适中，无齿痕，舌质暗红，苔薄白，舌底脉络色暗红，无迂曲。阿托品试验诊断为病态窦房结综合征，咽部神经官能症。

　　中医诊断：心悸（心阳不振），梅核气（肺阴不足，痰气交阻）。辨证：患者心悸与梅核气并存，病机分属心肾阳虚和肺阴不足，先议润肺化痰散结治其急，次再视病情而定之后治法，投《金匮》麦冬汤加减。方药：麦冬 15 克，半夏 10 克，川贝 10 克，桔梗 12 克，枇杷叶 20 克，天冬 10 克，西洋参 10 克，生甘草 10 克，大枣 12 克。1 日 1 剂，水煎服。甫进两剂，自感咽部痰已上移，有轻松感，痰少易咯出，6 剂咽部症状锐减，唯感胸闷乏力，心率亦有所下降，最慢时 45 次/分，动则心悸，手足发凉，舌暗红，苔薄白，脉细。

再诊：前投润肺化痰，咽部症状有所减轻，而心悸症状反而加重，议育阴则阳虚更显，当温阳育阴，心肺同治，麻黄附子细辛汤合麦冬汤加减。方药：麦冬 15 克，天冬 10 克，西洋参 10 克，半夏 10 克，桔梗 10 克，枇杷叶 15 克，川贝 10 克，炙麻黄 10 克，制附片（先煎）12 克，细辛 3 克，龙眼肉 12 克，1 日 1 剂，水煎服。连进 3 剂，心悸胸闷锐减，咽中异物感亦减轻，心率 80 次/分，心律齐，六剂后，病情大有改善，唯痰少而黏，此为温阳育阴之药物用量应适当调整之兆，遂于方中略加育阴之品，以监制温阳之药的燥性，先后进退用药 20 余剂后，胸闷心悸，咽中异物感等均消失，心率 70 次/分，心电图检查正常，痊愈出院。

经方不仅配伍精当，用药有的放矢，而且体现了方以法立，法以方传的治疗体系，一方即一法。如麻黄汤的汗法，小柴胡汤的和法，承气汤的下法，白虎汤的清法等。因此运用经方的关键不在于一方一药，而在于掌握经方的立方依据，熟识每个经方的组合法度，何者为君，何者为臣，君臣佐使相互配合具有什么样的特点，具有什么样的功效。这样运用经方，随证遣药，针对性强，即成有所增减，亦能依据经方原意，不致名为某经方加减，其实难副。如麦冬汤方，《金匮要略·肺痿肺痈咳嗽上气病脉证并治第七》云："大逆上气，咽喉不利，止逆下气者，麦冬汤主之。"显然，麦冬汤是针对肺胃津液亏损，虚火上炎之大逆上气的咽喉不利而设，它的主要功效是止逆下气。方中重用麦冬为君，滋润肺胃，并清虚火；半夏下气化痰、人参、甘草、大枣、粳米养胃益气，使胃得养而气能生津，津液充肺则虚火自敛，咳逆气喘，咽喉不利诸症亦随之而消。综合本方的组成一是益气养津，二是化痰下气。运用本方治疗前某患者时即考虑病人平素心烦易怒，木郁化火，一方面木火刑金，耗伤肺阴；另一方面热邪熬炼津液而为痰，痰气互结，上逆咽喉而作梅核气，故仿麦冬汤方法，一以西洋参，麦冬，天冬益气养阴，二以半夏，川贝，桔梗，枇杷叶下气化痰散结，共奏养阴润肺，化痰散结之功，如是虽然药味有所增减，而经旨未变，用是法而不泥其方，所谓遵古而不泥也。

运用经方贵在发展，随着时代的发展，对疾病的认识不断深化，人类在探索治疗疾病的过程中不断扩大了经方的运用范围。如麻黄附子细辛汤，不论是《伤寒论》，还是《金匮要略》，用麻黄的目的在于温经宣肺，且有"咽喉干燥者，不可以汗"之禁，故临床上一般肺胃津液不足者，不宜用麻黄。但是现代研究表明，麻黄不仅能扩张冠状血管，增加冠脉流量，而且具有强大的兴奋心脏作用，同时受麻黄附子细辛汤配伍方法的启示，阳虚外感可在附子温阳基础上，用麻黄发散表寒，不拘于阳虚不宜用麻黄之禁。同理肺胃津液不足者，亦可在滋养津液的基础上用麻黄，不取其发汗，而用其温通经脉，发挥肺主治节，协助心君通调血脉之作用，与附子、细辛一起共同振奋心阳，这样既从理论上突破了原有的局限，又从临床上扩大了经方的运用范围。当然，这种扩展并不是无拘无束，漫无边际，而是在理论指导下的进一步发展。

本案投麦冬、天冬、西洋参，一是针对肺胃津液不足，育阴增液，润养肺胃，二是监制麻黄附子细辛汤的温散燥热之弊，并且因为养阴药与温阳药配伍比例得当，不致因西洋参、二冬甘寒养阴而影响麻黄附子细辛汤鼓动心阳作用，故而旷日持久的掣肘之疾，一举收功。

（方凡整理）

四逆散临床随笔

河南省人民医院（450003）　　周世印
项城县第一人民医院（466200）　　马洪海

　　四逆散由柴胡、白芍、枳实、甘草四味药组成，是《伤寒论》治疗传经热邪，阳气内郁之热厥或肝脾不和所致的胸胁脘腹不舒的肝郁证；究其用方之意，实为肝郁气滞而设。肝郁化热，影响于脾，脾土壅滞不运，一则阳郁不能达于四末故出现以热四逆之热厥证，此厥因气滞肝郁而生；二则肝郁横逆，肝脾不和，故见脘腹胁痛或泄利下重等证。方中柴胡、白芍归经入肝，以疏肝解热清热为主；柴胡与枳实同用，可加强疏肝理气之功；白芍与甘草配伍能缓急止痛。共奏疏肝理脾，和中缓急之功效，是治疗肝郁气滞的鼻祖之方，为疏肝法的临床运用奠定了基础。

　　疏肝法是为恢复肝的疏泄，畅达其功能的治疗法则；针对肝的疏泄功能受到遏制、劫伤而采取的措施，是治肝的另一大法。四逆散是其代表方剂。

　　疏肝法的临床应用，是有广泛性和多功能性的特点，越出了单纯治肝的范围，涉及到多脏器和内、外、妇、儿、喉等多科。据现行教科书所载，是四十多种疾病的主要治法之一。这一法则其所以有如此大的应用范围，是由肝主疏泄这一特性所决定的。从生理角度讲，"肝为刚脏"，"肝为将军之官"，"肝为罢极之本"。说明肝具有刚与柔、喜动又不可过劳的特性。维持肝体的刚柔劳逸之间的协调，是由疏泄功能进行调节的，因为只有疏泄正常，才能使气血得行，肝体得养；刚者不损，柔者不痿；刚中有柔，柔中有刚，刚柔相济，调其生机；动中有静，静中有动，动静适中，劳者无伤，从而保持其活泼的本性。若疏泄失职，筋脉失养，刚者亢奋，表现筋脉痉挛，抽搐、震颤；过劳者则表现筋痿，懒怠，麻木不仁，乃至痿废，所以疏泄是维持肝脏自身功能活动的基础。同时肝能疏泄无形之气，又能调畅有形之血，对机体内的气、血、精、水之代谢的动态变化，起着调节，控制的特殊作用。气是维持人体生命活动的基本物质，五脏皆有气，以行运化，宣化，各司其职，唯肝气疏泄具有多功能性，能协助、调节、控制各脏之气的运行代谢，只有肝气的正常疏泄，体内的气机畅达，才能协助肺气的宣发肃降，脾气之开运，胃气之下行，心气之收敛，肾气之固藏。肝气滞者，疏泄困顿，疏脏气运难以施展，临床上有乘脾，犯胃、刑肺、海肾之证。气行则血行，人卧则血归于肝，肝气的疏泄调畅，血当行者行，当藏者藏。若疏泄失职，气滞则血瘀，气机逆乱者，血溢于络外，现衄血，呕血，肝掌，紫斑舌等证。肝之疏泄能疏利三焦，调畅膀胱，可助水液的正常排泄；若疏泄受损，气机不畅，瘀血内阻，水液不行，身肿腹水相继出现。倘若疏泄失度，可导致阴阳失调，常见黏液性水肿、甲亢、瘿瘤，更年期综合征等，冲任二脉内联于肝，许多妇科疾病的治疗，都选用疏肝养血的法则，故有"妇女肝为先天"之说。

四逆散的临床指征虽然复杂，却以厥，胀痛，脉弦为特点。肝郁阳气不能达于四末则为厥；肝气郁结，疏泄正常，气机不利故胀；气机阻滞不通，不通则痛；肝气不舒，经脉变得劲急有力，故脉弦。掌握特征，临床随证候的轻重万同，兼证的差异，其治法常中有变，法中有法，临床上以辨证审因为前提，以疏为主，疏中兼散、化、温、养、清、利之法，统筹兼顾，灵活化裁，变通使用，现将临床的主要治法，执简驭繁，作如下介绍：

一、四逆散的临床正治

肝气郁滞，气机不利，阻于经络，脉络不通，胁痛以胀痛为主，走窜不定，痛引少腹，疼痛与情志变化有关，遇怒则加剧，胸闷不舒，纳食减少，嗳气频作，肝郁阳气被遏，气不能达于四末则为厥，血为气滞，月经后期，量少色暗，乳房胀痛，苔薄白，脉弦。治用四逆散加青皮、郁金、香附等，以畅达壅滞的气机为前提，但疏散不可太过，严防耗伤正气，以通顺为度，通后则可加养血之品。

二、四逆散变通运用法

1. 疏肝和胃法：情感不遂，疏泄太过，横逆犯胃。症见胃脘胀满，攻痛连胁，按之较舒，嗳气频繁，大便不畅。胃失和降，发为呕吐，吞酸、呃逆之症；苔薄白，脉沉弦。治当抑肝和胃，方用四逆散加二陈汤。

2. 疏肝扶脾法：肝失条达，横逆乘脾，脾气不运，清气不开。症见腹痛、泄泻，每因愤怒即发，胸胁痞满，嗳气食少，舌质淡红少苔，脉弦。治宜疏肝扶脾，方用四逆散合痛泻要方加减。

3. 疏肝宣肺法：肝郁化火，上犯肺金，失其清肃，气逆作咳，咽喉干燥，咳痰带血。或肝气冲逆犯肺，升多降少，胸中气乱，逆而作喘，兼有胸闷，胸痛，苔薄白，脉弦。治用四逆散合黛蛤散。喘证用四逆散合五磨饮子加减。

4. 疏肝利胆法：胆寄于肝，肝气不舒，则胆气不行，肝胆内郁，湿热聚生。症见头晕，耳聋，目眩，胸胁满痛，口苦咽干，呕吐苦水；或恶心欲吐，目黄身黄，小便黄短灼热，或往来寒热，脉弦滑，舌质红苔黄，治以四逆散合小承气汤加减。

肝气不舒，气机逆乱，上聚心肺，清窍被阻，发为气厥，症见突然昏倒，不省人事，口噤掌握，脉弦，舌苔淡白，治以疏肝开郁顺气法，四逆散合五磨饮子加减。

5. 疏肝导滞法：肝失疏泄，气机郁滞，不得宣达，传导失职，宿食内停，症见噫气频作，胸膈痞满，纳食减少，欲便不得，甚则腹中胀痛，大便秘结，舌苔薄腻，脉弦，治用四逆散合保和丸加减。

6. 疏肝散结法：情志所伤，肝郁失畅，气机郁结，血脉阻滞，隧道壅塞，聚而不散，症见精神抑郁，胸闷胁痛，腹胀嗳气，不思饮食，或腹痛呕吐，大便失常，或腹大膨胀，或腹中有块，舌苔薄腻，脉弦。治用四逆散加穿山甲、香附、郁金、青皮。或大承气汤合失笑散。

7. 疏肝软坚法：郁怒伤肝，气滞则水湿内聚，痰浊内生。气病及血，肝郁则血行不畅，久之积而成瘀，气、痰、瘀相互搏结，聚而不散。症见肿块成形，皮色不变，推之可移，或坚而不移，舌苔薄腻脉弦滑，见于单纯性甲状腺肿。淋巴结核，慢性乳腺炎，治用四逆散合四海舒肝丸。

8. 疏肝通络法：久郁不解，血行不畅，经脉不通，症见胸疼胸闷，经久不止。伴有干咳、低热，或乳汁不下，胀疼不止；舌苔薄白，脉沉弦。多见于胸膜炎，胸膜肥厚，肋间神经痛，急慢性乳腺炎，治用四逆散合香附旋覆花汤加减。

9. 解郁化瘀法：肝气郁结，气机受阻，由气及血，久者瘀血内停。症见胁痛如刺，定着不移，入夜更剧；重者胁下处见痞块，舌质紫暗，脉沉涩。多见于慢性肝炎、肝硬变、肝癌，治用四逆散合血府逐瘀汤。

10. 疏肝化痰法：肝气被郁，脾气不开，气郁痰结，阻蔽神明，症见精神委顿，苦闷不乐，表情淡漠，或多言独语，时悲时喜，哭笑无常，饮食少思，舌苔腻脉弦滑。多见于癔病，神经官能症，精神病，治用四逆散合导痰汤。

11. 疏肝温经法：寒滞厥阴，疏泄失常，经气不通，症见少腹睾丸连阴囊疼痛坠胀，怕冷，舌苔白润脉沉弦。多见于疝气，慢性睾丸炎、前列腺炎等，治用四逆散合天台乌药散加减。

12. 疏肝泻火法：肝郁不解，日久化火，肝胆相随，每夹胆火上乘，其性急迫，症见胁痛如灼如燎，心神烦扰，口干而苦，急躁易怒，胃中嘈杂疼痛，头晕耳鸣，舌红苔黄，脉弦细而数。见于胆肝系统炎症，胆石症，神经官能症等，治用四逆散合化肝煎。

13. 疏肝清利法：肝木疏泄太过，失于上行之职，胃的功能紊乱，湿热内生，阻遏于中。症见胁肋胀痛灼热，身热，目胀发黄，其色鲜明，小便黄赤，口干苦，或下痢脓血，舌苔薄黄，脉弦数。多见于急性黄胆型肝炎，胆石症，肝硬变，治用四逆散合茵陈蒿汤。

14. 清热柔肝法：肝经有热，灼伤肝体，症见心腹，胸胁俱痛，时发时止，烦躁不安，舌红苔黄脉数。多见于慢性胃炎，溃疡病，妇女痛经，治用四逆散合金铃子散加减。

15. 疏肝利水法：气行者水行，气滞则水留。病本在气，其标在水。症见胸痛，情绪易激动，经行浮肿，小溲少，舌苔薄白。脉细弦。多见于更年期综合征，经前紧张症等。治用四逆散合四苓散加减。

16. 益气疏肝法：肝气虚，功能减退，不任疏泄，条达无力，进而中气耗伤，症见周身倦怠，精神萎靡，胸胁不舒，气短食少，腹部胀满，大便稀溏，四肢欠温，脉沉细弦，舌苔薄腻，治宜益气疏肝，方中四逆散合补中益气汤加减。

17. 疏肝养血法：肝血不足，肝体失养，疏泄无力，症见眩晕，偏头作痛，两目干涩，周身无力，手足麻木，胁肋隐痛，齿龈出血，或鼻衄，午后低热。进而损及冲任二脉，妇女经少，经闭或漏下，脉细弦或虚弦，舌质偏红，苔薄黄，治宜养血疏肝，方用生四物汤合四逆散加减。

四逆散开创了疏肝法的临床运用。嗣后，《和剂局方》的逍遥散在实践中发展了疏肝和脾的治疗原则，在养血柔肝的基础上疏肝，在健脾益气的前提下调肝，使疏肝理气不伤肝体，扶脾益气以助肝之调畅。《景岳全书》将疏肝法由调气延伸到解血郁，以行血中之气，创柴胡疏肝散，为疏肝解郁的典型方剂，其解郁作用优于前方。王清任在实践中从气血理论发展了疏肝法，将疏肝法合益气药并合，与活血化瘀药同用，创立了补中益气汤和血府逐瘀汤。还有暖肝煎、加味乌药汤、天台乌药散、一贯煎、金铃子散等，都以疏肝理气为法，其临床运用，各有所长，各有所兼，从不同角度发展了疏肝法的治疗范围，使疏肝法日臻完善。

五泻心汤治疗消化道疾病

河南省安阳市人民医院（455000）　　徐乃斌
河南省项城县人民医院（466200）　　马洪海

五"泻心汤"，源出于张仲景《伤寒论》一书。其特点：皆为治"心下痞"而设，故共用黄连、黄芩以清热泻痞。

笔者多年来临床运用五"泻心汤"治疗多种因素引起的胃肠道功能失调性疾病略有体会，分别举验案略谈于下：

一、大黄黄连泻心汤治疗菌痢

例案：孙某，女性，34 岁，教师。自诉：两天前因食变质西瓜，食后即觉胃中不舒，遂发热畏寒，腹痛拒按，里急后重，恶心呕吐，大便日行 10 余次，脓血相杂，肛门灼热，小便短赤。检查：体温 38.6℃，脉滑数，舌苔黄腻，结合粪便化验，诊为细菌性痢疾。拟以"通因通用"为大法，清热解毒，调气行血亦应变。方选大黄黄连泻心汤加味。

处方：大黄 6 克，黄连 9 克，黄芩 9 克，木香 6 克，山楂 12 克。

取药 2 剂，日服 1 剂，嘱其禁食生冷及肉类，以观疗效。二诊：大便日行 3 次，脓血减半，腹痛及里急后重俱轻，恶心呕吐愈，苔退，脉滑不数。守上方继服 2 剂。三诊：下痢已愈，余症消失，唯食欲不佳，身感乏力，上方易大黄为茯苓 9 克，调理而愈。

按：仲景之意，用大黄黄连泻心汤以清热消"痞"为是，并非用以医痢，今能治痢者，是因连、芩清热燥湿，苦寒解毒。"热能得清，湿若得化，则肠道自安"大黄能通导积滞。"积消则痢自愈"加木香以调气，山楂以行血，"气调则后重自除，血行则便脓自愈"。用量之宜，尤为重要。若湿热重于积滞，则重用连、芩；积滞重于湿热，则重用大黄。先圣遣方用药及量之多少，虽有所宗，但不为前人所束缚，贵在辨证为原则，谨守病机为准绳。

二、附子泻心汤治疗结肠炎

例案：许某，男性，45 岁，农民。自诉：患病三个月，小腹部不适，时有隐痛，大便日行五六次，溏、秘便常有交替，或清稀便夹杂粪球，便后舒适，食欲下降，体重日减，时有自汗，经服抗菌消炎的西药效果不著。检查：体温 36.8℃，慢性病容，四肢微凉，舌苔薄黄，舌质淡，脉缓无力。结合镜检，脉症合参，诊为慢性结肠炎（寒热，夹杂型）。拟以"温阳扶正，厚肠止泻"为法，方选附子泻心汤加味。

处方：制附子 9 克，太子参 9 克，大黄 6 克，黄连 6 克，黄芩 6 克，木香 6 克。

取药 3 剂，日服 1 剂，以观疗效。二诊：大便次数减少，腹痛见轻，食量增加，脉、舌无变化，守前方继服 5 剂。三诊：大便日 1 次，形状成条，余症消失，照前方以服 3 剂而治愈。

按：治疗久泻，惯用温热，苦寒之药而不敢妄投。读先辈吴鞠通、丁甘仁诸医案每多苦寒辛温并进，黄连、大黄在所不禁。用附子泻心汤治疗结肠炎，也为学古仿用，寒热并施，附子以温其阳。连、芩、大黄以泻其热，合而用之，共矢温阳扶正，厚肠止泻之目的。总之，当用则用，病情需要为依据，辨证施治为原则。

三、生姜泻心汤治疗急性胃肠炎

例案：申某，男性，52 岁，工人。自诉：素体不健，过食生冷，继而当日腹部疼痛，阵阵发作，恶心呕吐，肠鸣腹泻，泻下有不化之物，饥不欲食，三日前，曾在某医院服泻下剂，病不减，反而加重。检查：体温正常，腹软无块，脉濡缓，苔白腻，结合粪便化验，诊为急性胃肠炎。拟为和中理气、益胃止泻为法，方选用生姜泻心汤加味。

处方：生姜6克（切片），甘草3克，人参3克，木香9克，黄芩9克，半夏6克，黄连6克，大枣4枚（去核）。

水煎服，每日1剂，先后共服6剂而告愈。

按：急性胃肠炎，并非实证一端可概括，更非通因通用唯一法，至关重要的在于辨证施治。对素体虚弱，冷伤胃肠，而致急性胃肠炎，用生姜泻心汤化裁治疗，屡用屡验。更有体验的是化裁问题，腹痛甚者，加木香；呕吐甚者，加藿、梗；完谷不化者，加焦三仙；水气不化，腹中雷鸣者，加泽泻、车前子，令水改道以实大便。

四、半夏泻心汤治疗反流性胃炎

例案：陈某，男性，42岁，军人。自诉：平素脘腹隐痛，食后较重，时有肚胀，呃气吞酸，烧心嘈杂，二便正常。检查：形体消瘦，慢性病容，脉缓，苔白微黄，结合镜检，诊为反流性胃炎。拟以降逆止痛，健胃抑酸为法。方选用半夏泻心汤化裁。

处方：半夏9克，黄芩6克，人参3克，甘草3克，黄连9克，木香9克，乌贼骨15克，吴茱萸6克。

取药5剂，每煎两汁，嘱其隔日1剂，先后计服20剂而治愈。

按：半夏伍木香降逆止痛，参配甘草虽有益中健胃之功，但有甘缓生胀之弊，故用量较轻。黄连、吴茱萸、乌贼骨相伍，能医杂制酸。因苔黄和肚胀，去掉了干姜和大枣。药味增减，紧扣病机，故获效满意。

五、甘草泻心汤治疗胃下垂合并胃炎

例案：周某，女性，48岁，工人。自诉：食后腹部满胀，缓缓作痛，喜按喜暖，食量逐减，时有头晕乏力，大便溏薄，日行两次，一月前在部队医院诊为胃下垂。检查：形体消瘦，脉细缓，苔白黄。透视报告：胃下垂十公分，兼有胃黏膜粗糙。拟以补中益胃为法。方选用甘草泻心汤加味。

处方：甘草6克，大枣5枚（去核），半夏9克，黄连6克，人参6克（另煎），升麻9克，柴胡6克。

取药五剂，日服1剂，以观疗效。五日后复诊：诉胃痛见轻，肚胀好转，食欲有增，舌苔稍退，脉无变化。守上方入茯苓9克，继服5剂。三诊：所述症状基本消失，大便亦转正常。因中气虚及炎症由来已久，故嘱其周某守前方隔日1剂，连服四旬而后检查。周某遵嘱，两月后喜告病愈。

体会：用"泻心汤"治疗胃肠道功能失调性疾病，所屡获捷效，关键在于掌握好三点：

1. 要熟悉五"泻心汤"的主要功效：如大黄黄连泻心汤，具有清热燥湿，厚肠止痢之功，虽为《伤寒论》条文中没有治痢的记载，因其客观上有这样的作用，故选本方治疗菌痢，也每见捷效。其他泻心汤，也以此举一反三。

2. 要掌握胃肠道功能失调性疾病病理机制：如胃下垂兼有胃炎一案，乃中虚热陷，运化无权之证，若选补中益气汤，则唯举而不清热，选用甘草泻心汤，既补中而兼清热，故分辨病机，是关键一举。

3. 要善于化裁：有人说用五"泻心汤"治病，贵不加减，笔者也说，有时也贵在加减，应有变化。如大黄黄连泻心汤治痢一案为例，加一味木香，里急后重即除，腹痛自消。化裁的关键，贵在以辨证为原则，谨守病机为准绳，增一味或减一味都要恰到好处，弹无虚发。先圣遣方用药，虽有所宗，但不为前人之法所囿，多独具匠心为是。活法在人，不能执死方以治活病，这是笔者的深刻体会。

谈经方在男科临床中的运用

中国中医研究院研究生部（100091）

王琦　秦国政

仲景对中医男科学的发展有着积极的贡献，开创了研究男子生殖障碍之先河，并为男科病的辨证论治打下了基础。《伤寒论》、《金匮要略》论述了不少男科病的论治方法，如肾气丸治不育，蜘蛛散治疝病，桂枝龙牡汤治失精，甘草泻心汤治狐惑，天雄丸治不育，小建中汤治失精，真武汤治阴肿，禹余粮丸治阴疼、苦参汤治前阴蚀烂等。现代一些研究的结果为男科运用经方又提供了实验依据。如慢性前列腺炎患者的全血黏度高于正常人，相当一部分呈高黏度血证，这说明该病与瘀血有关；而运用具有活血化瘀作用的桂枝茯苓丸或桃核承气汤治疗后，不仅临床效果显著，而且全血黏度也明显降低。再如，通过对肾气丸治疗少精不育的药理研究，发现该方一是能改善睾丸、附睾的血液循环，提高睾丸造精功能；二是能使前列腺的二氢睾酮感受器的结合部位增加；三是能改善血液循环、收缩输精管，促进精子的成熟与运输。现代中医男科临床正逐步扩大经方的运用范围并不断总结经验。兹将我们男科临床中常用的经方及心得体会简介如次，供研究经方和临证参考。

一、经方在男科运用广泛

根据我们的实践及各地经验，初步统计已有 36 首以上经方用以治疗近 40 种男科病，如甘草泻心汤治狐惑龟头溃疡、前列腺炎、不射精、茎中疼痛；竹皮大丸治不射精、阳痿、早泄、阳强、不育；禹余粮丸治阴茎痛、失精、阴冷；小建中汤治阳痿、不射精、阴冷、失精、更年期综合征；肾着汤治阳痿、阴冷、阴汗；小柴胡汤治不射精、阳痿、失精、阴茎痛；五苓散治水疝、阳痿、子痈、阴汗、阴冷；薏苡附子败酱散治前列腺炎、精囊炎、子痛、阴茎痰核；真武汤治阴肿、水疝、阴汗、房劳汗出不止；乌梅丸治前列腺炎、前列腺肥大、阳痿、不射精、精液异常；天雄散治不育、阴汗、阴冷、更年期综合征；桂枝汤、桂枝加桂汤、桂枝人参新加汤治睾丸痛、阴冷、阳痿、阴汗、更年期综合征、房劳伤寒、缩阳、阴茎痛；蜘蛛散治疝症、阴冷、不育；大黄牡丹汤治急性前列腺炎、附睾炎、尿道炎、精索炎、前列腺肥大、男扎后伤口感染肿胀；柴胡加龙牡汤治不射精、阳痿、失精；蒲灰散治茎窍疼痛、射精疼痛、带血；甘麦大枣汤治阳痿、更年期综合征；理中丸治阴冷、阳痿；四逆汤治缩阳、房劳汗出不止、阴冷、阴茎痛、阴汗；吴茱萸汤治缩阳、阴冷、阴汗；白虎汤、白虎加人参汤治阳痿、缩阳；猪苓汤治失精、茎中热痛、前列腺炎、水疝；苓桂术甘汤治水疝、阴汗、阴肿；白通汤治房劳伤寒，缩阳、阴冷、阴汗；酸枣仁汤治更年期综合征等。以下重点介绍我们在男科临床中常用的几个经方：

（一）当归四逆汤

该方为《伤寒论》治血虚寒凝致厥之主方。方中桂枝、细辛、通草温经散寒通脉，当归、芍药养血活血，大枣、甘草补中气而调诸药，共奏养血补虚、温经散寒、通脉活血之功。原方中无生姜，但为了加强散寒之功，加用之则会增强疗效；属里寒者则加用干姜。临床中凡遇肝血不足、厥阴受寒、经脉痹阻之男科病，多以此方化裁治疗。如治阴囊牵扯少腹疼痛、阴茎有紧缩感，加小茴、吴萸、肉桂、荔枝核；精液不液化，加台乌药、浮小麦、淫羊藿、王不留行；阳痿，加蜈蚣、丹参、巴戟天；前列腺肥大，加黄芪、牛膝、甲珠、琥珀、王不留行、肉桂；慢性睾丸炎、附睾炎，加荔枝核、橘核、元胡、白芷；精索静脉曲张，加丹参、小茴、红花、元胡、台乌药、黄芪；输精管结扎术后遗症，加王不留行、甲珠、郁金、姜黄；睾丸冷痛，重用芍药、细辛、加肉桂、小茴、白芷；阴部冰冷，重用细辛；加附片、黄芪；阴部冷汗不上，加附片、龙骨、牡蛎、麻黄根；房劳少腹及茎痛，加吴萸、小茴、补骨脂、附片，重用白芍。

（二）桂枝茯苓丸和桃核承气汤

桂枝茯苓丸出自《金匮要略》，由桂枝、茯苓、丹皮、芍药、桃仁组成，具有通调血脉、活血化瘀之效，原用以治疗妇人癥病。桃核承气汤出自《伤寒论》，由桃仁、大黄、桂枝、甘草、芒硝组成。具有泻下郁热，活血散瘀之功，系郁热瘀血结于下焦之主方。两方主治虽然不同，但皆有活血化瘀之功，且方中均有行血而不破之桂枝和破血而不行之桃仁，二药配伍对活血化瘀起着重要作用，如有热象过重时可少用或不用桂枝，但必以川芎香窜以代之。男科临床中见下焦气滞血瘀，脉络痹阻之证，可用以上两方治疗。但桂枝茯苓丸偏温，宜用于血瘀偏寒者；桃核承气汤偏寒，宜用于血瘀偏于热者。如慢性前列腺炎有瘀阻偏寒者，以桂枝茯苓丸加牛膝、泽泻、台乌药、黄芪、菖蒲；偏热者，以桃核承气汤加败酱草、蒲公英、皂角刺、马鞭草、虎杖。前列腺肥大血瘀偏寒者，用桂枝茯苓丸加甲珠、肉桂、牛膝、丹参；偏热者，用桃核承气汤加琥珀、虎杖、姜黄、王不留行、夏枯草。阳痿寒凝血瘀者，用桂枝茯苓丸加蜈蚣、黄芪、淫羊藿、丹参、补骨脂。不射精系精道瘀阻偏寒者，用桂枝茯苓丸加黄芪、远志、菖蒲、麻黄；偏于热者，用桃核承气汤加路路通、虎杖、王不留行。阴茎、阴囊、睾丸血肿多系外伤所致，初期多伴有热象，宜以桃核承气汤加牛膝、元胡、姜黄，如热象明显可加重大黄用量，芒硝可冲服或以开水冲化候凉湿敷患部；后期或延误治疗病程较长者多偏寒，可以桂枝茯苓丸加荔枝核、橘核、牛膝、黄芪、川楝子，并以莱菔子研细醋调糊状外敷患部。阴茎硬结症瘀阻偏寒者，以桂枝茯苓丸加白芥子、川贝母、丹参、鸡血藤、法半夏、橘络；偏热者用桃核承气汤加玄参、夏枯草、姜黄、丹参、丝瓜络，方中芒硝宜沸水冲化候温浸泡患部。输精管结扎术后阴囊牵扯少腹、腰部、大腿内侧疼痛者，宜桃核承气汤去芒硝，大黄用酒制，加荔枝核、杜仲、小茴、牛膝、丹参、补骨脂。附睾郁积症，以桃核承气汤合桂枝茯苓丸合方，以酒制大黄易生大黄，加白芥子、黄芪、青皮、芒硝宜以热水冲化候温浸泡阴部。

（三）麻黄附子细辛汤

方出《伤寒论》，乃少阴表寒证主方。麻黄散寒解表，附子温阳散寒，细辛既可解在表之寒又可祛在里之寒，起温经扶阳，祛寒解表之功，本方组方之妙还在于细辛善祛肝经之寒，附片善祛肾经之寒，故肝肾阳虚有寒，经脉凝滞，或有表寒外束者，均可用该方加味治疗。阴冷如冰者，加吴萸、干姜、小茴；阴汗冷湿，去麻黄而代之以麻黄根，加龙骨、牡蛎、黄芪；阴茎、睾丸冷痛，加白芷、吴萸、橘核、荔枝核、川芎；阳痿，加蜈蚣、淫羊藿、黄芪、丹参、巴戟天；遗精或房事后腰膝酸软不欲行、头晕、乏力困倦者，加补骨脂、淫羊藿、杜仲、菟丝子、牛膝；房劳伤寒，麻黄减量，加黄芪、人参、白芷、甘草。

（四）桂枝加龙牡汤

该方由调和阴阳之桂枝汤加收敛固涩之龙骨、牡蛎而成，系《金匮要略》虚劳"失精家"主方。今之治遗精多用补肾固涩之法，然多有不效者。经常遗精，滑精而又伴少腹弦急，外阴寒冷，目眩者，劳心思虑过度者多有之，此乃阴阳不调，精关不固，用此方加芡实、金樱子、枣仁治疗，每多获效。此外，阴阳不调之男科病，以之加味治疗也多有效验。如更年期综合征，加枣仁、大枣、浮小麦；阴冷，加小茴、吴萸、杜仲；阴汗，加黄芪、肉桂、麻黄根；阳痿，加淫羊藿、巴戟天、蜈蚣、丹参、榧子；不射精，加急性子、牛膝、蜂房、桔梗、菖蒲；早泄，加芡实、金樱子、补骨脂；不育，加淫羊藿、巴戟天、菟丝子、蛇床子、肉苁蓉；房劳伤寒，加黄芪、附片、白芷或合用麻黄附子细辛汤；房劳汗出，合麻黄附子细辛汤加黄芪、白术等。

（五）四逆散

方源自《伤寒论》，柴胡疏肝伸阳；枳实行气开郁，伍柴胡以调畅气机；芍药柔肝缓急，伍柴胡以疏肝健脾；甘草和中缓急，调柴胡之散、枳实之破，芍药之敛于升降通达，协调无蔽之中。全方有疏肝解郁，理气活血，调和脾胃，通达郁阳之功。男科疾病的发生，多与肝之功能失常有关，故治肝之法已成为男科临床之重要治法。而四逆散乃治肝之祖方，故男科临床中见有肝郁气滞、阳气郁遏、肝脾不和之征者，用之加味治疗多效。如阳痿，仅属肝郁阳遏者，加蜈蚣一味治疗便可；肝郁血瘀者，加川芎、地龙、蜈蚣、牛膝；肝郁肾虚者，加淫羊藿、菟丝子、白蒺藜、蜈蚣；肝郁脾虚者，加白术、茯苓、当归、蜈蚣；遗精，加郁金、鸡内金、大枣、浮小麦；精索静脉曲张，加台乌药、郁金、桃仁、丹参、元胡、牛膝、黄芪、小茴；不射精，加牛膝、香附、急性子、王不留行；肝郁肾虚者，加菟丝子、牛膝、菖蒲、补骨脂；不育，偏血瘀者，加丹参、川芎、当归、牛膝、淫羊藿、蛇床子或合桃红四物汤；偏肾虚者，加枸杞、菟丝子、女贞子、郁金或合五子衍宗丸加味。阴部寒冷、四肢不温、属阳气郁闭者，加郁金、桂枝。阴茎、睾丸疼痛，加当归、橘核、吴萸、元胡。缩阳因肝郁阳盛者，加知母、石膏、大黄。乳房异常发育，加当归、郁金、香附、王不留行、白芥子、甲珠。房劳头痛，加补骨脂、白芷。房劳少腹痛，加小茴、荔枝核、杜仲。房劳昏厥，加菖蒲、郁金、沉香、桔梗、远志。

（六）芍药甘草汤

该方仅芍、甘两味药组成，一酸一甘，酸甘化阴，养阴益血，为治筋肉挛急之方，除血痹，缓挛急的作用，不仅广泛运用于临床各科痛证，现代药理也证实，本方对横纹肌、平滑肌的痉挛均有缓解作用。男科临床中，凡因阴血亏虚、血不养精、筋肉挛急所致的以疼痛为主的病症如阳强阴茎胀痛，阴茎抽痛，睾丸痛，精索疼痛等，均可以此为主方治疗，但芍药、甘草用量宜大（均宜 30 克以上）。对其他男科病伴有疼痛者，在辨证用药基础上配合使用该方可增强疗效。

（七）肾气丸

方由熟地、山药、山茱萸、泽泻、丹皮、茯苓、肉桂、附片组成，出自《金匮要略》，具有补益肾阳肾阴而偏于温补肾阳之功能，系补肾之祖方，历经千余年，仍广泛用于临床各科疾病的治疗。男科临床中凡见有肾之阴阳两虚而偏于肾阳虚证之诸病症如各种精液异常所致之不育症、慢性前列腺炎、前列腺肥大、阳痿、缩阳、阴冷、阴汗、更年期综合征、遗精、早泄、外生殖器发育不良、隐睾、乳房异常发育症、房劳腰痛、房劳泄泻，行房射尿（射尿症）等均可以此方化裁治疗。

（八）当归贝母苦参丸

该方出自《金匮要略》，由当归、贝母、苦参、滑石组成，具有活血润燥、利气解郁、清利湿热之功能。原为妇人妊娠血虚郁热小便难之主方。男科临床中用此方治疗前列腺肥大，前列腺炎，尿道炎等郁热瘀阻下焦的病证。前列腺肥大，加牛膝、琥珀、桃仁、红花，有尿潴留者再加木通、车前子、桔梗、王不留行。前列腺炎，加虎杖、败酱草、白茅根、牛膝。尿道炎，加木通、生地、甘草梢、白茅根、马鞭草。其他湿热瘀阻下焦的男科病合用本方治疗，也可增强疗效。

二、经方在男科运用体会

男科临床运用经方也应根据患者的体质差异，病证之虚实寒热、病情之轻重、病程之长短等不同情况，圆机活法，变通运用。

（一）运用经方必须辨证施治

每一个男科病在不同发展阶段、不同个体上，可以表现为不同的证。因此，运用经方治疗男科病必须准确辨证，因证用方，做到方证相对。相同证的男科病可用同一方治疗，同一男科病表现的各种证则应用不同的方治疗。如上述所举各例均体现了这一思路。

（二）运用经方尚须辨病施治

对每一个男科病除根据不同的发展阶段和不同个体所表现的不同证来辨证施治，即因证用方外，尚须根据具体疾病的发生、发展及转轨的贯穿于整个疾病过程的内在规律来进行针对性治疗，即辨病施治。只有辨证施治与辨病施治紧密切合，才能取得更好疗效。如不射精一病，在其发生发展过程中贯穿着一个精关开启失灵的内在病理规律，故不论表现为何证，均可加开启精关之品如菖蒲、牛膝、路路通、急性子等；再如前列腺肥大的内在发展规律是血脉痹阻，腺体增生，因此不论何证均可加用活血软坚消癥之品如甲珠、丹参、川贝母、琥珀等。

（三）根据病情取舍经方药物

临床运用经方，应根据病情需要与否，对某些组成药物进行取舍。如精液异常中的少精症，精子活力低下症，死精症等，用乌梅丸治疗时，因方中黄柏苦寒易伤肾精，故宜去之不用；男扎术后遗症，睾丸炎，阴茎睾丸血肿等用桃核承气汤、大黄牡丹汤治疗时，若热象不重，大便通畅者，芒硝可弃之不用，或另以沸水冲化温浸洗患部；柴胡加龙牡汤中的铅丹因有毒也宜去之等。

（四）根据病情确定药物用量

运用经方治疗男科病，应根据病之轻重、证之寒热、病程之长短、体质之强弱等不同情况，来确定药物用量。如用当归四逆汤时寒盛者宜加大细辛用量；用麻辛附子汤治阴汗时，麻黄量宜小；用桂枝茯苓丸时，若热象过胜则应减少桂枝用量；用桃核承气汤时，若热象明显，大便秘结，则应重用生大黄等。

（五）根据病情确定疗程

男科病病程有长有短，短者三五天；长者三五月，甚或经年累月。故运用经方治疗男科病，一定要根据病程的长短来确定疗程的长短，以此进行施治才能达到预期效果。如不育，前列腺肥大等病程较长的疾病，非一两剂药物可愈。因此只要证方相对，就要守方治疗，如治疗三五天不见效果就更改处方，则很难收效。而对急性前列腺炎、急性尿道炎、房劳昏厥等病程较短的疾病，又不宜长期守方，如用两三剂尚无疗效，则应重新考虑是否方证相对，否则将贻误病情。

总之，男科临床运用经方的数量逐渐增加，经方治疗男科病的病种不断拓宽。临床中只要认真分析经方组方机理，明确男科病证型，从辨证、辨病、药物、药量、疗程几方面综合考虑，便可大胆运用。随着对经方和男科临床研究的深化，将会更充分发挥经方在男科临床中的治疗作用。

运用仲景方治疗胃下垂的经验

山东中医药大学（250014）　　孙绍周

临床治疗胃下垂病，多从中气下陷论治，采用李东垣的补中益气汤。我的经验和有关报道，认为运用仲景方对胃下垂病进行辨证治疗，其应用范围大，疗效较好，是补中益气汤证者仲景方能够治疗，不是补中益气汤证者仲景方亦往往能够奏效。根据辨证论治原则选用仲景方，对本病我们一般分为三个类型进行治疗。

一、脾胃不健，中气下陷类

此类患者症见面色萎黄，形体瘦弱，精神倦怠，不思饮食，食后脘腹痞满，或腹胀痞满，或腹胀而坠，舌淡苔白，脉缓弱。此乃脾胃功能失常，生化精微不足，气血来源缺乏所致。治宜健脾益胃，补益中气，选用人参汤与苓桂术甘汤合方。夹有气滞见局部胀满或坠胀感明显的，再合枳术汤和厚朴生姜半夏甘草人参汤。本类证治着眼于虚，以补虚为主，但虚中常常夹有气滞，这是容易忽视的一点。若忽视这一点，则往往影响疗效，所以疏滞的理气药枳实、厚朴之类，应当根据虚和滞的轻重权衡应用；拿枳术汤来说，就体现在白术和枳实两药的用量比例上。因为补益药容易引起气滞，所以，即使尚未见到气滞时，用补法也当补而勿滞，稍佐理气药调气药为佳。

二、脾不健运，水湿内停类

此类患者除形体瘦弱、心下痞满外，尚可见到在站立时间长久时出现头晕目眩，甚则昏厥；或有心悸，脐下悸动；或胃脘及腹部辘辘有声，舌质淡苔白腻，脉弦滑，血压偏低等。此乃脾失健运，水湿内停为患。治宜健脾除湿，选用苓桂术甘汤、五苓散、泽泻汤合方应用。此类利水除湿之剂的应用，除了注意水停部位以及水湿多少而有侧重外，还需注意两点：一是利水除湿药不宜久服，免伤脾气，当适可而止，临床常与健脾益气的人参汤交替应用；二是常常佐以通阳或升阳的药物，如柴胡、羌活、防风等。

三、肝脾不调，升降失常类

此类患者的上腹部胀满往往连及两胁，随喜怒而有轻重；深腹部隐痛，食后坠痛，平卧则坠痛消失，苔白，脉弦。此乃肝木太过，而致脾气陷下，治必调理肝脾，方能升降正常。选用当归芍药散、四逆散合方。脏间关系密切，本病固然因于脾虚，然脾虚与肝郁息息相关，故肝脾同治往往获效。临证时若见木不见林，忽视这种关系，一味的补脾益气升提，则治而罔效，甚至有越治越重的现象，故对此点应予高度重视。

上面三个类型的证治，是从大的规律性的方面谈的，对胃下垂的治疗具有普遍性意义，下面再从小范围谈三个问题：首先，随证选方问题。胃下垂病虽是内脏下陷，但有胃气上逆的现象，症见嗳气、呃逆等，病机为气机升降失常，当升不升，应降不降，清气不升则内脏下陷，浊气不降则嗳气、呃逆频作。遇此，则在上述三类辨证治疗的基础上酌加旋覆代赭石汤，或橘皮竹茹汤以降逆。

其次，关于半夏泻心汤、生姜泻心汤、甘草泻心汤的应用问题。因为心下痞是胃下垂的常见症，而这三个泻心汤又是临床用于治疗胃肠病心下痞的有效方剂，那么它们是否可用于胃下垂的心下痞呢？顺理成章，当然可以。但必须注意一点，因为胃下垂的不论哪个类型，均有不同程度的脾胃虚弱，故当慎用苦寒。所以用这三个泻心汤治胃下垂心下痞时，非有热邪不可应用，即使有热，芩连亦不宜多用和久服。

再次，要注意枳实这味药的应用。在前面所涉及的方剂中，枳术汤、四逆散二方均用枳实，原方枳实用量都不大，在四逆散中枳实与白芍等量，枳术汤中的枳实也不超过白术量（枳实七枚，白术二两），但在临床上重用枳实往往收到较好的效果，最大量可用到60克。这里有个问题，胃下垂以脾胃虚弱为主，一般慎用利气、破气药，因它能耗气、损气，不利于气虚，用之似犯虚虚之诫。然临床实践证明，它确实有不可思议的疗效，其道理安在？我想是否可用"将欲升之，必先降之"来说明这个问题。随后世的发展，其奥妙尚需进一步作科学的解释。

总之，胃下垂是个慢性病，在辨证论治的基础上，要注意守方。目前临床多以长期服用补中益气丸（汤）为主要治疗手段，本文以个人经验结合有关报道，总结出用仲景方治疗该病的一套方法，供同道参考。

经方治疗多种现代疾病

厦门市第二医院（361002）　　黄奕卿

笔者在临床实践中，深深体会到经方的临床运用具有典范性，立方用药的法度十分严谨，药简而精，配伍恰当，用途广泛，善治多种病证，疗效优异等特点。现仅对小柴胡汤扩大应用治疗多种现代疾病的经验介绍于下，以抛砖引玉。

小柴胡汤原用于伤寒之邪传入少阳之证。基本指征：寒热往来，胸胁苦满，食欲不振，心烦喜呕，口苦咽干，头晕目眩，舌苔薄白，脉弦。现代广泛用于具有上述见证之多种发热性疾病。如：急性化脓性扁桃体炎、疟疾、流行性腮腺炎、病毒性肝炎等。也可治内耳眩晕症、慢性肾炎和艾滋病（AIDS）。

一、疟疾

李某，女，24 岁。妊娠 8 个月，寒战发热（T40.5℃），面色苍白，体倦乏力，食欲不振，二便如常，舌质淡红，旁有齿痕，舌苔白腻，脉弦数。化验诊断为疟疾，因妊娠不可用西药截疟，故求于中药治疗。处方：柴胡 10 克，姜半夏 10 克，黄芩 10 克，党参 10 克，青蒿 10 克，常山 10 克，槟榔 10 克，草果仁 9 克，甘草 5 克。服 7 剂后，寒战高热除，体温恢复正常，诸症好转，血检仍找到疟原虫，守原方再给 7 剂。服后诸症缓解，精神清爽，血检三次疟原虫均阴性。

按：疟疾之主要症状与少阳病类似。但疟疾的寒热往来，有规律性，发作呈周期性，并随不同类型而别，且血中可找到疟原虫；而少阳病的寒热往来，则一天发作数次，下午至夜半往往加重。本例用小柴胡汤化裁加青蒿、常山、槟榔、草果仁等抗疟中药，服七剂后寒战高热愈，再服七剂疟原虫除，疗效显著，而无任何毒副作用，堪称孕妇治疟良方。

二、流行性腮腺炎

张某，男，8 岁。恶寒发热（T39.8℃），右侧腮腺肿胀疼痛，口苦咽干，食欲欠佳，舌质淡红，苔白，脉弦数。四诊互参，此属"痄腮"范畴（流行性腮腺炎）。处方：柴胡 6 克，黄芩 6 克，姜半夏 5 克，党参 5 克，大枣 2 枚，甘草 3 克，板蓝根 6 克，大青叶 5 克，蒲公英 6 克，4 剂。另配合青黛调醋外敷患处，以利促使腮肿早日消退。

服药后恶寒高热大减（T38℃），但仍未恢复正常；腮肿较消，疼痛亦轻，再服 4 剂。诸症明显改善，身热已退至正常（T37℃）。

按：本病症见恶寒发热，腮腺肿大疼痛，甚可合并睾丸炎。其病因多由时邪疫毒内犯少阳，肝胆郁热所致，故本例用小柴胡汤为主，酌加板蓝根、大青叶、蒲公英等清热解毒之品，以内逐少阳之时邪疫毒，外解肝郁热，八剂见愈，疗效甚佳。

三、慢性肾炎

杜某，男，48 岁，干部。反复全身浮肿已两年余，伴头晕乏力，心烦欲呕，纳食呆滞，尿少，蛋白尿，大便溏薄，加剧一周入院。之前，曾用西药长期治疗而效果不著，蛋白尿依存。舌质淡红，旁有齿痕，苔白腻，脉弦滑。尿检：蛋白（＋＋＋），红细胞（＋＋），白细胞（＋），颗管（＋）。四诊相参，此属水肿之证（慢性肾炎）。处方：柴胡 10 克，半夏 10 克，党参 30 克，黄芪 10 克，黄芩 10 克，茯苓 15 克，大枣 4 枚，炙甘草 5 克。上方略有加减，连服 35 剂，诸证悉平，蛋白尿消退，尿检连续 6 次均属正常。

按：本例用小柴胡汤去生姜加黄芪、茯苓治慢性肾炎，尤其对于经西医长期治疗而蛋白尿不消退者，效果更佳。若浮肿重者，选加猪苓、泽泻、鸠草、玉米须；血尿选加旱莲草、白茅根、大小蓟。辨证关键：本例虽属慢性肾炎，但症见头晕，心烦欲呕，纳食呆滞，苔白腻，脉弦滑等，显然符合少阳证主要指征，故可用小柴胡汤化裁治之，且疗效显著，实属治慢性肾炎消蛋白尿之妙方。日本医家小岛氏经研究认为，小柴胡汤去生姜加黄芪、茯苓的疗效可能因为黄芪、茯苓等发挥利尿作用的缘故，慢性肾炎蛋白尿难以消退目前多见，如对此类处方多加研究，则对蛋白尿的成因，可能会得以澄清。

四、内耳眩晕症

叶某，女，38岁，职员。反复头晕目眩，甚则如坐舟车，耳鸣如蝉，呕吐不欲食，体倦乏力已两周。舌质淡红，舌苔薄白，脉弦略数。四诊合参，此属眩晕证（内耳眩晕症）。处方：柴胡10克，半夏10克，党参15克，黄芪10克，生姜3片，大枣4枚，炙甘草5克，钩藤15克，泽泻15克，磁石15克，五味子6克。连服7剂，诸症悉平而愈。

按：本例内耳眩晕症，中医认为"诸风掉眩，皆属于肝"，肝与胆相表里，而少阳属胆与三焦，故治内耳眩晕症，可用小柴胡汤为主，随症酌加钩藤、磁石、五味子以加强宁晕止眩效果。

五、艾滋病（AIDS）

吉姆森，男，39岁，职员。以全身皮疹瘙痒，寒战高热为主诉求治于美国SF医院，查HIV（＋），确诊为艾滋病，经西药治疗，高热持续未退，而邀余会诊。症见：入暮逐渐寒战高热（T41.5℃），口渴引饮，口苦咽干，大汗淋漓，头晕目眩，体倦乏力，口舌溃烂，纳食不振，全身皮疹，阴部尤甚，瘙痒难忍，舌质偏红，旁有齿痕，舌苔薄白，脉弦滑数。四诊合参，此属热阻少阳证范畴。治拟开结泄热，提邪外解。处方：柴胡10克，黄芩10克，半夏10克，党参15克，黄芪15克，大枣4枚，知母10克，生石膏30克，土茯苓15克。服7剂。药后寒战高热已退（T37.1℃），余症亦减，唯感乏力，皮疹依存。处方：上方去知母、石膏，重用黄芪、土茯苓各30克。续服42剂症状基本得到控制。

按：目前全世界有1200万人感染艾滋病毒，有200万艾滋病患者。我国至1991年底，共发现艾滋病患者9例，感染艾滋病毒708例，这种病已经对人类的健康构成巨大威胁。中医虽无艾滋病病名，但其临床表现在某个阶段类如少阳证的主要征象，故亦可用小柴胡汤为主治之。此病目前仍无特效药物可治，必死无疑。西医认为此病系人体免疫功能缺乏所致。小柴胡有干扰素诱起作用，且低浓度长时间维持血中干扰素活性，同时副作用少可连续用药，不易发生耐干扰素产生功能。低浓度干扰素也显示有效抗病毒作用（日本汉方研究所报告），故用小柴胡汤为主治疗艾滋病是有科学道理的，也符合现代医学的观点。尽管目前还没有根治手段，但在减轻症状，减少病人痛苦，延长存活期等方面有一定的效果，尤其是仍未找到特效药之前，本方不失为治疗艾滋病较有效的一首方剂，也为艾滋病的治疗，探索一条应用中草药治疗的新途径。美国是全世界艾滋病发病率最高的国家，而旧金山则是美国艾滋病发病率最高的城市。换言之旧金山则是全世界发病率最高的城市。笔者于1987、1991年在旧金山讲学和诊疗中，曾诊治7例经西医确诊的艾滋病病人，均应用小柴胡汤为主，酌加具有抗HIV病毒和提高人体免疫功能的中草药而获得一定的效果，深受当地医界和患者的好评。

经方漫谈

甘肃省新医药研究所（730050）　　裴正学

一、小柴胡汤的临床应用

通过三十余年的临床体会，方知所谓"小柴胡证"乃现代西医之慢性或亚急性炎性证候群，此证候群之共同表现为"往来寒热，胸胁苦满，心烦欲呕，嘿嘿不欲饮食，口苦，咽干，目眩"。大凡慢性、亚急性炎症性疾患均具小柴胡证之特点，临床上皆可以小柴胡汤加减治疗。笔者用此方加减化裁，治疗慢性、亚急性胆囊炎、盆腔炎、泌尿系感染、肝炎、胃炎、胸膜炎、关节炎、阑尾炎、咽炎、中耳炎、鼻窦炎等。凡属全身任何部位之慢性或亚急性炎症，皆可投小柴胡汤加减奏效，当然在用药加减方面则必须掌握严格导向，才能有疗效的。如胆囊疾病患者可加大黄、黄连、金钱草；盆腔炎则加桂枝、丹皮、桃仁、银花、连翘；泌尿系感染可加木通、车前草、萹蓄、瞿麦；肝脏疾患可加当归、白芍、秦艽、板蓝根、丹参、茵陈；慢性胃炎则加丹参、木香、草豆蔻、黄连；胸膜炎加瓜蒌、黄连；有水者可以十枣汤伴服；关节炎可加桂枝、附子、桑枝；阑尾炎可加败酱草、薏苡仁、五味消毒饮；咽炎加生地、玄参、麦冬、浙贝母、山豆根；中耳炎加五味消毒饮、白花蛇舌草；鼻窦炎则加枳实、苍耳子、公英、白芷、羌活、防风。

小柴胡汤除治疗上述亚急性、慢性炎症证候群之外，尚能调节植物神经紊乱，尤其擅长调节慢性或亚急性炎症病变引致之植物神经系统功能之紊乱，此紊乱之主要证候为"胸满烦惊"即柴胡加龙骨牡蛎汤之主证，鉴于凡具此证之患者，在其近期病史中，皆可问及全身某处曾有慢性或亚急性炎症之病史，因此"胸满烦惊"一证仍为超越前述炎性证候群之范畴。再看看《伤寒论》之原文，该条首先冠以"伤寒五六日中风"字样，说明外感伤寒已五六日之久，急性期已过，似仍含亚急性或慢性之寓意。

二、谈谈"结胸"证与方

结胸一证，乃经方之著名病证。历代医家对此证解释颇多，但自圆者恒少。《伤寒论》128条云："按之痛，寸脉浮，关脉沉者，名曰结胸。"文中谓"按之痛"，但痛在何处？其意尚有不足。《伤寒论》137条云："太阳病，重发汗而复下之，不大便五六日，舌上燥而渴，日晡所小有潮热，从心下至少腹，硬满而痛不可近者，大陷胸汤主之。"此条明确提出了结胸证疼痛部位在"心下至少腹"，因其主方为大陷胸汤，主证当是"大结胸"。138条又云："小结胸病，正在心下，按之则痛。"此条明确提示"小结胸"病名，正与前述之大结胸相对应。结胸证当分为大结胸与小结胸。前者之痛在心下至少腹，硬满而痛不可近；后者之痛在心下，按之则痛。由此可见前者之痛，其范围大，其性质重；后者之痛，其范围小，其性质轻，故可以前者谓"大结胸"，后者谓"小结胸"，大结胸之主方大陷胸汤，小结胸之主方小陷胸汤。何以谓陷胸？《伤寒论》134 条云："表未解也，医反下之，动数变迟，膈内拒痛，胃中空虚，客气动膈，短气躁烦，心中懊恼，阳气内陷，心下因硬，则为结胸，大陷胸汤主之。"由此可知阳气内陷，结于胸膈，是结胸形成的主要病机，因此主方名曰陷胸汤。结胸证既是阳气内陷，则必属阳属热，《伤寒论》131 条云："病发于阳而反下之，热入因作结胸"正说明了这一点。既是阳热之证，治当以寒下为法，不论是大陷胸汤还是小陷胸汤之组成均以寒凉为主，正合其理。大陷胸汤之组成大黄、芒硝、甘遂；小陷胸之组成瓜蒌、黄连、半夏。前者药性峻猛、釜底抽薪，适于结胸之大者；后者药性平和，宽胸降气，适用于结胸之小者。笔者常以大陷胸汤治疗渗出性胸膜炎，以小陷胸汤治疗干性胸膜炎获效。又因大结胸有心下自少腹之满痛，因而用其方试治部分性肠梗阻有效；又因小结胸有正在心下，按之则痛，因而用其方试治萎缩性胃炎获效。在大陷胸汤中加入葶苈子、杏仁为丸，名曰大陷胸丸，治结胸之"项亦强，如柔痉状"（《伤寒论》131 条）方中加入行痰利水之葶苈子、镇咳去痰之杏仁，显然加强了对胸中水痰之作用，适应证当是渗出性胸膜炎类，以丸药服之，意在缓缓图治。大结胸证，因其有"心下至少腹硬满而痛不可近"又有"心下痛，按之石硬者"（《伤寒论》135 条）等症状，由此推断此证除前述之肠梗阻之外，尚不能排除胃穿孔、急性腹膜炎之类，鉴于此，单用大陷胸之类，恐难胜任此病之治疗，因此《伤寒论》133 条云："结胸证悉具，烦躁者死"，《伤寒论》132 条云："结胸证，其脉浮大者，不可下，下之则死。"

三、谈谈脏结证

《伤寒论》129 条云："何谓脏结，答曰：如结胸状，饮食如故，时时下利，寸脉浮，关脉小细沉紧，名曰脏结，舌上白苔滑者难治。"《伤寒论》第 130 条云："脏结无阳证，不往来寒热，其人反静，舌上苔白者不可攻也。"以上两条经文论述了脏结的证候和治法，说明脏结和结胸一样都具有心下闷痛的证候。但脏结和结胸不同，结胸系阳气内陷结于胸膈，脏结乃阴寒之气结于心下，故脏结无阳证，无往来寒热，不可用攻下法治疗，虽然饮食如故，但有时时下利。上述证候与慢性胰腺炎之临床表现十分相似，心下胀痛是胰腺之慢性疼痛，"时下利"是胰原性腹泻。慢性胰腺炎之不发烧，无感染等特点正符合"属阴证""无寒热"之论述。慢性胰腺炎因吸收不良，常有低血糖现象，因此食欲非但不减，反有增加。《伤寒论》中未找到治疗脏结之方药，但是《金匮要略·腹满寒疝篇》中说："心胸中大寒痛，呕而不能饮食，腹中寒，上冲皮起，出见头足，上下痛而不可触近者，大建中汤主之。"此条经文突出了寒滞胸腹所致疼痛的特点，因呕而不能饮食，并非不欲食，与前述脏结颇为相似，尤其"腹中寒"、"上下痛而不可触近"等与慢性胰腺炎之临床表现进一步类同。《伤寒论》167 条云："病胁下素有痞，连在脐旁，痛引少腹入阴筋者，此名脏结，死。"说明一部分脏结证疼痛剧烈，连脐引少腹，预后极差，有生命危险。这与慢性胰腺炎之急性发作十分类似。慢性胰腺炎因其确诊性检查尚属缺如，西医容易误诊，尤其是属轻型者更易误诊为慢性胃炎之类。笔者通过数十年临床经验，用中医"脏结"之理法方药治疗慢性胰腺炎取得了显著疗效。其主方选大建中汤、配以柴胡疏肝散则可，其意在疏散肝经之寒滞。痛甚加金铃子散，腹满便利加附片。三十年来每遇斯证皆以斯方投之，无不应手取效。

谈仲景痹证诸方

开封市中西医结合医院（475003）

时兴武　夏淑云　时　红

《金匮要略》、《伤寒论》认为，急性痹证的病因是风和湿。风为阳邪，易从热化，症状表现发热；湿为阴邪，脾不化湿所致，症状表现肿胀或水肿，病者自感肢体沉重、麻痹倦怠和疼痛。

凡治表虚证者，方剂以桂枝汤为主；治表实证者，方剂以麻黄汤为主，热盛者加石膏，有湿者用白术。急性痹证未能及时治愈转为慢性者，则无表证发热，属阳虚寒湿证居多，治疗常用附子或乌头为主的方剂。气虚者加黄芪、党参；血瘀者加桃仁、红花；里实者配用大黄之剂。因其证复杂多变，寒热交错，虚实并见，应以审慎治之。

以上是张仲景治疗痹证论治用药大致规律，后世治疗之法，也多以此基础化裁而用。笔者20余年来治疗痹证常用《金匮要略》、《伤寒论》方，每能收效卓著。现就治疗痹证所用部分经方介绍如下：

一、痹证急性期

（一）麻黄加术汤（《金匮要略》）

组成：麻黄10克，桂枝12克，炙甘草5克，杏仁9克，白术12克，生姜9克，大枣5枚。

功能：清热散寒，祛风除湿。

主治：急性、亚急性腰部及四肢寒湿痹证，关节肿疼，伸屈不利，腰部沉酸，发热，无汗，脉浮紧数。亦可用于慢性期无表证的寒湿痹证。

方义：本方即麻黄汤加白术一味，以麻黄汤解表散寒，白术健脾利湿，为寒湿同治的方剂。治疗慢性寒湿痹证，桂枝酌情加量，或麻黄减量，意在调和营卫，疏通经络而达祛疼的目的。

（二）麻黄薏甘汤（《金匮要略》）

组成：麻黄 9 克，杏仁 12 克，薏仁 30 克，炙甘草 6 克。

功能：解肌散寒，除风利湿。

主治：亚急性风湿痹证，周身发热，有时有汗，不恶寒，傍晚关节疼痛加重。脉紧数，或无发热而脉紧。

方义：《金匮要略·痉湿暍病脉证第二》曰："病者一身尽疼，发热，日晡所剧者，名风湿。此病伤于汗出当风，或久伤取冷所致也，可与麻黄杏仁薏仁甘草汤。"方中麻黄散表寒，薏仁除风湿，杏仁利气，助通通泄之用，甘草补中，予胜湿之权。本方和麻黄加术汤虽皆为治疗湿邪在表的方剂。但二者又有不同：一方温散寒湿，一方清解风湿。不可不辨。

（三）越婢加术汤（《金匮要略》）

组成：麻黄 9 克，生石膏 20～30 克，甘草 5 克，生姜 9 克，大枣 5 枚，白术 12 克。

功能：解表清热，祛风化湿。

主治：急性风湿、类风湿性关节炎及软组织病，红肿热疼等湿热痹证。关节肿胀，行走疼痛，触摸觉热或畏热，伴有自觉发热，口渴，小便不利。舌苔干燥或白厚。脉浮紧。

方义：方中以麻黄疏开肺气以解表卫之水湿为臣，生石膏辛凉清肺利水，且可佐麻黄清热而防止过甚为君，佐以甘草、白术健脾利湿，使以生姜（皮）辛散，合生石膏的辛凉，又可消肌肉之水肿，大枣与甘草合用以固中焦之胃气，实为湿热证的良方。

（四）乌头汤（《金匮要略》）

组成：川乌 10 克，麻黄 10 克，白芍 12 克，黄芪 15 克，炙甘草 6 克。

功能：温经散寒，除湿解疼。

主治：邪实正虚的寒痹证。初起急剧、周身关节剧痛，肿胀，活动受限，有自汗、盗汗等自觉症状。脉弦或沉弦，舌质淡苔白。

方义：清·尤在泾认为此方为"治寒历节之正方"。方中川乌性热辛苦，擅长逐风祛寒湿，且具有很强的止疼作用。麻黄发汗宣痹，使寒湿从汗而解。芍药、甘草缓急舒筋，黄芪益气固卫，既可助麻黄、乌头以温经止疼，又可防麻黄过于发散，诸药相伍，寒湿得除，疼肿消散。

（五）当归四逆汤（《伤寒论》）

组成：当归 12 克，细辛 5 克，桂枝 10 克，白芍 10 克，通草 5 克，炙甘草 5 克，大枣 5 枚。

功能：温经散寒，养血通脉。

主治：寒痹证。肩部、腰腿酸疼，遇寒加重，手足厥冷，舌淡苔白，脉细欲绝。

方义：本方为养血通脉之剂。血虚受寒，寒凝经脉，气血运行不畅而致肢节疼痛、厥冷。方中以当归甘温补血活血为"主"，细辛辛温、散寒通脉为"臣"。桂枝汤去生姜，调和营卫以温经通脉，通草利湿以通利血脉，合用有温经通脉之功，其经脉寒凝自除，肢节疼痛可解。

二、痹证慢性期

（一）麻黄附子细辛汤（《伤寒论》）

组成：麻黄 5 克，细辛 3 克，附子 9 克。

功能：助阳散寒。

主治：寒痹痛证。阳虚恶寒，周身关节、腰骶冷痛，手足厥冷，得温则减，遇寒加重。

方义：本方为阳（气）虚，散寒表里兼治的方剂。方中麻黄辛温透表散寒为君；细辛辛温助麻黄发汗且可去内寒为臣，能调内外之阳又可为使；附子壮阳，对表邪阳虚之体，保证表邪除，而又不伤内阴。故本方有扶阳发汗之功能。寒痹证冷痛可解也。

（二）桂枝附子汤（《金匮要略》）

组成：桂枝 15 克，附子 10 克，炙甘草 6 克，生姜 3 克，大枣 3 枚。

功能：通卫散热，温经助阳。

主治：风寒痹痛，痛无定处，时轻时重，天阴、遇劳加重。

方义：方中桂枝、生姜辛温，调和营卫，以散寒；附子温经壮阳又防发散之过；甘草、大枣固脾胃之气，为阳虚体弱、风寒在表之痹证常用方。

三、案例

病例 1：闫某，男，47 岁。五日前劳累过度，露宿受凉，周身肢体困酸疼痛，遇冷加重，站立困难。腰部及双下肢剧痛难忍，髋膝关节屈伸不利，右膝关节微肿。表情痛苦，不能站立，腰三角区压疼不肿，伸髋屈膝疼痛加重，肌肤不热，右膝关节微肿。浮髌试验（－），舌苔白薄，脉弦紧。辨证属风寒湿痹证寒盛型。治宜温经散寒、祛风除湿。

处方：麻黄加术汤加减。麻黄 9 克，桂枝 15 克，附子 9 克，生薏仁 15 克，白术 12 克，杏仁 9 克，生姜 9 克，大枣 5 枚。水煎服。服 1 剂，汗出疼减，周身舒松，膝关节仍微肿，尚能扶杖行走。服 3 剂后疼痛基本消失，髋、膝关节屈伸自如，膝关节肿消，行走自如，唯感腰部微痛，下肢困，此乃余邪未尽。照上方去薏仁，加川牛膝 9 克，汉防己 12 克，继服 6 剂，症状基本消失。

病例 2：李某，男，32 岁，农民。6 日前不明原因始感右肩疼痛，全身发热不适。经服去痛片疼止。3日后又感肩、肘、腕、膝、踝关节疼痛，局部肿胀，触之有热感，得凉则舒。兼有头晕，心烦不安，口渴欲饮，小便短赤。

检查：双肘、腕、踝关节均有不同程度肿胀，活动受限、拒按，触之有热感，步履困难，舌苔黄，脉弦数。

血常规检查：血红蛋白85g/L，红细胞3.2×10^{12}/L，白细胞14.5×10^9/L，中性粒细胞0.83，淋巴细胞0.14，嗜酸性粒细胞0.03，血沉48mm/H。辨证属风寒湿痹证热盛型。治宜解表清热，疏风利湿，兼以活血通络。

处方：拟用越婢加术汤加减：麻黄9克，生石膏30克，白术15克，威灵仙15克，忍冬藤20克，鸡血藤15克，川牛膝9克，甘草5克，生姜3克，大枣3枚。服6剂，关节肿胀、疼痛已明显减退，伸屈活动增大，不甚发热、烦渴。仍有头晕身困乏力，此乃邪未尽、气虚征象。治宜清热利湿通络兼以扶正。上方加生黄芪15克，生石膏20克；麻黄减至5克。服4剂，关节肿胀完全消失，无疼痛，屈伸自如，能够行走。但有时午后稍有发热，自汗。舌质红，苔根黄腻，脉平。血沉25mm/H。此属湿热未尽，正气待复，拟以益气健脾利湿，佐以养阴清热，仍以越婢加术汤加减。处方：麻黄5克，生石膏15克，白术9克，生黄芪20克，生薏仁20克，知母12克，忍冬藤15克，鸡血藤12克，甘草5克，生姜3片，大枣3枚。继服4剂，症状完全消失。一年后随访，无复发。

四、小结

本文引经据典，对痹证的命名、病因、病机及预后作了简明扼要地阐述。

关于痹证的临床治疗，概括起来可分为祛风、散寒、除湿、通络、止疼，其治法亦多师于医圣仲景。但风寒湿痹证，由于致病的风寒湿邪偏胜的程度，病发时间的长短，患者的体质强弱不同，临床症状表现极为复杂，应辨证施治，不可拘泥一方一证。风偏胜者，应以祛风为主，佐以散寒除湿；寒偏胜者，应以散寒为主，佐以祛风除湿；湿偏胜者，应以除湿为主，佐以祛风散寒。风寒湿邪在表者，当以发散解表，使邪从表解；在筋骨经络者，当以发散通络，使邪不易稽留；久痹气血亏虚者，除邪当以补气血，以扶正祛邪；邪气稽久血瘀者，当以祛邪活血，这是"血活风自灭"之意。总之应审慎辨证用药。

小青龙汤的运用要点

安徽中医药大学（230038）　　张笑平

小青龙汤系《伤寒论》、《金匮要略》两书为治疗寒饮咳喘共出之方，近又扩用于治疗窦性心动过缓，然在付诸实践时，尚需把握各自的运用要点。

一、治寒饮咳喘

治疗寒饮咳喘的关键在于巧妙地并用姜辛味。查《金匮要略》一书，已为因痰饮所致不同咳嗽之证出有小青龙汤、苓甘五味姜辛汤、桂苓五味甘草去桂加姜辛半夏汤、苓甘五味加姜辛半杏汤、苓甘五味加姜辛半杏大黄汤、射干麻黄汤、厚朴麻黄汤、小青龙加石膏汤等方，而此八方均并用姜辛味三药，所以陈修园《医学三字经·咳嗽》早就明确地指出："《金匮》治痰饮咳嗽，不外小青龙汤加减，方中诸味皆可去取，唯细辛、干姜、五味不肯轻去，即面热如醉，加大黄以清胃热，及加石膏、杏仁之类，总不去此三味，学者不可不深思其故也。"窃思此三药的配伍，乃以细辛伍干姜，一走一守，一表一里，借其共具辛温之性以温化表里各个部位的寒饮痰浊之邪，再配以功专敛涩的五味子，旋而使之开阖有度，攻补相宜，颇为巧妙，并因此而成为泛治各种痰饮咳嗽之证的特效药组。前述八方除假不同的加味而赋予所组方剂不同的新作用之外，并藉改变姜之品种及姜辛用量以调整彼此间的配伍关系而使之相适应，如射干麻黄汤即以生姜易干姜而增其发散表寒之力，而其余七方则在固定五味子用量的基础上，通过同时增减姜辛的用量以增减其散、收之功，这就为我们临证活用小青龙汤提供了一个值得效法的范例。作为治疗痰饮咳嗽的基本方，固然也可根据体质从化、兼夹邪气等情况加减姜辛味之外的其他药物，但因一经加减即可能成为其他经方，如针对寒饮郁久化热而加入一味石膏便成为小青龙加石膏汤，所以其时主要还当侧重于变更姜辛味三药的剂量比例，其方法则在于：寒象明显者，即可相对地重用姜辛而配以小量五味子，其中表寒明显者可用细辛 3～4 克，里寒明显者又可用干姜 9～12 克，唯五味子可限在 5 克左右；反之，已显化热乃至灼津之端倪者，五味子则可增至 9～12 克，姜辛又当限为 1.5～2 克。当然，临床征象又决非如此简单，运用小青龙汤也同样需要通常达变，以药之变以应证之变，只不过其证的变化不越痰饮之范围，姜辛味则必当并用之。

二、治窦性心动过缓

治疗窦性心动过缓的要领又在于恰当地并用麻桂芍味。窦性心动过缓系为窦房结自律降低的表现，既可以是诸多年轻运动员的生理性反映，又可以是有关疾病的病理性征象，其中或因某些心外疾病通过神经体液途径刺激迷走神经或直接作用于窦房结所致，或因各种心肌性疾病直接损害窦房结所造成。前者只是相应原发疾病的伴随体征，后者则是病态窦房结综合征的常见类型；前者通过辨治原发疾病即可使之得到不同程度的改善乃至完全消除，后者则必须专加辨治才可能获取预期的效果。从后者所见种种临床表现来看，虽可分成若干不同的证型，然其基本病机又不出寒饮或瘀血阻遏心阳，耗损心气，由此揭示小青龙汤实不失为治疗本病的正对之方，一则可藉方中的姜辛味化其痰饮，二则可藉方中的桂芍调其营卫而畅其血运，三则更可假方中的麻黄所含主要化学成分麻黄碱增强其心肌收缩力与心输出量并提高心率，只要恰当运用，无不收到桴鼓之效。这里所谓恰当运用，主要是指应结合心肌性窦性心动过缓的临床特点扬其上述有利的一面而避其下述不利的另一面：其一，本方遣用了较大剂量的麻黄，而实验研究表明大剂量麻黄碱及麻黄全草反能抑制心脏，甚或引致心动过缓；其二，本方内含相须为用的麻桂而大增其发汗之力；其三，本方非但攻邪有余，扶正不足，而攻邪也主要侧重于化饮，略于活血。基于上述利弊的分析，故其所遣麻黄当予蜜炙，并需连节授之以小量，一般以 3～6 克为宜，同时配以大剂量白芍、五味子，前者可用 10～20 克，后者可用 9～12 克，必要时则可分别加伍龙骨、牡蛎或党参、黄芪或瓜蒌、枳实或丹参、红花等，唯其本方中的麻、桂、芍、味乃至姜、辛六药切不可轻易舍弃之。

谈经方运用的守、仿、变

安徽中药大学（230038）　　　张笑平

经方者，乃为《内经》、《伤寒杂病论》所出之方。任何一首经方都是东汉以前的医家在特定的时空范围内针对具体病证进行具体实践的经验总结，都有其特定的适应指征范围。虽有不少的经方藉异病同治途径而以一方统治数病，或藉双向调节作用手段而以一方分治数个截然相反的症状，但就其病机而言之，实际上每首经方都只能用于治疗某一特定病症、甚或仅为某一病的某一证、某一证的某一型。如金匮肾气丸之方，既可以治疗支气管哮喘、再生障碍性贫血、系统性红斑性狼疮、慢性肾小球肾炎、功能性子宫出血等多种疾病，又可以治疗多尿或少尿、浮肿或癃闭等多个相反的症状，貌似适应证很广，实则都属于肾阳亏虚之证。因此，欲用其方，必有其证；反之，有其证即用其方，证变则方变，以方之变以应证之变，这就引出了守、仿、变三种不同的运用形式。

守：即所辨之证恰与某一经方的适应证相吻合，其时便可不动其方守而授之。如对已经辨明的热痹、厥阴头痛、体虚邪恋之慢性肠痈等病证者，即可投以桂枝芍药知母汤、吴茱萸汤、薏苡附子败酱散等原方，不作任何加减，其效也多卓著。需要说明的是，这里的守还有另一层涵义，那就是对于像慢性肠痈这些慢性病证，所用经方尚需坚持服之，以量变而求质变，从而拔其病根，杜绝复发之源。如某年溽暑曾遇一例戴绒线帽就诊的中年妇女，经询问始知因年轻时产后高热过用寒凉之剂而造成终日巅顶头痛之顽疾，叠治无效，甚为苦恼。为此细览前医诸方，或祛风，或活血，或平肝，或补肾，寒温攻补，尽皆用之，何以罔效，不能不深思之。经一再追问，才获头痛剧烈时也间有干呕或吐冷涎之表现，由此而断其证为厥阴头痛，遂处以吴茱萸汤四药 3 剂，想不到三日后竟去帽前来复诊，再授原方 7 剂而使这一历时 10 余年顽疾告愈。

仿：即所辨之证与欲用之经方尚存不尽合之处，其时便当以方之增损以应证之差异。以仿效为前提，以加减为手段，仿则不离其方，易则不离其证，仿有度，易有据，以获取更好的疗效为宗旨。如临床所见胆心综合征一病，从其脉症来看，虽可选用茵陈蒿汤与枳实薤白桂枝汤合而治之，但又多存胸痛如锥、舌布瘀点、脉时结代等与此两方不合的瘀血内阻之象，故其时多以丹参、山楂易厚朴组方治之，同时并据不同的病程阶段分别伍以荔枝核、广三七等药。

变：即所辨之证虽不属于某经方的适应证，但又不悖该经方的组方大意，其时即可宗其义，变其药，从引申扩展的角度另组新方而治之，唯其变又不越该经方的主旨，否则便谈不上为某经方之变方。如《金匮要略·痉湿喝病脉证治》曾为后世所称的暑温病的气阴两伤性中喝病证出有白虎加人参汤，王士雄、李杲则结合是证的临床表现而宗此经方大意分出两首清暑益气汤。数年前，曾接诊一例久治不效的疰夏患儿，据证参脉，也辨证为暑热郁积，气阴耗伤，本也拟选白虎加人参汤治之，然又嫌其药力强劲，宰鸡又何须施牛刀，更虑其药味偏苦，恐患儿难以接受，于是宗是方义而改予西瓜翠衣 50 克，鲜荷叶 1 大张，鲜丝瓜叶 10 片，鲜扁豆花 10 朵、稻叶露水 1 酒盅。前后两诊，药予 4 剂，诸证霍然。

　　实际上，临证运用经方的方法决不限于上述，很难以偏概全，余之本意不过想借举一反三，以供同道参考之。

防己黄芪汤计量单位辨析及其他

安徽中医学院（230038）　　　张笑平

　　出自于《金匮要略》的防己黄芪汤，为湿病中的风湿与水气病中的风水之表虚证而设，近年来除据此而用于治疗证属气虚湿重的慢性肾小球肾炎及心脏病之外，并因被实验研究证明具有溶解酸性尿结石的作用而多用于治疗体积较大的尿路结石，特别是输尿管中段以上的各种结石病。余尤喜用此方，凡遇兼夹水湿之邪者，无不伍以本方的主要药物，在以清上、健中、渗下之法所组制的消蛋白尿验方中，即使用了防己、黄芪、白术、甘草四药，然每次用及黄芪，均据所虚部位在表在里而分别生用或炙用，用量多为 15～30 克，为避其呆滞之弊，又多佐以陈皮、木香等品。为了更好地使用本方，余曾广泛阅读《金匮要略》及多种注本，结果发现本方所标药物计量单位不同于其他《金匮》方和所有《伤寒》方，为此而查《伤寒》诸方的计量单位，则不越铢、两、斤三种，正如二版《中医方剂学讲义·药量的演变》（上海科技出版社 1964 年版第 16～17 页）所考证的"汉代乃以铢、两、斤分目计量"的，说明《伤寒论》虽经西晋王叔和编次及北宋林亿等校正，但在计量单位上均保持了仲景成书时的原貌，并未以编、校之时的通用计量单位加以换算；然查《金匮》诸方的计量单位就大不一样了，虽有斤、两，但无铢，并出有分、钱，涉及分者主要是一些散、丸之方，涉及钱者则为附方《古今录验》

续命汤，并涉及分、钱者即为本方。仍据《中医方剂学讲义·药量的演变》所言晋代始出分之目，是"以铢、分、两、斤计量"的（即以"六铢为一分，四分为一两，十六两为一斤"），迄宋代"遂立钱、分、厘、毫之目"，乃以毫、厘、分、钱、两、斤计量的（即"十毫为厘，十厘为分，十分为钱，十钱为两，以十进累计，积十六两为一斤"）。可见《金匮要略》诸方的计量单位是经宋代及其以前的有关学者按各自所处时代的通用计量单位加以换算过的，绝非仲景成书时的原貌。有趣的是，本方的计量单位恰好保留了晋、宋两代学者先后加以换算的痕迹，因为其中的钱只能为宋人换算所出，而分则系晋人换算所出，就后者这一结论而言之，其理由主要有三：一是《金匮》中凡与《伤寒》重复之方的计量单位均按晋制加以换算而成，如五苓散在《伤寒论》中所标各药用量为泽泻一两六铢，猪苓、茯苓、白术各十八铢，桂枝半两，而《金匮》则按晋制将各药的用量换算为泽泻一两一分，猪苓、茯苓、白术各三分，桂枝二分，本方又岂能不按晋制换算；二是本方中的黄芪用量恰与按晋制换算后的五苓散中的泽泻等量，均为一两一分，以两计之，即为1.25两，还其汉制则为一两六铢，若按宋制而以两计之，则成为1.01两，有悖遣量常法；三是本方注明临证加味分别为麻黄半两，芍药、桂枝、细辛均三分，按晋制计其比例为2∶3，若按宋制计其比例则为50∶3，前者合情合理，后者悬殊甚大，几乎不可思议。《金匮》方的来源为北宋王洙所得的《金匮玉函要略》一书，再根据经王叔和、林亿等编校的《伤寒论》不变动各方的计量单位的这一做法推测，其书及其书中各药的计量单位当为另一晋人而非王叔和所抄得并换算，同时又经宋仁宗之前的某一宋人重抄并再换算，可惜在本方的计量单位换算上又造成了不应有的疏忽。有鉴于此，建议今后再校《金匮要略》时，应将本方中白术七钱半和续命汤中芎䓖一两五钱均按晋制改为三分与一两二分，并将有关方中某些药物的半两改为二分，以使全书的计量单位趋于统一，防止引起不必要的误会！

循证投方　泛应曲当

江苏省沛县华佗医院（221600）　　戴坚

仲景之书广为医者所尊崇，历来有成就的医家，对仲景学术及其经方无不有精深的研究和深厚的功底。正因为经方法度严谨、疗效卓著，所以引起中医学者浓厚的探索兴趣。

不过，运用经方的功夫绝非一蹴而就，初学者每有"夫子之墙数仞，不得其门而入"之慨。究其原因之一是由于《金匮》行文体例是"以症类方"，条文列举一个或几个症状而往往难以断定证的属性，这无疑给经方的临床运用带来一定难度，故不擅用经方者多对症用方，书本虽熟读成诵，待其试用，纵使症状悉具、惟妙惟肖，依条文对症用方，"症"虽俨然貌似，"证"却相去千里，有不偾事哉！此非经方不灵，实用未得当；非仲景之书不可信，是读书方法未得要领。故习仲景之方用之临床，必须有一番由现象探寻本质、由病象推求病证的分析思索功夫。

考诸经方派临床家熔古铸今的手眼，亦多从识症入手。余实习时曾见一位老师擅用经方，明于辨证，临证则神机默运，每于处方毕已预料其功效，余深敬佩而向之请教，师云："运用经方成败的关键在于识证"，"识练日久，自有会心"。其教诲启迪颇深。领悟经方方证，得其精髓，才能在仲景学术的自由王国里驰骋游刃、得心应手而运用裕如，余学经方以此为法门款窍，带教以此为度人金针。

识别经方方证的方法，应当在把握仲景的基本学术思想、吃透条文精神的前提下，通过对比、分析、归纳和由流识源、倒果求因的逆向思维方法去探求：

其一是以文索证，经书不少条文脉症并举，为辨证提供了一定素材，当悉心掌握构成证的证候脉络，从而推导出证之所在，如桂枝加龙骨牡蛎汤方条文所示"亡血失精"、"目眩发落"、"脉极虚、芤、迟"的症象，可概括其证为精血失摄、阴阳两分，由此便可举一反三，举凡多种疾患导致精伤血脱、阴阳失调者均合机宜，尽可放手用之。

其二是从方测证，汉人字句简括，文字古奥，且多数条文舌脉缺如，甚至条文与方药两相抵牾，此时就要从分析方药入手。例如《金匮》妇人篇旋覆花汤治妇人"半产漏下"，诸家存疑，以为血亏气陷者未可骤投，但若以红花代新绛，其方功专疏肝通络，治胁痛实是佳方，通过以方测证，赋予旋覆花汤以新的用武之地。

其三是参考各家，经方学者对《伤寒论》、《金匮要略》均有较多的疏注著作，为我们研究经方提供了丰富的资料，其辨证的精辟观点必须努力继承、为我所用。如"妇人咽中有炙脔，半夏厚朴汤主之"一条，《医宗金鉴》注云"七情郁气，凝涎而生"，据此可以归纳为气郁痰凝，故大凡胸闷气塞之气滞湿阻的病证均可投用，不限于妇人，亦不限于咽病一端。

因此，学习和运用经方却不可单从"症"上寻枝节，而必须在"证"上寻根本，循证用方，便有泛应曲当之妙，才能领略仲景学术殿堂的富与美。

大黄䗪虫丸对艾滋病等临证拾隅

肯尼亚中华医院　　段荣书

大黄䗪虫丸方出自《金匮要略》。方中一派破血之攻瘀之品，且多虫类峻药，是活血化瘀，软坚消癥之良方。仲景列举该方许多适应证，其中不乏沉疴痼疾。究其要旨，在于一个瘀字。不论内、外、妇、儿、传染、性病，也不论病程新久，只要确属血瘀为患，施之莫不获效。试举典型病例如下：

案一、艾滋病合并乳腺肿块

患者艾丽斯·莫色勒，女性，35岁。已婚，肯尼亚人。

1992 年 3 月 24 日初诊。血检发现携带艾滋病毒已 4 年，右乳腺肿大一年余。其丈夫因艾滋病死于 4 年前，近一年来发现右乳腺逐渐肿大且伴疼痛。四个月前，血化验艾滋病毒阳性。查其右侧乳腺肿块 10×8cm，质硬，推之能动，与周围组织无粘连。右腋下淋巴结肿大。脉滑，心率 78 次/分。舌质红苔薄黄腻。舍脉从症，予大黄䗪虫丸。每次 1 丸，每日两次；近三个月，共服药 50 丸。右乳腺肿块及右腋下淋巴结均见缩小，疼痛消失。现仍在继续治疗。

案二、艾滋病合并面及四肢褐斑

患者琼，女性，42 岁，已婚，肯尼亚人。1992 年 3 月 22 日初诊。血化验艾滋病毒阳性，已发现八个月。1991 年 7 月因胆结石在内罗毕医院手术，术后血检携带艾滋病毒阳性。四个月前发现面部及四肢出现褐斑。脉诊沉弦，舌质红苔白腻，舌质有瘀斑甚多，此为血瘀，仲景有面色紫暗肌肤甲错之明训，遂以大黄䗪虫丸主治。7 月 16 日来诊，褐斑减退，仍在继续治疗中。

案三、脂溢性皮炎

娜塔沙·毕首，女性，35 岁，未婚，丹麦人。1992 年 4 月 17 日初诊。面上红疹不痒，已 18 年。两胸胁疼痛，压之痛重。脉弦，舌质淡红苔薄白。胸胁为肝之分野，压痛，脉弦为血瘀之象。故以大黄䗪虫丸以应。同年 5 月 3 日诊，症见轻减。

患者安娜，20 岁，女性，未婚，意大利人。1988 年 5 月初诊。面上满布红疹，已六七年，不痒。脉弦主肝，肝藏血，血不畅，滞而为患。以大黄䗪虫丸，1 次 1 丸，1 日 2 次，连服 3 个月。数月后，患者托友人来，谓症已大减，要求再予 3 个月药。

案四、子宫肌瘤

患者阿比干勒·瓦丽沙，女性，40 岁，肯尼亚人，已婚。

1992 年 4 月 24 日初诊。发现子宫肌瘤已三个月。今年 7 月 13 日在内罗毕医院做 ST 扫描，诊为"子宫纤维肌瘤，质坚"。脉迟，60 次/分，舌质淡苔薄。《金匮要略》云："五劳虚极羸瘦，腹满不能饮食，食伤、忧伤、饥伤、房室伤、饮伤、劳伤、经络营卫气伤、内有干血，皮肤甲错，两目黯黑。缓中补虚，大黄䗪虫丸主之。"经络因而凝滞，并见迟脉，故知脉迟非仅主寒也。此患者脉迟，结合"纤维肌瘤，质坚"，属血瘀无疑。给服大黄䗪虫丸，两个半月，同年 7 月 2 日来诊，ST 扫描复查云肌瘤缩小。

案五、睾丸炎

患者恰斯·莫尼欧，男性，19 岁，未婚，印度人。1992 年 5 月 2 日初诊。左侧睾丸疼痛下坠波及同侧腹股沟，已 6 个月，腰痛，舌质尖红苔白腻，脉滑，心率 72 次/分。左侧睾丸增大未见红肿。应舍脉从证，从血瘀论治。睾丸为肝脉所络，肝主藏血，藏血功能失司，血气凝滞血为痛。用大黄䗪虫丸，1 次 1 丸，1 日 2 次，五天即痛止，病睾丸缩至正常。

抵当汤加味治疗子宫内膜异位症

广州中医院（510407）　　　张志民

子宫内膜异位症的病根是离经之血瘀积成癥瘕，瘀血在胞宫，损伤胞宫所致。笔者认为此病肾虚是本，癥瘕是标。

临床表现：月经不调，可先期可后期，淋漓不断或崩漏下血。以月经先期者为多见。痛经：平时即少腹痛，经期疼痛加剧。疼痛部位可在头部和全身，或绞痛，乳头胀硬而疼或小腹坠痛，腰骶部冷、酸、痛，性交疼痛。

治法：以活血祛瘀为主，随证之变则分别予以益肾、疏肝、健脾之法。

活血祛瘀首推经方抵当汤，取汤中之水蛭、虻虫，再加地龙、土元、蜈蚣等五药各等分。焙干研末取名内膜异位粉，在经前7天，每次吞服3~6克，日服2~3次。服久效著。除口服之外，并每日以该粉6克灌肠，因肠道接近病灶，故较口服效速。

子宫内膜异位症亦可兼见柴胡汤证、柴胡桂枝汤证、桃核承气汤证，医者可辨证识之，若辨证不错，恒可取效于随手。以笔者所见，本症以寒证居多，常须识此。

兹将笔者过去治疗子宫内膜异位验案录于下，以交流于同道。

例1：王某，女，43岁。已育一女，两年前手术切除右侧巧克力囊肿。术后半年发现左侧增生囊肿。B超报告："子宫在上方见一 $2.1 \times 2.7cm^2$ 低回声区，似与子宫相连。"印象："子宫内膜异位?"症见口苦而臭，经前烦躁，乳胀痛，左腹下酸痛，前阴及肛门有下坠感。余诊为：癥瘕（子宫内膜异位症）。给予抵当汤加味：生大黄（后下）3克，虻虫、水蛭、川楝子、延胡索、五灵脂、萹蓄、瞿麦、香附、木通、车前子（布包煎）、桃仁、没药、北柴胡、王不留行、荔枝核各10克。每月经前服10剂。另服大黄䗪虫丸，每日早晚各服3克，共服上方60剂。10个月后，临床症状皆已消失。妇检：未摸到包块。B超报告：附件（−）。两年后随访患者未见复发。

例2：陆某，女，47岁。原发性不孕症。妇检：基础体温单相，子宫偏小，宫体后位，球形，双侧输卵管不通，附件两例增厚，伴轻度压痛。阴道右侧穹窿有几个结节，右侧内膜巧克力囊肿，见 $3.8 \times 2.1 \times 2.5mm^3$ 大小液性暗区，内有细光点。月经先期，色紫，量多，常有低热，手心热，眼睛羞明，恶寒不渴，纳差，烦躁，饮冷则经下夹血块较多。辨证：阴虚夹瘀。用抵当汤加味：生大黄（后下）4克，虻虫、水蛭、桃仁、车前子（布包煎）、川楝子、延胡索、五灵脂、瞿麦、萹蓄、三棱、莪术各10克，木通、没药各5克。共服28剂。妇检：右侧输卵管已通畅，右侧巧克力囊肿已消失，仍未能怀孕。后请男方检查，证明其患有慢性前列腺炎症，此说明不育原因在男方。

　　例3：顾某，女，36岁。患原发性不孕，双侧输卵管阻塞，伞端黏于肠曲。月经先期，色暗有小血块。少腹痛剧，块下痛止，腹部热敷及手抚则痛减。基础体温不典型双相。先后用济生肾气丸、阳和汤等治疗四月余，症状改善不明显，改用抵当汤加味：生大黄（后下）5克，水蛭、虻虫、桃仁、瞿麦、萹蓄、川楝子、延胡索、五灵脂、三棱、莪术各10克，没药、木通各6克，车前子（布包煎）15克，共服14剂。并保留灌肠方：三棱、莪术各20克，生蒲黄（布包煎）12克，五灵脂、桃仁各9克，水煎服。七厘散1小瓶冲入药汁，每晚临睡前灌肠1次，保持侧卧半小时，如能入睡最好，经期不必中断。同时配合服异位粉：水蛭、虻虫、地龙、蜈蚣、地鳖虫等分研末，月经前7～10天，每天服3～6克。20余日后复诊：下腹隐痛，前阴有下坠感，月经色紫红，量中，小腹轻度胀，肛门下坠感及尿难忍等症皆除。唯时或头晕，嗜睡，微有虚象，改给育肾化瘀汤：党参、黄芪、续断、蒲黄（布包）、香附各10克，菟丝子、巴戟天、茜草各12克，桃仁、红花、丹皮、赤芍各9克，淫羊藿20克，乳香、没药各5克。服14剂后，精神好转，大便日行1次。上方继服4剂。停经46天，有恶心，乳胀，乳头色黑症状，妊娠试验（+），血HCG检验：>50mg/ml。足月顺产一男婴，卵巢囊肿已萎缩。水蛭、虻虫、地龙、土鳖虫、蜈蚣等动物药品对溶解血栓、血瘀有优良效果，对这些药的药理研究应予加强。

张鹤一老中医经方治验二则

张泽生　郭亚平　张红玉　整理

一、阳明腑实　　痉厥瘛疭

1979年8月10日晨，众人抬来一姓张男孩，9岁，持续高热六日不退。刻诊：壮热无汗，体温 39℃，腹肌烙指，鼻干口燥，干咳，腹痛拒按，溺黄，偶有稀粪自流，四肢厥冷如冰，时发瘈疭，神志不清，脉沉数，舌苔焦黄老燥。此系伏暑蕴结阳明之腑实证。治当通腑导滞，取急下存阴之意，用小承气汤加味。处方：酒洗大黄 12 克（后下），厚朴、枳实各 6 克，生石膏 60 克，酒芩、栀子、连翘各 9 克。服 1 剂后。当天下午即泻下很多黑色酱粪，臭味熏人，热势遂降，四肢厥回转温，但瘈疭仍作。此表气通、里气和，阳明积痼开也，当续入虎穴以荡根蒂。处方：酒大黄（后下）、石斛各 12 克，生石膏 45 克，金银花 18 克，连翘 9 克，厚朴、枳实、僵蚕、钩藤各 6 克。又服 1 剂，热退。体温正常，黑粪已尽，瘈疭不作，神志清醒。但舌苔仍燥。干咳甚剧，不欲进食。治当急养肺胃之阴。处方：西洋参、麦冬、天冬、竹叶、内金各 6 克，党参、山药、滑石、杏仁各 9 克，黄芪 12 克，五味子、甘草各 3 克。再服 1 剂，咳减思食，再进上方，以资巩固，又 2 剂而瘥。

　　按：伏暑之邪结于阳明，因致诸症蜂起，患儿虽有稀粪，乃属热结旁流，用小承气汤，意在通因通用，腑气通，燥屎去，则热自平息。至于时发瘈疭，乃燥热耗阴，阴不濡肝而动风所致，四肢厥冷，热深之故，仲景云："厥深者热亦深，厥微者热亦微，厥应下之……"通观全案，皆因阳明腑实所致，故釜底抽薪，刻不容缓。脉沉数，沉为在里，数为有热；腹痛拒按，中有燥屎；舌质焦黄，更为热结阳明之铁证。正本清源，均能投剂见效。

二、中风偏枯　　少阴咽痛

　　孟某，男，23 岁。于 1988 年 11 月 21 日上午由人抬来就诊。代诉：患者于半月前突然跌倒后，即口眼向左㖞斜，右半侧肢体痿软不能动，小便失禁，言语不清。经某卫生院救治 6 天，不但无效，反增咽肿气促，不能发声，口角流涎，渐至不进饮食，势濒危急。刻诊：患者体质瘦弱，面色青黯，舌边绛尖赤，苔黄腻，咽肿痛，口角流涎，气促痰壅，右半身不遂，大便数日一次，脉沉微。右更甚，双尺虚细。证属中风虚证夹少阴虚火上拂所致。治当先清咽利窍，涤痰散结，以治标为急务，仿苦酒汤意。处方：半夏、川贝、肉苁蓉各15克，玄参12克，射干、青果各9克，鸡蛋清2枚。苦酒（好米醋）两大盅，兼服六神丸。服2剂，咽阻稍利，流涎减少，舌苔已退，且能微进流质饮食，脉转和软，但重按无力，大便仍未行，治遵前法。处方：半夏、川贝各12克，玄参、青果各9克，肉苁蓉、熟地各30克，当归、赤芍、地龙各12克，六神丸每服20粒。服药后，舌淡红，脉仍无力，咽不肿痛，已能发声，大便已行。少阴浮火已清。治当增液通络，扶正固本。予补阳还五汤去川芎，加熟地、肉苁蓉各30克，全蝎、土元各9克。服3剂后，患者言语正常，食欲增强，并能扶杖行走，再进上方3剂，病遂告愈。

　　按：此例中风，原为正气素虚，肾阴亏耗所致。正气虚则血行滞，以致瘀血凝滞，阻塞经络而发偏枯；肾阴耗则风火动，夹痰气上攻咽喉，而致咽肿不能言。《伤寒论》312条曰："少阴病。咽中伤、生疮、不能语言，声不出者，苦酒汤主之。"故用苦酒汤加味以解络热、愈咽疮而先顾其急。以后数诊，缓治其本，用补阳还五汤以益气活血，逐瘀通络，冀其偏枯复起。全案用药如剥茧抽丝，丝丝入扣，故病向愈。

大承气汤治疗狂证

河南省项城县人民医院（466200）　　马洪海
郑州市二七区工业医院（450000）　　杨润浩

　　数十年来，我用"大承气汤"治疗狂证，收到了十分满意的效果。

　　狂证患者，特别是 40 岁以下的年轻患者，多属素体阳热亢盛，且性情急躁易怒伤肝，肝郁化火，横逆犯胃，灼津为痰。若肝火暴涨，火盛痰结，夹痰上扰，蒙蔽清窍，则出现狂乱神迷，登高而歌、弃衣而走，呼叫怒骂、打人毁物不避亲疏等，辨证为痰火壅盛，阳气独亢。

　　治疗狂证应首先急泻蒙蔽神明之痰火，痰火除则诸症自消，除痰火又应以泻火为主。湿不得火不会化痰，痰不得火不能上扰。"热淫所胜，以苦泻之"。大黄苦寒，气味重浊，直降下行，走而不守，以清泻为主。大量用之，使上扰之痰火迅速直下而除。"热淫于内，治以咸寒，佐以辛苦"。芒硝咸寒辛苦，能泻热导滞助大黄荡涤诸邪。大黄偏攻，芒硝偏润，攻润相济，使痰火由肠胃而下而不伤其正气。枳实苦寒，能行气下痰，散结消积，既能助硝黄清泻上壅之痰火，又能疏肝理气，健胃化痰。厚朴辛苦而温，既消有形之积又除无形之滞，为温燥降泻之品。疏肝郁、燥脾湿使患者无痰火后生之忧。苦寒之中少佐以温，又能防硝黄过寒而伤及脾胃。四药合用，痰火得降，气机得疏。

　　罗某，女，25 岁。平素性情急躁易怒，因婚姻问题与家人不和，生气后突然呈现呼叫怒骂，打人毁物不避亲疏等狂乱之象。曾在省内外各精神病院治疗，效果不佳。

　　患者在 1992 年 7 月前来就诊，症见狂躁不安，面红目赤，两目怒视，众人强按方诊其脉。脉弦大洪数，舌质红，苔黄燥稍灰，为痰火上扰而致狂证，即给予大承气汤急煎。药用：大黄 150 克（外包后下），芒硝 30 克（外包冲服），枳实 12 克，厚朴 12 克。枳实、厚朴加水 600ml 煎 30 分钟后再下大黄煎 20 分钟后滤出，冲芒硝一次服下。

　　服药后腹痛下坠，腹泻数次，狂妄之举稍减，加大药量再服：大黄 240 克，芒硝 30 克，枳实 15 克，厚朴 15 克，煎服法同前。服药后腹泻频繁，便下黑红，困倦乏力，逐渐入睡。一觉长达十余小时，醒后神志渐趋清楚，言语行动逐渐转为正常。嘱其家属勿使患者再受刺激，安静休息，服流食，增加营养，至今已 10 余年未复发。

"大承气汤"乃伤寒腑实证之主方。由于阳明腑实，内热炽盛而见谵语、懊憹、烦躁不安，剧则见独语如见鬼状，循衣摸床等神志改变症状。痰火上扰之狂证，热势较阳明腑实更甚，故应加重硝黄用量，使其泻下之力更迅猛。

服用本方后，因连续引起腹泻，使患者活动受到限制，否则效果不太理想。故在用药时应当根据患者体质不同而用量各异，先轻后重，变化灵活，以期收到很好的疗效。

体会

当代的医书、药典及中药学教材，多将大黄列为首位泻下剂，世人囿于其"泻下伤气"而不敢放胆使用，其实大黄是祛瘀清热理气剂。通过泻去痰浊实邪，从而达到化瘀理气清热之目的。《神农本草经》首先肯定大黄"下瘀血、血闭、寒热、破癥瘕积聚"，其次才云"荡涤胃肠"之泻下作用。特别指出的是：大黄的疏理肝气、解郁散结作用常被忽视，张锡纯云大黄"其气香……能调气"。我体会：化瘀血、疏肝郁、清火热，解毒邪，唯大黄之效最捷，凡阳、实、热证，重剂大黄，用之勿虞。

重剂大黄是速效药，特别对气滞血瘀所致狂证，气血瘀闭胞宫致不孕症、痛经、月经不调，毒热炽盛之痈肿、疥疮、瘟毒症，以及跌损，小儿惊风、衄血等，用重剂大黄，最多 7 剂即可治愈，这是其他方药所不及的。《本草正义》云："大黄迅速善走，直达下焦，无坚不破，有犁庭扫穴之功……迅如走丸，一过不留。"给大黄的速效作了恰切描述。

根据祖传和个人经验，治疗年轻力盛的狂证，每剂用量 150 克以上，多者达 240 克；对青壮年妇女不孕、痛经、月经不调和跌仆损伤症，每剂用量 90～150 克；对痈疮、疥肿、瘟毒每剂用量 50～100 克；对小儿惊风、胎毒、衄血等每剂用量 5～15 克。虽然我用大黄的剂量高于常规用量 2～10 倍，但我临证40年来，尚未见到一例因重用大黄而致病情加重，或致伤残事故，反而屡收良效。张锡纯《医学衷中参西录·大黄录》载：有人治一少妇"赤身卧帐中，其背肿热，若一缕着身，即觉热不能忍"，"用大黄十斤，煎汤十碗，放量饮之，数日饮尽，竟霍然痊愈"。如此用量，是我用量的数倍，并无严重后果，反而治愈奇症。我体会到凡中青年人，属热、实证，是大黄适应证，可放胆用之。

用大剂量大黄，在服药后约两小时，即开始腹疼，继而腹泻，泻下黏液及褐黑色便，伴有恶心、呕吐。初服此方其反应较剧，服三四剂后则反应逐渐减弱而消失。吐、泻、腹疼后，大多数患者呈虚弱倦卧状。对此反应，勿需特殊处理，宜向病家说明，以米粥或流质饮食饮之，卧床静养，若病人服后吐药，可将下次提前服用。

年轻而体弱患者，若无心肝肾等慢性病，可酌情减量。对素体阳虚、休弱、老人、心肝肾肺慢性病者忌用。阴证、虚寒证禁用。我认为，恰当运用承气汤，泻而不伤，于病有益。

白头翁汤发挥

安徽省芜湖地区卫校（241000）　　承忠委

白头翁汤是仲师原用治"热利下重"和"下利欲饮水者，以有热故也"病证的。然临证中将该方妙于化裁，还可治疗阿米巴痢疾、滴虫性肠炎、霉菌性肠炎、急性尿道感染、遗精、淋巴结核、蜂窝组织炎、霉菌性阴道炎和急性结膜炎等内、外、妇、五官科多种病证。取效满意，现简介如下：

一、急性菌痢

潘某，男，25岁。一旬前患痢疾，曾注射庆大霉素，口服氯霉素等好转，前日又复下利益甚，赤多白少，日夜十数行，左下腹痛剧，发热（T39℃），肛门灼热，里急后重，恶心纳呆，渴喜饮冷，心烦溲赤，舌红苔黄浊，脉弦数有力。血检：白血球 16.3×10^9/L，粪检：红细胞（＋＋＋），白细胞（＋＋），脓球（＋＋），黏液（＋＋＋）。证系湿热疫毒互蕴结于肠道，致中焦气机升降失常，清浊相干而诸症作矣。治宜清解湿毒，降浊升清。处方：白头翁、赤白芍、仙鹤草各 30克，银花、葛根各 20 克，黄连、炒黄柏、秦皮、枳壳各 10克，生大黄、木香、甘草各 7 克。药尽 3 剂，热退痛止，痢愈大半。以焦山楂、佩兰各 10 克易葛根、大黄，续进 3 剂遂痢止纳馨而痊愈。

二、阿米巴痢疾

沈某，男，51 岁。痢下时发时止已三载，曾服氯霉素、痢特灵等，初始有效，渐即失灵。近两月痢下脓血色紫黯如果酱，日 4～5 行，但量多气味腥秽腐臭。下腹阵痛，纳少神疲，口干欲饮，舌暗淡边尖红，苔黄腻，脉滑数。大便镜检：白细胞（＋＋），红细胞（＋＋＋），脓球，阿米巴原虫（＋＋）。此乃湿热蕴结阳明大肠酿毒生虫为患。治当清利阳明湿热，杀虫解毒。予白头翁汤加减。处方：白头翁、凤尾草各 30 克，败酱草、赤白芍各 15 克，酒黄连、黄柏、秦皮、贯众、苦参、槟榔、桔梗、川楝子、甘草各 10 克，5 剂。另以鸦胆子 10克，去壳用仁，煎水保留灌肠，日 1 次，连灌 5 日。药后痢轻纳增，续用 10 天，诸恙悉除，大便复检正常。继投白头翁原方小剂量加银花、白芍、桔梗、槟榔、山药、甘草，调理 3剂，半年后随访未复发。

三、滴虫性肠炎

吴某，男，24 岁。腹泻年余，带黏液，日 6～7 次，伴里急后重，面色不华，神疲消瘦，气短懒言，口干纳少，小便短赤，舌红苔微黄，脉濡数。粪检：黏液（＋＋＋），白细胞（＋＋），红细胞（＋＋），肠毛滴虫（＋＋＋）。此属湿热下注，蕴肠生虫。治拟清热利湿，健脾杀虫。处方以白头翁汤加味：白头翁20克，薏苡仁30克，百部、土茯苓各15克，秦皮、黄柏、苦参、白术、赤白芍、川楝子各10克，木香7克，黄连6克，3剂。服药后泻止纳增，诸症好转。复查大便：黏液（＋），白细胞（0～1），未见肠毛滴虫，原方出入再投3剂，以巩固之，追访至今未复发。

四、霉菌性肠炎

盛某，男，45岁。因饮食肥甘厚味不洁，致上吐下泻，全家食物中毒。经西医急治，家人均瘥，惟其因体质素弱，腹泻久久不愈。由于连用半月抗菌素，使初期似蛋清的稀便转成脓血样稀便，出血甚时遂转为暗红色糊状便。大便培养有真菌菌落，无致病性细菌，遂诊为霉菌性肠炎。症见：形瘦肉削，面㿠声微，日排脓血便五六次，终日腹胀隐痛下坠，少有舒时。舌红口干，不欲多饮，脉细沉，苔黄白浊腻。投以白头翁汤：白头翁、仙鹤草、银花各20克，山药、白芍各15克，白术、槟榔、苦参、秦皮、焦楂、炒荆芥各10克，木香、甘草、黄连、鸦胆子（去壳用馒皮包吞）各3克。3剂药后，出血减少，但黏冻仍多。遂以薏苡仁30克，白芷10克，易山药、荆芥，复进5剂。便次仅二三行，脓亦大减，腹坠痛顿松，脉扬苔化。后以此方出入调治约20剂，始复如初。

按：白头翁汤治各种肠道疾患，已为历代医家所公认，吾多喜用仙鹤草（《现代实用中药》云其为"强壮性收敛止血剂"；《岭南采药录》将其主治赤白痢，近时可常见用此药治多种痢疾之报道）、赤白芍、焦山楂、银花、大黄，共收凉血止血，解毒消滞之功。对阿米巴痢、滴虫性肠炎、霉菌性肠炎，则宗名家章次公之法，常配鸦胆子、川楝子、槟榔、百部以杀虫。对黏液性白冻多者，变仿章氏用桔梗、白芷、败酱草、苡仁以排除痈脓。然痢虽多热证，并非一概投以苦寒，每辅白术、木香等健运芳化。初起虽配大黄，但痢下通畅后，大黄则弃之，对苦寒太过之鸦胆子，用量亦应谨慎，惟恐胃气受伤，痢更难愈。

五、急性尿道感染

汪某，女，23 岁。1979 年 10 月 19 日诊。新婚两旬，房事未节，加之恣食辛辣甘肥，遂致尿频急，淋漓涩痛，色如浓茶，甚至血尿，偶夹紫血块。腰楚如折，黄带绵下，其气腥秽，便溏不爽，烦躁难寐，口苦，渴饮不多，脉细滑，舌胖尖红苔薄黄。细询 4 天前西医已予呋喃坦啶，药后虽小溲略好转，但呕恶不已，胃纳全无。观其形体瘦削，面晦暗。处方：白头翁、生地、白茅根各 30 克，苡米、茯苓、车前子各 20 克，萆薢、竹叶、川牛膝、甘草各 10 克，秦皮、炒黄柏、石菖蒲各 7 克，黄连、生姜各 5 克。3 剂后，尿频急涩痛均减，黄带亦少，大便渐复，烦轻寐安，然纳仍欠馨。去秦皮、黄连，减白头翁为 20 克，加神曲、佩兰各 12 克，又 3 帖，纳增症除。因厌服苦药，嘱其每日以鲜茅根、六一散各 30 克，开水泡代茶饮，并嘱节房事、戒辛辣，调治一周而瘥。

按：本证诊为血淋，殆无疑义。其因系恣食辛辣甘肥，蕴生湿热，乘房劳肾阴受损而下趋，灼破尿路血络所致。《本草汇言》曰：白头翁："凉血消瘀，解温毒"可"消积滞"（《纲目拾遗》），且"味微苦而淡，气清质轻，微寒"（《本草正义》），故以其为君，合大剂滋阴凉血的生地、白茅根，既达利尿通淋，清热止血之目的，对胃气亦不过份伤戕；黄连、黄柏、秦皮均可清热凉血，燥湿止带；为防三药苦寒伤胃，在小量用之的同时，配入了菖蒲、生姜。其余诸药大多甘淡性凉，通淋泻热，共赞白头翁汤成功也。

六、遗精

王某，男，27 岁，未婚。梦遗近一载，每周 2 ~ 3 次，迭治鲜效。诊见面黧形实，纳差眩晕，口苦喜饮，膝软腰酸，肢重乏力，阴囊潮湿，尿黄混浊，便溏稠不爽，舌偏红胖，苔黄腻，脉濡滑。详询嗜酒喜辣，甘肥恣食，故知系湿热下注扰动精室而病作。投白头翁汤加滋阴固涩之品：白头翁、玄参、山药、芡实、生牡蛎各 20 克，秦皮、川牛膝、炒黄柏、金樱子各 10 克，黄连、莲子心、生甘草各 5 克，砂仁 3 克。连进 5 剂，遗精减半，诸恙遂轻，继服 7 剂而瘳。

按：《杂病源流犀烛》曰：遗精"有因饮酒厚味太过……有因脾胃湿热，气不化精，分而流注膀胱者，亦混浊稠厚，阴火一动，精随而出"正符本病梦遗之因机也。白头翁汤四药均系苦寒坚肾阴、燥湿热之品，故移用治此种遗精恰合。然患者苔浊腻，纳极差，为恐苦寒败胃，佐入砂仁、甘草，而此二药合黄柏却组成降心火、益肾水，治遗精梦交的要方封髓丹（《奇效良方》）。玄参、山药可清退虚热，补肾脾二阴，莲子心、芡实、生牡蛎、金樱子清心止遗，尤妙者，在用大剂固涩药同时，独取一味川牛膝通滑以反佐，殆叶桂"阴虚体质常有梦泄之疾，养阴佐以涩剂，必参入通药可效"（《临证指南医案·遗精门验案》）之义也。

七、淋巴结核

王某，男，17 岁。5 年前因潮热盗汗，呛咳，被诊为"肺门结核病"。颈项、耳后、腹股沟、淋巴结亦渐肿大，服雷米封，虽肺结核好转，淋巴结未再肿大，然质地转硬而不消。左腿肿块因受伤搔抓感染，致恶寒壮热，淋巴结迅速肿大，左侧腹股沟尤甚。因农忙未及时诊治，仅自服退热片，发热略退，但 5 天前左侧腹股沟淋巴结破溃致脓水淋漓，注射青霉素后，淋巴结肿大得以控制，而溃破处却难收敛，仍滋脓液。诊其脉弦细数，舌红苔薄黄，渴欲冷饮，纳呆便坚，汗出涔涔，低热缠绵，形瘦如削，时有遗泄，腹股沟淋巴结红肿，脓出欠畅，稀薄腥秽。知气阴早受戕残，而湿毒余邪难去，以白头翁汤合四妙勇安变通：白头翁、银花各 20 克，玄参、生黄芪、生谷芽、地骨皮各15克，白芍、天花粉、当归、甘草各10克，秦皮、炒黄柏、白芷各7克，胡黄连4克。药进5剂，便通纳增，汗止口和，脓较稠畅，肿块渐收，以大贝母7克，生牡蛎15克易胡连、秦皮，接服5帖，热平肿消神振。改服白头翁、银花、北沙参各15克，白芍、当归、黄芪、牡蛎、甘草、神曲各10克，炒黄柏、大贝母各7克，续进5剂以收功。

　　按：《药性论》云：白头翁"主项下瘤疬"，《本草备要》更明言可治"瘰疬"，今贤张仁宇等单用该品治瘰疬危证（《中医杂志》1966年2期38页）。故选用白头翁汤（经胡连代黄连，取其可通便清虚热而止遗泄）清解湿毒敛疮生肌、合《验方新编》之治脱疽溃烂、局部红肿热痛、脓水淋漓、烦热口渴的四妙勇安汤（玄参、银花各90克，当归60克，甘草30克）。虑其疮口难敛系气阴受损，故佐芪、芍、花粉、地骨皮。因脓出欠畅且纳差，遂使以白芷、谷芽。诸药均能与证相符，因而获效较佳。然张凡指出，市场所售白头翁品种有16种以上，而以毛茛科的为正品，其抗菌消肿，溃脓收敛作用最好，临证当注意选用，以利提高疗效。

八、霉菌性阴道炎

　　高某，女，40岁。带下淋漓已3年余，某医院诊为"霉菌性阴道炎"，经用制霉菌素好转。近因雨季野外劳作，致带浊赤白频下，外阴瘙痒，时有灼痛，坐卧难宁，心烦少寐。伴眩晕纳差，口渴便干，小溲赤涩淋痛，舌偏红苔薄黄腻，脉滑数。此乃湿毒下注冲任，损伤带脉，蕴酿成霉菌性带下。予白头翁、土茯苓、苡仁、生地各20克，秦皮、川牛膝、萆薢、苦参、泽泻各10克，黄连、甘草各7克。5剂后，带下减少，痛痒亦轻。去苦参，加滑石20克，续服7帖。另用苦参、秦皮、黄柏、蛇床子、白头翁、白鲜皮各20克，煎水坐浴，日1~2次，连用7天，诸症基本向愈。内服外用方又选进10

剂，终收全功。多次检查未见异常，后未复发。

按：赤白带下系感受湿毒所致，而白头翁为"解湿毒"要药。《本草正义》云黄连疗"痔漏崩带"，《本经》言黄柏"主女子漏下赤带"，《别录》曰秦皮"疗妇人带下"，由四药相合而成的白头翁汤，实乃治湿毒带下的主方，加之所合之药，旨在清热凉血、利湿解毒，于证极合。然因霉菌性阴道炎较顽固，故连服20余剂，加之外用，始收全功。

九、急性眼结膜炎

郭某，男，19岁。四天前晨起后突感眼睑红肿，继即热痛、涩胀羞明，某医院诊为"传染性急性眼结膜炎"。内服消炎片，外滴眼药水，但3日未见显效。眼睑结膜红肿，涩痛羞明，眵多黏结，并有水样分泌物外溢，询知平素性情躁急，嗜食辛辣，病前曾有冒暑远行及饮酒致醉史，近10天常小溲短赤，便溏欠爽，夹黏冻，察舌偏红、苔黄腻，脉弦数。知系递上暴张之肝阳与外触之暑热火毒相合作祟，故投白头翁汤加味：白头翁、白菊花、银花各20克，枳实、丹皮、生赤白芍各12克，炒黄柏、秦皮、焦山楂、木贼草各10克，黄连、防风、甘草各6克。3剂获效，9剂全瘳。

按：《日华子本草》云白头翁可"治一切风气明目……"，而《纲目拾遗》则曰其"去肠垢，消积滞"。故对郭男因外袭之风热暑毒与内里食滞所化之火相合而导致的眼疾，白头翁汤诚为首选之方（因方中其他三药，亦可解毒消滞，清热明目），加菊花、银花、木贼草，协同散热解毒明目，丹皮、赤芍清凉血热，枳实、山楂消滞止泻，白芍、甘草酸甘化阴，调补气血，尤妙者独用一味辛温之防风以反佐。考《本草正义》云其"疗风眼"，"治风邪而目盲无所见"，而近贤眼科大家韦文贵则根据"目为上窍，用药非轻则难直达病所"之理。在自拟57个经验方和69个常用的前贤方中，有30方用防风，为人选率最高之品。故以其引领诸药直达目窍，并中和白头翁汤苦寒之性，实为一箭双雕，非对药性了如指掌，选药难得如此贴切。

运用经方的思路与方法

江西中医学院（330006）　　陈瑞春

经方的生命力，贵在临床疗效，其运用的思路和方法，在乎医者在实践中去摸索、深化和总结。现就个人的体会，陈述于下，以抛砖引玉。

一、正确理解原方

《伤寒杂病论》问世，注家蜂起，见仁见智。有的望文生义，越解越玄，毫无裨益。笔者认为，对原文的理解，应本着是否指导临床，服务临床为原则。反之，无论其说得头头是道，亦不可从。比如，有的注家解释"太阳病"，谓太者，巨也，最也；太阳者，天之与日也，愈云愈远，令读者如坠云里雾中，令后学者作难。《伤寒论》的原文，朴实无华，实实在在，没有半点虚设的文字游戏。所以按其原文的排列顺序，如太阳表证的麻黄汤证的有关条文，前后连贯起来看，俨似一份病例雏形。首先是表证的提纲，其次是主症、鉴别诊断、方药加减运用以及药后的种种变化。只要前后贯通，表证的理法方药就跃然纸上，眉目清晰可察。如仅在个别文字上作文章，即使穷极其意也不着要领。对原文究竟该如何理解？概括地说：一是重原文本意。如"太阳之为病，脉浮，头项强痛而恶寒"，概括了表证的主要脉证，故有太阳病提纲之称。如此解释足矣。二是注重原文前后连贯。如"脉浮者，病在表，可发汗，宜麻黄汤"和"脉浮而数者，可发汗，宜麻黄汤"。不能认为有脉浮的、脉浮而数的就用麻黄汤，而应当把"脉阴阳俱紧"结合主症全面认定麻黄汤表实证的脉是浮紧而数，才符合临床实际，才有指导意义。三是注意无方条文。如

"上焦得通，津液得下。胃气因合，身濈然汗出而解"，是指服用小柴胡汤的疗效。但如果把原文反其意，读成"上焦不通，津液不下，胃气不和"都是小柴胡汤的适应证，这样领悟原文之意，小柴胡汤的临床适应证，就随之扩大。再如"病常自汗出者"与"病人脏无他病时，发热自汗出"是指桂枝汤证。临床上凡常自汗出而脏无他病者，皆可用桂枝汤。笔者曾治一男孩 13 岁，经常自汗出，入睡更甚，饮食，二便均正常，其他无不适。脉缓，舌苔薄润。胸透：肺门处有钙化点，肺纹理增粗。不咳嗽，无肺系证候。处方：桂枝 9 克，白芍 9 克，炙甘草 3 克，生姜 2 片，大枣 2 枚，生龙牡各 10 克。服 2 剂，汗止，嘱再服 2 剂以巩固疗效。半年后随访，病未复发。四是抓住原文的对比分析。论中许多条文是从对比入手来理解原文，以便把条文的精神落到临床实处。如"桂枝汤本为解肌，若其人脉浮紧，发热汗不出者，不可与之也。常须识此，勿令误也"。这条原文，实际是指出桂枝汤的作用为解肌发汗；同时又提出与麻黄汤证鉴别，告人从表虚、表实两者对比，不要酿成失误。实际上是提示：要从表证的病机、证候、治法、方药等方面去对比分析。《伤寒论》中条文设有许多病机对比，证候对比，方药对比等，藉以揭示病和证的征结所在，这些都具有临床实际意义，应当娴熟领会，运用自如，以便服务于临床。

前所述及，正确理解原文是用好经方的重要思路。如果能结合临床，边学边用，日积月累，经验多了自然会心中了了，指下易明，达到"心有灵犀一点通"的境界。

二、掌握病机辨证

清代名医喻嘉言教导其门人"先议病，后议药"。所谓议病，包含病机与辨证。在《伤寒论》中，病机与辨证是统一的，即有什么样的病机，临床上则有相应的主症。如桂枝汤之有汗能收，无汗能发，缘其病机都是"营卫不和"。五苓散既治多尿也治少尿，病机皆为气化不利。笔者用五苓散治小儿遗尿多例，均获良效。如某女孩 14 岁，每晚遗尿，其母想尽各种办法令其起床小便，未能奏效。察其形体肥胖，少言寡语，除有夜间尿床（每晚少则 2~3 次）之外，其他一切正常。脉缓有力，舌苔白润。拟以五苓散加味：茯苓 15 克，白术 10 克，泽泻 10 克，猪苓 10 克，桂枝 10 克，远志 10 克，菖蒲 6 克。服 1 剂当晚即自行起床排尿，服完 5 剂，基本痊愈，半年后复发 1 次，守原方再进 5 剂，又获痊愈。另一女性 65 岁，身体瘦小，有冠心病史。下肢轻度浮肿，小便每晚 4~5 次，并时有自遗。脉缓弱，舌胖润。用五苓散加味：茯苓 15 克，芡实 20 克，白术 15 克，猪苓 10 克，泽泻 10 克，肉桂 10 克，益智仁 10 克。水煎，日 1 剂，分 2 次温服。服 2 剂后夜尿减至 1~2 次。服 10 剂后，夜尿完全控制，每晚 1 次，不再自遗。继之以金匮肾气丸巩固。从上述两案可以悟出：五苓散既可治少腹泻、小便不利，又可治少腹满、小便自利，然其病机都是气化不利，别无二致。

临床实践证明，明辨病机又是选方的关键。阳虚水停，即是病机；然而，这一病机所反应的主症，则有脏腑、病位的差异。病在肺，咳喘，痰饮宿肺（如慢支或肺心病）；病在肾，水泛四肢浮肿（如肾炎水肿）。两者均可用真武汤。笔者用真武汤加味治一例高血压患者，疗效颇佳。病者女性，年龄 49 岁，素有高血压病史，血压持续在 22~24/14~12kPa 之间，屡用各种降压药，始终未能降至与年龄相符的幅度。自觉头目眩晕，精神萎靡，形寒肢冷，下肢水肿，小便短少，食欲减退，脉象沉细弱，舌体胖大，舌苔白润。用真武汤加味：制附片 10 克，红参 6 克，茯苓 20 克，白术 10 克，白芍 10 克，生黄芪 15 克，牛膝 10 克，灵磁石 15 克，生姜 3 片，每日 1 剂。服完 7 剂，血压降为 15/10kPa。未服降压药，半年后随访，病情稳定。

如上所述，前者用真武汤治慢支、肺心、肾炎是临床常法，虽然病名各异，而病机则是一致的。异病而同治。后者用真武汤降高血压，临床少见。只要抓住肾阳虚，水气上凌这一病机，认真进行鉴别诊断，使之病机与方药吻合，方可出奇制胜。

掌握病机辨证，还应从六经辨证来理顺各种病机的关系。例如六经病的病机关系，实际是五脏、六腑、十二经脉的病机关系，应当是病机辨证的统一整体。如太阳表证，实际就是肺合皮毛而主表的病机，太阳病在一定的意义是指肺系病变。如果只是狭义地理解太阳病是指小肠、膀胱的病变，那是片面的，而应当从太阳所属脏腑、经络、气化功能三者来统论太阳病证的病机，这样方不失偏倚，才能全面分析病机。进而言之，太阳病所出的变证，如痞满证，必然有脾胃气滞，湿热并存的病机，所以用半夏泻心汤辛开苦降，调和脾胃。如果能够把六经病，层层深入地剖析病机，使之落实到治法和方药，对提高临床疗效是十分有益的。

三、灵活运用方药

经方组成非常严密，但运用又非常灵活，可谓是严而不死，活而不乱，其前提是以病机为基础的，具有其特定规律：一是药物的性能，一是药物的主治功用，这两者是必然一致的。例如四逆散的组合，柴胡、芍药是肝药，枳壳、甘草是脾药，其具疏肝理脾之功，是治肝脾不和的常用方。其药味精炼，方规严明，所以，欲使经方在临床上运用自如，必须掌握主方，剖析类方，熟悉加减，并结合后世方变通，方可达到灵活运用的目的。

具体地说：首先，掌握主方，用好主方。六经病皆有自己的主方，如太阳病的麻桂二方；阳明病的白虎、承气；少阳病的小柴胡汤与黄芩汤；太阴病的理中汤；少阴病的四逆汤；厥阴病的乌梅丸。这些主方都是以本经的脏腑功能、病机、主症为基础而设立，其中任何一方都可演变出许多变方。所以，应对主方作全面的分析，以便灵活运用。如麻黄汤方中四药为例。麻黄辛温解表，但必须配桂枝才能发汗。否则，麻黄汤去桂枝，即为三拗汤，只是宣肺止咳而不发汗，故有"麻黄汤中不能无桂枝"之说。如果再深入言之，麻黄为气分药，桂枝为血分药，两药合用方有发汗之功，因为发汗的机制，离不开"汗血同源"这个生理机制的缘故。所以，临床掌握表实的麻黄汤发汗的病机、主证，以及麻黄汤之所以能发汗等有关机理，这层道理就无须赘述。

其次，剖析类方。前人徐灵胎对伤寒方做过分类整理工作，很有启迪。伤寒的类方如麻黄汤类、桂枝汤类、柴胡汤类、白虎汤类、承气汤类、泻心汤类、陷胸汤类、四逆汤类等。把经方归类研究，有两个好处：一是能进一步研究经方的结构原理；二是以方测证，并可以了解病机的演变。同时还能洞察类方之间的密切关系，如柴胡类方与半夏泻心汤类方之间有其必然的内在联系，即是例证。

临床运用中，还应找出类方中的代表方。如苓桂剂类方中有茯苓甘草汤、茯苓桂枝甘草大枣汤、五苓散、茯苓桂枝白术甘草汤等，这类方共同都能温阳利水，补脾化湿。而在具体运用的同时，应将每一方的药物组成，主治功用，结合临床验证，取得理论与实践相印证的资料，进而找出类方中的代表方。如苓桂剂中的苓桂术甘汤，可为这类方的代表方。用其治脑积水，可配补肾药，或加泻水药；治肺心病，可合二陈汤，或配真武汤；治胃液潴留、十二指肠溃疡，可配六君子汤；治肠炎可合健脾行气或固涩药。若从组方原则看，阳虚者加附子，气虚者加黄芪，脾虚者重用白术，甚者苍白术同用。随其证加减，权宜应变，反复验证。这样，经方就用得活，用得精。

余曾治一女性，患者50岁，诊断为颈椎增生综合征，更年期综合征。病者头眩晕不能视物，已半年之久，经治不愈。自谓眩晕如入云里雾中，甚则呕吐，少气懒言，气虚乏力，脉细缓舌胖润。处方：桂枝汤加葛根、姜黄、秦艽。服5剂后，颈项略感舒适，但眩晕不减。既然略有寸功，在原方中加天麻，再进 5 剂。第三诊，自诉眩晕毫无改善，颈椎亦无大益。症如前述，脉细而缓，舌体胖苔薄白。故舍颈椎增生和更年期综合征而不顾，专在"痰饮"两字上寻思。前人有"无痰不作眩"、"无虚不作眩"，仔细推敲，患者是"痰饮证"，当以温药和之。故改用苓桂术甘汤合二陈汤加味：茯苓 20 克，白术 15 克，桂枝 10 克，炙甘草 10 克，法半夏 10 克，广皮 10 克，天麻 10 克。嘱服 3 剂，药后告谓，上药果尔灵验，眩晕如失，头脑清明。不眩不晕，精神大振，身体轻爽，饮食倍增，语言有力，又能上班工作。嘱其继服 7 剂，以资巩固，近期疗效十分显著。

再次，有经方要熟悉加减。有人认为经方不能变动加减，连药量也不能轻易改动。此说不可从因为经方除了六经主方外，其他各方都可说是主方加减而成。如以麻黄汤加减的麻杏石甘汤。大青龙汤、麻黄加术汤、麻杏苡甘汤等也皆为麻黄汤的变局。论中用得最活的要数桂枝汤，仲景将其化裁为 25 首方，真可谓是灵活之至。所以，临床上用桂枝汤加减，主治病种甚多，治荨麻疹，治皮肤搔痒，治颈椎病，治肩周炎，治风湿病，治胃脘病，治自汗盗汗，治腹痛腹泻等。用之得当真有一剂知、二剂已的确切疗效。笔者用桂枝汤加桑枝、芦根、滑石治一男性，年 50 岁，在盛夏季节遍身荨麻疹，搔痒异常。经用扑尔敏、非那根、息斯敏等均不可缓解，且药后精神不爽。用上药 3 剂，近期显效。又治上肢关节痛疼，加桑枝、当归、川芎、秦艽、威灵仙等，近期疗效均很理想。由此可知，经方的加减对提高临床疗效是不可非议的。

又次，经方亦可与后世方结合运用，有助于提高疗效。笔者在实践中，有几个常用方法，简要介绍如下：

其一，用桂枝汤合玉屏风散，治表虚自汗，或抵抗力差，经常感冒。桂枝汤治表虚自汗已是定法，但由于其补气固表的功效不足，故可以玉屏风散合用，以增强补虚固表的功效。如治一病人，男性，61 岁。在盛夏季节，汗出甚多，且有形寒怕冷、背心如冷水浇状、神疲乏力、脉缓弱、舌薄白润等症。

处方：生黄芪15克，防风10克，白术10克，桂枝10克，白芍10克，炙甘草6克，生姜3片，大枣3枚。服3剂汗止，身体温煦如常。以上两方合用，较之某方单用，疗效都更显著。

其二，用芍药甘草汤合四妙散，治湿热痹证，临床屡建奇功。如罗某，男性，39岁。右脚不能着地，膝关节疼痛，踝关节红肿热痛，不能步履。经用消炎痛等药无效。脉缓弦，舌苔薄黄腻。处方：赤白芍各10克，炙甘草10克，苍术10克，黄柏10克，生薏米15克，牛膝10克，伸筋藤15克。服2剂，病者独步行来诊。告之病去八九。察其关节已不红肿，伸屈自如，脉缓舌苔白润。守原方再进5剂，近期痊愈。本方运用湿热痹证、效果颇著，临床活者甚众，确属是湿热痹证的良方。

其三，用四逆散合小陷胸汤，或良附丸，治胃脘痛。四逆散疏肝和胃，小陷胸治痰热互结胸中，良附丸温运行气消胀。合用共奏辛开苦降，清热化痰，行气消胀之功，临床用于十二指肠溃疡，浅表性胃炎，胆汁反流等均有明显疗效。病者黄某，男，26岁。春节期间，酒食过度，胃中烧灼，呕吐酸苦水，胃脘及上腹胀痞，大便偏结，口苦舌红苔黄腻，脉弦实。处方：柴胡10克，赤芍10克，法半夏10克，黄连10克，炙甘草6克，郁金10克，瓜蒌壳15克，枳实10克，佛手10克。服5剂，痊愈。

其四，用柴胡加龙牡合甘麦大枣汤，或合百合知母地黄汤，治更年期综合征，精神抑郁证。本方疏泄脾胆，养益心肝，是一张平淡之中见奇功的良方，不少更年期妇女，折腾得不可名状，用上方屡见功效。

其五，用当归芍药散合金铃子散，治妇人诸腹痛。笔者多年来凡遇女性下腹痛，诸如附件炎、盆腔炎、宫颈炎，只要有白带增多者（少数白带不多），用上方取效甚速，腹痛甚者，加乌药、艾叶；伴腰痛者，加杜仲、续断、鹿角霜；白带清稀量多，加芡实、草薢；宫颈糜烂者，加十大功劳、野菊花，或用五味消毒饮加十大功劳，土茯苓煎水坐浴熏洗。

总之，灵活运用在于增强经方的疗效。但必须在谨守病机、知常达变的基础上灵活变通，否则把经方加减得面目全非，甚至加的药比原方还多，这就失去了经方的意义。经方的灵活运用，必须是在辨证的基础上，本着增强经方疗效的前提下，做到合情合理的加减，使之相得益彰。

赤豆当归散为疮痈良剂

湖南省怀化地区第二人民医院（418200）　　彭述宪

赤小豆当归散，见于《金匮要略》，药用赤小豆三升（浸令芽出晒干），当归三两，杵为散，浆水服方寸匕，日 3 次。现多改为煎剂，赤小豆多不用发芽者。仲景用以治狐惑病、便血（先血后便）。方中赤小豆渗利湿热，解毒排脓，《药性论》说："消热毒痈肿，散恶血不尽。"当归补血活血，消肿止痛，《本草纲目》说："治痈疽，排脓止痛，和血补血。"二药合用，有活血行瘀，解毒排脓之功，用于痈肿疮疡，随证加药，多获显效。头部痈疮，加白芷、白菊花各 9 克，薄荷 6 克，金银花 18 克，疏风解毒。面部痈疮，加白芷、葛根各 9 克，蒲公英 15 克，宣散阳明风热，解毒消疮。对口疽，加羌活 6 克，白菊花、金银花、千里光各 15 克，散太阳风邪，清宣热毒。耳内肿痛，加山栀子、柴胡各 9 克，金银花 15 克，清肝胆，解热毒。乳痈，加柴胡 9 克，橘叶 5 片，蒲公英 18 克，疏肝散毒。温疮，加黄柏 6 克，白鲜皮、豨莶草、千里光各 15 克，清热除湿，祛风解毒。痔疮肿痛，加黄芩 9 克，槐花 12 克，紫花地丁 10 克，清热解毒。下肢血栓性静脉炎，加丹参 18 克，牛膝、泽兰、紫花地丁各 12 克，活血化瘀，解毒散结。

本方加忍冬叶、黄柏、泽兰，研末，浓茶调成糊状，敷痈疖毒，极有效验。

案例1：杨某，男，45 岁，农民。左足三里处肿痛 5 天，灼热色赤，大如杏，步行艰难，口渴，便结，舌红，苔黄，脉滑数，用赤小豆15克，当归12克，大黄6克，自入忍冬藤叶30克，水煎服。并用赤小豆、当归、黄柏研末，冷开水调敷患处，服5剂而愈。

例2：明某，女，22岁，学生。患内痔2年，服辛辣过多则发作，此次痔疮焮肿灼痛7天，解大便时鲜血如注，坐则痛如针刺。口渴，大便干，舌红苔黄，脉滑数。药用赤小豆18克，当归、黄芩、千里光、仙鹤草各12克。服3剂，痛减血止。原方去仙鹤草，加白芍9克，甘草3克，续进4剂，痔消痛止。

泻心汤本旨及临床运用

河南省洛阳市第二中医院（471003）　陈广义

《金匮要略·惊悸吐衄下血胸满瘀血病》篇载："心气不足，吐血衄血，泻心汤主之。"对"心气不足"一句，历代医家异议颇多。如尤在泾将"气"作"阴气"，进而解为"阴"，曰："阴不足者阳独盛，血为热迫而妄行不止矣。"《千金》则谓"不足"为"不定"。中医高校教材亦依此说，解释"心气不足"为"心烦不安"等。这些说法见仁见智，各有道理，然一则校勘无凭，二则均囿于泻心汤为苦寒之剂，故不免有主观臆测之嫌。

笔者细研经旨，结合临床，以为原文"心气不足"无误，不可牵强更订。因为：其一，火热浊邪郁滞三焦，损伤阴络，内耗精气，可以引起心气不足，所谓"壮火食气"即是此意。仲师立泻心汤，泻其火热浊邪，釜底抽薪，心气自复；其二，仲景治血证立桃核承气汤、瘀血汤、抵当汤等方皆用大黄，可知其绝非单取其苦寒降火之性，而是认识到大黄尚有活血止血、乃至养血益气之功。早在《神农本草经》中，即称大黄"下瘀血、血闭、寒热、破癥瘕积聚"。现代研究也肯定了大黄活血、止血、养血的多相作用，故虽有心气虚、吐衄亦当用之；其三，泻心汤乃救急扶危之方，吐衄险证，气随血耗，非即止血，不可以活人，唯泻心汤能当此任，故虽有心气不足，亦须用此方。

正因为泻心汤不仅清热泻火、止血化瘀，且能养血益气、降浊升清、醒神开窍，故临床应用甚为广泛。兹举数案，以资说明。

一、呕血气虚

汪某，男，素有胃痛之疾，体质虚弱，忽发呕血，倾口盈盏，面色苍白，自汗肢厥，脉数无力，血压下降（10.7/6.7kPa）。西医诊为胃溃疡并发出血。中医属气随血脱之候，审合仲师心气不足，呕血之义。予生大黄 60 克，黄芩 15 克，黄连 10 克。沸水 600 毫升，浸渍取汁，以之冲服白及粉 60 克，一剂血止。后按上法小量治疗，三月后溃疡消失。余以泻心汤治疗此类疾病，多获效验。

二、头痛失明

李某，女，45 岁。卒发头痛如劈，双目失明，面赤身热（T 38℃），烦躁不安，舌质红，苔黄，脉弦。西医诊为蛛网膜下腔出血，中医属火热浊邪，郁阻脑络，清阳不升，浊阴不降。急予泻心汤：大黄 60 克，黄芩 10 克，黄连 10 克。加沸水 800 毫升，浸渍取汁，每次 200 毫升，口服，3 小时一次。服后 12 小时内解稀便 3 次，头痛遂止。连服两剂，目视如常。如此上病泄下，降浊升清治愈多例蛛网膜下腔出血，得心应手。

三、卒中风

某男性病人，59 岁，突然昏倒，不省人事。查呈重度昏迷，面赤如醉，双侧瞳孔缩小，对光反射消失，血压 26.7/

15kPa，腹胀，24 小时未解大便，脉弦数，西医诊为"高血压伴脑出血"中医诊为"中风——中脏"。用西药救治，未获效。遂取泻心汤如前法浸渍取液，每次 200 毫升，保留灌肠，4 小时一次。24 小时内排大便 4 次，之后神志清醒，血压降至正常。后中药调治两月而愈。用泻心汤浸渍液鼻饲或保留灌肠治疗中风昏迷多例，大多在三天内苏醒，可见其醒神开窍之力。笔者常用其代替安宫牛黄丸，功效略同。

四、眩晕

某女病人，53 岁，头痛头晕，如坐舟船。恶心呕吐，双目视物不清，舌质红，苔黄厚，脉弦滑，血压 25/14.7kPa。西医诊为高血压病伴脑血管痉挛。中医诊为眩晕，证属痰瘀阻滞、浊阴不降。予泻心汤浸渍液口服，一剂血压降至正常，症状基本消失。之后守方小量代茶饮用，病情长期稳定。曾以此法治疗高血压病眩晕 30 余例，有效者占 80% 以上。

此外，笔者尝用泻心汤合千金苇茎汤治疗肺痈高热，咯吐脓血；加百部、白及治疗肺结核咯血；加生石膏、知母、板蓝根治疗流行性脑膜炎，高热抽搐；加猪苓、泽泻、木通治疗心胞积液等，都起到了一般方法所不及的效果。

伤寒论"苦酒汤"运用刍议

武汉市第二医院（430014）　　裴正义

苦酒汤出自《伤寒论》"辨少阴病脉证并治第十一"，其配伍、煎煮、服法均相当独特。"少阴病，咽中伤，生疮，不能语言，声不出者，苦酒汤主之"。

"苦酒汤方"：半夏（洗，破如枣核）十四枚，鸡子一枚（去黄，内上苦酒，着鸡子壳内）。

"右二味，内半夏，着苦酒中，以鸡子壳置刀环中，安火上，令三沸，去滓，少少含咽之，不差，更作三剂"。

后世名家贤达，对本方之配伍原理、作用机制、适应病证，各有阐发，各俱见地。如徐灵胎云："咽中伤生疮，疑即阴火喉癣之类……用此药敛火降气，内治而兼外治法也。"王晋三云："苦酒汤治少阴水亏，不能上济君火而咽生疮声不出者。"唐容川云："此生疮，即今之喉痛、喉蛾。"但在临床运用上，仍感难以有所遵循。从字面上看，其主治似指现代的所谓急慢性扁桃腺炎，急慢性咽喉炎，或声带诸疾患。

试观苦酒汤全方之主旨，药三味，以半夏之开结，鸡子清之甘润，苦酒之敛降，共奏散结，清降，敛润之功。三药为伍，散中有收，燥中有润，开中寓降，相须相使，精妙之至。余在临证之际，多年来常以是方治疗食道炎。此病为常见病，若久病延误，亦不无恶变之虞。

中医学虽无食道炎的病名和称谓，但其在人体之部位，当为少阴经脉所循行。《灵枢》经云："心手少阴之脉……其支者从心系上夹咽。""肾足少阴之脉……循咽喉，夹舌本。其支者从肺出络心，注胸中。"从《内经》的这些论述中可以看出，现今之所谓食道炎者，应当视为少阴本经病症之一。临证所见，本病症患者，每在食物通过食道段时，由于摩擦疮面，或因冷热辛辣刺激而引起疼痛，特别是在进食过烫食物及刺激食物时，症状尤为明显，因疼痛而引起反射性痉挛和梗阻感。人需每日三餐，餐餐必经食道，其状良苦可知。

余细究本病症的病理机制，当属气结火郁之候，审因论治，当从开结清降敛疮立法。余早年遇治食道炎病证，曾施用"四七汤"、"越鞠丸"之辈，虽然有效，然相比较之，终不若"苦酒汤"疗效之肯定而快捷。所以，每遇本病证患者，便授以"苦酒汤"调理之，效果灵验。

曾治一患者，肖某，男，54岁。胃脘痛病史20年。因吞咽梗阻伴疼痛3年，近来加剧，吃热、烫食物则痛。纤维内镜查：食道上段黏膜充血，肿胀，血管网尚可见；十二指肠球后壁片状糜烂。诊断："食道炎、糜烂性十二指肠炎"。拟用"苦酒汤"方：食醋（苦酒）70ml，制半夏3克，鸡蛋一个（去黄留清）。制法：醋煎半夏数沸，去半夏滓，趁热兑冲鸡蛋清，同时以竹筷搅打，而成黏液状（不可把鸡蛋煮熟成块状），候温徐徐含咽之，于每晚临睡前服一次。

患者连服一周后，诸证悉减，两周后症状大减，三周后症状完全消失，经食道钡餐和纤维内窥镜复查，无异常。

本方服药时间的选择，需要特别强调说明一下。每晚临睡前直到次日清晨约八小时以上，一直可以保持平卧和不进饮食，证明是使用本方的最佳服药时间，可以使药液在食道段较长时间停留而作用得到充分发挥，因而优于其他服法。

略论仲景几个"小"汤

安徽省芜湖中医学校（241000）　袁银根

张仲景《伤寒论》所载小青龙汤、小柴胡汤、小建中汤、小陷胸汤、小承气汤等"小"汤，与"大"汤相对而言，实非小方，故不可小看，其临床应用之广泛，远远超过"大"汤。仲景虽为治疗外感伤寒所立，现代治疗内伤杂病亦为常用之方。应用仲景之方重在辨证，死方活法，知常达变，故理应师古而不泥古。切不可以某方治某病，抑或一方治多病，亦无法概全之。故略谈几个"小"汤的辨证要点，举验案以举一反三。

一、小青龙汤

小青龙汤为治疗寒饮咳喘的名方，外寒内饮者多用之。内停水饮为本，外感风寒为标，病虽标本同存，然为外感（寒邪）引动内饮而成。目前常用本方治疗支饮、溢饮。现代疾病的慢性支气管炎、支气管哮喘、肺气肿、肺心病，以及慢性支气管炎急性发作等，均可用本方加减施治；但因其辛烈走窜，具有伐阴动阳之弊，为此，必须掌握其辨证关键。

1. 辨痰涎：咳喘痰白清稀而有泡沫，痰咯较爽为辨证关键，然亦有咳痰明亮晶彻，形如鸡蛋清，或其清如凉粉，口、舌有感凉者，亦属寒凝津聚。

2. 辨舌脉：舌苔多呈水滑，舌质一般变化不大。如果舌色淡嫩，是阳气受损，用本方必须加减，不能搬用原方。本症多见脉弦，抑或脉浮紧，则为表寒里饮之实证。寒饮内伏日久其脉亦可沉。凡脉微，或濡弱者，不可滥用本方。

3. 辨气色：小青龙汤证为寒饮内伏。寒为阴邪，易伤阳气，面色多呈黧黑，或两目眶有黑圈，为水饮内停之象。

4. 辨寒热：以无热象为辨证要点，无论恶寒发热，有汗无汗，只要痰、舌、脉具寒象，均可随证加减应用本方。若兼烦躁之热象，则宜加石膏以清热除烦，与麻黄相协，且可发越水气。

验案：陈某，男，56岁，医师。痼疾咳喘十余年。症见咳嗽气喘，胸闷，痰多色白而清稀，如泡沫状，易于咯出，畏寒而不发热，饮食尚可，面色灰暗，舌淡红苔白而滑，脉弦而紧。证为外寒引动内饮而发。治拟温肺化饮，解表散寒。方用小青龙汤加味：炙麻黄9克，白芍12克，细辛3克，桂枝9克，干姜6克，法夏9克，五味子9克，甘草6克，杏仁9克。患者亦为医界同仁谓从未服过麻桂等品，视余虽年轻，但言之有理，遂购方1剂试服，服后诸证大减，始直言相告又续服3剂，诸症悉除如无恙。

二、小柴胡汤

本方为和解少阳的代表方，有和解少阳，补中扶正，降逆和胃之功。少阳病属半表半里证。伤寒邪入少阳，既不在表，又没入里，是邪正相争的关键时刻，若不及时施治，则往往邪胜入里，病情加重。故其治法尚需慎重以施，既不宜汗、吐、下而治；更不能用温补来处治。唯以和解法最中病情。本方临床应用广泛，如疟疾、黄疸、胆囊炎、急性菌痢、急性肠胃炎、泌尿系感染、急性中耳炎、神经衰弱、消化道溃疡、肝脾

肿大、小儿消化不良、肺结核及流感等，但必须掌握其辨证
要点：

1. 辨寒热：临床所见，典型的寒热往来者甚少，只要恶
寒、发热交替而作，或虽无寒热，发作有定时的其他证候，亦
可考虑用本方以和解之。

2. 辨肝胆郁热：口苦、咽干、目眩、胸胁苦满、心烦喜
呕、不欲饮食，为肝胆郁热犯胃，胃失和降之证，为本方辨证
之关键，且"但见一证便是，不必悉具"。

3. 辨舌脉：舌苔薄白，脉弦。

验案：尹某，男，63 岁，干部。五年前因胆结石手术治
疗，尔后呃逆反复发作，每于情绪不舒或劳累后复发，多方诊
治罔效。本次心情不悦而呃逆加重已十余天，昼日不呃，每于
卧床入睡前呃逆声高而频，连声不止，影响睡眠。伴胸胁胀
满，心烦不舒，干呕，时吐苦水，胃纳不佳，小便短黄，舌红
苔白稍厚，脉细弦。此系肝胆郁热，横逆脾胃，胃气失和，升
清降浊失调所致。治宜和解少阳，理气降逆，方用小柴胡汤加
减：柴胡 12 克，黄芩、生姜、党参各 9 克，炙甘草 6 克，大
枣 4 枚，竹茹 9 克，代赭石 18 克，柿蒂 6 克。服三剂后呃逆
渐止。后常复作，仍以小柴胡汤加减治之必效。

三、小建中汤

本方是治疗虚劳内损、建立中气的妙剂。虚劳诸不足等疾
患均可用本方。虚劳者，凡先天不足，后天失调，正气损伤，
久虚不复，表现为各种虚弱证候。但其总的病理变化，不离阴
虚、阳虚、阴阳两虚等，本方则以补阳气虚损为主。目前常用
本方治疗胃、十二指肠溃疡，慢性胃炎，慢性肝炎，神经衰
弱，再生障碍性贫血，功能性发热等属于阴阳气血失调者。然
亦需辨证确切，灵活加减。

1. 辨腹痛里急：脘腹隐痛绵绵，喜温喜按，按之痛减，
得食则痛缓，是临床常用本方的辨证关键。

2. 辨阴阳虚损：阳虚者，病人面色苍白无华，精神不振，四肢乏力，形寒肢冷，大便常溏；阴虚者，手足烦热，咽干口燥等虚热症状，此乃阳损及阴所致，故无潮热、盗汗、舌红少苔、脉细数等典型的阴虚证候，多伴神倦乏力、面色无华等气虚证，实为气阴两虚证。

3. 辨舌脉：舌淡苔白，脉细弦而缓。

4. 辨虚劳发热：久病体弱羸瘦，或产后，或有慢性消耗性疾患，长期低热不退，或烦劳则热重，伴有四肢倦怠，面色苍白，心悸气短，劳累加重等阳气不足之象，可用本方以"甘温除热"。

验案：付某，女，72 岁。素体虚弱，形羸乏力，胃纳不佳，因发低热尿频、胁痛诊断为泌尿系感染、慢性胆囊炎，经用抗菌素静脉滴注 12 天，尿、血常规检查正常，体温常在 37℃ ~ 37.3℃，热无定时，自感胸背热，全身不舒，其面色萎黄不泽，精神萎靡不振，纳呆食少，口干喜饮。察其舌质红绛中裂而无苔，脉细弱无力而不数，认为病后余热未清，用生地、青蒿、地骨皮、知母、银柴胡等养阴清热方 3 剂，体温仍在 37℃ ~ 37.3℃ 之间，余证依然，唯舌质转淡红而少苔。改用小建中汤加黄芪、党参、当归。服方五剂，自觉胸背发热已除，饮食增进，精神好转，能起床活动，体温仍在 37℃ ~ 37.2℃ 之间。再以原方加鸡内金五剂，精神饮食已如常。守原法出入调治半月余，体温 36.5℃ ~ 36.8℃，病人自觉舒适如常，嘱其服补中益气丸调养。

四、小陷胸汤

本方是治疗痰热结于心下的"小结胸"病（痰热结胸）。心下实指胃脘部（因胃脘近心窝），所以"心下痛"系指胃脘痛，有时也包括胸脘部疼痛难分者。本方目前常用于急性胃炎、胃肠痉挛、肠胃型感冒、胃神经官能症、胆囊炎、胆石症、急性胰腺炎、肺炎以及急性下壁心梗等以表现为上腹部疼痛为主的疾病。单用本方者较少，常配合其他方药辨证施治。

1. 辨心下痛：以胸脘痞闷，按之则痛为特征，既非胃脘隐痛喜按之虚寒证，又非脘部痞闷而不痛之痞证。

2. 辨咳痰：病人咳嗽胸脘疼痛而咳痰黄稠。

3. 辨舌脉：舌红苔黄腻，脉滑数。

验案：许某，女，56岁，干部。形体肥胖，冠心病十年。心下胀满，突发急痛，不吐不泻，胸闷有窒塞感，自服麝香保心丸2粒稍好转，舌质暗红，苔黄腻，脉滑促。心电向量报告：急性下壁心梗。此系痰热郁结，胸阳不振，治以清热化痰，化瘀开结，方用小陷胸汤合瓜蒌薤白半夏汤加味：全瓜蒌30克，川黄连9克，半夏9克，薤白12克，丹参20克，桃仁12克，炙甘草12克。1剂急煎服，心下急痛、胸闷脘胀均缓解；守原方续服3剂，诸症消除。

五、小承气汤

本方有轻下热结、宽肠理气之功，系大承气汤不用芒硝，枳、朴用量减轻，原方三药同煎，故泻热攻下之力较轻，主治痞、满、实而不燥之阳明热结轻证。目前临床上用生大黄常宜后下，其治疗范围极广，用以治疗单纯性肠梗阻，粘连性肠梗阻，急性胆囊炎，胆石症，胆道蛔虫症，急性水肿型胰腺炎，消化不良性胃炎，急性细菌性痢疾初期；急性传染病或非传染性热病，如乙脑、大叶性肺炎、肺脓疡、败血症等病之初期而具阳明腑实证者，亦可用于习惯性便秘之较重症。若能配伍他方，辨证用药，加减得宜，临床疗效确切。

1. 辨大便：大便实而不燥，即腹中硬满，痛而拒按，大便不通，但腹中尚无燥粪，便结不甚。或下利稀水臭秽而腹中硬满不减。或痢疾初期，腹部疼痛，里急后重。

2. 辨痞满：心下闷塞坚硬为痞，胸胁脘腹胀为满，但必兼大便不通之症。

3. 辨寒热：病者或有日晡潮热，甚或谵语，临床用本方不为必备之症。

4. 辨舌脉：舌苔老黄，脉滑而疾，或沉实有力。

验案：田某，女，56 岁。曾四次腹部手术，后多次粘连性肠梗阻而住院治疗。有慢性胆囊炎、胆结石、糖尿病等病史。大便三日未解，腹部胀满不坚硬，疼痛不甚，右胁肋牵及背部胀痛，纳少，口干口苦，口舌糜烂，舌红苔黄欠润，脉弦有力。此系肝胆郁热，腑气不通。治拟清肝利胆，泄热通腑，方用大柴胡汤合小承气汤加减：柴胡 9 克，白芍 12 克，黄芩 9 克，生大黄（后下）8 克，枳实 12 克，川朴 9 克，金钱草 20 克，竹叶 9 克，甘草 5 克。服方一剂，大便日行 2 次，诸证好转；服方两剂后大便日行 4～5 次，诸症好转。生大黄（后下）改为 6 克，大便日行 1～2 次，续服 7 剂，诸症悉除。月余后口渴咽燥，口舌糜烂疼痛，大便干结难解，腹部胀满，查尿糖卌，以生津止渴，清热泻火之白虎加人参（改西洋参）汤合小承气汤加减治之。服方 5 剂，查尿糖（－），诸症大减，大便通畅。患者每来诊治，大黄、枳实常用之，以保持大便通畅为宜。

运用经方辨治更年期综合征

洛阳轴承厂职工医院妇产科（471003）　　王　钧

更年期综合征即中医学所说的"经断前后诸证"。妇女一般在 45～55 岁之间月经停止，称为"经断"或"经绝"，前后约有两三年之久。《素问·上古天真论》言：女子"七七任脉虚，太冲脉衰少，天癸竭，地道不通，故形坏而无子也。"这一期间，由于先天之肾气渐衰，冲任脉虚，太冲脉衰少，天癸将竭等生理变化，机体往往出现肾阴不足，阳失潜藏，或肾阳虚衰，经脉失于温养的阴阳失衡现象。一些妇女由于平素体质较弱或精神及其他因素的影响，机体不能适应这种生理变化，而出现一系列脏腑功能紊乱的临床症状和体征。如情绪烦躁易怒，潮热汗出，心悸失眠梦多，眩晕耳鸣，食欲不振，腰背酸疼，精神倦怠，浮肿等。现代医学认为是卵巢雌激素分泌逐渐减少及垂体促性腺激素增多，造成神经内分泌一时性失调，下丘脑——垂体——卵巢轴反馈系统失常和植物性神经系统功能紊乱而出现的临床症状。张仲景在《伤寒杂病论》中专列妇人病篇，对妇女妊娠病、产后病、杂病的辨证治疗均作了专门的论述。为临床妇产科疾病的辨证论治打下了基础。书中所载方剂绝大多数组方严谨、疗效确切而广泛运用于临床。我们在临床中运用仲景六辨治更年期综合征，常获满意的疗效，兹简要介绍如下：

一、肾气丸

　　为《金匮》治疗"虚劳腰痛、少腹拘急，小便不利"等肾气不足诸证的名方。方由干地黄、山药、山茱萸、泽泻、丹皮、茯苓、桂枝、附子组成。方中附子、桂枝温肾阳、补命火，温生肾气；生地、山茱萸、山药滋补脾肾之阴，以阴涵阳，即所谓"阳得阴助而生化无穷，阴得阳升而泉源不竭。"泽泻、茯苓佐桂枝以化气行水，丹皮活血通脉以助肾之气化。诸药合用，共奏温补肾气之功，俾阴生阳长，肾气复常则诸症悉解。

　　肾为先天之本，藏真阴而寓元阳，为水火之脏。肾阴和肾阳在人体内互相依存、互相制约，经维持人体生理上的动态平衡。一旦平衡失调，即形成肾的阴阳失调的病理变化。妇女进入更年期后先天之肾气渐衰，肾藏精化气的功能也逐渐减退，而易于出现肾阴不足或肾阳虚衰的平衡失调现象。前者见头晕耳鸣、潮热汗出、烦躁而易怒、心悸健忘、腰膝酸软，月经量少，色紫红，淋漓不断；周期紊乱，口干舌燥，小便短赤，大便秘结，舌红少苔，脉细数等症；后者见情绪淡漠，腰膝酸软，畏寒肢冷，月经时多时少，色淡，周期紊乱，浮肿便溏，小便清长，舌淡苔白，脉沉弱等症。治疗上均可采用肾气丸进行加减。其中肾阳虚衰者可用肾气丸加仙茅、淫羊藿、补骨脂、菟丝子等；属肝肾阴虚，阴不潜阳者，可用肾气丸去桂枝、附子，加知母、黄柏、龙骨、牡蛎等。若兼血压高，肝阳上亢者加钩藤、菊花、天麻、石决明等；兼失眠梦多者加夜交藤、酸枣仁、磁石等；兼腰腿痛者加川断、桑寄生、杜仲、怀牛膝等。

例1：刘某，女，48岁。主诉头晕头痛、心烦易怒半年余。患者自述9个月前开始月经量多，以后经量渐减少但淋漓不绝，延续月余才净。近四月闭经，头晕头痛，心烦易怒，失眠梦多，阵发性烘热汗出，舌质红少苔，脉弦细数，血压24/13.3kPa。西医诊断为更年期综合征，中医辨证为肝肾阴虚、肝阳上亢，治则滋肾养阴、平肝潜阳，佐以镇心安神，以肾气丸加减：

熟地15克，山药15克，山茱萸10克，白芍15克，丹皮15克，茯苓15克，生石决30克，珍珠母30克，知母15克，菊花15克。

上方连服15剂，头晕头痛明显减轻，睡眠好转，血压降到18.7/12kPa。守原方加减治疗月余，患者自觉症状逐渐消失。

例2：郭某，女，49岁。自诉近年来月经逐渐稀少，经期紊乱，腰膝酸冷，情绪淡漠，喜静怕扰，面色㿠白无华，纳少便溏，舌淡苔白，脉沉细弱。妇科检查无器质性病变。西医诊断为更年期综合征。中医辨证为脾肾阳虚，治以肾气丸加味温肾健脾，处方如下：

熟附子10克，桂枝8克，熟地15克，山药15克，茯苓15克，丹皮15克，山茱萸15克，泽泻15克，白术15克，仙茅10克，淫羊藿10克，补骨脂15克。

服药两周后，精神好转，四肢转温，食欲增加，守原方续服十五剂，症状基本消失，再以参苓白术散合金匮肾气丸继服巩固疗效。

二、甘麦大枣汤合百合地黄汤

甘麦大枣汤为仲景治疗"妇人脏躁，喜悲伤欲哭，象如神灵所作，数欠伸"的方剂。方由甘草、小麦、大枣三味组成。其中小麦养心安神，甘草、大枣甘润补中缓急。百合地黄汤用于治疗百合病，症见"意欲食复不能食，常默默，欲卧不能卧，欲行不能行，饮食或有美时，或有不闻食臭时，如寒无寒，如热无热，口苦，小便赤，诸药不能治，得药则剧吐利，如有神灵者，身形如和，其脉微数"。方由百合、生地黄组成，具有滋养心肾之阴，清热安神的功效。

心主血脉、藏神。《灵枢·本神》说："心藏脉，脉舍神。"故心之阴血不足常可导致心神的病变。妇女进入更年期后，由于心肾阴亏不足，以致精血内亏不能濡养五脏，心阴日耗，心阳偏亢，致心肾失养，虚火内动而扰乱心神，出现一系列神志症状。此时病虽属虚证，而不宜大补，虽有虚火，而不宜苦降。故以《金匮》甘麦大枣汤合百合地黄汤安神定志，滋补心肾之阴。脏虚得补，虚火得潜，则诸症自除。

例3：胡某，女，51岁。自诉5个月前开始，常感心慌不宁，情绪不稳定，多疑多虑，喜怒，哭笑无常，烘热汗出，手心烦热，舌红少苔，脉细数。查脑电图及心电图均无异常。西医诊断为更年期综合征。中医辨证为心阴亏虚，心肾不交，虚火妄动。以甘麦大枣汤合百合地黄汤加减，滋补心肾，养心安神。

淮小麦30克，生甘草10克，大枣10枚，百合15克，生地黄15克，炒枣仁30克，白芍15克，合欢皮15克，生牡蛎30克，当归10克，麦冬15克，柏子仁20克。

服用7剂，诸症明显好转，后改为六味地黄丸以巩固疗效。

更年期是人体从生育年龄过渡到老年阶段的一个必经的生理老化过程，是妇女由生殖内分泌环境过渡到无生殖力的内分泌紊乱之生命阶段。多数妇女通过神经、内分泌的调节和适应，可顺利渡过更年期而保持健康，而少数妇女由于卵巢功能衰退，雌激素缺乏和神经——内分泌功能失调而导致不同程度的以植物神经功能紊乱为主的疾病状态，称为更年期综合征。随着社会的发展，更年期综合征目前已成为临床常见病和多发病，越来越引起社会的重视。中医学在这方面积累了大量经验，有各种各样的治疗方法，具有疗效巩固，无副作用的优势。《伤寒论》作为中医的经典著作，对临床各种具有重要的指导意义，在对更年期综合征的治疗上也有精辟的论述和治疗方法，如肾气丸、百合地黄汤、甘麦大枣汤等，值得临床进一步研究和应用。

谈"泻心汤"

河南中医学院第一附院（450000）　　王孝福

　　五"泻心汤"源于张仲景《伤寒论》。列于"太阳病篇"，为表证误下，胃气受伤，升降失常，寒热互结于胃脘所致的"心下痞"而设。五泻心汤均治胃中不和而出现的"心下痞"。由于"痞"的程度和兼证不一，故仲景特设五个"泻心汤"以治之。

一、半夏泻心汤

　　半夏泻心汤适用于心下痞而兼呕吐者。本方原治小柴胡汤证误下后，损伤中阳，外邪乘机而入，寒热互结，滞于胃脘，而成心下痞。"痞"即气不能升降，满而不痛，按之濡。《伤寒论》所谓"按之自濡，但气痞耳"。《金匮要略》云："呕而肠鸣，心下痞者，半夏泻心汤主之。"寒热互结，气不升降，所以上为呕吐，下为腹痛肠鸣或下利。治疗当除其寒热，复其升降，补其脾胃。程应旄说："泻心虽同，而证中具呕，则功专涤饮，故以半夏名汤也。曰泻心者，言满在心下清阳之位，热邪夹饮尚未成实，故清热涤饮，使心下之气得通，上下自无阻留，阴阳自然交互矣。然枢机全在于胃，故复补胃家之虚，以为之斡旋，与实热入胃而泻其蓄满者，大相径庭矣。"方中黄连、黄芩苦寒降泄除其热，干姜、半夏辛温开结散其寒，参、草、大枣甘温益气补其虚。七味相配，寒热并用，辛开苦降，补气和中，自然邪去正复，气得升降，不必攻痞，而痞自消。

二、生姜泻心汤

《伤寒论》云："伤寒汗出，解之后，胃中不和，心下痞硬，干噫食臭，胁下有水气，腹中雷鸣，下利者，生姜泻心汤主之。"由于脾胃虚弱，水气内停，与入里之邪互结而致，故不仅有心下痞硬，肠鸣下利，而且有干噫食臭，腹中雷鸣。《灵枢·口问》曰："寒气客于胃，厥逆从下上散，复出于胃，故为噫。"《灵枢·百病始生》曰："虚邪之中人也……留而不去，传舍于肠胃，在肠胃之时，贲响腹胀，多寒则肠鸣飧泄不化。"用生姜泻心汤，以散水止利，和中消痞。方中生姜、半夏散胁下之水气；人参、大枣补中州之土虚；干姜、甘草以温里寒；黄连、黄芩泻其痞热。故吴谦云：此方"备乎虚水寒热之治，胃中不和，下利之痞，焉有不愈者乎！"

三、甘草泻心汤

甘草泻心汤适用于伤寒或中风，本应汗解，而误下之，虚其胃肠，表邪乘虚而入，客于心下，因而成痞者。所以甘草泻心汤证于痞、呕、下利外，更见"水谷不化，心烦不得安"，是"胃中虚，客气上逆"所致。《伤寒论》曰："其人下利，日数十行，谷不化，腹中雷鸣，心下痞硬而满，干呕心烦不得安，医见心下痞，谓病不尽，复下之，其痞益甚，此非热结，但以胃中虚，客气上逆，故使鞕也。甘草泻心汤主之。"方中甘草、大枣甘温补中，缓中之急；半夏降逆止呕；黄连、黄芩苦寒泻阳陷之痞热；干姜辛热，散阴凝之痞寒。全方共收益气和中，降逆止呕，消痞除烦之功。

四、大黄黄连泻心汤

大黄黄连泻心汤，适用于热邪壅聚的热痞。《伤寒论》

云："心下痞，按之濡，其脉关上浮者，大黄黄连泻心汤主之。"热痞有实热和虚热之分。成无己说："心下硬，按之痛，关脉沉者，实热也；心下痞，按之濡，关上浮者，虚热也。"而《医宗金鉴》谓"濡字上当有不字"，因"按之自濡者，但气痞耳！若心下痞，按之不濡，此为可攻之热痞也。然其脉关上不沉紧而浮，则是所结之热亦浅，不可竣攻也"。故用大黄黄连泻心汤。用滚沸如麻之汤，渍大黄、黄连、须臾，绞去滓，取其轻扬，以泻心除痞。

五、附子泻心汤

　　附子泻心汤适用于热陷于胃兼阳虚于外者。《伤寒论》云："心下痞，而复恶寒、汗出者，附子泻心汤主之。"唐容川说："泻心皆水火虚气作痞。唯此是火气实，水气虚，水中化气，即卫外之阳气也。故用附子补水分之阳气。"《医宗金鉴》云："其妙尤在以麻沸汤渍三黄，须臾绞去滓，内附子别煮汁，意在泻痞之意轻，扶阳之意重也。"寒热并用，温阳泻心，攻补兼施，其效无穷。

　　总之，五泻心汤主证的共同点是"心下痞"，而共用芩、连以清热消痞，但因其"痞"的程度不同和兼证不一而用药也有不同。半夏泻心汤证系本为柴胡汤证而反误下成痞。呕吐较甚，而以半夏为君，降逆止呕，开结消痞；生姜泻心汤证是胃虚、谷不消而干噫食臭；水不化而腹中雷鸣下利，故以生姜为君；甘草泻心汤证是因再次误下，胃气重虚，客气上逆，而用甘草为君，以资甘缓补中消痞；大黄黄连泻心汤证是热邪壅聚于胃，故用大黄以清热消痞；附子泻心汤证是邪热有余，胃阳不足，用附子以扶阳消痞。

　　笔者多年来用泻心汤治疗胃肠道疾患甚多，都收到满意效果，对此有所体会，今略举例于下。

　　1. 治疗急性胃肠炎：急性胃肠炎多因饮食不洁，或饮食不节而引起。症状为呕吐腹泻，阵发性腹痛，腹中肠鸣，伴有头痛，寒战发热，口渴欲饮，小便量少，眼窝下陷，皮肤弹性减弱等阴伤脱水征。治疗时可根据病情酌选半夏泻心汤或生姜泻心汤或甘草泻心汤，临床随证加减。呕吐甚者以半夏泻心汤为主；泻泄重者以甘草泻心汤为主；若兼有水谷不消，干噫食臭，肠鸣下利者用生姜泻心汤为主加减治之。

例：李某，男，35岁。饮食不洁，突然出现恶心呕吐，腹痛泻泄，见大便呈稀水样，日7～8次，伴恶寒发热。T38℃，舌苔薄黄腻，脉数。遂投半夏泻心汤加味：半夏15克，黄连15克，黄芩15克，藿香15克，葛根15克，芍药30克，党参12克，生姜12克，甘草6克，大枣3枚，1剂后呕吐止发热退，又服1剂症状全消，嗣后嘱服藿香正气丸以巩固之。

2.治胃热所致的吐、衄血：吐血，其血由胃而来，经呕吐而出，血色鲜红或紫黯，常夹有食物残渣；衄血，以鼻衄和齿衄为多见。其症状虽异，但均由胃火炽盛所致，临床上投大黄黄连泻心汤加减多能取效。

例：徐某，男，40岁。因疲劳过度，加之天气炎热，胃火炽盛，以致吐血不止，邀余赴诊，症见面赤，心中烦热，唇燥、便秘、尿黄、舌红苔黄，脉象洪大，遂投大黄黄连泻心汤加味：大黄15克（后下），黄连12克，黄芩12克，生地30克，鲜茅根30克，1剂煎服。药后当日吐血停止，次日守原方再服1剂，以资巩固。

按：大黄黄连泻心汤，唐宗海之《血证论》列为止血首方，其理在"釜底抽薪"之意。张锡纯也推此方为治吐血、衄血良方。余临床用治胃热之吐、衄血每每获效，古方之验，实为名不虚传也。

己椒苈黄丸的临床应用

郑州市第三人民医院（450000）　　李桂馨

本方出自《金匮》痰饮篇，由防己、椒目、葶苈子、大黄四味组成，为宣上运中、导水下行、前后分消之剂。《金匮》用于治肠间痰饮留而不化致腹满、口舌干燥的证治。笔者运用本方加减变通，治疗下属疾病，每获良效。

一、渗出性胸膜炎

以本方为主，结合临床症状加减治疗 7 例。痰饮多、体质壮实者，本方药量重用；兼见风热表证者，加银花、连翘、桑叶、黄芩、柴胡；偏于风痰水饮者，本方合苓桂术甘汤加鱼腥草、半夏、桔梗等；偏热痰者，本方合小陷胸汤加黄芩、桑皮、知母；气急咳甚者，加杏仁、百部、白前、白芥子、甘草；阴虚津亏者，去大黄，加辽沙参、百合、麦冬；胸痛明显者，加丹参、三七、郁金、瓜蒌、元胡。治疗结果：7 例患者全部治愈（临床症状消失，超声波及 X 线复查，胸腔积液全部消失），发热一般于入院后一周内消失，2～4 周胸腔积液基本消失。

刘某，男，43 岁，工人。以发热咳嗽胸痛一周余，加重两天为主诉入院。症见发热，咳嗽，胸痛，发闷，气急，不能平卧，动则加剧，时恶寒，口干，口苦，但不多饮，右侧卧位则少舒，大便秘，小便黄赤。测体温 38℃。X 线及 B 超检查结果提示：双侧胸腔积液（左侧少量，右侧中等以上积液），并慢性胆囊炎。六脉弦滑，舌质红，苔微黄厚腻。证属风邪外袭，邪蕴胸胁，水邪犯肺，积液成饮。治当宣肺解表，涤痰化饮，利水通便。

处方：银花 15 克，连翘 10 克，桑叶 6 克，柴胡 12 克，黄芩 15 克，防己 10 克，葶苈子 15 克，椒目 4 克，桔梗 10 克，杏仁 10 克，甘草 3 克。

服 6 剂热退，胸闷胸痛缓解，以本方加减继服。

处方：防己 10 克，葶苈子 10 克，椒目 4 克，茯苓 15 克，桑皮 30 克，鱼腥草 30 克，半夏 10 克，桔梗 10 克，银花 15 克，厚朴 10 克，大黄 3 克，甘草 3 克。

以本方加减，服药 18 剂，症状消失，X 线、超声波检查正常，再投以养阴理肺通经络之剂，调理十余日病愈。

二、肺原性心脏病

用己椒苈黄丸（改汤剂）治疗慢性肺原性心脏病急性发作，证属痰浊壅肺，阳虚水泛，本虚标实者。治宜泻肺平喘，温阳利水，佐以活血化瘀。本方合真武汤加减。方中椒目易川椒，随症选加瓜蒌、附片、丹参、桃仁、茯苓、泽泻、桑皮、杏仁、半夏、麦冬、五味子，有表证者加炙麻黄。治疗三例肺原性心脏病，均获良好效果。

王某，女，53 岁。患者动则喘甚，不能平卧，心悸，眩晕，纳呆，喉中痰鸣，口干苦，喜热饮，大便秘结，小便黄赤，面目及两下肢微肿，胸脘痞闷，痛而拒按，舌淡，苔白厚，脉濡数结代。证属肺气壅滞，痰饮内阻，中阳不振，脾运失司，肾气本虚于下。然患者有胸闷喘甚，痰鸣口苦，大便干等标实之证，治宜急当化饮降逆为先，兼顾脾肾之阳。以本方合真武汤加减。

处方：防己 10 克，葶苈子 10 克，川椒 6 克，茯苓 15 克，白术 15 克，附片 3 克，炒白芍 12 克，半夏 10 克，桑皮 30 克，大黄 5 克，瓜蒌 15 克，甘草 3 克。

服上药三剂，大便通利，小便清长，胸闷喘咳诸症均减，原方去大黄加丹参 30 克。服 12 剂，喘咳脘痛诸症大减，肿消食增，然仍动则微喘，苔转薄腻，脉弦细。继进原方（去大黄，改葶苈子为 3~1.5 克），根据临床症状加减变通。共住院 38 天，服药 24 剂，复查心电图，除心肌受损未复外，其余均在正常范围内。随访半年未复发。

体会：肺原性心脏病有虚实之分，以虚证为多。本例患者有咳喘悸眩，胸腔痞痛拒按，便秘，溲赤，舌苔厚腻，系痰饮内聚；其脉结代，亦为气血瘀滞，而非气血亏虚所为。虽病已两载，有肾气下虚之象，但此次证候所见，总以停痰伏饮为急，故以已椒苈黄丸加味以开达通降。方中椒目易花椒，有温中散寒、降逆止咳、除湿消肿之功。初用少量大黄，舒而不泻，即张子和所谓"贵流不贵滞"之意，又合真武汤，温阳化气行水。方中附子壮肾阳而化水气；白术苦温燥湿，健脾制水；生姜宣散，是于化气行气中有散水之意；茯苓淡渗，佐白术健脾，是于制水中有利水之用；芍药酸苦微寒，可以敛阴和营，又可制附子之燥。两方加减合用，共奏化饮降逆，温阳化气行水之功。

狼牙汤治疗滴虫性阴道炎的基础实验研究及临床观察

河南中医药大学（450003）　　刘茂林

狼牙汤出自《金匮要略》。原文云："少阴脉滑而数者，阴中即生疮，阴中蚀疮烂者，狼牙汤洗之。"经河南中医药管理局批准，从1988年元月起，笔者和冀春如、孙怀宝教授等人，立项作为新药研究。现已完成制备工艺和质量标准的研究；杀灭阴道滴虫的实验研究；毒性及皮肤刺激性试验；治疗滴虫性阴道炎的临床研究等，取得了预期效果，现报告如下：

一、制备工艺及质量标准

（一）制备工艺

把狼牙草去掉老根，保留新根和幼芽，洗净、晒干、切碎，分别用是狼牙6倍、8倍量的水煎煮两次，每次2小时。合并煎液浓缩至1∶1的浓度，加95%的乙醇至含醇量达70%，冷藏24小时滤过，滤液减压回收乙醇至无醇味，加蒸馏调成1毫升相当1克生药的棕色透明液，再加1%的苯甲酸钠，调PH为6，装入5毫升的塑料小瓶中（如开塞露样）即成。每盒10小瓶，每次用1小瓶，为外用药。

（二）质量标准

在确定制备工艺和原料的基础上，根据灭滴有效成分的性质，应用试管反应检识狼牙汤中酸性成分的存在，应用日立26型紫外线谱仪，在266、255测定吸收度，控制了酸性成分的含量。

1. 定性检识：取本品2ml，加1% $FeCl_3$ 乙醇液1滴，溶液立即显棕褐色。

2. 定量分析：①狼牙汤最大吸收波长的确定：取本品1毫升，稀释至50毫升，取稀释液1毫升，再稀释至10毫升，在日立260型紫外光谱仪上作UV光谱，结果在268±lnm，225±1nm为本品的最大吸收波长。②吸收度测定：取本品1毫升稀释至50毫升，取稀释液1毫升，再稀释至10毫升，作吸收度测定，本品在268±lnm吸收度不得低于0.40，在255±1nm的吸收度不得低于1.38。

二、狼牙汤杀灭阴道毛滴虫的实验

在实验条件下，用狼牙汤后，37分钟零2秒虫体全部死亡；而用灭滴灵后，虫体全部死亡的时间为66分钟零6秒。经统计学处理，$p < 0.01$，有显著差异。说明狼牙汤的灭滴效果明显优于灭滴灵。

三、狼牙汤的毒性及刺激性试验

实验结果表明，狼牙汤无论是高剂量，还是低剂量，对家兔完整皮肤、破损皮肤用药，及大鼠皮下注射，均未出现毒性反应及刺激症状；给家兔滴眼亦未见红肿，渗出等刺激症状。大鼠阴道连续给药7天，也未出现局部刺激症状。经解剖心、肝、肺、肾等重要脏器，均与对照组无差异；阴道组织切片镜检，也未见细胞形态学上的变化。说明本品无毒性和刺激性。

四、狼牙汤治疗滴虫性阴道炎的临床观察

我们采用河南中医药大学中药系植物化学教研室提供的狼牙汤作为治疗组，并与灭滴灵对照，从 1988 年 10 月至 1991 年 10 月，共治疗滴虫性阴道炎 200 例，治疗组和对照组各 100 例。经系统观察和统计学处理，结果狼牙汤治疗组临床治愈率为 74%，有效率为 93%；灭滴灵对照组临床治愈率为 43%，有效率为 74%。

五、体会

1. 狼牙外用治疗滴虫性阴道炎可谓肇始于《金匮要略》。《金匮》、《千金》皆谓之治"阴疮"；《崔氏方》曰疗"阴痒痛不可忍"，显然与现代医学所言阴道滴虫症有关。可惜经方虽在，临床应用已弃，如此有效之方，却无人问津，实乃令人痛惜。如能通过我们的研究，使仲景之方失而复得，并用之临床，解决患者的痛苦，这应是当代中医的神圣职责。

2. 我们在中医理论指导下，采用传统方法和现代科学方法相结合的形式，对经方狼牙汤治疗滴虫性阴道炎进行了基础实验研究和临床观察，并从以上两个方面与目前临床上治疗本病的首选药灭滴灵对照，结果显示本方明显优于对照组，说明某些经方的疗效还待于我们去开发和研究。

3. 以上的实验和临床结果均说明了狼牙汤是一个疗效高、毒性小、很有前途的药物。加之本品药仅一味，药源丰富，制备工艺简单，用药方法简便，利于病人自治，便于推广应用。同时据临床所见，不仅对滴虫性阴道炎有特效，而且对细菌性阴道炎和梅毒也有良好的效果。

仲景治郁证方临床窥探

河南省唐河康复医院（473400）　　刘健运

郁者，滞塞不通之谓也。其病虽来自于外但发于内，多与情志不舒，气机不畅有关。诚如朱丹溪所云："人生之病，多生于郁。"近代费伯雄氏亦云："凡郁病必先气病，气得疏通郁于何有？"

仲师所论郁证，见于《伤寒论》、《金匮要略》诸篇中。有四逆散证，半夏厚朴汤证，甘麦大枣汤证，百合地黄汤证等，可谓治郁证之代表方。兹作析探如下：

一、四逆散

原文："少阴病，四逆，其人或咳，或悸，或小便不利，或腹中痛，或泄利下重者，四逆散主之。"（见《伤寒论》少阴病脉证并治第318条）

盖肝居胁下，分野胸胁，性喜条达而恶抑郁。若气机不畅，阳郁于里，不能宣达肢末，则现四逆。气逆心肺则咳悸，气逆于下则小便不利、腹中痛，或泄利下重等。四逆散为宣达郁滞之剂，以柴胡升阳透郁，枳、芍、甘草疏肝和胃解郁热。此方用于此病，甚为合拍。

案例：患者吴某，女，40岁。情志不遂，常自太息，或咳而心悸，手足欠温，胸胁不适，纳差，腹胀痛或泻泄，脉弦缓，舌红苔灰白。此为肝郁脾虚之候，治宜四逆散加黄连、焦白术、麦芽、佛手花、砂仁，生姜、橘叶为引。水煎，日3服。一周后症减，拟上方继服治愈。

二、半夏厚朴汤

原文："妇人咽中有如炙脔，半夏厚朴汤主之。"（见《金

匮要略》妇人杂病脉证并治第二十二)

诸凡妇人情多思郁,郁怒既久则肝郁脾虚,肝胃不和,脾不化湿,则生痰涎。气与痰结,逆于咽喉,则吐之不出,咽之不下。法以半夏厚朴汤治之。意在取半夏、厚朴、生姜辛散苦降,茯苓佐半夏利饮行痰,紫苏宣通郁气,合而使气顺痰消,是病焉有不效之理?

案例:杜某,女,48岁。因与家人生气而致病。咽中梗似有物阻,吐之不出,咽之不下,胃中胀满,两胁不适,脉弦,舌红苔白。此病属气郁痰凝咽中所致,方宜半夏厚朴汤加山慈菇、射干、萎霜、郁金、佛手、青皮,并以小香杆为引治之。取3剂水煎,日3服,病见减轻,继进2剂,告愈。

三、甘麦大枣汤

原文:"妇人脏躁,喜悲伤欲哭,象如神灵所作,数欠伸,甘麦大枣汤主之。"(见《金匮要略》妇人杂病脉证并治第二十二)

大凡忧思恚怒,多愁善感常是妇人之殊性。忧思则伤及心脾而致虚,郁怒可使肝盛而为贼。心主神明,不足则躁扰不宁,悲伤欲哭,象如神灵所作。肝盛郁滞可使筋失养,而数欠伸。治以甘麦大枣汤,意在止躁缓急以安躁气。仲师治脏躁,可谓匠心于斯矣!

案例:张某,女,36岁。一月来,常感神志不宁,夜寐不安,心烦,饮食不佳,又悲伤欲哭宛如神灵所伏。西医谓神经官能症,服谷维素 B_1、安定等不效。脉象弦细而数,舌淡紫苔白干。证属肝盛心虚,治宜甘麦大枣汤加黄连、夜交藤、合欢花、佛手、磁硃丸。水煎,日3服。三日后,复诊症减,是方继服之,旬日而愈。终以夜宁糖浆晚睡服,嘱之情意宽怀善后。

四、百合地黄汤

原文:"百合病者……欲食复不能食,常默默,欲卧不能卧，欲行不能行，饮食或有美时或有不用闻食臭时，如寒无寒，如热无热，口苦，小便赤……其脉微数……百合地黄汤主之。"（见《金匮要略》百合病证治第三）

盖病患或素体阴虚之人，卒以情郁气滞，常致精神不定，神识恍惚，或见口苦，小便赤，脉微数等现象。治以百合地黄汤诸方，法以清热养血之意。若佐以郁金、佛手、白蒺藜等味，理气而不伤阴，其效更卓。

案例：王某，男，52岁。身感不适已一周余，服用中西药物效不佳。诊见：头晕目眩昏昏然，情绪不定，虚烦不安，饮食时好时坏，欲卧不能卧，欲行不能行。莫可名状，口苦、咽干，小便黄，舌红苔黄，脉数。此乃百合病也。治以百合地黄汤加黄连、朱麦冬、朱茯神、砂仁，灯心草为引，水煎服。15日复诊，诸证悉减，药既中病，效不更方。继用百合地黄汤加知母、麦冬、蚤休、麦芽，水煎服，巩固疗效。

泻心汤化裁治疗肝硬化

河南安阳卫校（455000）　　宋奇英

泻心汤出自《伤寒论》，对虚实寒热各类痞证有十分准确的疗效，其药物配伍和剂量比例，达到了高度精炼准确的地步，深受后世医家的推崇。在临床实践中，肝硬化患者多有脘腹胀满，纳食不佳。在辨证论治过程中，若正确运用泻心汤治疗，多获良效。

肝硬化证型繁多，其中以热实型、寒热错杂邪实正虚型较为多见。若能抓住关键证，关键转机，关键时刻，予以恰当治疗，往往都能转危为安。

一、大黄黄连泻心汤

大黄黄连泻心汤可用以治热实型肝硬化，常以大黄黄连泻心汤合茵陈蒿汤为基础方。方中诸药皆为清热祛湿之品。大黄、黄连、黄芩清热解毒、凉血止血，对消化系统热实证候最为适应。黄芩清上，黄连清中，大黄清下；大黄走而不守，黄连守而不走。三药作用除清热燥湿之外，尚有破结之能。茵陈、栀子清利湿热以利胆退黄，配伍大黄使邪经二便外泄。大枣补中扶正，现代药理研究提示大枣含有氨基酸有利于肝脏病变恢复。此方适应于热实证型。若体壮而腹胀如鼓者，加三棱、莪术、黄芪；心下痞硬疼痛者，加枳实，白术；腹大有水者，加车前子、茯苓、大腹皮；纳差者，加焦山楂、焦麦芽、神曲、砂仁。该方用于肝硬化失代偿期的热实证型，症见大便不通，小便短少，色赤。腹胀，微热，烦躁，或兼见巩膜黄染，舌苔黄燥，脉弦数。此病情亦为恶化预兆。

　　例1：代某，男，34岁。肝炎病史4年。两月前出现巩膜黄染，二便不利，脘腹胀满，腹部膨大。诊断为肝硬化腹水，曾用能量合剂、细胞色素C、双氢克尿塞、维生素等药治疗不效。诊见苔黄燥，脉弦，脾大。肝功能化验：谷丙转氨酶66单位，硫酸锌浊度18单位，脑磷脂絮状试验（＋＋），麝香草酚絮状试验（＋＋），麝香草酚浊度试验8单位。辨证为热实型。治宜清热利湿，泻黄利胆。方药用茵陈40克，栀子15克，黄连9克，大黄15克，车前子30克，茯苓15克，芒硝（冲）15克，枳实15克。服药3剂，大便通，小便大量排出，腹胀痛已除，腹围缩小。继上方略有变化用药35剂，症状消除，肝功化验好转。出院后又以调补肝肾、健脾和胃、理气活血之法以善后，机体康复。

二、半夏泻心汤

　　半夏泻心汤多用以治寒热错杂、虚实互见型肝硬化。仿半夏泻心汤方义，用半夏、干姜、黄芩、黄连、大黄、茵陈、枳实、莪术、人参、生白术、甘草为基础方。以半夏、干姜辛温开结、祛寒扶阳；黄芩、黄连苦寒清降，燥湿保阴；四药共治寒热错杂。用大黄、茵陈通二便，泄热利湿以治腹水；用枳实、莪术理气活血，行滞破积；此四药共治肝脾胃肠的水湿气血之瘀滞。人参、白术、甘草甘温扶正，调和诸药，此三味药与上述诸药相合，则成为补虚祛实之剂。从上所述，此方具有寒热并用，攻补兼施，气血同调之功，适用于寒热错杂，虚实互见证。若饮食不振，苔白加砂仁、炒麦芽；苔白黄厚腻，加杏仁、蔻仁、苡米；面色黧黑、肝脾肿大者，加鳖甲、穿山甲；腹水显著、小便短少者加车前子、防己、猪苓、茯苓。

　　例2：张某，女，46岁。肝炎病史5年。两月前因突然呕血而住院，经检查确诊为肝硬化失代偿期，门脉高压上消化道出血伴有腹水。经止血、输血治疗后，呕血控制，现症见面色苍黄灰暗，消瘦，腹大如鼓，腹围90cm，腹部胀满，纳差，大便溏，小便短少色黄，苔白黄而腻，脉弦无力。B超提示有液性暗区。谷丙转氨酶18单位，余项似正常。生化试验：白蛋白35克/L，球蛋白30克/L。辨证为寒热错杂，邪实正虚，治法用辛开苦降，祛实补虚。方用化裁半夏泻心汤：半夏9克，干姜9克，黄芩9克，黄连6克，甘草6克，莪术10克，茵陈60克，大黄10克，枳实9克，山药15克，白术30克，猪苓15克，茯苓15克。服药63付，面色正常，蜘蛛痣消失，腹大胀满消失，腹围75cm，饮食渐增，B超复查液性暗区消失，肝功基本恢复正常。继以原方加太子参，去猪苓、茯苓以善后。

三、附子泻心汤

　　用附子泻心汤辨治阳虚型肝硬化，仿附子泻心汤方义，由茵陈、制附子、太子参、干姜、生白术、半夏、黄芩、黄连、甘草为基础方。以附子、干姜辛热助阳，温脾暖肾，破结化湿以利蓄水，以党参、白术、甘草补中健脾。药理研究提示，党参、白术内含氨基酸，有利于机体蛋白质合成，可提高血浆白蛋白含量，便于消除腹水；半夏、茵陈化痰利水消黄。八味药合用具有补虚温阳、健脾利水、恢复肝脾肾三脏的功用。黄

芩、黄连味苦性寒，既能清热燥湿，又能防温补太过之弊。此
方含仲景寒热并用、虚实兼顾之意，适用于肝硬化失代偿期的
复杂病机。巩膜暗黄、腹水较多者，加川椒目、猪苓、茯苓、
车前子；蛋白倒置者，重用生白术 40～80 克，加冬虫夏草；
血瘀明显者可加莪术、丹参、益母草。

例 3：王某，男，47 岁。肝硬化两年。全身乏力，畏寒，
纳差，便溏，尿少色赤，脾大、腹围 100 厘米，巩膜黄染，面
色黧黑，双下肢轻度浮肿，苔白脉弱。肝功能检查：硫酸锌 3
单位，SGPT36 单位，A/G 为 1.2/1。证属脾肾阳虚，水浊潴
留，治宜温阳利水，行滞化瘀。用附子泻心汤化裁：茵陈 40
克，生白术 50 克，党参 15 克，干姜 3 克，枳实 9 克，车前子
（包）30 克，苡米 30 克，猪苓 15 克，益母草 30 克，当归 15
克，甘草 6 克。日服 1 剂，连服用两月，黄疸腹水消退，肝功
能恢复正常。

百合地黄汤合甘麦大枣汤治疗
精神疾病经验举隅

福建中医药大学（350003）　　戴锦成

一、脏燥证

李某，女，42 岁。每于睡前感胸闷气促，因难受而不自
主嚎叫哭泣，心烦不寐，食欲不振，口苦，大便干燥，月经时
前时后，有小血块，少腹微胀，舌红苔薄脉弦。脉症合参，系
心肺阴虚内热，扰乱神明，诸症丛生。拟方：百合 15 克，生
地 12 克，甘草 10 克，淮小麦 30 克，红枣 15 克，川连 30 克，
生枣仁 10 克，丹参 15 克，夜交藤 15 克，郁金 10 克，葶苈子
10 克，生大黄 5 克。

服 3 剂，嚎叫哭泣有减，大便已通；照上方去大黄加龙骨
30 克，再进 3 剂，嚎叫哭泣声基本消失，口苦胸闷有减，夜

寐亦可；照上方去川连加茯苓 10 克，再进 5 剂，另加丹栀逍遥散调理而收功。随访四个月未复发。

　　按：心主血藏神，肺主气藏魄，神不藏则寐不安，魄不藏而散则嚎叫哭泣。患者情志不遂，多愁思虑，肝郁不舒，郁久化火，消烁阴液，以致心肺阴虚内热，扰乱神明，诸症丛生。此虚不宜峻补，虽有虚火，不宜苦降，遵循《内经》"肝苦急，急食甘以缓之"故用百合地黄汤补虚清热，甘麦大枣汤补益心液以安神宁心，葶苈子配大枣泻肺宁心，更用川连、大黄通便清心火，枣仁、夜交藤、丹参、龙骨安神镇静，如此诸证得平，其病自愈矣。

二、夜 游 症

　　黄某，男，52 岁。每睡至深夜，不自觉起床往公路行走 1~2 华里，白天照常田间劳动，仅感疲乏、口苦，纳谷尚可，二便正常，舌红苔黄腻，脉弦滑。此系阴血亏虚，痰火扰乱神明之夜游症。拟补阴血清痰火。处方：百合 5 克，茯苓 10 克，半夏 10 克，竹茹 10 克，瓜蒌 15 克，丹参 15 克。服 5 剂后，发作间隔延长，口苦苔腻亦退；再进 5 剂，追访 1 年夜游症未见发生。

　　按：夜游症多由心肝二脏血虚，痰火扰乱神明故魂不守舍，卧寐不安，梦游幻觉而发病。《类经》所谓："魂之宫，如梦寐恍惚变幻游行之境皆是也。"故用百合地黄汤合甘麦大枣汤以补其心肝二脏之虚，仿黄连温胆汤以清痰火。脏虚得补，痰火清除，夜寐则安，夜游可止。

三、晕 厥 症

　　陈某，女，39 岁。晕厥伴胸闷心悸，各种常规检验无异常。唯心电图报告偶有早搏。神疲乏力，每日傍晚 5 时左右发作，四肢厥冷而晕厥，不能活动，神志清但不能言语，经 1~2 小时后四肢渐渐转温。纳谷尚可，二便正常，舌红苔薄，脉细弱。脉症合参，属气阴亏虚，心肺失养。治宜补气阴，养心肺。处方：百合15克，生地12克，甘草10克，党参30克，生黄芪30克，麦冬10克，淮小麦30克，丹参15克，茯苓10克，大麦15克。发作前服1次，发作时服第2次，发作后服第3次。经服三剂后，晕厥未作，精神转佳，不须陪伴自己来诊。上方再进，前后共服15剂，其病得愈，随访数月，一切正常。

按：烦劳、多思善虑，日久耗气伤阴血。气虚则清阳不升，气机不能顺接；阴血亏则不能上荣于脑，通达四肢，故头晕心悸厥逆。淮小麦、麦冬、百合、生地以补阴液，更用丹参配茯苓以补心宁神，气阴充盈，诸症得平，其病可愈矣。

四、临证体会

1. 百合地黄汤、甘麦大枣汤均出自《金匮要略》。仲景制方配伍严密，曲尽其妙，临床运用，方证相契则效如桴鼓。然临床上病情错综复杂，一方难以图功，或变生他症时不能执一而终，常以数方合用，根据临床变化灵活加减运用，所谓"添一证加一药，变一证易一药"。

2. 运用本方辨证的依据：心神恍惚幻觉，语言行动感觉失调，默不欲言，欲卧不能卧，欲行不能行，无故悲伤，喜怒不节，心烦不安，夜寐欠佳。自觉症状多，叙述病状不完，似乎全身有病，但体检阳性率极低。

3. 临床应用随证加减：心烦不寐或心悸，加川连，枣仁，夜交藤，或加丹参、龙齿（骨）以镇静安神。神疲乏力者，加党参、黄芪。口干口苦者，加小春花、麦冬、天花粉。夹痰者加瓜蒌、茯苓、半夏，或加胆南星。大便秘结者，加火麻仁、郁李仁或大黄。心烦易怒或抑郁寡欢者，加小春花、郁金、远志、菖蒲。胸闷气促者，加葶苈子、杷叶、郁金。不思饮食者，加神曲、山楂、麦谷芽等消导之品。

运用《伤寒论》中的针灸法体会

沈阳市中医研究所（110003）

侯升魁　曹　岱

历代医学家对《伤寒论》理法方药颇为重视，不断结合临床与现代医学知识进行总结与发展。近年来，《伤寒论》中的针灸学术思想引起了针灸工作者的重视与探讨。仲景先师不仅是辨证施治、立方择药的鼻祖，也为针灸学辨证论治立章定法，树立了典范，发挥了针灸学术的专长，突出了其独特作用。针灸处方与药物处方一样，应精而高效。《内经》"上工治未病"的思想在《伤寒论》中首先是通过针灸而体现的。如第八条也是该书中针灸内容的第一条为："太阳病，头痛至七日以上自愈者，以行其经尽故也。若欲作再经者，针足阳明，使经不传则愈"。这种在临床实践中重视预防的思想可以反映仲景的精湛的针灸医术。本文就一些临床体会，谈一点粗浅的认识。

《伤寒论》涉及针灸的条文虽然不足全书条文的10%，可是在六经之中均有论述。针与灸两种治疗手段对调整人体阴阳的作用是不同的，病在阳经宜针，病在阴经宜灸，是仲景对针灸临床应用的一大原则。

三阳经中以刺期门穴为代表，在太阳篇的第108条、109条是药物治疗不力的情况下，用针刺期门调泄肝气而不伤正，是仲景用针刺治疗太阳病的具体体现与运用。阳明篇第216条也是用针法经过疏通经络而使营分之热邪外出。少阳篇第143条中，用针刺法之目的亦是泄血分之热。二阳合病的第142条结胸证的治疗，是通过针大椎治疗外感风寒，解除项强发热症，而针肺俞以退肌表之热，泄少阳之火则选刺肝俞。总之，针法用于三阳经是达祛除阳经之邪，同时护阴而不伤正。这也是单纯用药物治疗所不及的。这是仲景先师从正面的阐述，而更多的条文是从反面谆谆告诫后人切勿滥用灸法、火针与温针，以免造成患者病情加重，甚至丧失生命。

灸法或火针、温针在《伤寒论》中都有体现，当时上层人物用占卜选择治病方法，灸是其中一项。但不是辨证施灸，而是占卜施灸，对灸法与火针有滥用现象。随着生产的发展，人类居住、饮食、衣着条件的改善，人体生理与病理的变化也受到一定影响，热证及阴虚证相对比寒证及阳虚证增多，因而出现滥用"火法"造成误治、坏病、变病，如第6条云："太阳病，发热而渴，不恶寒者，为温病。脉阴阳俱浮，自汗出，身重，多眠睡，鼻息必鼾，语言难出，若被下者，小便不利，直视失溲。若被火者，微发黄色，剧则如惊痫，时瘛疭，若火熏之，一逆尚引日，再逆促命期。"温热病火攻劫阴助热而造成坏病。第119条云："太阳伤寒者，加温针，必惊也。"温针发汗造成火气内攻而伤心阳，扰神明而导致惊狂。第116条"微数之脉，慎不可灸，因火为邪，则为烦逆，追虚逐实，血散脉中，火气虽微，内攻有力，焦骨伤筋，血难复也。脉浮宜以汗解，用火灸之，邪无从出，因火而盛，病从腰以下必重而痹名火逆也。"第115条"脉浮热甚，而反灸之，此为实，实以虚治，因火而动，必咽燥吐血"。"热盛伤阴，阳盛则阴病，灸之则伤阴动血出现变证是也"。此为"虚虚实实"之逆治。以及第221条、267条等十余条都从反面说明，阳实邪重不宜"火"治，因"火"治造成诸多变证逆证。但仲景在三阴篇中提出用灸法温阳，如第325条"少阴病，下利，脉微涩，呕而汗出，必数更衣，反少者，当温其上，灸之"。提出用温灸法共有6条。这6条中，每条都把宜温宜灸法的脉证列出，对见何脉何证宜灸，讲述的清清楚楚。这不难看出，仲景不仅善于辨证施灸，而且还针对三阳经中温灸出现变证、坏证的治疗教训，告诫后人施针施灸时必须慎之又慎，要依理遵则，不能混淆。《内经》虽然载有"阴阳俱虚，火当灸之"、"针所不为，灸之所宜"。但并没有具体说明宜针宜灸的辨证施治具体方法，仲景在《伤寒论》中给予了阐明与发展，体现了他对针、灸的运用是以六经为提纲，根据四诊，正确的运用各种辨证方法，为针灸施治立法处方。

《伤寒论》中用针灸治疗的条文虽然较为散见，但其辨证施针施灸的内容却广而简明，其理之玄奥，实须努力探讨，方能窥其真谛。如第108条"伤寒腹满谵语，寸口脉浮而紧，此肝乘脾也，名曰纵，刺期门"。以及第109条，以脉证为根据，精炼利用五行生克观点和脏腑学说进行辨证，喻理清楚，诊断明确，处方随之而出，一条文仅20余字即形成一个完整病志。乃绝妙之着。第277条"自利不渴者，属太阴，以其脏有寒故也，当温之……"。以及第113条、115条都是利用八纲辨证的典范，其言简而意赅。在运用经络辨证施治上，如第8条"针足阳明胃经，使经不传则愈"，及第143条、第216条的治疗热入血室，均是运用经络辨证而施治的，第292条"少阴病，吐利，手足不逆冷，反发热者，不死，脉不至者，灸少阴七壮"。有关火逆证的若干条文是应用病因辨证，即"知犯何逆，以法治之"。条理分明，立法严谨，不难看出是在脉证基础上把八纲、病因、经络与脏腑辨证有机结合起来的辨证施治的整体观念。

仲景在运用针灸治疗中，除重视常规的辨证方法，又因人因证灵活施治。如143条提出"随其实而取之"，即是根据病情灵活运用。

仲景针灸处方选穴的特点是在明确辨证的基础上善用脏腑腧穴、暮穴以及循经取穴，异病同治，同病异治等方法。

从治疗实际出发，发挥针灸的独特疗效或针药并施，也是仲师运用针灸的一大特点。众所赞颂经方的特点是用方精，药味少，恰到好处。仲景在针灸施治上同样也贯穿这种思想，选穴处方与药物处方一样，不在多，而在于准。选穴过多，有弊而无利。首先是增加了病人不必要的痛苦，又给医生带来不必要的麻烦。针灸治病是通过穴位来调整脏腑、气血的功能，达到"阴平阳秘"。如果滥用穴位，必然会造成互相干扰，病经未恢复而他经又受害。或形成变证、坏病。《伤寒论》用针法提出了 5 个穴位为代表，灸法重在循经，但其治疗的内容很广泛。用穴少而精是仲景针灸的一大特点，也是世医所短之处。

笔者在临床中选用《伤寒论》中常用的大椎、风池、风府等穴治疗神志病；用大椎、肺俞主治外感、呼吸系疾病；用期门为主治疗消化系疾病等；用温针或灸三阴经治疗虚寒证。无论新病或宿疾，均能收到显著而迅速的疗效。

《伤寒论》中治疗一些难证、重证如："纵证"、"横证"、"热入血室"，仅用一穴而达起死回生之效。在一些条文中，只用针灸而不用药物，对危重病情力挽狂澜，单用针灸治愈。如第 142 条 "太阳与少阳并病……当刺大椎第一间，肺俞，肝俞，慎不可发汗。发汗则谵语脉弦，五日谵语不止，当刺期门"。第 171 条 "太阳少阳并病……当刺大椎，肺俞，慎勿下之"。仲景熟用针法还表现在针药结合上。宜针者即针，宜药者即给予药物治疗，需针药结合的便针药兼施。如 "太阳病，初服桂枝汤，反烦不解者，先刺风池、风府，继与桂枝汤则愈"。太阳病，经络阻滞，热邪于内，单服桂枝汤，表邪不解反而出现烦躁，如果用针刺疏通经络，然后再服药，使表邪很重的太阳病得以治愈，这就解决了单纯用药物不能治愈的太阳变证。又如第 117 条 "……灸其核上各一壮，与桂枝加桂汤更加桂二两也"。

总之，仲景《伤寒论》中虽然涉及针灸方面仅 34 条，但有关阐述针灸作用的机理，辨证施治的理论却很全面。取穴处方精湛，是对汉代以前针灸学的新发展。对《伤寒论》中的有关针灸，我们针灸工作者应潜心研究和学习。

伤寒论用药意义之管见

河南省密县卫校（452370）　　沈冠军　张建鹏

仲景在《伤寒论》中的处方用药，言简意赅，其 112 方配伍，均有一定法度。

仲景治头痛发热，汗出恶风的太阳病，都选用桂枝汤。方中以桂枝和白芍为主药。桂枝芍药所主治的患者，虽然有时出汗较少，但比较容易出汗，所以发热不高。因此，桂枝汤中的芍药，意在解肌而不在发汗，发汗之中有敛汗之意，适用于脉缓汗出的表虚证，而不适用于脉紧无汗、热不得越的表实证。仲景云：桂枝本为解肌，若其人脉浮紧，发热汗不出者，不可与之。常须识此，勿令误也。王叔和所谓"桂枝下咽，阳盛则毙"也是指此而言。桂枝与芍药甘草同用，不但能调和营卫以解肌，也温经通脉以止痛。桂枝之所以能调和营卫能治疗"头痛身疼痛"，以及桂枝加芍药汤之所以能治腹满时痛，主要靠桂枝、白芍药物的作用。另外，桂枝茯苓丸、当归四逆汤和黄芪桂枝五物汤之所以能止痛，其道理也是如此。芍药甘草同用，能除血痹，缓挛急，对腹挛急及脚腿挛急痛尤为有效。在临床上，寒痛可加附子或吴萸，如芍药甘草附子汤及当归四逆加吴萸生姜汤，热痛者可加黄芩，虚痛者可加饴糖如小建中汤，实痛者可加大黄如桂枝加大黄汤。仲景常用桂枝甘草以平冲气，制悸动。冲气和悸动的主因多数是发汗动经而来。关于平冲气，《伤寒论》第15条云：太阳病下之后，其气上冲者，可与桂枝汤，方用前法。若不上冲者，不得与之。在《金匮要略》防己黄芪汤方后亦云：气上冲者加桂枝三分。桂枝和甘草同用可以治动悸。发汗过多，其人叉手自冒心，心下悸，欲得按者，桂枝甘草汤。"心下逆满，气上冲胸，起则头眩，脉沉紧，发汗则动经，身为振振摇者"，用苓桂术甘汤主治。发汗后其人脐下悸者，欲作奔豚用苓桂甘枣汤主之。气从少腹上冲心者，桂枝加桂汤等主药都是桂枝和甘草两味，且剂量较大。仲景在利尿剂里常用桂枝。例如苓桂术甘汤、苓桂甘枣汤、五苓散中均用桂枝，说明桂枝有加强利尿作用。这和桂枝有利水及气化作用有关。

仲景认为麻黄具有发汗定喘，发泄郁热的作用，若要发汗解表，必配桂枝，麻桂同用具有显著的发汗作用。但治疗对象要有选择，病人必须具备恶寒发热、头痛、身痛、脉紧，无汗的症状，尤其是脉紧无汗最为重要。脉紧者无论浮取沉取，脉搏皆弦紧有力。无汗者乃为肌肤粟起，摸之手有干燥感，而没有潮润之气。正因为无汗而热不得泄，其人必喘而发热。麻黄桂枝同用的方剂，主治伤寒表实证，而不用于表虚证。麻黄虽具有发汗作用，若单独使用，而不配桂枝，其发汗作用不大，其禁忌便可放宽，不必限于脉紧无汗证。麻黄与石膏配伍的方剂，既运用无汗的病症，也适合高热汗出病症。麻杏石甘汤、越婢汤都用于"汗出而喘，无大热者"，便是有力的证据。麻黄桂枝同用其发汗作用虽大，若再配以芍药，其发汗作用就受到限制，其禁忌即可放宽一些。麻黄附子同用是为恶寒发热且脉沉者而设立。因恶寒发热是表实，应微发其汗，故用麻黄；但脉微细是阳气不足之象，故用附子以扶阳。葛根能解阳明证之表热，并能治项背强，葛根只是解热药，虽能发汗，但其力量有限，单独使用，不能达到解表的目的，需在葱豉与麻桂配合下，才对太阳病兼口干项强者起作用，若只为了解表，单独使用则难以奏效，临证时应明了。

柴胡对胸胁苦满有疏理作用，与黄芩配伍，适用于往来寒热、口苦、脉弦数证候。黄芩和黄连均为苦寒药，然它们之间是有差异的，肺和大肠热结多用黄芩，而心和小肠的火邪多用黄连，假若胃肠有热结，就应芩连同用。在胃肠病变中往往出现上热下寒之症，上热则胸中烦而欲呕，下寒则腹中痛而下利，此时需黄连与干姜同用。腹痛下利可用黄芩汤，但脉迟者用寒下则不适宜。若同时见舌红、胸中烦热呕吐者，属上热下寒，宜黄连与干姜同用，但不适合用黄芩。

仲景用栀子是取其泄热除烦，例如栀子豉汤、栀子干姜汤、栀子厚朴汤证中都有心烦或烦热可为佐证。栀子具有退黄作用，在栀子柏皮汤及茵陈蒿汤中都用栀子。仲景用栀子后大多数有得吐止后服，其义在心中烦热懊恼是胃热，得吐可泄热，其症自愈。可见，呕吐虽不是用栀子豉汤所预期，但呕吐可达治疗的目的，所以不须再服。

仲景用石膏多为生用，主治肺胃大热。假若单见烦热而喘者，为热在肺，专用生石膏治之，不配知母；假若高热汗出、见烦渴者，是热在阳明，仲景便用知母或竹叶配石膏治之。仲景用石膏一般用鸡子大者，约相当今时二两，分三次服，每服20克左右。竹叶、知母均能清热除烦，但竹叶性较和缓。芒硝润燥软坚，适用于内热燥结之症，大黄与芒硝同用，其泻下作用增强。厚朴能消痰下气燥湿，主治胸腹胀满，但其性味辛温而苦，若口舌干燥，舌红少苔，则不宜单用。凡用厚朴者，必是气有余而胀满者，其苔必厚腻，否则慎用。枳实能宽胸理气，主治胸胁痞满，枳实厚朴同用，可治宿食停滞，胸腹痞满。若要疏理胸腹胀满不一定要泻下可用栀子配枳实、厚朴；若要祛除宿食停滞就需配大黄。大承气汤是硝、黄、枳、朴同用，其泻下作用比小承气汤强。但也要看枳、朴的用量怎样，枳、朴用量不大，其作用也相应减弱。

水蛭、虻虫都具有很强的破血化瘀作用，适用于瘀血癥瘕。

甘遂药性峻猛，有泻痰下水的作用，使痰水从大便出。患者服药后，脘腹疼痛，嘈杂难受约一时许，便可发生水泻。仲景意在祛除胸腹积水。甘遂和大戟都具有峻烈泻水作用，用量不可超过3克。

巴豆有剧毒，其油作用更加猛烈，用时需碎压去油，人称巴豆霜。每次用0.8克就足以导致吐泻。多数人主张用巴豆霜入丸散剂中吞服较为稳妥。热性病的里实证虽然需要攻下，也宜用硝、黄，而不宜巴豆。

干姜温中，主治阴寒腹痛，配甘草可振奋脾阳，适用于脾阳不运、四肢清冷、腹痛肠鸣下利症。仲景用甘草干姜治"弦而多涎唾"，属肺中冷所致。在小青龙汤中用干姜配细辛、五味子治喘咳，也是这个道理。

附子是温经回阳药物，并有镇痛的作用。其用法有几：对脉沉或微恶寒的阳虚证，一般是在对证方中加炮附一枚，取其扶阳而已，如附子泻心汤、桂枝汤加附子皆为此法。对上吐下泻、汗出厥逆，脉沉微等濒于亡阳的病症，便用生附子，其用量仅一枚，但必配干姜以加强其温经回阳之力，四逆汤即为此法。干姜与生附子同用能治烦躁症，其脉必沉，厥逆，肢体烦躁不安，此危急证候，随时可能亡阳虚脱，用姜附取其温经回阳之意，阳回则躁扰自除。

人参不但补气而且补血，培补津液。仲景用人参其意有三：一在汗吐下后，因亡血亡津液而脉沉或脉微细，或舌上干燥而烦，欲饮水数升者，用以生津复脉，如新加汤；二是用以治虚羸少气如竹叶石膏汤；三用以治心下痞硬如桂枝人参汤。

仲景用半夏必配以生姜或干姜以加强半夏止呕作用，减少半夏毒性反应。生姜能发散水气并有健胃作用，大枣补气培补津液，二者同用，有调和营血，安内攘外的作用，适用于营卫不和或邪正分争之时，故桂枝汤、小柴胡汤用以主之。十枣汤和葶苈大枣泻肺汤里都用大枣，因峻猛逐水药会使胃中津液被劫而出现口干舌燥，加入大枣补气增津，使痰水去，津液不伤，这是经方配伍的巧妙之处。

仲景用龙骨牡蛎其意有三：一为取其收敛之性，如桂枝加龙骨牡蛎能治亡血失精及汗出；其二取其镇静之性，如桂甘龙牡汤、风引汤；其三，取其软坚之力，如牡蛎泽泻散。小柴胡汤后云：若胁下痞硬去大枣加牡蛎四两，均为胁下痞硬所设。

仲景治咳多用细辛、五味配干姜或生姜，有时用紫菀、冬花。

仲景治陈寒痼冷的疼痛，常用乌头、炮附、桂心、吴萸、蜀椒、细辛、干姜等，取其温经镇痛之意。

仲景用大黄牡丹汤治"肠痈少腹肿痞，按之即痛如淋"，用桂枝茯苓丸治症，均取其丹皮桃仁祛瘀消肿的作用。

仲景用甘草的意义很多。其一，配桂枝以通利血脉，平冲制悸，如桂枝甘草汤。其二，配芍药舒挛缓急如甘草芍药汤。其三，缓解药力，使毒性较强药力减轻如调胃承气汤。其四，治短气，如栀子甘草豉汤。其五，可以解毒，治误食牛肉中毒，保护胃黏膜，缓和刺激，如甘草汤皆是。

仲景用粳米用意有二，一是取其和胃止烦渴如白虎汤、竹叶石膏汤；二取其肠鸣腹痛下利如附子粳米汤、桃花汤。

仲景治虚劳里急腹中痛的大小建中汤都用胶胎是取其甘甜以缓，缓中补虚的作用。

伤寒论中112方用药十分精炼，今仅对其中比较重要的加以阐发，以供学者共识。

真武汤临床辨析与举隅

河南省密县卫生学校（452370）

沈冠军　杜留林

《伤寒论》中的真武汤，配伍精妙，义理深遂，余在临床实践中经常使用此方，多得收益，屡建奇功。

药物组成：茯苓、芍药、生姜各三两（切），白术二两，附子一枚（炮去皮破八片）。

原文为："太阳病发汗，汗出不解，其人仍发热，心下悸，头眩，身瞤动，振振欲擗地者，真武汤主之。""少阴病，二三日不已至四五日，腹痛，小便不利，四肢沉重疼痛，自下利者，此为有水气。其人或咳，或小便利，或下利，或呕者，真武汤主之。"

邵某，男，34岁。慢性肾炎。腰部酸困发冷，全身浮肿，两下肢水肿8年余。先后转多处治疗罔效，近一个月来，浮肿加重，全身乏力，伴有厌食，精神恍惚，烦躁不安，失眠多梦，腰酸痛似冒凉气，小便短少。舌体胖大，舌苔薄白，脉沉细无力，尺部尤甚。

辨证：肾阳虚衰，阴盛于下，气不化水，致水湿泛滥，故全身浮肿，腰以下肿甚；腰为肾之府，肾虚而水气内盛，故腰酸痛；肾与膀胱相表里，肾阳不足，致膀胱气化不利，故小便短少；肾阳虚惫，命门火衰，故腰部发凉；阳气不能温煦于上，故面色㿠白；舌质淡胖、苔白，脉沉细无力均为肾阳虚衰，水湿内盛之象。

治法：温肾助阳，化气行水。

方药：制附片9克，白术15克，茯苓15克，芍药9克，生姜9克。每日1剂，分2次服，12小时1次。

若虚寒过甚，可加肉桂，以温补肾阳而助气化；若久病不愈，浮肿反复发作，精神疲倦，头晕耳鸣，腰痛乏力者，为阳损及阴，阴虚不能潜阳，虚阳上扰所致，治宜扶阳滋阴，兼利小便，合用大补元煎。

按：真武汤方用附子以温阳化气，且附子与白术同用能温中利湿，主治恶寒体痛，四肢沉重，身体眠动，摇摇欲倒，脉沉小诸证；白术与茯苓同用益脾祛湿，主治头眩、心悸、小便不利、下肢浮肿等证；生姜能去水气止呕；芍药能和血脉，主攻邪气酸痛。总之，真武汤温经回阳，遂水利湿，适用于少阴病阳气不足、阴邪有余、水饮内结、寒湿疼痛的证候。

小柴胡汤及其类方的临床应用

开封市第一中医院（475001）　　　王文阁

小柴胡汤出于《伤寒杂病论》，仲师拟用此方，取调和之法，为后世所共颂。现将本人运用此方及其类方的临床经验陈述如下，以示同道，不当之处，请提出宝贵意见，再版进行纠正。

一、小柴胡汤加减

《伤寒论》云："少阳之为病，口苦，咽干，目眩也。"又云："伤寒五六日，中风，往来寒热，胸胁苦满，默默不欲饮食，心烦喜呕，或胸中烦而不呕，或渴，或腹中痛，或胁下痞硬，或心悸，小便不利，或不渴，身有微热，或咳者，小柴胡汤主之。"此为少阳病，兼见之证多端，医者但见主证一二即可用原方增损于临床。若胸中烦而不呕，此为火气燥实逼胸，即去人参，半夏，加用瓜蒌以清热除烦；若肝木克脾土而致腹中疼痛，即去甘寒之黄芩以安土，加甘菊芍药以抑木，此时芍药剂量要增大，一般为15～30克，或用至60克。该方能调理气血，对妇人气血不和、月经不调、经行腹部疼痛亦有良效；若心下悸，小便不利，水肿，便溏，此为水邪之患，当去黄芩加茯苓、泽泻以渗利水湿；若胸热而心烦，大便通而不畅，或心下痛，属痰热壅结者，本方与小陷胸汤合用，但应去大补之人参，以免气之壅滞；若半表之邪凑入于里而致咳嗽，可去人参、甘草，把生姜易为干姜，加五味子以敛肺；若全身乏力，呕恶不食，小便不利，四肢困倦，属无黄疸型肝炎者，可去人参，加草河车、凤尾草、茵陈（此方自命为柴胡解毒汤）；若热重湿轻，可用小柴胡汤，加生石膏、寒水石、滑石；若湿热俱盛，亦可合用茵陈蒿汤；若偏头痛，属少阳经湿热者，去人参加川芎；若少阳兼阳明经之证，见寒轻热重者，本方亦可同白虎汤加减合用。

二、柴胡类方变通

柴胡桂枝汤：是小柴胡汤与桂枝汤两方相合而成，用治伤寒六七日，发热微恶寒，肢节烦痛，微呕，心下支结，外证未除者。此属邪在少阳而太阳之邪未尽之证，该方加减用于治疗早期肝硬化、肝脾肿大。如胁痛较甚，去大枣加牡蛎、鳖甲、红花、丹参。此方加减后药性平和，有软坚活血通络之功。

大柴胡汤：是小柴胡汤去人参、甘草，加大黄、枳实、芍药而成，治少阳、阳明合病，有外解少阳，内泄热结之功。本方不仅应用于急性外感热病，而对急腹症疗效亦佳。常用于治疗急慢性胆囊炎、胆结石、胰腺炎、胆道蛔虫、阑尾炎等，具有消炎退热，促进胆汁排泄、调整胃肠道功能，以及镇痛止呕作用。

柴胡桂枝干姜汤：是以柴胡桂枝合剂为主，用于伤寒五六日，已发汗而复下之，胸胁满微结，小便不利，渴而不呕，但头汗出，往来寒热，心烦等邪陷少阳之变证。它的方剂组成原则亦是小柴胡汤之变法，发汗解表作用强于小柴胡汤。笔者体会：此方去花粉、牡蛎，加海桐皮、姜黄、羌活，对上肢肩背痛疗效较佳；但用时需告诉病家，初服用时可能微烦，此为药力未及，再服发汗即愈。

柴胡加芒硝汤：即在小柴胡汤加芒硝而成，治伤寒少阳经不解，热邪转胃腑为燥实，医用丸药下之，致水邪去胃燥似存之病证，临床有日晡潮热诸症，用柴胡加芒硝汤有和解、软坚润燥之功。

柴胡加龙骨牡蛎汤：主治伤寒八九日，邪未尽，表未解而医误下，致邪内陷之坏病。症可见胸满烦惊，小便不利，谵语，身重不可转侧。它的组方较杂，是大小柴胡、柴胡桂枝、桂枝加龙骨牡蛎汤诸方综合而成。有攻补错杂之药，治阴阳错杂之病，对上中下三焦之余邪积热，肝郁气滞、痰结引起的惊悸、怔忡、不寐有良效。尤其是癫痫，近年来有关本方治疗癫痫的报道甚多。本人在运用此方治疗精神、神志方面的病证（包括现代医学的精神分裂症、神经官能症）时，取得了比较满意的效果。但用此方时需注意方中铅丹的剂量要小（1.5 克左右），且要布包使用，不宜长久服之。如果没有铅丹，可用朱砂代或加用代赭石 30 克、生铁落 30 克。

三、典型病例

张某，女，47 岁。肝炎患者。胸胁满闷，身困无力，食欲不振，胁痛，腹部胀满，舌苔黄而腻，脉弦滑。曾服药数剂效果不佳。此乃肝气郁结，脾湿不运而致，治宜疏肝健脾利湿。处方：柴胡 12 克，黄芩 10 克，半夏 10 克，生姜 9 克，茯苓 12 克，桔梗 12 克，佩兰 12 克，郁金 10 克，杭芍 15 克，龙胆草 6 克，大枣 3 枚。服 3 剂后，胸满闷、胁痛、腹胀均减。上方加当归、大麦芽、陈皮，再服 3 剂诸症大减。

讨论：本文讨论了小柴胡汤及其类方的临床运用，由此可见其适应证之广，古人喻小柴胡汤为"少阳枢机之剂，和解表里之总方"，无论对外感热病，还是内伤杂病，以及某些妇儿之病，只要出现少阳主证，皆可应用。但用时需注意：小柴胡汤为和解之剂，适用于邪在半表半里，若邪已入里，或邪仍在表，均非本方所宜。患者服用本方后，因枢机运转，胃气调和振奋正气与邪交争，可见发热汗出，甚至"战汗"之现象。正如《伤寒论》中云："与小柴胡汤，上焦得通，津液得下，胃气因和，身濈然汗出而解。"医者必先告病家，以免引起不必要的惊慌和顾虑。至于柴胡类方，因其皆在小柴胡汤基础上演化而来，各方都有和解之意，所以临床运用，在辨准其适应证的基础上，特别注意各药的配伍剂量。一般和解之药量应适当加大，再因地、因人、因时治宜，这样才能辨证准确，用之无误。

半夏泻心汤临证浅析

河南省洛阳市第一中医院（471000）

李富生　李敏

半夏泻心汤由三类药物组成：一为苦寒药如黄芩、黄连，一为辛温药如干姜、半夏，一为益气补中药如人参、甘草、大枣，在方剂中多归于和解剂。本方原治小柴胡汤误下形成的痞证，或未经误下而形成的痞证。所谓"痞证"，是指胃脘部有堵塞不适之感。其中寒热互结而致心下痞的有三个方剂，即半夏泻心肠、生姜泻心汤、甘草泻心汤。此三方在病因病机及适应证方面同中有异，但均以半夏泻心汤为基础进行化裁。方中以半夏辛开散结、降逆止呕；干姜辛温散寒；黄芩、黄连苦寒降泄以清中焦之热；人参、甘草、大枣益气以补中焦之虚。如此寒热互用以和其阴阳，辛苦并进以顺其升降，补泻兼施以调其虚实，诸药合用，共奏和胃降逆、开结散痞之功。本方药仅几味，但运用得当，确有药到病除之妙，现就个人体会阐述如下：

脾胃是后天之本，气血生化之源，各脏腑的功能活动均需依赖脾胃摄入之水谷精微化生津液、气血为其提供物质基础，各脏腑的功能活动也只有在脾胃升降正常的前提下，才能发挥正常生理功能。由于内在或外在致病因素的干扰，使脾胃的升降功能失调，则会出现脘痞腹满、恶心、呕吐等症状，在慢性胃炎、慢性肝炎、胃下垂及妊娠恶阻等疾病中出现上述症状时，根据同病异治、异病同治的原则，均以半夏泻心汤加减，多可取得好的疗效。临床辨证要点为：①胃脘部痞满或胀满。②胃中有灼感或口苦。③苔白腻或黄腻。

以本方治疗慢性胃炎时，应注意胃气以通降为顺的特点。慢性胃炎的发病常由于饮食失节、胃气损伤，或寒邪内侵、湿郁化热，导致中焦壅滞、胃失和降。方以半夏泻心汤（半夏、黄芩、黄连、干姜、甘草、党参、大枣）加白术以健脾燥湿、顾护胃气，并佐枳实以调理气机，恢复胃的通降功能，则诸证可除。但本病病程长，根据久病多瘀的理论，故在治疗时可同时加入灵脂、丹参等化瘀通络之品，以增强疗效。运用本方的寒凉、温热药物的剂量必须视病情调整。

慢性胆囊炎出现脘腹胀满、纳食不佳、厌食油腻、右胁部头痛、痛引右肩，或大便干结不通等症。本病病机的关键是胆失疏泄、胃失和降，导致胆（肝）胃不和，胃中焦升降失司。在治疗上仍从半夏泻心汤以调和胃肠，使胃气得疏、气机得降，大肠传导功能得以恢复，则腹胀、胁痛、便结等症可随之消除。但应注意慢性胆囊炎病人病程中出现的肢倦等气虚征象，此时必须加重人参量或加黄芪以培补中宫，则有利于和降功能恢复。因其病与胆有关，且病程均出现一定的热象，故而可以加入川楝子、蒲公英以清热利胆、调理胆胃功能，则收效更为理想。

慢性肝炎虽然病位在肝，但据其脘腹胀满、纳食不佳、肢软乏力、口苦苔白腻或黄腻等特征，多责之于脾失健运、湿郁化热，肝郁脾虚、胃失和降。根据仲景"见肝之病，当先实脾"之旨，故治疗当从脾胃着手。健脾之法可以从补而论，亦可以泄而治，更可以调和为法，不可概之曰补。常所谓扶正即所以祛邪，祛邪即所以扶正，就是这个道理。本病系虚实交错为患，故取半夏泻心汤扶正、祛邪的双重作用，祛除病邪，扶助正气，调整不平衡状态，以达到治愈疾患的目的。本病病程中肢软乏力症状较为明显，其成因既有脾胃虚弱，受纳运化无权、精微不布，又有肝气不足，不能淫精于筋，更可为湿阻经络气机不畅，但多以前两者为主，故在治疗时可增黄芪、白术以补脾疏肝。此外，本病以病因上常有湿与热共存的特点，湿热证在分类上有湿偏盛、热偏盛、湿热并盛三种不同病理现象。在慢性肝炎病人，偏热盛或湿热并盛相对少见，而偏湿盛者相对较多。湿为阴邪，非阳不化，故必须根据病情权衡干姜、芩连之剂量，有时增桂枝一味，温化湿邪、活血通络，用之得当，湿祛热清，邪去正安。如果固执肝炎之"炎"多为热，不敢用干姜等温化寒湿之品，徒用苦寒清热反而使湿愈盛而热难清，则可导致病情缠绵难解，此不可不知也。

以半夏泻心汤治疗胃肠神经官能症颇有效验。本病从临床表现上与前者大致相同，但证候有异。患者以胃部痞满、纳食不佳为特征，检查无阳性发现，热象不明显，并伴有类似肝郁不舒的叹息噫气症状。治疗以半夏泻心汤为主，取人参、干姜、大枣温运中阳、振奋阳气。因其热象不如前者明显，故芩连剂量可适当减少（黄芩6克，黄连3克）。其叹息并非源于肝气不舒，而且是由于湿邪阻滞中焦、气机升降失常所致，故勿须用疏肝解郁之品，可加芳香化湿醒脾畅中之苏叶1.5克，借芳香温通之品，激发脏腑功能，使湿祛邪除，则叹息可除。

妊娠恶阻多因脾胃虚弱、冲气上逆，或肝胃不和、胃失和降所致。因其所表现有泛恶吐酸、胃脘痞满、口干不欲饮、舌苔黄腻等特征，符合寒热错杂的半夏泻心汤证，故取原方治疗，多可取效。然因其频繁呕吐，伤阴化热征象常见，故干姜常用量以3克为宜，取其辛温流动之性，一可防芩、连苦寒伤中，二可防人参、大枣壅滞之性，借以调整并恢复人体的正常升降功能。

胃下垂习惯上认为多系中气下陷，故在治疗时多以益气补中为法，选补中益气汤加减治疗。但在临床辨证时，发现一些病人常有脘腹胀满，食后加重，且局部胀满有抵抗感、拒按，并见口苦苔白腻，舌质瘀暗，舌有瘀点等。结合透视检查，还可见胃内容物滞留，排空时间明显延缓等特征，多属寒热互结、壅滞中焦、升降失司所致。治以辛开苦泄为法，取半夏辛温燥湿、开结除痞；黄芩、黄连苦寒清热，并用人参、大枣、甘草培补中焦。因其胀满症状明显，多为气机失调所致，故加枳壳一味，调畅气机，消胀除满。至于舌有瘀点，提示久病多瘀，故可加入丹参以活血化瘀，使血通气调，则诸症可消。

金匮肾气丸治疗强的松引起的并发症

南京中医药大学（210029）　　　沈继泽

强的松对许多疾病确有很好的治疗作用，但是如果长期、超量的应用，多会产生副作用或并发症，临床常因此而停药中断治疗。笔者近几年来以金匮肾气丸（改为煎剂）为主，试治因强的松引起的并发症，获得一定效果。

一、精神异常

周某，男，半年前患"紫癜性肾炎"，经用强的松每日40毫克，持续55天病情好转，但出现精神异常，神经科诊断为"激素诱发精神症状"。经用安定等药及针刺治疗无效，被迫将强的松逐步减至每日15毫克，精神异常减轻，但高度浮肿，加用速尿、消炎痛效果不满意。复将强的松增至每日35毫克，精神症状又出现，坐立不安，抱足痛泣，怀疑医生要分割其躯体，烦躁不寐或寐中惊叫，健忘，面色㿠白，发少质柔，腰酸膝软，四肢颤抖，难以持筷，尿频且多，浮肿不明显，舌苔薄白而滑，舌质偏淡，尺脉细微；尿常规检查：红细胞（＋＋），蛋白（＋～＋＋）；血压 18.1～20.0/14.7～15.7kPa。证属肾气不足，精髓空虚，不能上通于脑，致神气散乱。治以补肾为主，方选肾气丸，佐以宁心镇惊之品。

处方：生地 15 克，山药 10 克，山萸肉 10 克，丹皮 9 克，茯苓 9 克，泽泻 9 克，桂枝 5 克，附片 5 克，磁石 20 克（先煎），煅龙牡各 25 克（先煎）。

初投 6 剂，夜能入睡 4 小时许，啼哭未作，疑虑之状明显改善；再服 14 剂，诸症消失，尿检正常，血压 18.7/13.1kPa。至此强的松逐步减量，转以肾气丸每日 12 克，分 2 次服。连服 60 天，强的松减至每日 5 毫克，病情稳定，带药出院。

二、眩晕

张某，男，两月前患"疱疹样天疱疮"，经服强的松每日 60 毫克，两个月后病情控制，唯头目眩晕难忍，血压偏高，曾服复方降压片、罗布麻片等无效。后将强的松减量，头眩随之好转，但旧病发作，将强的松用量恢复至每日 60 毫克后原病治愈，然眩晕又作。诊见：头目昏眩，如坐车行舟，天旋物倾，起则欲仆，不能行走，伴神萎健忘耳鸣，腰膝酸软，食少便溏，两足略肿。舌苔薄白，脉细无力，两尺难寻。病属肾气不足，髓海空虚，不能上充于脑。故拟肾气丸加味。

处方：生地 15 克，山药 15 克，山萸肉 15 克，茯苓 8 克，泽泻 6 克，丹皮 8 克，桂枝 4 克，附片 4 克，陈皮 6 克，冬瓜皮 30 克，炙黄芪 30 克。

服 7 剂后足肿先消，腰酸头昏稍轻，血压略有下降（22.4/14.4kPa），继以原方去冬瓜皮，加党参 10 克，连服 15 剂，昏眩大减，行走自如，血压渐降（20.3/13.9kPa），舌苔薄白。原方又进 55 剂，诸症皆除（血压降至 18.4/12.5kPa）。此时强的松逐步减至每日 15 毫克，疱疹样天疱疮的症状未见，取上方去黄芪、党参继用 40 剂，强的松减为每日 5 毫克，临床症状消失，血压正常（17.6/10.9kPa），转拟肾气丸每日12克，分2次服，以巩固疗效。

三、肥胖

顾某，男，三年前经皮肤活检诊断为"皮肌炎"。经用强的松每日45毫克治疗三个月后，症状明显改善，但躯体过胖，故请中医会诊。诊见：病者身高169厘米，形体肥胖，体重为89.5公斤，头胀且重，肢体倦怠，发落颇多，两耳失聪，经常复视，腹部紫纹较深，腰酸尿频，甚至失禁，夜寐滑精，口干黏腻，痰浊颇多，舌淡苔薄，根部厚腻，脉象细弱。辨证属久病及肾，气化失常，痰阻瘀生。治拟益肾化痰消瘀，用肾气丸加味。

处方：生地10克，山药10克，山萸肉10克，泽泻15克，丹皮10克，茯苓15克，桂枝6克，附片6克，苍白术各8克，丹参10克。

服药6剂，头胀口腻减，复视消失，舌苔薄白，根部浮厚，脉象迟弱。继用原方20剂，腰酸、尿频、滑精等症消除，略感头昏，体重开始下降（87公斤），腹部紫纹依然。原方去苍术，丹参改为20克，连服125剂，诸恙消除，体重下降（76公斤）。在此治疗过程中，强的松每日45毫克逐步减至5毫克，皮肌炎之症状未出现，后以肾气丸调治。

四、多汗

于某，女，两年前经皮肤活检诊断为"红斑性狼疮（局限性盘状）"，服强的松每日35毫克，三个月后症状消失，但汗出颇多，遂将强的松减至每日25毫克，出汗显著减少，但两大腿外侧及手背环形红斑又见。又将强的松增至每日35毫克，狼疮症状明显减轻，唯汗出又甚。诊见：汗出淋漓，5～10分钟衣褥湿透，身冷如冰，神倦懒言，腰酸且痛，小腹拘急，溲频量少，脉尺部较弱，舌苔薄，质淡白。汗乃五液之一,为肾所主,肾气衰弱,卫表不固,则津液外泄而汗出。故拟益肾敛汗,方选肾气丸酌加敛汗之品。

处方:生地9克,山药9克,山萸肉9克,泽泻6克,丹皮6克,茯苓6克,桂枝10克,附片10克,煅龙牡各20克,糯稻根15克。

服26剂后,汗出明显减少,肢体渐温,唯进食或动则汗多,大便不畅。此时强的松开始减量,继以原方将桂、附量减为5克,去糯稻根,加柏子仁10克、生黄芪20克,连服10剂,汗出甚微,大便通畅。原方去柏子仁,又进5剂(强的松减至每日5毫克),汗出得止,更以肾气丸调之,25天后强的松逐步停用,上述诸恙,未见出现。出院后信访一年半,病未复发。

体会:经临床多年观察,强的松长期或超出生理剂量的应用,多引起肾气(阴阳)虚弱之证,有时亦可引起脾肾两虚征象,这是肾虚引起脾虚,譬如"眩晕"与"肥胖"两例即是如此。在病案分析中虽然都没有明确指出脾肾虚证,但治疗时均在运用肾气丸的基础上分别加用了苍白术或党参、黄芪等药,使脾肾旺盛,则病渐愈。《景岳全书》云:"禀有阴阳……有饮食之偏忌,有药物之独碍者。"从此可知,长期或超出生理剂量的应用强的松,可使肾之阴阳受到损伤,导致肾气不足,有时亦可出现肾虚及脾虚的现象。

肾气的生成,有赖于肾阴(水)和肾阳(火)的同时存在,两者缺一不可,即所谓"孤阴不生,独阳不长"。因此,肾气不足,必须从肾之阴阳着手,使阴阳协调,水火既济,肾气旺盛。肾气丸正具有补益肾气之功。

肾气丸出自《金匮要略》,方中地黄、山萸肉、山药为濡润之品,能益肾阴、壮水之主;桂枝、附子为辛温之物,能于水中补火,益火之源;又生地、山药配桂枝、附子,辛甘可以化阳;配山萸肉,酸甘可以化阴。甘酸辛合用则阴阳得补,肾气即生。《医宗金鉴》云:"此肾气丸纳桂附于滋阴剂中十倍之一,意不在补火,而在微微生火,即生肾气也"。从而可知,肾气丸具有补益肾气之功。因此，它可以治疗因服强的松引起肾气不足的并发症。

据《金匮要略》载肾气丸各药用量悬殊较大，如方中地黄用 8 两，占全方总量的 1/3，桂枝、附子各用一两，仅为全方总量的 1/12，但临床用之，不必拘泥，应根据病情而定。若肾气不足，可守原方用量之比；若阳虚偏盛，桂附用量可多。亦可仿钱乙六味地黄丸加减法："血虚阴衰，熟地为君，精滑头昏，山茱萸为君；小便或多或少，或赤或白，茯苓为君；小便淋漓，泽泻为君；心虚火盛及有瘀血，丹皮为君；脾胃虚弱……山药为君"。例如在治疗多汗一例中，阳气虚弱不能温煦于周身肌表，故桂、附各用 10 克，地黄只用 9 克，待阳气来复，桂、附即改为 5 克而治之。

肾气丸在治疗强的松引起的并发症的过程中，当病情稳定之后，则可由汤改丸，以巩固其效。

运用经方　贵在通变

山东中医药大学（250014）　李嘉璞

"经方"组方法度严谨，药味精简，煎服有法，临床灵活运用，疗效卓著，为历代医家称颂。如《伤寒指掌·花序》曰："（伤寒）分六经之法治杂证，无不应手以尽其妙。"更有医家赞曰：仲景药为万世法，号群方之祖，治杂病若神。临床审证立法遣方用药，若能以仲景理论为据，确能得心应手，立起沉疴，其效甚佳；然运用中，灵活变通尤为重要。正如《伤寒分经》曰："仲景所著《伤寒论》辨析四时六经之脉证，精义入神……然古今元气不同，南北禀受各异，其间有宜师其意而遵用其法，有宜师其意而不尽泥其方，学者唯能神明于规矩之中，变通于法度之外，斯为善读仲景书尔。"足见临床运用应师其法而不泥其方，灵活通变，尤为重要。

《伤寒论》与《金匮要略》方临床运用，历代医家各有发明，丰富了临床知识，对后学多有启发，值得借鉴。现将自己运用"经方"的点滴体会，举案例于下。

一、多 汗 证

张某，女，52岁。患者三年前外感后，出现多汗，每日三五次至十余次不等，发则先感"一股热气扑面"，继而满身大汗，汗出淋漓。汗后神疲体倦无力，微微恶寒。四季如此，曾多延医治疗，病苦未减。食欲尚可，二便如常，舌苔薄白，脉略缓弱，面色微黄无华。屡服谷维素、维生素，安定等药，其效不显。经化验血象，胸透等检查，均未见异常。

辨证治疗：外感致营卫失调，祛邪无力，卫虚失于固表而多汗、微恶寒；汗多而阳随汗泄，阳虚则神疲乏力。此证情与《伤寒论》之"病人脏无他病，时发热自汗出而不愈者，此卫气不和也，先其进发汗则愈，宜桂枝汤"恰相合拍。所以用桂枝汤调和营卫、调和阴阳、扶正以祛余邪，但因汗出病久，卫阳已虚，祛邪力微，故治以桂枝汤加黄芪、防风、附子，以益气扶阳固表祛邪，并嘱于无汗时温服。

一剂病轻，二剂汗止。后以本方加陈皮、炒白术，兼以健脾和胃以培土益气血善其后。数剂后停药观察，病无反复。

二、呃 逆 证

王某，男，37岁。本患慢性胃炎，长途跋涉，天气炎热，渴饮凉茶，饥食瓜果，致胃脘不舒，恶心呕吐黏液数次，呃气不断，胃脘部有痞闷堵塞感，时有隐痛，肠鸣阵作，大便稀，日四五次。便无脓血。舌苔白腻，脉沉略弦。查肝脾未见异常，上腹胀气明显。

辨证治疗：脾胃素虚，食凉饮冷更伤中阳、中虚升降失职，湿浊壅聚心下，气机阻滞、胃气上逆，故恶心、呕吐，心下痞闷，呃气连声，寒凝脾络不能，故腹部隐痛，《伤寒论》曰："……心下痞硬，噫气不除者，旋覆代赭汤主之。"《金匮要略》曰："呕而肠鸣，心下痞者，半夏泻心汤主之。"故治以健脾和胃，消痞散滞，通畅气机，拟旋覆代赭汤合半夏泻心汤加减：

旋覆花90克，党参15克，炙甘草6克，生姜9克，代赭石24克，姜半夏9克，胡黄连9克，大枣5枚，藿香9克，茯苓15克，丁香3克，柿蒂9克。水煎2次合和，分2次服。三剂诸证消失，改用六君子汤善后，经信访，病无反复。

三、脾约证

刘某，女，28岁。怀孕三月，恶心气短，口干不欲饮水，神疲乏力，腹部胀满，大便干，三四天一次，小便频数，口唇干燥起皮，舌苔燥白少津，脉略数。

辨证治疗：心短恶气，口干不欲饮，妊娠脾胃不和之征；腹部胀满，大便干，小便数，乃胃强脾弱；脾受胃热之制约，不能为胃行其津液，以致津液偏渗膀胱，不能还于胃中以润大肠，故大便硬而小便频数。大便硬则腑气不能畅行，故可见腹胀满；唇为脾之外候，口唇干燥起皮，为脾阴不足的外在表现。其证为脾约证兼妊娠脾胃不和，治宜润肠通便，调和脾胃。方用麻子仁丸合香砂六君子汤加减：

火麻仁24克，枳实4.5克，大黄（炒）3克，川朴4.5克，炒杏仁9克，炒白芍9克，茯苓15克，炒白术9克，半夏6克，砂仁6克，甘草3克。水煎服，日1剂。服药1剂，大便即行，小便正常，余证亦渐见轻。嘱以蜂蜜少量，每日两次，养阴生津润燥善后。

按：怀孕间，枳实、川朴、大黄似不可用，但便干，三四天一次，故取小量以和下，然有是证用是药，有故无殒，且用量小，并与六君子汤加减化裁，既可润肠通便，又能健脾胃以顾中土，亦不致坠胎。

四、过汗伤阳证

李某，女，55岁。外感病服药（药名不详）后，汗出量多，即感凉气从胁下上冲至口，口若含冰，随觉凉水从口角流出，冷汗淋漓不止，齿龈凉感尤甚。并觉凉气遍身游走，沉重疼痛。伴疲乏无力，口淡纳差，腹部下坠，入夜则烦躁不眠，诸症每因劳累或天气变冷加重。脉无力，大便稀，小便清白。经查血象、胸透、B超等，均未见异常。多次服药无明显效果，病延至今。

辨证治疗：病由外感引起，虽服药不详，但从药后汗出量多测知，必为解表发汗之品，外感发汗解表是为正治之法，汗出过多，病必不除，反伤其正。过汗伤阳，阳虚寒生，经脉失于温养，寒为阴邪，其性凝敛，经脉运行不畅，故有沉重疼痛之感。过汗伤其中阳，中阳虚衰，运化无力，故乏力纳差。阳虚气陷，寒湿下注则腹有坠感，证属阳虚里寒，中气方虚，治当温阳散寒，疏通经脉，补中益气，拟理中汤合益气汤加减化裁：人参9克，干姜9克，白术12克，炙甘草9克，熟附子9克，陈皮9克，黄芪24克，升麻6克，柴胡6克，吴茱萸6克，茯苓15克，水煎服。服药3剂，病证悉除，即与附子理中丸，每次1丸，日2次。七日后停药，患者自觉体力倍增，精神充沛。半年后随访，病无反复。

按：患者感觉奇特，西医检查无异常，其病苦实存，此属阳虚经寒证。治当温阳散寒益气为主，方用附子、干姜、人参温阳散寒；黄芪、白术、炙甘草、升麻、陈皮、茯苓补中益气，健脾和胃，以益气血化源；吴茱萸温肝暖胃散寒浊而祛寒降气。如此则阳气恢复，脾健胃和，气血化源充足，诸证自消，人即康泰。

五、痰瘀气滞证

张某，女，53岁。素性急易怒，在五年前因生气后引起右半身痛，手足发麻、胸闷背沉，伴有口干咽燥、饮而不多、舌边尖麻木干痛、咳嗽吐白痰，近年又出现若手按摸四肢外侧（三阳经循经路线），即起腹中"咕咕"作响而痛的奇怪现象。

食欲尚可，大便稀溏，小便色白，舌苔白腻，脉沉滑。经钡餐、B超、颈脑部等检查，均未见异常。虽服西药多种，治疗效果不显。

辨证治疗：纵观诸症，此为痰瘀气滞，经脉瘀阻，气血亏耗之证。

本为性急易怒，肝阳亢盛，阴液亏竭，争吵生气更伤气阴，气血运行不畅、经脉瘀阻，故半身疼痛，手足麻木；痰阻气滞，津液不布，故胸闷背沉，咳吐白痰；经脉外连肢节，内系脏腑。四肢外侧乃诸阳经脉循行部位，其脉内联六腑，触摸按压其经脉循行之处，若经气充足，可无明显反应；此病久之体，经气已虚，触摸按压则经气运行受阻，内影响腑气通畅，故有"咕咕"作响而痛之奇象。病延五年之久，气血暗耗，正气已虚，津液不能正常布达，久积成痰，致成痰瘀气滞，气血亏耗之证。治当理气祛痰，养血化瘀，拟小陷胸汤合涤痰汤加养血化瘀之品：半夏9克，瓜蒌24克，川黄连6克，陈皮9克，茯苓15克，胆星9克，枳实9克，菖蒲9克，当归9克，丹参24克，川芎6克，甘草3克。水煎服，日1剂。服3剂，诸症减轻，但身痛明显加重。此系痰瘀去除大半，但气血亏虚，不能温养筋脉所致。治随证变，上方去胆星、瓜蒌、川连、枳实，加黄芪24克，炒白芍9克，桂枝9克，以益气养血通脉。继服3剂，诸症消失，其病顿除，唯觉全身乏力，饮食不多，此邪去而正气未充，治以益气养血，用八珍汤，服药2剂而愈。

按：五年沉疴，用药8剂即愈。说明中医治病，重在细心辨证，分析病机，抓住辨证真谛，正确立法，灵活运用经方，即可收到奇证不奇，怪病不怪，而获速效之功。

六、结语

通过长期医疗实践，深刻体会到"经方"运用效与不效，全在辨证精确，分析病机无误，立法恰切，选方适宜，用药灵活通变，即能收到卓效。

运用经方，原方照服者有，但因体质差异，感邪有轻重不同，病情变化多端，灵活加减运用者多。方药有量，病之变化无穷，随其病情变化而应用不爽。虽不是仲景之方，亦不越仲景之法。上述几例，有一方化裁取效者，亦有两方合用加减变化取效者，更有经方与时方合用化裁取效者。凡此等等，欲用好经方，必熟读其书，深悟其理，掌握其法，灵活运用其方，即可获得良效。《医宗金鉴》曰："医者，书不熟则理不明，理不明则识不清，临证游移，漫无定见，药证不合，难以奏效。"所以对疾病必须正确辨证，精心分析，务使理明识清，法详而药与病对，方能速效。

牡蛎泽泻散对肺心病心衰的临床研究

长春中医药大学伤寒教研室（130021）　王增济

　　鉴于余在以往临证时有用牡蛎泽泻散治愈肺心病心衰的经验，故将此法推荐给本院研究生宫晓燕立题作临床研究。收治36 例肺心病心力衰竭患者（诊断标准：1980 年全国第 3 次肺心病会议修订的慢性肺心病标准）。其中男性 25 例，女性 11例；年龄在 53 ~ 71 岁；方药以牡蛎泽泻散加减（牡蛎 30 克，泽泻 15 ~ 30 克，商陆 5 ~ 15 克，花粉 15 ~ 30 克，葶苈子 30克，海藻 10 ~ 20 克，远志 20 克），水煎服。分别观察了白细胞、红细胞、血红蛋白、非蛋白氮、二氧化碳结合力、血清钾钠氯钙、心电图、24 小时尿量变化等 8 项客观指标，并统计了治疗前后水肿和其他证候改善情况。对照组 20 例，按西医治疗肺心病心衰常规用药，不加中药。治疗结果，观察组与对照组疗效差异显著（$P < 0.05$），总有效率分别为 88.9% 与65%。血常规三项、血清钠氯，均比治疗前显著下降（$P <0.05$），而血钾在治疗前后无显著变化（$P < 0.05$），提示上药有利尿而不丢钾的特点。治疗后咳、喘、痰、悸、颈动脉怒

张、舌紫瘀点、苔黄腻等，均比治前显著减轻，差异有显著性意义（P<0.01），尤其是水肿消退显著，差异有极显著性意义（P<0.01）。

临床观察结果表明，牡蛎泽泻散具有较好的利水消肿作用，且有一定的清热化痰、止咳平喘、活血行水功能。

通过理论探讨和临床实践，得出如下几点体会：

1. 不必拘泥"大病初愈"：大病者，严重病也，原文指伤寒热病而言。不独此，内伤病严重者，也属于大病。固然，大病初愈，正气尚虚，气血未复，邪气未尽，若调养护理不当，均能引起腰以下水气病；但也有并非大病而酿成水热壅滞下焦者，故临证"据证而辨"为要，不必拘泥于"大病初愈"。

2. 内伤外感均能导致下焦水热证：伤寒病可以传变为牡蛎泽泻散证，杂病也可以出现是证，而且临床上以后者引起者居多。

3. 肺心病心衰有寒热之异：牡蛎泽泻散证，属于伤寒少阴病之热化证，它相当于现代医学的肺心病心力衰竭。须知肺心病心衰还有寒化证的一面，治当温阳化气行水，方宜真武汤。临床要具体辨治，不可以偏概全。

4. 治宜先标后本：牡蛎泽泻散证属于本虚标实，本方所治属于"急则治其标"之例，故本方不宜下焦水肿属于虚证者，也不宜久服，以免伤正助邪；标证得除后，还要及时治其本。

5. 牡蛎泽泻散宜散剂：该方的制用，原文曰"左七味，异捣，下筛为散，更于臼中治之，白饮和服方寸匕，日三服"。临床宜用散剂，一则急药缓用，二则进水较少，不助水邪。惜临证条件所限，未能用散而用了汤剂，尽管疗效满意，若依法应用散剂，想必还能提高疗效。

6. 牡蛎泽泻散加减：该方为治下焦水热证之剂，一般宜加牛膝（引药下行）、土茯苓（增加利水清热解毒之力）、桃仁（活血行水），方中蜀漆不易得，可用远志代之。余加减法，随证临时变通即可。

7. 治疗期间，患者要节房事、调饮食、勿劳累、戒郁怒、避风寒。药后小便利，则药即止。肿消、心衰纠正，当续治其本。

大承气汤治疗尿毒症

江西医学院（330006）　　姚文虎

慢性肾功能衰竭过程中所出现的尿毒症，中医称之为"关格"。乃是由于肾小球滤过率持续下降，氮质代谢产物及其中有毒物质在体内潴留而出现的一系列代谢紊乱，以呕恶尿闭或痰厥神昏等"关格"为主要表现的严重综合征群。既有久病精津、气血、阴阳的损伤，又有"氮毒温浊"之邪化热、生瘀、动风之象。虽属正虚邪实，但余认为在治疗上亟宜祛邪"排氮"于先，务使邪有出路，才能达到邪去正安的目的。常选用具有去菀陈莝、祛瘀生新，具有攻下作用的大承气汤煎汤口服或作保留灌肠以排氮。如吴某，女，50岁。患慢性肾炎6年，现有轻度面浮脚肿，夜尿多，时有恶心，皮肤瘙痒，小腿抽筋，鼻衄时作大便秘结，脉芤弦，舌淡苔微黄腻。血肌酐683umol/L，尿素氮 37.58mmol/L，血红蛋白 4 克，尿蛋白（＋）。诊为尿毒症。此证由氮毒湿浊上逆、血燥生风所致。即疏大承气汤少佐竹茹、槐花、牡蛎、木瓜之属，以降逆泄浊，润燥息风。初服 2 剂，水泻便 4 次/日，诸症悉减。继服 4 剂。除有肠鸣，每日软便 1 次外，并无腹泻发生。此时除偶有鼻血外，恶心、肤痒、腿抽筋等症全部消失，尿量也相应增多，血氮下降明显。又，李某，男，17岁。患慢性肾炎一年，因神昏、龋齿、呕恶、少尿而急诊入院。腰穿脑脊液检查（－），血肌酐1 400umol/L，尿素氮30mmol/L。血氮分析：轻度代酸。属尿毒症关格动风至危之证，急用大承气汤，但因神昏呕恶拒药而作保留灌肠。两剂药后便神清索食，收顿挫病势之显效。此即喻嘉言所说："《金匮》治痉……可与大承气汤，乃死里求生之法也。"再，李某，女，41岁。患高血压10年，高血压肾病 2 年。因贫血、头晕乏力，轻度面浮肢肿、尿少、时有恶心呕吐、纳少而入院。血压 25 / 14kPa，肌酐

1264umol/L, 尿素氮 36mmol/L, 血红蛋白 5 克。肾图: 双肾功能严重受损。彩超心动图: 高心病, 不正常心电图。符合高血压肾病, 尿毒症。入院后采用肾衰饮食疗法, 使用肾安、利尿、降压、扩血管剂等, 内服中药以滋肾平肝利尿, 或健脾和胃降逆等方药治疗, 历时月余, 并无显效。且血氮有上升之势。呕恶尿少有增无减。虑及此证乃氮毒湿浊上逆, 三焦气化失利, 理应导腑泄浊排氮为先, 遂用大承气汤加黄柏、牡蛎, 少佐肉桂以助气化, 作保留灌肠。每 4 天一疗程, 中间休息 3 天, 共使用 4 个疗程。结果肌酐下降至 760umol/L, 尿素氮下降至18mmol/L, 血压降至 18 / 11kPa, 呕恶消失, 尿量增多, 纳食增加, 病情好转出院。

　　按: 大承气汤为主治疗尿毒症的机理, 主要在于清除或减少来自蛋白质和氨基酸代谢物——氮质代谢物及其中有毒物质。符合"亢则害, 承乃制"病去而元气不伤的辨证治疗原则。具体运用则需明辨虚实, 权衡病情利弊。遇有严重酸碱平衡失调、电解质紊乱、明显腹泻或心衰等情况, 皆不宜使用。

小柴胡汤对儿童多动症的治疗

　　广州中医药大学（510407）　　　张横柳

　　儿童轻微脑功能障碍综合征（MBD）, 习称儿童多动症, 是儿童精神发育过程中的常见病, 近年来越来越为医学界所重视, 西药治疗迄今多沿用利他林、苯丙胺等药物控制, 但副作用较大。笔者以小柴胡汤加减治疗本病, 经两年来临床观察, 取得较好疗效, 兹介绍如下。

一、临床资料

（一）病例来源及诊断标准

本组患儿来自广州市 7 所小学, 参照国内现行诊断标准:

（1）注意力涣散；（2）活动过度；（3）情绪不稳；（4）学习困难；（5）7岁以前发病，病程至少持续6个月以上。结合神经系统、脑电图、智力等检查，排除精神发育不全、精神分裂症、癫痫、多动——秽语综合证、儿童情感性精神病等，或合并有上述疾病的MBD患儿，确诊100例MBD患儿作为治疗对象。

（二） 一般资料

100例患儿中年龄最大者14岁，最小者7岁，平均年龄10岁。将患儿随机分为2组，其中中药组80例，男57例，女23例；西药组20例，男14例，女6例。

中药组80例患儿初诊时注意力涣散者75例，活动过度者58例，情绪不稳者50例，夜间遗尿者41例，眼眶黧黑者57例，共济运动试验阳性者39例。西药组20例患儿初诊时注意力涣散者16例，活动过度者13例，情绪不稳者11例，夜间遗尿者8例，眼眶黧黑者12例，共济运动试验阳性者9例。

中药组80例患儿舌质淡白者34例，舌淡红者46例；舌体胖大者24例，有齿痕者13例；苔白腻者7例，苔薄白者50例，苔白者21例，苔黄白者2例；脉弦者42例，脉细者46例，脉缓者37例，脉弱者32例。西药组20例患儿舌质淡白者8例，舌淡红者12例；舌体胖大者4例，有齿痕者3例；苔薄白者9例，苔白者7例，苔白腻者4例；脉弦者10例，脉缓者10例，脉弱者8例。

中药组80例患儿，智力商数（IQ）低于70者5例，70~85者34例，85~100者32例，100~115者8例，115以上者1例；脑电图异常者33例。西药组20例患儿，智力商数低于70者1例，70~85者9例，85~100者7例，100~115者3例；脑电图异常者9例。

智力检查采用韦氏儿童智力量表，严格依照该量表的施治要求，对受检查者逐一测试，智力复查在患儿接受治疗后三个月进行。脑电图检查采用日本光电公司4317F/G脑电图仪，治疗前及治疗后3个月各检测1次。

二、治疗方法

中药组：以小柴胡汤加减。柴胡 6 ~ 12 克，黄芩 5 ~ 10克，象牙丝 10 ~ 15 克，北黄芪 30 ~ 60 克，党参 10 ~ 15 克，女贞子 10 ~ 15 克，淡竹叶 5 ~ 10 克，法半夏 6 ~ 10 克，炙甘草 3 ~ 6 克，大枣 6 ~ 12 克，每日 1 剂，水煎 2 次，分 2 次服。治疗期间不用其他疗法。1 个月为 1 疗程，1 ~ 3 个疗程评定疗效。西药组：利他林 5 ~ 15mg，每日服 2 次，疗程同中药组。

三、结果

疗效标准：痊愈：临床症状、体征消失，智商 IQ 提高 10 个单位或异常脑电图基本恢复，半年随访未见复发。好转：临床症状、体征较大程度改善，智商 IQ 提高 4 个单位，脑电图有改善。无效：临床症状、体征、智力、脑电图均改变不大或无改变。

中、西药组治疗前后症状、体征、智力变化情况如表 1、表 2 所示。

表 1　　　　两组治疗前后症状、体征变化比较

组别	例数	注意力涣散	活动过度	情绪不稳	夜间遗尿	眼眶黧黑	共济运动失调
中药	80	68/76	53/58	46/50	30/35	42/57	25/39
西药	20	4/16	12/13	8/11	2/8	3/12	4/9
P 值		>0.05	>0.05	>0.05	<0.01	<0.01	>0.05

注：表中斜线上数字为治疗后症状消失人数，斜线下的数字为治疗前人数

表 2　　　两组治疗前后智力变化比较（$\overline{X} \pm S$）

组别	例数	智力商数（IQ）治前	治后	P 值
中药	80	88.59 ± 10.31	93.44 ± 11.03	<0.01
西药	20	87.71 ± 10.96	90.86 ± 10.72	>0.05

中药组 80 例治愈者 23 例，好转者 46 例，无效者 11 例，有效率 86.25%。西药组 20 例治愈者 6 例，好转者 12 例，无效者 2 例，有效率 90.0%，两组有效率比较（$P > 0.05$）。

中药组患儿脑电图异常者 35 例，治疗后显著改善者 27 例。西药组患儿治疗前脑电图异常者 7 例，治疗后显著改善者 5 例。

中药组患儿服药后出现失眠者 4 例，头痛者 1 例，恶心者 3 例，食欲下降者 2 例。西药组患儿，服药后出现失眠者 5 例，眩晕者 1 例，头痛者 6 例，恶心者 8 例，食欲下降者 10 例。两组比较，西药组治疗后出现副作用的情况较中药组严重（$P < 0.01$）。

四、讨论

多动、注意力涣散、情绪不稳、夜间遗尿、眼眶黧黑、舌溃或淡红而胖、脉弦细或缓弱等为 MBD 临床最突出表现，结合小儿"肝常有余，脾常不足"的特点，辨证为肝盛脾弱。立平肝健脾法为主，根据小儿立法施法特点，平肝以和解肝胆；补脾以益气和胃，药用轻清升浮，因势利导。又根据临床实践。宗小柴胡汤的理法，取柴胡气质轻清，苦味最薄能疏泄肝胆之郁滞，黄芩清泄上焦之郁热，象牙丝助柴芩平肝镇潜。重用党参、黄芪、大枣、炙甘草健脾益气，法夏燥温化痰，佐以女贞子滋肾以平木，竹叶去心热，诸药相配具有平调阴阳，健脾益气之功。

据葛茂振认为利他林（Rita lin）为治疗本病首选药物，疗效最好。故笔者采用本药作为西药对照组，经观察主要症状、体征、脑电图的改变情况及有效率，两组基本相同（$P > 0.05$），但中药组治疗后出现的副作用远少于西药组（$P < 0.01$）。平肝健脾法对本病的疗效，从整体来看并不亚于利他林的疗效，而且副作用少，能提高患儿体质。

通过对 100 例患儿智力状况检测并经统计学处理，提示 MBD 患儿智商（IQ）多在 75 ~ 85，较正常儿童的智力偏低，有小部分患儿智商低于正常值下限，这与本病多动、注意力涣散、情绪不稳等表现不无关系。MBD 患儿智力缺陷主要在韦氏儿童智力量表中的言语分量表部分，所以把韦氏儿童智力量表中的言语分量表作为 MBD 的诊断和疗效观察的一项客观指标。是否中药尚有提高患儿智力，有待今后进一步研究。

五、体会

小柴胡汤由仲景所拟，针对邪犯少阳致胃虚胆郁、三焦失枢的病机而设，为何以小柴胡加减治疗 MBD100 例，而取得良好疗效。笔者是从原文 97 条"往来寒热""发作有时"的内涵而得到启发。"往来寒热""发作有时"若以阴阳属性考虑，寒属阴，热属阳，休主静属阴，作主动属阳，均可视为阴阳往来，从本质上看没有多大差别。"往来寒热"的着眼点是寒热，"休作有时"着眼点是休止与发作，均属少阳胆郁失枢所致。若往来寒热仅限定于寒热这狭义着眼点比较，那么"休作有时"之休作则包括种种症状之休作，是着眼于广义的阴阳往来。MBD 的临床表现极为复杂多变，由于自控能力不足，一会玩这，一会儿现那，一会嬉笑，一会恼怒，动作甚多而不定，极难集中精神听课或做作业。笔者不着眼于一症状，而是将这些症状变化多动无常，辨证为阴阳往来，属少阳枢机不利所致，予小柴胡汤。本方药虽数味，然配伍严谨，集寒热补泻于一方，既各奏其功，又相辅相成构成一个有机整体，即寒热并用，攻补兼施，具有疏泄肝胆，通利三焦，调达上下，宣通内外，和畅气机，调整阴阳之功。

枳实薤白桂枝汤治疗室性早搏

河南开封市第一中医院（475001）

李玉棠　杜　蓓

早搏，是一次提早的异位心搏，可偶发或频发，常见于器质性心脏病和心神经官能症，也可发生于正常人。早搏发病机理尚不完全明了，由于治疗后易于复发，且临床缺乏有效而持久的疗法。本人在临床工作中，将西医"辨病"与中医"辨证"相结合，运用经方枳实薤白桂枝汤加味治疗冠心病，慢性心肌炎，心肌病出现频发室早患者，疗效颇佳，兹介绍如下。

基本方：枳实、薤白、厚朴、桂枝、瓜蒌。加味：慢性心肌炎加银花、连翘、蒲公英；心肌病加枣仁、石菖蒲、麦冬、益母草。

枳实薤白桂枝汤，原条文为"胸痹、心中痞气，气结在胸，胸满，胁下逆抢心，枳实薤白桂枝汤主之……"取其"胁下逆抢心"之症状为辨证施治要点。发作时先感到心窝部痞满难受，继之上逆到胸胁，症状由难受不适到疼痛、渐近加重；有时难以名状，且伴短气、胸闷，重则胸疼彻背，即为斯证。

本证是在胸阳不振的基础上，痰浊气机阻于胸、肝胃之气上逆所致，其证属实，治疗应以攻逐邪气为主。方中枳实下气破结、薤白辛温通阳、桂枝通阳散寒、降逆平冲，三药协同，共奏通阳散结之功；再配以瓜蒌、厚朴涤痰下气。

慢性心肌炎多从急性病毒性心肌炎发展而来，故以清热解毒类药以清解余邪；连翘入心经，经现代药理分析，它不仅属于清热解毒类药，还具有强利尿的作用。心肌病多由慢性心肌炎和其他基础病演变而来，病程较长，减轻心肌负荷以预防心衰为治疗上的重要措施。益母草性辛苦寒、入心包、肝经，且有活血、祛瘀生新利尿、扩张血管等作用，从而能改善肾血流，使体内水液得以平衡。枣仁性甘酸平，能宁心安神，敛汗催眠。石菖蒲性辛温芳香走窜、辟秽浊之邪，能化湿开窍、振奋心阳之气。麦冬性甘微苦，能养阴清热。心肌病心肌血供不足，血属阴。上三药共用起到振奋心阳敛汗催眠、滋养心血、宁心安神的作用。

典型病例

例1，王某，男，60岁。原为冠心病患者，突然出现心窝部难受不可名状、继之传到心前区。查体：脉结代，舌质淡暗，苔白腻。心音低钝、心律不齐，无杂音。急查心电图，诊为：①频发室性早搏。②侧壁心肌供血不足。当时给以慢心律200mg，一日三次，口服。并给以养血安神片。三日后复诊，疗效不佳。遂分析症状出现的全过程，改用枳实薤白桂枝汤原方三剂。三日后复诊，述服药后自感舒服、查心电图室性早搏消失。继服三剂获愈、随访四季未发作。

例2：李某，女，42岁。原患有围产期心肌病，某年夏季在影院看电影时，突感腹内难受，随之上冲至胸胁而晕厥，急诊入院。查心电图示频发室性早搏，脉结代，苔薄黄。心音低钝，节律不齐。急煎下方：枳实9克，薤白6克，桂枝9克，瓜蒌12克，厚朴6克，西洋参6克，炒枣仁9克，石菖蒲12克，服五剂后早搏消失。

例3：张某，男，28岁。1983年住院时，诊为病毒性心肌炎伴频发室性早搏。有反复发作的扁桃腺炎病史，第一心音明显降低，心脏扩大如烧瓶状。室性早搏发作时先感胃脘部难受，继之出现胸骨后、心前区的压榨感，心慌，伴两手起痒疹。治疗用枳实薤白桂枝汤加银花30克，连翘15克，公英12克，益母草20克，连服6剂治愈，继之又给以西药能量合剂之类药维持一周。随访8年未复发。

经方在疑难杂症中的应用

河南中医药大学（450003）　　　王启政

我在医疗实践中，既遵奉仲景之旨，又灵活变通其方。谨守病机，精心辨证，加减应用真武汤、承气汤、当归四逆汤治疗多种疑难顽证，均收到较满意的效果，现略陈管见，以资参考。

一、真武汤

真武汤是治疗肾阳虚衰，水气不化的主方。一是太阳病过汗而致阳虚水泛证；一是少阴阳虚水停证。其方中附子辛热，以温肾阳化水；白术燥湿健脾，使水有所制；生姜宣散，佐附子之助阳，是于主水中有散水之意；茯苓淡渗佐白术健脾，是于制水中有利水之用；白芍既可敛阴和营，又可制附子刚燥之性。诸药共奏温阳化气行水之功。临床上凡遇到肾阳虚衰，温化无权，水气内停，均可选用此方化裁，如见肾虚不固，滑精不已，精神萎靡，手足不温，脉沉弱、尺脉尤甚者，加金樱子、芡实、煅龙骨、煅牡蛎、菟丝子等以固肾涩精。若见阴冷水肿、少腹发凉者，加细辛、肉桂、小茴等；阴部冷汗不止、加生龙骨、生牡蛎、麻黄根等。若属肾阳虚衰，阳痿不举者，加阳起石、胡芦巴、菟丝子等。若属肾阳不足，水气内动，筋脉失于温养而见肢体、头部震颤者，加全蝎、蜈蚣、僵蚕、生牡蛎等，以息风止痉。若见肾阳虚衰，水气不化，症见周身水肿、腰膝酸软，面色㿠白，属慢性肾炎患者，可加黄芪、党参、大腹皮、车前子、冬瓜皮等，益气健脾利水。若属病久肾阳虚衰，温化无权，水气上凌心肺而咳喘者，加补骨脂、五味子、杏仁、葶苈子、紫菀等以纳肾肃肺，平喘止咳。现举验案三则如下：

（一）滑精验案

李某，男，30岁。始于手淫，后继房事不节，遗精频作，进行性加重，伴见面色㿠白，精神萎靡，头晕耳鸣，腰膝酸软，畏寒肢冷、舌淡苔白，脉沉而弱，尺脉不起。前医曾投六味地黄丸，再投用知柏地黄丸2月余，反见病情加重。小便时有白色黏液，卧床入寐即见滑精，体力不支。余诊其疾为肾阳虚衰，精关不固。治宜温肾壮阳，固肾涩精，以真武汤加味治之：附子12克，茯苓15克，白芍12克，白术10克，生姜3

片，芡实 15 克，金樱子 15 克，煅龙骨 30 克，煅牡蛎 30 克，甘草 6 克。服后病情稍减，精神好转，手足渐温，滑精次数减少，但脉仍见沉弱，尺脉不起，拟前方加杞果 12 克，炒山药 20 克，山萸肉 15 克。继服 10 付，诸证消失，病已告愈。追访半年，未见复发，体质增强。

（二）水肿案

王某，男，18 岁。周身浮肿，颜面及下肢为甚，指压凹陷，畏寒肢冷，精神不振，饮食不佳，腹胀满，小便不利量少，舌淡体胖，苔白脉沉迟。辨证：脾肾阳虚，温化无权，寒水内停。治宜温肾暖脾，益气行水，拟真武汤加味：附子 12 克，白术 15 克，茯苓 15 克，白芍 12 克，西党参 15 克，黄芪 15 克，防己 10 克，大腹皮 15 克，生甘草 6 克，生姜 3 片。服 3 付后尿量增多，浮肿略减，饮食增加，前方加冬瓜皮 20 克，继服 6 剂，水肿全消。

（三）咳喘案

宁某，男，60 岁，农民。咳喘 15 年，秋冬加重，遇寒复作。近日受寒感冒发烧，体温 38.2℃，咳逆倚息，心悸气短。曾服解热止痛药，汗出热解，但咳喘不已，不能平卧，面色青灰，额汗出，头晕目眩，静则轻，动则重。两肺可闻哮鸣音。饮食不佳，手足不温，大便溏，小便不利，脉沉细，舌质紫暗，苔白。证属肾阳虚衰，水气不化，寒水上凌心肺而致。治宜温阳化气利水平喘。方以真武汤加减：附子 15 克（先煎），白术 12 克，茯苓 12 克，白芍 12 克，补骨脂 20 克，五味子 9 克，丹参 15 克，生姜 6 克。服 3 付后手足渐温，汗少尿多，但咳喘不解。前方加杏仁 10 克，紫菀 12 克，半夏 10 克继服 3 付。四诊手足温暖，汗出消失，面色正常，咳喘已解，病告痊愈。

二、承气汤

承气汤是治疗邪传中焦，胃中热盛，消灼津液，影响胃肠功能而致阳明腑实证的主方，可攻下实热，荡除燥结，适用于痞、满、燥、实具备之证。阳明腑实在症情上有轻重之别，故承气汤在临床运用时又有大小承气、调胃承气之分，随证选方。后世医家在此方立论的基础上，根据临床病变的实际情况，又创制增液承气汤，导赤承气汤，宣白承气汤，牛黄承气汤，新加黄龙汤等方剂，为中医治疗急证增添了新的内容。我在仲景学术思想的指导下，运用承气汤类方，亦拯救了不少危急病人。如李某，男，18岁，学生。患病当日，活动如常，晚上自感全身不适，深夜突发高热，体温40℃，西医诊断为脑膜炎，口吐白沫，呼之不应，针刺人中、合谷、内关等，患者无反应，送医院急救。用抗菌素，脱水剂，静滴葡萄糖，激素等治疗。体温稍降，患者曾一度清醒，诉说头痛身痛，心烦、口渴，不思饮食。下午又突然昏迷，体温再度升高，手足抽搐，牙关紧闭，前方加镇静药治疗。3日后，体温基本正常，呼吸心跳平稳，但仍昏迷不醒，给予支持疗法，鼻饲半流质饮食，加服苏醒神志药物，仍然无效。余诊其脉沉实，舌质暗红，苔黄燥，中部厚而微腻，大便七日未行。触压腹部有燥屎数枚。据此诊为燥屎内结，痰浊内闭，清窍失灵，治宜通腑泄热，清心化痰开窍。拟大承气汤合安宫牛黄丸主之：大黄（后下）12克，枳实9克，厚朴9克，芒硝10克。1剂，水煎服。冲服安宫牛黄丸1粒。次日病人下燥屎5～6枚，硬结如石。下后神志逐渐苏醒，呼之可应，但见少气无力。后以生脉饮加味调理善后，1周后，病告痊愈出院。

三、当归四逆汤

《伤寒论》"手足厥寒脉细欲绝者，当归四逆汤主之"。手足厥寒由于寒凝血滞，阳气不达于四肢，营血不足，不能充盛于脉道，故脉微细欲绝。本证的基本病理是阳虚，寒凝血滞，经脉气血运行不畅。方中桂枝、细辛温经散寒止痛；当归、白芍养血和营；通草通行血脉；细辛温经散寒止痛；甘草、大枣和脾胃，益营血，补中气。共奏温经散寒，养血通脉之效。主治寒邪阻滞脉络，阳虚不运，手足厥寒，四肢冷痛，脉微细等证。笔者据此方义及适应证，在临床上加减变通，治疗多种疑难病证，均收到满意效果，现举验案二则如下：

（一）四肢逆冷案

王某，女，56 岁。原患胃十二指肠溃疡，因服痢特灵引起手足麻木疼痛，指、趾尖端尤甚。曾多方求医诊治，服养血活血，祛风通络药数剂，病见减轻，但终归不愈，至冬遇寒凉则麻痛加剧，手足不温，其色青紫，脉沉细微，舌淡苔白。此为寒滞脉络，阳气失运，血失濡养所致。治宜温经散寒，通阳活血，拟当归四逆汤加味：当归 15 克，白芍 12 克，桂枝 6 克，鸡血藤 30 克，吴茱萸 12 克，丹参 30 克，红花 15 克，细辛 5 克，炙甘草 10 克，生姜大枣引。连服 10 剂，诸症减半，已获显效，前方去细辛加片姜黄 12 克、地龙 12 克，继服 10 剂而去病愈。

按：本案手足麻木冷痛，乃为寒水冰状，阳气不行，血脉凝滞，故用当归四逆汤配鸡血藤、吴茱萸、丹参、红花、细辛、姜黄等以温经散寒，活血行气。水寒得温，血滞得畅，营卫调和，气血畅达，诸症自愈。

（二）头痛案

林某，女，46 岁。患头痛 3 年，时发时止，时轻时重，曾以阴虚头痛辨治，服六味地黄丸，知柏地黄丸数日，均未见效，乃服西药"止痛片"，头痛可暂得缓解。但每遇天气变化，冷气外袭，头痛复作，痛时前额连及巅顶，欲用巾裹首时见恶心欲吐，舌淡苔白，脉沉伏不起。此为血虚寒凝，经络不通，阳气运行不畅。阴寒循经至巅，形成血虚寒滞性头痛。治宜温阳散寒，养血通络，行气消滞止痛，拟当归四逆汤加味：当归 15 克，炒白芍 12 克，桂枝 9 克，细辛 5 克，藁本 12 克，木瓜 20 克，五味子 10 克，陈皮 10 克，甘草 6 克。3 付后头痛大减，但睡眠欠佳。前方去木瓜，加酸枣仁 12 克，连服数剂，手足渐温，头痛已止，精神好转，病告痊愈。

　　按：本案乃属平素后虚，复感寒凉，厥阴受寒，气血被寒所遏，阳气不能循经通达于上，而厥寒循经上冒，故患者每遇冷风则头痛加剧，痛连巅顶。故用当归四逆汤以养血活血，温经散寒，消除血脉寒凝闭滞之害。方中细辛、蒿本祛风散寒；川芎行血中之滞，上达巅顶而止痛；陈皮行气，以通达阳气；木瓜、五味子缓急止痛。诸药合用，以达营卫调和，气血畅通，诸证消失而病愈。

承气汤下瘀挽危候

黄河三门峡医院（472000）　　赵海滨　赵全

　　为治疗实热滞塞、腹中燥屎、阴为热耗、喘冒脉洪、血结如狂等急危症，仲景分别制大承气、小承气、调胃承气、核桃承气等方，为中医学下法奠定了规范。虽经历两千余年，仍为现代下法的主方。笔者在临症中，偏崇经方，更喜用承气辈治疗疑难疾病，勿论内科外科妇儿疾患，往往药进即效，花钱少而效著彰，吾窃喜学得仲师半爪旨意而临症应用无穷矣！

一、脑出血昏迷

　　顾某，男，57 岁。平素体丰面赤，患高血压 10 余年，半月前劳累过度突发脑出血。经止血、降压、脱水等疗法后，病已稳定，唯酣睡不醒，鼾声如雷，经针刺人中、十宣亦不苏醒。诊其腹胀，脉滑，气粗，发病后未曾大便，辨为实热滞塞，与大承气汤，3 剂灌胃后连泻数次而神志清醒。

二、高血压头痛

　　姜某，男，67 岁。患高血压 20 余年。近年家庭不睦，郁气在胸，眠差烦躁易怒，饮食可，大便三四日一行，脉弦。前曾服龙胆泻肝汤及羚羊粉等泻肝清热之味，头痛有小效，停药复痛，给大承气汤数剂取效，且血压亦有下降，历三个月无恙。后又因家事复作，再服大承气亦愈。

三、精神病

王某，女，25 岁。患者面貌俊美，能歌善舞，追求者甚多，于 2 年前与甲结婚，婚后不足一年，夫妻反目。病者认为甲不如原恋人乙，即偷与乙约会，被甲发现，殴打甚惨，右耳撕裂三分之二，后夫妻互视如仇敌，遂离婚，其精神已有异常之端倪，乙见其精神恍惚，遂不与之交往。患者在屡受精神刺激下，精神失常，掷物脱衣，不避亲疏，曾在精神病院 3 次住院，均暂时抑止，不久复发。吾诊其脉细而弦数，舌质红而尖甚，拟用大承气汤加黄连阿胶汤，泄其气郁阳热，清汇心火，服 20 余剂而发作止；再拟四逆散加一贯煎，养阴疏肝，经半年治疗，精神正常。

四、大头瘟

宋某，男，8 岁。壬申年秋来诊。其父母忙于耕作，失于照应，患儿随同大孩爬树、洗澡、吃山果，久之积食为疳，热毒内蕴。一月前受凉发烧，同村医生打"退热针"，烧未退尽，父母不在意，遂高热鸱张，内外热毒并发，头肿如斗，两目合缝，面部溃烂。此属阳明热毒，给大承气汤，嘱其一日四服（二剂）。历时一周而热势退，体温降，再服调胃承气半月病愈如初。

五、过敏性紫癜

刘某，男，41 岁。遍身红斑伴腹痛，饮纳呆滞，体温38.5℃，诊断为过敏性紫癜。曾服苯海拉明、非那根、维生素C，静注葡萄糖酸钙、效甚微。脉弦数舌质红，烦躁不眠，苔黄腻，诊为燥热内结，给小承气汤，服 20 余剂而疹退热减，再服半月，痊愈。

六、闭经

李某，女，31 岁。婚后生一女，夏日农田耕作，忽逢暴雨，月经适来，经雨淋后，经二日即断，此后一年多来，月事不见，但逢周期即腹疼胸胀，体温稍高，曾用下瘀血剂及小柴胡汤，治之未愈。吾辨为寒邪外侵，热入血室，唯其小柴胡汤力弱而病重，故用无效，下瘀血汤破气力弱而下血力厚，故亦无效，遂用桃核承气，酒大黄每剂用至 30 克，服 20 余剂而经至。

七、体会

1. 历版中医院校《方剂学》教材将承气列入泻下剂，适应证是痞满燥实坚，致使医者认为：只有痞满燥实坚才可用泻下剂，从而限制了下法的运用。

2. 正如张子和云："补者人所喜；攻者人事恶。"医家为迎合病家心理，多用补而不用攻法；再一原因是医者宁肯无功，不愿有过，故而弃用攻法。

3. 仲景在《伤寒论》212 条云："……若一服利，则止后服"这是一条重要原则，可惜人们不太注意。服承气辈一旦达到腑气通的目的，大便已下即止后服，并非要用攻法很久。

"但见一症便是，不必悉具"是仲景对小柴胡汤而言，其实对承气辈亦是如此。笔者体会：但见"痞满燥实坚"其中之一症者即可用承气辈，不必悉具。另外即使无痞满燥实坚，有气郁甚者，有火郁毒者，有血瘀深者，均可用承气。

5. 笔者用承气汤，大黄一般用 30～60 克，前 3 付泻下较频，服三付后，身体逐渐适应，不再泻下，但仍服仍可有效，泻下与否不是取效指标。医者可以用调节剂量的方法使其不泻或缓泻，本人用承气汤治血瘀、毒热、食积等病时，常让患者日泻两三次，以后减少大黄、枳实用量，令气下行而不下泻。

6. 关于大黄用量一般量是 10～30 克（《中医研究》杂志 1988 年 1 期），有老中医报道曾在一付药中用 250 克。张锡纯在《医学衷中参西录》曾用"大黄 10 斤，煎汤 10 碗，放量饮之"从而治愈一奇症。以上量均未见中毒或有后遗症等副作用，书此供同行参考。

数学方法规范经方

河南中医学院（450003）　　李佺
山西省中医研究所　　　　　冀宏

关于"经方"一词的含义，众人说法不一。有指汉以前的方剂，如《汉书·艺文志》记载的经方十一家中的方剂；有指《素问》、《灵枢》、《伤寒杂病论》中方剂；有说专指《伤寒杂病论》方；也有说泛指前人经验方。但无论何种说法，对仲景方属经方范畴当无歧见。仲景方剂用药精炼，配伍巧妙，制用有法，辨证明确，实为后世方剂的典范。后人根据各自所处历史环境和所接触病人的不同，曾对仲景方进行不少发挥，促进了中医学的发展。但这也使学者正确运用这些方剂增加了困难，所以有必要使之应用规范化。兹以四逆散为例，以数学方法对其方证进行规范化的探讨。

四逆散为《伤寒论》中方剂。该书第 318 条原文称"少阴病，四逆，其人或咳，或悸，或小便不利，或腹中痛，或泄利下重者，四逆散主之"。该方业已成为后代众多方剂的基础，被广泛用于各科疾病。但对如何掌握四逆散证的辨证内涵和指标，如何加减、定量柴、枳、芍、草四药，各家从不同角度着眼，众说纷纭，令人莫衷一是。

作者收集 1957～1991 年各种公开发行的中医药杂志、内部资料和古今中医专著中应用四逆散的有效案例，择其中脉症记录详实，柴、枳、芍、草四药齐备，加味方不偏离原方原意者516例，用数理统计及模糊数学方法，借助于电子计算机进行整理分析，总结出该方证的规范化证候、四药的常用剂量、最佳剂量，以求对科学的运用该方有所帮助。

一、四逆散证的病机和基本证候群

（一）四逆散证的基本病机和核心病机

张仲景将药物系统——方剂与相应的病理系统——证候组成方与证的对应关系，后人称为方证辨证。方证辨证将辨证与论治紧密配合，丝丝入扣，充分体现了中医辨证论治这一基本特色。

关于四逆散证的病理机制，历代曾有多种不同看法，大概可以归纳为三种观点，即认为属气滞、热厥、寒厥。在近年研究报道中，多数人倾向于气滞、热厥为其基本病理机制。在认同上述观点基础上，我们对所收集病例以主成分分析、格贴近度分析、卡方检验等数学方法进行处理，总结四逆散证的基本病机和核心病机。

用主成分分析法找出四个主成分，反映全部病案的内容，结果是第一主成分以肝郁气滞证组负荷量最高，并与其他有气滞病机的肝脾不调证组、气滞血瘀证组、气滞热邪壅滞证组、气滞兼痰证组、气滞兼虚证组无明显差异，说明所有病例均有气滞病机存在。第2，3，4主成分均以原方证组负荷量最高，说明以气滞为主的原方证在全部病案中占主要成分，并说明所选四逆散加味方病案未偏离原方证。以上结果证实四逆散证的基本病机是气机郁滞。

用格贴近度法对全部症状、舌脉分析的结果是肝郁气滞证组与原方证组最贴近，其次是肝脾不调证组。用卡方检验方法对主要症状、舌脉进行分析的结果也是肝郁气滞证组、肝脾不调证组的临床表现与原方证组无显著差异。由此得出结论，四逆散证的核心病机是肝郁气滞、肝脾不调。

（二）基本证候群

证候规范化的任务在于除了明确其基本病机和核心病机外，尚需确定其基本证候群。根据统计全部 516 例病案中各种症状、舌苔脉象出现的频率，以胸胁满痛、脘腹疼痛、纳呆、大便失常、舌红苔薄白、脉弦为最多，均达到 38% 以上。经用因子分析法分析症状、舌脉，也表现出与频率统计相类似的现象。同时由于这些症状、舌脉可以反映四逆散证肝郁气滞、肝脾不调的核心病机，所以应视为其基本证候群。

气的运动维持了人体各种生理功能得以正常进行，气滞不行时，这些生理活动即会减弱甚至停止，同时也将会出现相应证候，成为气滞证。由于肝主疏泄，能调畅气机，是保证人体气机运行的重要脏器。肝气条达，则不仅肝本身功能活动正常，且全身诸脏腑气机升降出入也能保持正常。反之，肝气不行则全身气机不畅，所以肝气郁结是气滞证的基础和最常见类型。肝气疏泄是中焦运化的重要条件，所以肝郁常先波及脾胃，致脾失健运，胃失和降，成为肝脾不调、肝胃不和证。前述基本证候群即由肝气郁滞、肝脾不调而产生。肝郁影响其他脏腑，则可见仲景所说"或咳、或悸、或小便不利"等现象。

现代研究表明肝郁气滞主要表现为大脑皮质兴奋与抑制过程的紊乱，进而致植物神经功能失调。对服用四逆散者进行脑电图观察的结果显示，其对中枢神经系统功能有调节作用，也有药理实验证明该方能镇静、镇痛，能调整植物神经功能，对肠管运动有双向调节作用，并能扩张小动脉、小静脉，改善微循环。这些实验佐证了四逆散证的核心病机是肝郁气滞、肝脾气机不调和四逆散方的调畅气机、疏肝理脾的药理功效。

二、四逆散的药物

（一）四种药物的配伍关系

四逆散方仅柴胡、枳实、芍药、甘草四药，配伍极其精练。柴胡宣畅气机，透达郁阳，疏肝解郁；枳实行气散结，宽中下气；芍药养血敛阴，柔肝缓急止痛；甘草缓急和中，调和诸药。柴胡与枳实伍用，升降兼备，相须相成，行肝气、理脾胃，切中四逆散证病机之核心；柴胡与芍药伍用，气血散收相反相成，芍药既可防柴胡升散之太过，又缓胁腹之疼痛；枳实与芍药伍用，通经散结，行气柔肝，主气血郁滞之痛。

我们曾分别以柴胡、枳实、芍药、甘草为因变量，其余三药为自变量，建立三元直线回归方程进行显著性检验，并对各偏相关系数进行显著性检验。结果是除了枳实与甘草配伍关系不密切外，其余柴枳、柴芍、柴草、枳芍、芍草的配伍均属密切配伍关系，提示四药联合应用，结构严谨，配伍科学，临床疗效可靠。

（二）四药的用量

药物用量常是左右方剂治疗方向和适用范围的重要因素。如张仲景以用五两桂枝的桂枝加桂汤区别于用三两桂枝的桂枝汤，以用八两厚朴的厚朴三物汤区别于用三两厚朴的小承气汤，皆属于由药物剂量的差异而令治症不同的例证。所以确定四逆散中各药用量对确立该方的功效和适应范围有重要意义。以建立直线回归方程的方法，对所集的 516 例病案中的四种药物的用量分别做正态性检验，进而求得各药最佳用量，用众数法求得各药常用量，结果是：柴胡最佳用量为 9.36 ± 0.395 克，常用量为 6～15 克，平均用量为 8.83；枳实最佳用量为 9.3 ± 0.27 克，常用量为 6～15 克，平均用量为 8.94 克；芍药最佳用量为 17.5 ± 0.16 克，常用量为 6～20 克，平均用量 14.17 克；甘草最佳用量为 5.68 ± 1.24 克，常用量为 3～10 克，平均用量为 5.9 克。

根据对原方证组与气滞兼血瘀证组、气滞兼实热证组、气滞兼湿热证组、气滞兼痰证组、气滞兼虚证组等加味方证组中四种药物用量，用均数的比较处理，结果显示柴胡仅在兼虚证组用量较小，低于平均用量，而在其他各证组的用量均在最佳用量区间。枳实则在兼热证组用量最大，而在兼虚证组用量较小，符合二药以疏散祛邪为主的特点；芍药、甘草在兼虚证组用量偏大，与二药的缓补性质相一致。以上情况说明多数医家在运用四逆散时能够谨守该方证的基本病机，控制四药剂量在最佳剂量区间，同时也根据兼证的不同，适当调整用量，以适合病情的需要。

　　总之，四逆散为配方科学，疗效良好，受人们推崇的经方，已成为理气诸方的基础，其在临床上被用于内、外、妇、儿、五官、皮肤等各科疾病，据统计，所涉及中医疾病近70种，西医疾病90种，足见其应用的广泛性。辨证论治是中医异病同治的基础，该方适应证虽多，但万变不离其宗，共同的病理机制即为不同疾病同用四逆散的证候基础。该方证的基本病机是气机郁滞，核心病机是肝气郁滞和肝脾不调，由此而产生多种疾病，皆可由四逆散加味进行调理。四逆散证所表现的症状虽然复杂，但以胸胁满痛、脘腹疼痛、纳呆、大便失常等最为常见，这与肝郁气滞、肝脾气机不畅的病机吻合。

　　四逆散中四药经数学方法处理所得到的最佳用量、常用量、平均用量既符合当前人们对这些药物用量的认识，又对多数病人是适宜的，可做为医者用药的参考。但由于病情千变万化，患者性别、年龄、体质、所处地域等条件各不相同，又需灵活掌握各药剂量。

　　用数学方法规范经方，只是一种尝试，尚需进一步总结，并望得到大家指导。

瓜蒌薤白半夏汤治慢性肠炎

上海市中医文献馆（200020）　　董其圣

　　瓜蒌薤白半夏汤乃仲景治疗胸痹之要方，临床多用于冠心病或胃脘痛的报导、医案屡见不鲜，笔者每用之治疗慢性肠炎，肠腑功能失调之便秘与腹泻交替，对调整肠腑传导功能颇具良效。如王某，男性，75 岁。腹泻与便秘交替年余，询之目前大便 4~5 日一行，解而不畅，时夹黏冻，嗳气食臭。偶食油腻生冷或者过饱，辄便行泄泻，日行三四次，用抗菌素则便秘涩滞，旬日不解，服通泻药辄泄泻频作，腹隐痛。刻下三日未更衣，脘腹胀满，胃纳欠馨，舌苔薄腻、根部微黄，脉濡。证属脾虚湿热，积滞内阻，清浊相混，传导失司，方用瓜蒌薤白半夏汤化裁，药取全瓜蒌30 克，薤白10 克、姜半夏12克、陈皮5 克，川连3 克，木香10 克，砂仁3 克（后下），枳壳12 克，山楂、神曲各10 克。辛润通降、清热化湿。七剂药后便行通畅，腹脘自适，黏冻减少，胃纳见增。续以怀山药、扁豆、茯苓、椿根皮等健脾固摄调治月余，便行通调，黏冻亦净。

慢性肠炎多为泄泻便多之症，然亦有大便秘结，兼夹黏冻、脓血或腹泻与便秘交替发作，反复难愈者，如慢性结肠炎，或慢性溃疡性结肠炎等。本案即是其例，究其病因多为湿热积滞，隐伏肠间，壅滞气机，以致肠腑开合固泄功能失司。戴思恭曰："隔年及后期腹泻有积故也"治当通导。然而患者年高久病服泻药辄下利不已，脾阳不足显然可见，故通下宜缓而不宜峻。

瓜蒌薤白半夏汤，通阳散结，逐饮降逆，仲景用治胸阳不足，痰涎壅滞，肃降失司之胸痹。然肺与大肠相表里，本方之辛润通降，犹能引导肠中隐曲之积滞以下行；阳主一身之活力，其宣通阳气之功能，又能助正逐邪止下利，故治正气不足积滞内阻之慢性肠炎，亦有异曲同工之妙，而其关键在于瓜蒌与薤白之一对配伍。盖瓜蒌长于润肠导下，《本草思辨录》"瓜蒌实之长，在导痰浊下行"，其中之蒌仁尤善润滑利窍。《药品化义》谓"体润能去燥，性滑能利窍……其油大能润肺滑肠"，可见瓜蒌之涤痰，乃基于润滑导下，不仅行肺胸之痰垢，亦下肠中之积滞，故《纲目》言"利大肠"，由于润导性柔，故无攻逐伤正耗气之患。薤白头善于止利，《长沙药解》言"断泄利"，《日华诸家本草》云"止久痢冷泻,"本草悉谓通阳泄浊，利窍滑肠，故多用于泄利下重之证。然而本品之辛能消除肠间之病邪，温可鼓动脾胃之阳气，《本草图经》谓"补虚，解毒"，可见薤白乃助正祛邪之品，通中有止，寓涩于滑，调整肠腑开阖固泄功能颇有效应，无论泻痢之新久，里急后重之有无，悉能行之有效。现代实验证实薤白水煎剂对肠道病菌具有抑制作用。因此瓜蒌薤白半夏汤不仅作用于胸腹之上部，亦作用于肠胃之下部，一寒一温，既通又涩，鼓动正气、消除病邪，对慢性结肠炎，肠腑固泄功能失调，便秘与腹泻交替者，乃是的对证良方，尤其老年体弱不任峻药攻逐者，更能尽其所用。凡大便秘结时，重瓜蒌，轻薤白，一般用瓜蒌30克，甚或蒌仁30克，薤白仅用10克，通中寓止，庶无下利之患。腹胀者加枳实、川朴宽中下气。泄泻时，重薤白，轻瓜蒌，薤白常用30克，瓜蒌只用10克，止泻之中佐以通导，可无闭固燥结之忧。脾阳虚者加桂枝振奋中阳，湿热重者选加连、柏、地锦草等，随证加减，每获良效。

经方治验举隅

江西中医药大学（330006）　　黄海龙

一、非痛非胀苦难言　半夏泻心可使痊

《伤寒论》五个泻心汤主症都有"心下痞"，而半夏泻心汤病机是胃气虚弱、热邪阻滞、寒邪内伏，症见心下痞、或硬满、干呕、谷不化等，都可采用本方。

宁某，男，42岁。腹中难受，非痛非胀，日夜不安已两个月余，不思饮食，面黄肌瘦，精神萎靡。经西医内外各种检查均无异常，诊断为"神经官能症"。近来症状日益加重，夜不得寐。患者面色萎黄，消瘦，腹中痞满难以言状，舌苔白，脉浮滑。证属痞满，投以半夏泻心汤：半夏、黄芩、黄连、党参各10克，干姜6克，甘草3克，红枣5枚。仅服三剂而诸

证悉除，患者惊喜不已。

按：心下痞满，痛苦难以言状，历经数月，是一个典型的痞满证。以温清攻补兼施调理脾胃的半夏泻心汤取效。西医对心下痞满这一类病证，往往在检查无阳性发现时，多冠之为"神经官能症"。而中医治疗时，不要囿于西医病名，而要辨中医病证。

二、夜间发热非阴虚　小柴胡汤服之愈

小柴胡汤临床运用广泛，我认为要抓住两个原则：一是用于外感病时，必须抓住邪在半表半里这个原则；二是用于杂病时，应该抓住肝胆郁逆这个原则。掌握好这两个原则，确实是"但见一症便是"，都可以采用本方。

陈某，女，31岁。起病半月，每于半夜发热（血检排除疟疾），伴腰以下及两下肢外侧酸胀疼痛，不能行走，天明后自退。半月来发热时间逐渐提前，由后半夜提前到前半夜十点钟左右，最近又提前到傍晚七八点钟。纳差，口苦，不渴，饮入即吐，头昏目眩，舌红苔净，边有齿痕，脉沉细。投以小柴胡汤加味：柴胡、清半夏、大白、草果、知母、厚朴各10克，党参12克，黄芩、甘草各15克，白芍24克。此剂服下，发热未作，两剂服后，诸症若失。

按：本例始为半夜发热，逐渐提前，并伴有下半身酸胀疼痛，不能行走，待天亮后自退等症。初起颇感棘手，然抓住少阳病的主症，如口苦、纳差，头昏目眩，饮入即吐等，正合"少阳之为病，口苦咽干目眩是也……往来寒热，胸胁苦满，嘿嘿不欲饮食，心烦喜呕……"经文之旨。又，大腿外侧正是足少阳胆经循行部位，不难看出为少阳寒热虚实错杂，经气不疏、枢机不利所致，故投以小柴胡汤和解而药到病除。

三、多年胃疼百病生　妙手回春属理中

理中汤是治太阴病的主方，凡由于中气虚寒，脾胃运化功

能减弱，以致升降无常，清浊混乱所致腹满、腹痛、吐利等症，都可以采用本方。

罗某，男，43 岁。素患胃病，胃镜检查为"胃小弯溃疡"和"胃体萎缩性胃炎"。此次因受凉胃脘痛十余天，胃脘持续性灼、胀、刺痛，剧则如刀绞样痛。气上逆时欲嗳气而不得嗳，欲矢气而不得放，纳少乏味，不知饥，口不渴，便结（平时便溏，痛时便结），形寒怕冷喜暖，面色晦黄，消瘦神困，少气懒言，舌胖苔白满布，脉虚弱。投以理中汤加味：附子、肉桂、干姜、焦白术各 10 克，党参 20 克，炙甘草 6 克，陈皮、半夏各 15 克，厚朴 20 克，五灵脂 10 克。服 4 剂腹痛已减，纳稍增，白苔减，大便通调。守前方加重姜、附、术为 15 克，炙甘草 10 克，党参 30 克，五灵脂 20 克，加赤白芍各 30 克，制乳没各 10 克。服上方两剂，大便转溏，疼痛每日仍有四五小时之久。服至 10 剂后，疼痛减至每日二三小时，后渐至每日痛几十分钟。服至 20 剂后，疼痛完全缓解，精神饮食明显好转，嘱以附桂理中丸善其后。

按：久罹胃病，感寒即发。形寒喜暖，口不渴，舌上白苔满布，大便虽结而平素便溏，故知其脘灼便秘，阳虚不运。由于中阳不振，招致寒邪直中太阴，舌苔白腻可知。虚可致滞，滞可致瘀，故痛如刀绞而持续。用大剂理中加附桂振奋脾阳，温胃散寒，更配以温化瘀血的乳没灵脂，和降理气的陈、夏、朴等，阳气得复，升降调和而阴火自退。

四、四逆温里可救逆　久病低热亦可祛

四逆汤是少阴病主方，治疗阴盛阳虚的四肢厥逆，脉微细，但欲寐等证。阴盛阳虚临床多以虚寒证出现，但也有虚阳亢奋的阴火证。

皮某，男，31 岁。劳累过度，遂致低热不退二十余天，经多方检查及治疗，未找到发热原因，治疗亦无效。询知素体阳虚，畏寒甚，自汗。发病以来，神倦欲寐，双膝冷痛，重棉

迭被而不温，咳嗽吐痰，有低烧（37.8℃），舌淡嫩苔少，脉沉迟微细。初以麻黄附子细辛汤加干姜、龙牡以图双解。服两剂病无进退。遂加重姜附各15克，参芪各30克，麻黄10克，细辛3克，炙甘草15克。继服两剂而漏汗不止，急于方中去麻黄、细辛，再加重姜附各30克，炙甘草30克，另煎红参10克，加五味子、桑螵蛸各15克，再服6剂方汗止，热退，冷感大减，膝冷痛亦减，精神转旺，舌稍转红，脉力渐起，惟仍凛凛然不敢减衣，嘱守上方减量续时。半月后值于途，告之病已愈。

按：本例低热伴一派少阴阴盛阳衰之候，如自汗，怕冷，两膝冷痛，但欲寐，脉沉迟微细。似属"少阴病，始得之，反发热，脉沉者，麻黄附子细辛汤主之"的太少合病。由于辨证不细，误投麻黄发热太过，以致漏汗不止，大有亡阳之势，故急以四逆汤温经回阳，加人参大补元气以固脱救逆，方化险为夷。

五、高血压头晕昏痛　吴萸通脉反收功

吴茱萸汤旨在温降肝胃，泄浊通阳，主治干呕，吐风涎，巅顶头痛和脉弦迟等证。通脉四逆汤，适用于少阴病阴盛格阳的真寒假热证，但临床上用于治疗阴证高血压病，屡有疗效。

丁某，女，64岁。高血压病十多年，发则头昏痛，服降压药即有嗜睡不醒，似睡非睡，呼之能应，目不欲睁、头微痛，四肢困倦，厥冷，小便清利，舌胖嫩，脉沉迟弱。证属厥阴少阳合病，阴盛阳衰，法宜温肝暖肾以回阳，药用吴茱萸汤合通脉四逆汤加味：附片20克，干姜12克，吴茱萸15克，西党参、太子参各30克，通草3克，甘草10克。进三剂后，诸证大减，遂自行停药。三月后又嗜睡不醒，复发如前，上方再进，又获显效，共服15剂，已不嗜睡，血压亦降至正常。半年后，未见复发。

按：高血压病多见肝肾阴亏，水不涵木，肝阳上亢，肝风

内动。本例患者头昏痛服降压药后嗜睡，形寒肢厥，脉沉迟弱，一派"少阴之为病，脉微细，但欲寐"之阴盛阳虚证，其头痛为厥阴浊阴上泛所致。故用通脉四逆汤温肾回阳，吴茱萸汤暖肝降逆。根据我的体会，肝阳虚证和肾阳虚证往往同时并见，阳证高血压病的治验并不少见。

六、白头翁汤有新义　小便潴留服之愈

白头翁汤治热利下重，便脓血之证，由湿热下迫、气滞所致。我在临床上用于治疗尿潴留，取得了异曲同工之效。

陈某，女，58岁。排尿困难，少腹急胀，经用抗生素和阿托品治疗无效，检查排除结石、肿瘤、憩室和膀胱黏膜脱垂等病。先后投八正、导赤、济生肾气丸无效，又针灸关元，水道等穴也不愈，验方蟋蟀研末服亦尿闭不下。详审病情，询知尿道烧灼隐痛，尿道口痒，试用白头翁汤清利湿热，并合桔梗升提肺气：白头翁10克，黄连5克，黄柏10克，秦皮10克，桔梗15克。一剂服后心烦阴痒见减，尿意频作。二剂服下头煎，小便自下，虽觉艰涩不畅，终可自行排尿而后快。二煎服后送样尿检，报告红血球（＋＋），原方加焦栀子10克，再进三剂而小便畅通，诸证悉除。

按：尿潴留，中医称之谓癃闭或尿闭。本例用常法治疗均不效验，改用白头翁汤清利下焦湿热，合桔梗升提上焦肺气以通畅水道，下输膀胱的变法而奏效。

七、桂枝龙骨牡蛎汤　伤寒阴缩疾无恙

桂枝加龙牡汤用于治疗太阳病心阳虚烦躁之证候。我在临床上，加味用于治疗阴阳易，屡试屡验。

涂某，男，42岁。盛夏酷暑，长途跋涉，夜当风扇贪欢行房，寒邪直中，小腹发冷，阴茎内缩，阴头寒，阴囊湿，汗出淋漓，蒸蒸而热，头昏重而不欲举，眼赤干涩眼屎多，尿短而赤，舌干苔白，脉浮大中虚，右尺无根。此暑热伤阴复失精

受风，急以桂枝加龙牡汤加味：桂枝、白芍、甘草、肉桂、小茴香各 10 克，龙骨、牡蛎各 15 克，并嘱热敷脐下，外灸关元。上方 4 剂后，小腹回温，龟头不冷，阴缩舒展，汗止热退，头昏重亦减，继服 4 剂而愈。

　　按：《金匮》云："夫失精家……阴头寒，目眩，脉极虚芤迟……桂加龙骨牡蛎汤主之。"患者劳累，形气已衰，贪凉同房，精气内奇，致寒邪外闭肌表，内伤肝肾，故以桂枝汤调和营卫以解肌祛邪，加肉桂、小茴香温肾暖肝以散寒。其眼赤干涩，眼屎多，步履飘浮，蒸蒸发热，为虚阳外越之象，故加龙骨牡蛎以敛纳浮阳归根。据我体会，本病多发青壮年性生活受寒之后，病涉太阳、少阴和厥阳三经，治宜解表温里固正之剂，临床上是不难取效的。

经方发挥四则

上海市嘉定县卫生学校（ 210801）　　　顾继昌

一、黄芪桂枝汤治感冒

　　方药：生黄芪 12 克，荆芥、防风、白芍药各 9 克，桂枝、炙甘草、生姜、红枣各 6 克，每日 1 剂，水煎服。

　　本方为桂枝汤、黄芪桂枝五物汤加味组成。桂枝汤疏风解肌，原为治太阳中风证；黄芪桂枝五物汤为治血痹。现二方复合加味治感冒、上呼吸道感染、流行性感冒。外邪、时疫（病毒）侵入呼吸道黏膜，发病与否，决定于机体的免疫状态，如机体在劳倦虚弱等状况下，腠理疏松，即发生感冒，可出现畏寒发热、疲乏、头痛、鼻塞、流涕、喷嚏等肺卫表证。本方加用荆芥、防风，重在疏散外邪，黄芪生用，无汗能发，有汗能止，托邪固表。芪防同用"相畏而更以相使"。一般服药后 1~3 天即能见效，畏寒发热等症消失。服用本方很少出现邪深内陷心肺，如出现心肌炎等并发症。患者若恶风无汗，可加紫苏 9 克；鼻塞流涕加辛夷花、瓜蒌皮各 5 克；恶热甚、咽痛加天花粉、板蓝根各 12 克；夏季兼夹暑湿，见脘痞腹胀，加藿香、佩兰各 9 克，鸡苏散 12 克。

二、肾气丸治偏头痛

方药：生地黄、山药各 12 克，茯苓、泽泻、丹皮、山萸肉、当归各 9 克，附子、川芎、柴胡各 5 克，肉桂、全蝎各 3 克。

肾气丸为补肾祖方，用治多种病症。笔者以本方加味，治偏头痛属血管性头痛有效，即血管舒缩功能障碍引起的发作性头痛。女性病人多见，周期性发作，与月经周期有密切关系，顽固不易根治，中医病名又称"偏头风"。据徐评《临证指南医案》头风案"无不由于风寒，内火气逆者绝少，而大寒犯脑尤属大症，岂可不察"。《内经》云"头痛巅疾，下虚上实"，肾主一身之腠理，肾虚腠理不密，外来风寒之邪侵犯头脑而致头痛，并因之而复发，久病及肾，久病入络病益顽固。故以肾气丸补肾固真元实腠理。附子散寒止痛，丹皮凉血散瘀止痛，寒温并用祛邪通络，标本并治，配当归、川芎、柴胡、全蝎清散祛风止痛通络，一般有偏头痛发作先兆时服用，能及时控制，如此治疗两三个疗程，能缓解症状，控制或减少复发。

三、瓜蒂散治疗癫痫癔症

方药：甜瓜蒂 3 枚，赤小豆、藜芦、山栀、淡豆豉、白芥子、莱菔子、生香附各 12 克，西月石、郁金各 9 克，青礞石 30 克，每日一剂煎服。

瓜蒂散为治"邪在上，因而越之"的吐法代表方。笔者以此方加味用治癫痫发作频繁者。根据患者发病时的预兆、胸闷气升，继则癫痫，病由气升痰涌，蒙闭心神灵窍；妇人脏躁、痰厥，即癔症，常因精神因素而复发昏迷惊厥，经多方检查，未见相应器质性损害，发作时觉胸闷气升，突然发作，清醒后如常人，病由肝气引动顽痰，阻滞心神。两病发作病因病机有类同之处，即发作时胸中之痰随气上逆，病势向上的趋势，有痰而作（无形之风痰），故以涌吐消痰法治之。其实本方在内服后，还不一定能引起催吐，服药后还必须辅以鹅羽等机械性刺激上颚催吐。本方药物治疗作用：中医历来有"脾胃为生痰之源"，催吐胃浊，亦取其杜绝生痰之源。据药理分析，涌吐类植物药，均含有皂苷类物质，对黏膜有刺激作用，口服后能促进呼吸道和消化道黏膜腺体的分泌，引起反射性咳嗽或呕吐，排除痰涎，称作祛痰药，应用吐法，即包含这种祛痰治疗作用。

四、苇茎汤治支气管扩张咯血

方药：芦根管、鲜茅根各 30 克，桃仁、杏仁、荆芥炭各 9 克，生米仁、冬瓜仁、瓜蒌仁、藕节各 12 克，生甘草、连翘各 6 克，每日一剂煎服。

苇茎汤为《金匮要略》肺痿肺痈咳嗽上气病脉证治篇附方，治肺痈咳有微热。笔者加味用治支气管扩张咯血。本病常因反复继发感染，长期咳嗽、咯稠痰，或血痰相混，痰多血少，或伴有恶寒发热等症。病由外感风寒或温热之邪侵袭，痰热内结，内外合邪，以致痰浊瘀血郁结胸中，久咳肺络受损，血随痰出。治宗"见咳莫止咳"、"见血莫止血"、"治病求本"，以此方清肺祛痰、化瘀，而能起到止咳、止血效果，且能减少复发。

大黄䗪虫丸应用举隅

浙江省湖州市糖油蒸谷厂（313000）　　费荣华

大黄䗪虫丸出自《金匮要略》，主治五劳七伤，内有干血之证。丸中含有多种虫类之品，善于搜剔络中之瘀血，治疗局部血瘀之痛证，获得较好的疗效，兹介绍于下：

一、萎缩性胃炎

王某，男，42 岁。脘胀痛，或如针刺，嗳气频作，纳少消瘦，易怒烦躁，苔薄质红，脉小弦。胃镜结果：萎缩性胃炎。治宜疏肝理气和胃，养血化瘀通络为法。

柴胡 6 克，当归 12 克，制香附 9 克，川朴 9 克，白术 12 克，川黄连 6 克，赤白芍各 9 克，丹参 15 克，生地 15 克。大黄䗪虫丸分吞 10 克。

七帖后疼痛缓解，嗳气减少，继服 1 月后诸症消失，改用逍遥丸合大黄䗪虫丸，3 月后复检示：浅表性胃炎，以香砂养胃丸善后。

二、胃肠道多发性息肉

李某，女，34 岁。禀赋不足，中气虚馁，面色㿠白，略带虚浮，神倦乏力，纳少无味，食后饱胀，腹常隐痛，大便常出血，血色暗红，或呈黑便，苔白质淡润，舌边呈紫色，脉细软。医院胃镜提示：胃肠道多发性息肉，治宜益气健脾和胃，化瘀通络止血为法。

党参 12 克，白术 9 克，茯苓 12 克，炙黄芪 15 克，丹参 15 克，田三七 3 克，莪术 9 克，土元 6 克，焦三仙各 10 克，槐米炭 15 克，八月扎 9 克，炙甘草 6 克。

上方加减出入续服一年，血渐止，胃纳增，病情稳定，复查未见明显增大之息肉，改用归脾丸合大黄䗪虫丸缓缓图之，至今病情稳定。

三、胆道息肉

夏某，男，35 岁。右胁胀痛，胸骨后烧灼感，厌食油腻，嗳气频作，甚则泛酸，形体消瘦，口苦咽干，大便干结，苔少微黄，脉小弦滑。某院 B 超示：胆囊炎、多发性胆囊息肉。

治宜疏肝理气，清热利湿，化瘀通络为法。

柴胡 15 克，郁金 9 克，虎杖 15 克，川连 6 克，大青叶 15 克，金钱草 15 克，瓜蒌仁 9 克，生牡蛎 15 克，地鳖虫 6 克，川厚朴 10 克，制大黄 9 克。15 天后症状消失，上方去土元，制大黄，另配用大黄䗪虫丸续服 6 月，复查 B 超未见明显光点，用金胆片合大黄䗪虫丸巩固疗效。

四、子宫肌瘤

李某，女，37 岁。月经量多，淋漓不净，色黯红夹有小块，常伴小腹隐痛，二次月经间隔仅数天，面色无华，腰膝酸冷，苔白质淡，脉象细涩。妇检：子宫前壁触及如乒乓球状肿块。治宜温经散寒，化瘀通络法。

川桂枝 9 克，茯苓 15 克，赤白芍各 2 克，田三七 3 克，当归 12 克，土元 6 克，阿胶 9 克，杜仲 12 克，炒蒲黄 9 克，艾叶 6 克，益母草 12 克。5 剂后瘀去经净，诸症减轻，故用胶艾四物汤合大黄䗪虫丸调治 3 月，复检肌瘤消失。

讨论：血瘀之证大多为慢性久病，证候复杂，且瘀久入络，出现"络损血瘀"之证候。本文所述的四个案例，或是由气滞血瘀，胃络瘀阻，胃府内膜之腺体失于滋养而萎缩所形成；或是由气虚血瘀、气虚则血行缓慢，肠胃络道局部瘀阻形成息肉；或是由湿热致瘀，湿热蕴结损伤局部胆络，络损血瘀而成息肉。消化道黏膜腺上皮增生构成上皮赘生性息肉；或是由寒凝血瘀，胞络局部瘀阻而使子宫平滑肌和纤维组织异常增生而成肌瘤。上述病因造成这些腺体萎缩、组织增生（息肉、肌瘤）等病理改变，按中医认识，这是由局部"络损血瘀"所致。近代研究认为，炎症、变性、萎缩、坏死、病理性包块、血管异常、微循环障碍等病变均属于"血瘀"范畴。因此在活血化瘀的基础上，根据不同致病原因，采用不同治法而获效。然主证是局部络损血瘀，故采用大黄䗪虫丸搜剔络之瘀，方能胜任。考大黄䗪虫丸内有多种活血化瘀之药，且有虻虫、水蛭、蛴螬、䗪虫等虫类药物。虫类药化瘀力强，善于入络搜邪、软坚化瘀开结，故《金匮》中用之主治五劳七伤、内有干血之全身性血瘀证。现代药理分析认为，活血化瘀药作用多方面，能扩张血管，增加血流量，降低血黏度，改善微循环，溶解纤维蛋白，抗血栓形成，故对本文所述之局部血瘀所形成的病变，可起到祛瘀生新、消除病损、软化瘤体、促进瘀血和渗出物吸收、修复组织、恢复功能的作用，故可收到较好疗效。

《金匮要略》瘀血当下之经方的应用

四川达县市中医院（635000）　　　徐相廷

《金匮·惊悸吐衄下血胸满瘀血病脉证并治》："病者如热状，烦满，口干燥而渴，其脉反无热，此为阴伏，是瘀血也，当下之。"当下之，此言证略方之方法。血瘀则营卫之行涩，新血亦被其所阻而不得生。瘀血既是病因，又是病机。瘀血气滞能阻碍清浊之升降。张仲景用当下之祛瘀的方法，根据《内经》"留者攻之"、"血实者，宜决之"的治疗原则，使脏邪以腑为出路，肠腑为瘀血排出的通道。《金匮》所载瘀血有十五处，当下之方七首。临床症状瘀血在胸在肺：胸闷塞、痛满、短气；在胁在肝、脾：胸胁胀痛，痞块；在脘在胃：脘痛满、痞、呕、嗳；在腹在肠：腹胀满有块、小便不利、或利、便黑、便溏；在肢体：身痛麻木、肿胀、结节不遂，瘫痪；在头：头脑疼痛，胀眩。妇女则痛经、经闭、崩漏、包块、月经不调。瘀血的症状是由瘀血化热引起的，临床上由于瘀血发热者不少，但发热为其自觉症状，体温却无明显变化。即有热象而无热证之脉象，可知非热证而是瘀血。仲景之下瘀血方临床运用规律如下：

一、泄热破瘀

《金匮·妇人杂病脉证并治》说："妇人经水不利下，抵当汤主之。亦治男子膀胱满急有瘀血者。"本方峻逐瘀血，适用于下焦蓄血较重，热结较深，病程较长之证，较桃核承气汤证严重。方中大黄、桃仁下其血，水蛭、虻虫攻其瘀。在临床上常用于瘀血内阻，热结下焦血分重症，及妇人经闭，少腹硬满拒按、或有癥瘕积聚和少腹肿块，或有身黄发狂，脉证俱实。以及急性盆腔炎，胎盘滞留，附件炎，肠梗阻等证属瘀热互结下焦者；亦可用于精神失常、冠心病、高脂血症。

二、清热解毒

泻下逐瘀、散结消痈。《金匮·疮痈肠痈浸淫病脉证并治》说："肠痈者，少腹肿痞，按之即痛，如淋，小便自调，时时发热，自汗出，复恶寒，其脉迟紧者，脓未成，可下之……大黄牡丹汤主之。"本方用大黄、芒硝以荡涤实热，宣通壅滞；丹皮、桃仁凉血逐瘀；冬瓜仁排脓散痈，共奏荡热解毒，消肿排脓，逐瘀攻下之功。用于未成脓的肠痈实热证，还适用于气滞血瘀，热结肠腑所引起的脐腹疼痛或大便秘结以及附件炎、急性盆腔炎、急性肝脓疡等疾病。

三、扶正祛瘀　调经活血

《金匮·血痹虚劳病脉证并治》说："五劳虚极，羸瘦腹满，不能饮食，食伤、忧伤、饮伤、房室伤、饥伤、劳伤、经络营卫气伤，内有干血，肌肤甲错，两目黯黑，缓中补虚，大黄蟅虫丸主之。"本方主治五劳七伤而致干血蓄积，月水不下或行经困难，虚劳日久不愈，脾虚腹满不能饮食而羸瘦等，临床上适用于结核性腹膜炎，子宫肌瘤，慢性肝炎，肝硬化，肝脾肿大，血瘀经闭及腹部手术后肠粘连病，食道静脉曲张及其他有瘀血见症者。

四、活血破瘀　推陈致新

《金匮·妇人产后病脉证并治》说："产妇腹痛，法当以枳实芍药散，假令不愈者，此为腹中有干血着脐下，宜下瘀血汤主之。亦主经水不利。"本方治产后瘀血着脐下，少腹疼痛而拒按，更多用于产后恶露不尽，宫缩不佳，亦可用于血瘀经闭，而正气未损者，方中大黄能荡涤肠胃，推陈致新；桃仁能濡润血络，祛瘀生新；䗪虫能搜剔络脉、续断补伤，对络脉损伤，瘀血留着，闭塞络道、影响循环，阻碍升降的病情有逆转病变的作用。

五、攻补兼施　破癥散瘕

《金匮·疟病脉证并治》说："病疟，以月一日发，当以十五日愈；设不差，当月尽解；如其不差、当云何？师曰：此结为癥瘕，名曰疟母，急治之，宜鳖甲煎丸。"以疟不愈，气血大虚，痰瘀凝聚，脉络阻滞，息而成癥，此为癥瘕，名曰："疟母"。本方是温其所寒，寒散则血得以行，理气则帅血而动，瘀化则块散，散则动，动则通，通则不痛，从而达到比较理想的疗效。本方主治肝脾肿大由疟疾、血吸虫病、伤寒、慢性肝炎、肝硬化、肝脓肿等造成者；对腹中各种包块、肿瘤、热性病，发热原因不明，顽固性胸胁疼痛以及其他瘀血见证者亦有一定疗效，瘀血为患者必先祛瘀，瘀去则新血生，虚者以扶正，瘀祛而正复。

《金匮要略》治瘀血载方七首，余用之治病，病案如下：

病案 1：王某，女，38 岁，农民。于 1980 年 9 月就诊，自诉三月前因月经来时，感受外邪，后月经失调，恶寒发热，神智错乱，有时谵语，白天神清明了，夜则胡言乱语如见鬼状，少腹疼痛，经当地中西药物治疗，效果不好。现卧床不起，少腹急结，疼痛拒按，小便自利，舌黯，苔薄，脉沉细。诊断：瘀在少腹。治则：破血逐瘀用下瘀血汤加味。药物：大黄 12 克，桃仁 5 克，䗪虫 9 克，桂枝 6 克，赤芍 10 克，甘草 3 克。服三剂疼痛减轻，神志清醒。后加养血活血的四物汤连服三剂，病愈。半年后随访，身体健康，能参加生产劳动。

病案 2：李某，男，34 岁，搬运工人。1986 年 7 月 26 日来诊。一年前因用力过猛，致腰痛近一年，局部强硬，屈伸不遂，动则痛剧，状如锥刺，日轻夜重，患者曾四处求医无好转，曾摄片正常，舌质红，苔薄黄，脉沉涩。诊断：瘀血腰痛。治用破血下瘀的桃核承气汤加味。药物：桃仁 12 克，大黄 10 克，桂枝 10 克，当归、芒硝各 9 克，川芎、牛膝各 15 克，甘草 3 克。药进三剂病大减，连服三剂痊愈。三月后随访，参加体力劳动未复发。

《金匮要略》治瘀血载方七首，以药物功用和配伍讲：主药有大黄、桃仁、蟅虫、水蛭、丹皮等。《神农本草经》记："大黄味苦寒，主下瘀血、血闭寒热，破癥瘕积聚，留饮缩食，荡涤肠胃，推陈致新，通利水谷，调中化食，安和五脏。"在此基础上，仲景用大黄攻其瘀血，以达祛瘀生新之职。临床应用，既在血分祛瘀，又利气消胀，既可下肠胃缩食，又可利肝胆之湿热；既可止血热之吐衄，又可化无形之痞满；上可止呕，下可止利，可峻可缓，能温能清。超过于《本经》运用范围。

活血祛瘀七方中均有大黄，桃仁载方六首中，可见大黄、桃仁为泻下瘀血的要药。引导瘀血从肠道下行，瘀血即愈。大黄与桃仁配合，以清热下瘀，取其攻逐之力相得益彰。配水蛭、虻虫、蟅虫善于行血化瘀，散痞消癥瘕积聚其效更显。配丹皮以养血凉血，散癥破结兼有凉血清血热之功；配桂枝、芍药破血散瘀、和营通脉，使之破不伤阳，散之无过。

"是瘀血也，当下之"瘀是血在异常状态的一种病理产物。《说文》"瘀，积血也。"《灵枢》"恶血当泻不泻，衄以留止，日以益大。"瘀的成因由气、寒、伤、热、出血后以及生活失宜等。原因虽多，但都有共同的临床症状，即"血瘀证"。在不同的疾病或某一种疾病的不同阶段，出现共同的血瘀症状。按中医异病同治的机理进行辨证施治。仲景运用瘀血当下之，他应用活血化瘀的法则可以减轻或缓解疾病的发展，从而促使疾病的痊愈，此法涉及病证之多，其辨证用药之严谨，甚至对禁忌、煎服法等亦有较详尽的说明。使瘀血以肠腑为出路的见解，至今仍指导临床实践。

血瘀学说是中医学的一项宝贵遗产"血在上善忘，血在下如狂"，"久病多瘀"，"老年多瘀"，"怪病多瘀"，这些为辨证时提供了一条新的思路。血瘀及活血化瘀的理论研究，是一个涉及古今中外，跨多学科的研究课题，我们必须广开思路，大胆设想，进一步开展活血祛瘀法的研究。

防己黄芪汤临床运用举隅

江西省南昌县中医院（330200）　　黄泰生

防己黄芪汤可治疗多种疾病，收效良好，现举例如下：

一、风湿病

引起关节、骨、软组织疾病的原因，包括有代谢性、退化性、感染性、内分泌性等所致疾病，如痛风、大骨节病、类风湿性关节炎、红斑狼疮、硬皮病等，相当于中医所指"痹证"——皮痹、肌痹、脉痹、筋痹、骨痹等。多是素体卫阳不固，腠理疏松，感受风寒湿邪，流注经络关节，气血运行不畅，经络阻滞所致。笔者以防己黄芪汤加减治疗，每每获效。主证为筋骨、肌肉、关节等处疼痛、酸楚、重着、麻木和关节肿大屈伸不利。风寒湿痹，关节游走疼痛或遇寒痛增，不可屈伸，或疼痛重着肿胀，肌肤不仁，痛处不红，触之不热，苔白，脉弦紧或濡缓。治拟祛风通络，散寒除湿止痛。可用防己黄芪汤合独活寄生汤或乌头汤化裁。属热痹者，关节疼痛，局部灼热红肿，得冷则舒，痛不可触，多兼发热、汗出恶风、口渴烦闷不安等全身症状，舌苔厚黄、脉滑数。治拟清热通络，用防己黄芪汤合白虎汤加桂枝化裁。

汪某，女，36岁。禀赋体弱，常低热自汗，形寒肢冷，关节酸疼。近两年来，两手指掌关节肿痛明显，并有晨僵，腕及膝关节疼痛。化验检查：类风湿因子（＋），血沉90mm/h，抗"O"1∶625。X片示：双掌指关节骨间隙略变窄，软组织轻度肿胀。诊断为类风湿性关节炎。曾用布洛芬、雷公藤片及中药治疗不效。此属卫虚邪郁，流注筋脉关节。余以防己黄芪汤治之，重用黄芪60克，加姜黄、鹿衔草、淫羊藿、乌梢蛇、威灵仙、蜂房各15克。服用3个月，症状明显减轻。复查血沉20mm/h，抗"O"1∶500"，类风湿因子（－）。摄片复查软组织肿胀消失，骨质破坏稳定，半年后随访疗效巩固，临床判定显效。

二、汗证

汗证乃阴阳失调，营卫不和，腠理开阖不利而引起津液外泄的病证。临床分自汗、盗汗和漏汗等。世人有自汗属阳虚、盗汗属阴虚之说。《景岳全书》指出："自汗、盗汗各有阴阳之证，不得谓自汗必属阳虚，盗汗必属阴虚也。"但本病大都因肺卫不固，阳气亏虚，或阴虚火旺；或邪正互争，湿热郁蒸所致。防己黄芪汤能益气固表、泄湿利水。阳虚者汗出畏寒，动则益甚，不耐风寒，极易感冒，面色㿠白，苔薄白，脉细弱。可用生黄芪60克以补气固表止汗，白术、防己健脾化湿以实表，并加防风走表而助黄芪固表之力。汗多者加麻黄根、浮小麦、糯稻根，煅牡蛎止汗敛阴。阴虚火旺而见潮热盗汗，虚烦少寐，五心烦热，形体消瘦，女子月经不调，男子梦遗、舌红少苔，脉弦细数，宜防己黄芪汤加当归、生地、熟地以滋阴养血，或加黄芩、黄连、黄柏以泻火坚阴。潮热甚者，加地骨皮、知母、鳖甲以滋阴退热，亦可加龙骨，糯稻根敛汗固表。

颜某，男，45岁。平素形寒肢冷，近来夜寐盗汗，神疲乏力，心悸气短，纳呆腰酸，舌淡红苔白，脉细数无力；抗"O"、血沉均正常，X胸片未见异常。西医诊断为植物神经功能紊乱，服用谷维素、五味子合剂等药无效。余诊为肺肾两亏，营卫失调，腠理开泄所致，拟防己黄芪汤合桂枝汤补肺固表，调和营卫为治：黄芪 40 克，防己 6 克，防风 10 克，白术 8 克，龙牡各 30 克，桂枝 6 克，白芍 10 克。服药 5 剂盗汗减少，肢冷减轻，继前方加枣仁 10 克，茯苓 12 克，淮山药 12 克，熟地 15 克，调理半个月，诸症消失，嘱其加强体育锻炼，三个月后随访，其体格健壮、精力充沛，出汗已止。

三、慢支咳嗽

慢支咳嗽多属内伤所致，起病较慢，有较长的咳嗽病史或其他脏腑失调的证候，虚证居多，治以调理脏腑为主，余常用防己黄芪汤补肺固表治本为基础，化裁加减运用。如痰湿犯肺者咳嗽痰多，痰白而稀，胸脘作闷，神疲乏力，大便时溏，苔白腻，脉濡滑，拟用防己黄芪汤合二陈汤健脾燥湿，化痰止咳。肺虚喘咳者喘促气短，语言无力，咳声低弱，自汗畏风或咽喉不利，口干面红，舌质淡红，脉象软弱，常用防己黄芪汤合生脉散益肺定喘。肾虚喘咳者喘促日久，呼多吸少，动则喘息更甚，形神疲惫，气不得续，汗出肢冷面青，舌质淡、脉沉细，当用防己黄芪汤合金匮肾气丸或蛤参散补肾纳气。

安某，男，60 岁。患慢支 5 年，咳嗽冬季尤重，痰白带泡沫，胸脘作闷，夜间咳甚，动则喘息，不能平卧，每晚只能睡三四小时。纳少便溏 4～5 次/日，苔白腻，脉缓滑。自诉长期使用抗菌素无效，亦常服中药止嗽散及陈皮末、川贝液、消咳喘、鲜竹沥等，病仍缠绵不愈。余诊察患者属脾肺阳虚，脾为湿困，肺失肃降而致咳嗽。防己黄芪汤条中有："喘者加麻黄，气上冲者加桂枝"之说。治拟防己汤合苓桂术甘汤并加麻黄温阳除湿，入肺定喘。药用：防己 10 克，黄芪 5 克，西党参 15 克，白术 8 克，茯苓 12 克，甘草 4 克，法半夏 8 克，炙麻黄 4 克，陈皮 8 克，桂枝 4 克，五味子 4 克，干姜 6 克。服 5 剂后咳嗽减轻，且每晚能睡五六小时，咳痰减少，饮食稍增。大便软 2～3 次/日，腻苔减退，脉缓滑。为加重温阳化湿之力，用附片 8 克（先煎），服 10 剂后，病情逐日减轻。嘱其加强体质锻炼，注意气候变化及饮食起居调摄，提高机体适应力及抗病力，在咳嗽缓解期间，也常服用防己黄芪汤加减方，坚持缓则治其本的原则。随访 4 年，咳嗽大减，冬季发病甚少，体质上有改善。

四、慢性腹泻

慢性腹泻，病变见于脾胃及大小肠，其致病因素有感受外邪、饮食所伤，七情不和及脏腑虚弱等。主要在于脾胃功能障碍，脾虚湿盛是导致本症的因素，所谓"湿盛则濡泄"慢性腹泻的病程较长，腹痛不甚，喜温喜按，多属虚证，治疗以补虚扶正为主，常以防己黄芪汤合参苓白术散补气健脾益肺，和胃理气渗湿，标本兼顾。

张某，男，52 岁。大便稀，每日四五次，轻微腹痛，腹胀肠鸣，纳食无味，易感冒，受寒则腹泻加重，舌质淡，苔白腻，脉濡滑。常服土霉素，氟哌酸等品，效不佳。此属过度疲劳、饮食不当以致脾湿不化。治宜调和脾胃、通阳利湿：防己 10 克，黄芪 30 克，白术 8 克，甘草 4 克，神曲 12 克，怀山药 12 克，藿香 10 克，大腹皮 12 克，砂仁 5 克，白扁豆 8 克，茯苓皮 12 克，生姜 3 片，大枣 3 枚。服药 5 剂后大便已正常，仍时有腹泻矢气，此为中虚湿滞，上方加升麻、川朴，隔日 1 剂，调治半月症状消失。

体会：防己黄芪汤功能益气祛风，健脾利水，方中重用黄芪补气固表为主药，辅以防己祛风行水，与黄芪相配补气利水作用增强，且利水而不伤正，佐以白术健脾燥湿，助黄芪建中气而使卫阳复振，使以甘草培土和中，生姜大枣调和营卫，药共六味，相得益彰，使表虚得固，风邪得除，脾气健运，水道通利。因此表虚不固、感受外邪之风湿病，营卫不和、腠理疏泄之汗证，肺卫失调、肃降失职之咳嗽，脾虚湿盛之濡泄，用本方加减治疗均获佳效。

经方辨治肝硬化

开封市第一中医院 （475001）

刘国岚　殷明玮　高建续

肝硬化一病，病因众多，病机复杂，气机滞塞，血行失畅，正气亏损，邪气壅塞，虚实兼有，寒热相杂。治疗时，补虚则助邪，攻邪则伤正；热药则助火，寒药则伤脾；药轻则不及病，药重则变症丛生。我们经长期临证探索，逐渐摸索出一套用经方治疗肝硬化的方法，现介绍如下：

一、和法是治肝根本大法

臌胀病所反映出的证候，是肝气不舒，肝郁气滞，并因此涉及多个脏腑，导致虚虚实实的病理改变。肝木克脾土，脾胃不和则腹胀纳差；脾不运化，水湿化热，湿热郁蒸则发黄疸；久病脾虚，运化失职，食谷不化则腹泻便溏，或脾不统血、便血经漏、乏力羸弱等变症丛生；累及于肾，水道失常，水湿停聚则水肿尿少；肾阴亏耗则肝火独亢，致肝肾阴虚，而见烦躁不安，失眠多梦，耳鸣头晕。长期肝肾阴虚则波及于心，心火亢盛，加之脾失统血，引起心血不生，血不养心而见动则心慌心跳，惊厥，狂躁，奔走嚎叫，目不识人，发为昏迷。

鉴于肝硬化病之本在于肝失疏泄，因而和肝法是治疗肝硬化早期的基本方法。用和法可以疏肝解郁、疏理肝脾、化瘀活血。同时和解法既无伤正之弊，又无助邪之害，既不助阳升热，亦无寒凉伤脾之虞，符合臌胀标实本虚病理特点。因此，"和法"是治疗肝硬化贯彻始终的原则。根据病情的需要，和法与理气法同用，可加强对肝郁的疏理散结作用；与下法同用，可攻逐水湿浊邪，破瘀散结，理气调中；与补法同用，则可疏肝健脾，增益中气；与养阴法同用则可疏肝益肾，育阴养血，降火潜阳，健脾补中。

四逆散出自《伤寒论》第318条，由柴胡、白芍、枳实、甘草组成，具有疏肝健脾、升清降浊、疏散郁滞、转运枢机的功能。柴胡辛苦微寒，发表和里，疏肝解郁，可治胸胁苦满，往来寒热；枳实宽中理气，消滞泄热、更有降浊之功，柴胡配枳实，一升一降可调理肝脾枢机；芍药味酸微寒，疏肝解郁，理气止痛，柔肝敛阴；甘草味甘，益脾和中益气，芍药配甘草酸甘化阴，缓急止痛。四味药合用，一升一降，一散一敛，一补一泄，一行一守，可宣达气机，升清降浊，缓急止痛，解郁散结，实为和解法的祖方，若肝脾郁结出现腹胀、胁痛、胸闷、食少、呃逆、脉弦数、舌质淡红、苔白腻或黄腻，可用四逆散加香附、二陈、藿香、木香；若肝硬变肝肾阴虚，见烦躁眠差、心慌、脱发、耳鸣、脉弦细、舌质红少苔或无苔，可用四逆散加一贯煎，以滋补肝阴、疏肝解郁；若湿热并重，症见腹满食少，呃逆吞酸，口干欲饮，大便溏，小便黄，苔黄腻或脉弦而无苔，重者以四逆散加龙胆泻肝汤，轻者以四逆散、三仁汤加白花蛇舌草、茵陈、草河车各30克。若以脾虚为主，食欲不振，饮食减少，腹胀腹满，食后胀甚，大便溏薄，动则汗出，脉缓弱或虚弦无力，舌质淡苔白腻，则以四逆散、香砂六君子汤加减治疗。

我们认为应用和法还有另一用意，即通过疏肝理脾，活血化瘀，消除症瘕，有降低门静脉高压、缩小肝脾的作用。有些患者肝脾肿大，胸腹静脉怒张，应用和法即可疏肝理脾、活血化瘀，常用四逆散加穿山甲、鳖甲、大黄、赤芍、元胡、蒲黄、香附、广木香等。通过治疗可以消除胸腹青筋、缩小肝脾，减轻了"门静脉高压"的病理表现。

二、攻法的关键在于恰当运用

鉴于肝硬化正虚邪实病机，用攻下法则伤其正气，很多人畏其伤正而弃之不用。其实，适时恰当的运用攻法，亦是治疗

该病的重要方法之一。攻法适宜正气未衰、邪浊充斥、体质壮
实且年纪又轻的患者,若出现隧道壅塞、气机不畅,上不能进
诸饮食,下滞塞而二便不行,腹水滞留,日甚一日,攻下法势
如破竹,祛瘀破气逐水,用之可迅速驱邪,争得机会,尽快消
除病人疾苦。因为臌胀病人有邪实和正虚两个方面,因此用攻
法祛邪亦要注意其病机特点。我们用攻法有如下几种方法:一
攻一停,虽然正气未衰,邪气充斥,体壮年轻的患者为攻法的
适应证,但体质壮实只是相对而言,运用攻法时必须注意维护
正气。用攻法一剂,日服两三次,然后停药一天,以待脾胃功
能的恢复。根据病情还可以一攻二停,一攻三停或二攻一停,
二攻二停,二攻三停等。若病机虚实相兼,可分别用一攻一
补、一攻二补。攻药分别选用三承气汤等,补药用小建中汤
等。根据病情也可以攻补兼施,攻和兼施。攻邪不忘疏肝健
脾,顾护脾胃正气。攻法所用的承气汤等药因其峻烈伤气,适
可而止。我们曾用攻法治疗或缓解数十例肝硬化,体会到凡体
力劳动者,如工人、农民早期肝硬化患者,用攻法效果较好。

三、补法为肝硬化后期治疗的重要环节

　　肝硬化早期治疗多用和法、攻法,若至晚期正虚,出现腹
水、四肢肿、不能食,则应以补法、和法和消法为主。

　　肝硬化后期,正虚邪实,症见全身水肿或大量腹水,乏
力,气短,腹部胀满、舌质淡,苔白腻,脉濡细等,均以脾虚
为主要矛盾的病理表现。此时若不补益正气,则正气日衰,病
邪日盛,最后可致元气虚脱、阴阳离决而亡。此时轻者补以黄
芪建中汤,重者可用独参汤。根据临床体会,臌胀病气虚者以
黄芪补气为上。因黄芪补而不腻,补后不会导致腹胀,而且又
有利水之功,一剂药用黄芪30克至90克,最大量可用到120
克,可起大剂益气之效。60年代初,我的老师曾治民权县政
协一男性病人,62岁,患肝硬化腹水,用黄芪加香砂六君子
汤加减,黄芪每剂用到120克,效果良好。

肝硬化另一种补法，即滋养肝肾法。肝硬化肝阴不足，肾阴亏损，表现为烦躁、耳鸣、眠差、心慌、脉弦细、舌质红无苔或镜面舌等，此时应滋补肝肾，养血益阴，可用一贯煎。若兼腹胀呃逆者，可用四逆散合一贯煎以滋肾养肝、疏肝健脾。曾治张某，干部，50岁，肝功能损伤并不严重，但多年来腹胀纳差乏力，就诊前医生多投理气伐肝燥烈之品，又因情志不舒，郁怒伤肝，阴液暗耗，又逢燥烈之药，久之则致肝肾阴虚，表现心慌心跳，耳鸣头晕，失眠盗汗，心烦，脉弦数，舌质红，镜面舌，笔者给他一贯煎加四逆散加减治疗，连服三个月而愈。

以经方治疗肝硬化时，还要注意从长计议。病至肝硬化，除肝脏损伤之外，全身脏腑器官均已有不同程度损伤，不可能在一两个月或更短时间内痊愈，要指导患者注意生活调摄，防止劳累和精神压力或恐惧，进行适当体育活动，如气功、跳舞、各种拳术，参加有益的文化娱乐，使其心情舒畅，也是治疗中重要环节。

经方临证医话四则

桐柏县中医院（474750） 靳西占

多年来笔者运用仲景之方于临床，每多精心体察，细心领会，获益匪浅。

一、疗效不佳　首责辨证失真

仲师之方，遣药精妙，组方严谨，功专力宏，用之得当，多获桴鼓之效。但临床上也偶尔遇到不效的病例，原因在哪里呢？究其原因可能为以下情况所致：药品质量的差异；炮制方法的欠当；煎煮技巧及服药时间不妥；辨证失误等。笔者将1987年1月至1991年10月期间临证运用经方获效不佳的病例进行了统计分析，34例中属于辨证失误的有26例。由此可见，临证时用经方疗效不佳的原因，应首责辨证失误。举案例如下。

李某，男，32 岁。1987 年 5 月 8 日初诊。素体虚弱，屡患感冒，常服解热发汗之剂以图轻快于一时。久之疲惫不堪，烦躁失眠。此证为频发其汗，耗散阴血而致虚烦不眠之证。给予酸枣仁汤，服药 3 剂，取效甚微。复诊其脉，沉细欲绝，触诊四肢，毫无温感，转按阴阳两虚辨治，以茯苓四逆汤治疗，三剂而愈。

二、欲获捷效　方义扣准病机

临证用方用药治病，要切中病机，充分发挥药物的治疗作用，而不至于有不良反应出现。这是检验辨证确切及遣方精当与否的准则。因此，必须认真研讨仲师之方的方义所在，在辨证准确之时，又能确保选方精当，则不愁获取捷效。

陈某，男，48 岁。1989 年 7 月 26 日初诊。患热淋已 7 日，前医以八正散化裁治疗，其病不减。三日来心烦不寐，口燥咽干，脉沉细数，舌红绛苔光剥。此属热邪在小肠和膀胱久羁，因心与小肠、肾与膀胱相表里，热灼肾阴又助心火，肾水亏于下，心火亢于上，不能交济而出现以上症状。给予黄连阿胶汤治疗，滋阴降火，除烦安神。药仅 4 剂，诸症悉除。

三、随证化裁　谨防走失原意

经方用于临床，往往原方照服即可取得良效。有时方证不完全吻合，需在原方的基础上，在药味或用量方面进行化裁。化裁只是作部分调整，增减药物时应谨防宾乘主位，走失方子原意，改变方药功效。在这方面仲师也有足够的范例作参照。例如，治疗太阳病兼项背强几几的桂枝加葛根汤，在桂枝汤的基础上加一味葛根；治疗太阳病误下、邪陷胸中、表证未解的桂枝去芍药汤，在桂枝汤的基础上去一味芍药等，都是在桂枝汤的基础上略作调整，主方主证都未作任何改变，才获得满意疗效。

　　笔者因效法不严，妄施取舍，走失了原方之意而导致不效的教训，至今铭记不忘。举案例如下。

　　赵某，女，34岁，1988年3月14日初诊。胃脘痞塞不通已3天，按之柔软，心中烦热，口渴，关脉浮大而数，舌红苔黄。证属热痞，以大黄黄连泻心汤泄热除痞即可奏效，因虑其素有胃寒，恐苦寒伤胃诱发故痰，不敢以原方服之，仅以此方化裁。处方：大黄4克，黄连4克，白术10克，干姜9克，甘草5克，大枣5枚。因原方减量太多，又增添了量大味多的温中补虚之品，一剂服后证情如故，两剂服后痞满更甚，此时意识到所说之方已走失原意，达不到泄热除痞的目的，改为原方服用，果然药到病除。

四、经方活用　扩大治疗范围

　　经方的适应证远不止仲师著述里的那些，只要我们广开思路，录活启用，它的治疗范围横则可以渗透到临床各科、诸类病种；纵则可用以治疗轻重易难诸证。采取什么方法扩大经方的治疗范围呢？笔者认为，应从方子的治疗机理着手，拓宽思路，即可发现属于此病机的各类病证，临证时即可执一方而治百病。

　　笔者在活用经方，扩大治疗范围方面，也有一些积案，现举例如下。

　　周某，女，34岁，1990年4月21日初诊。五日前因家庭纠纷，而致咽喉部紧束，似有异物梗塞，吞咽不利，时有嗳气，脉沉弦，苔白腻。此属郁怒气逆，耗伤肝阴，咽喉部筋脉失却濡养而挛急，故发喉痹。治拟酸甘化阴，濡润筋脉，芍药甘草汤主之。处方：白芍15克，甘草12克。服2剂后，药后咽喉部异物感缓解，吞咽也较顺利。又服3剂，诸症全无。芍药甘草汤原为仲师治疗伤寒误汗，阴虚不能濡润筋脉的脚挛急症，笔者引申其义，移植于喉痹的治疗，开辟了经方治疗的新领域。

大陷胸汤致死案

山西中医药大学（030024）　　苗润田

　　大陷胸汤证主症是心下痛，按之石硬，甚至从心下至少腹硬满而痛不可近，然必须是证实体实，伴见口燥渴、头汗出、大便秘结、日晡所小有潮热，舌苔黄燥，脉沉紧或沉实有力者，方可暂用大陷胸荡热泻实。若证虽实而体已虚，或邪实正欲脱，脉见浮大无根，或微弱细数者，皆不可贸然使用，否则后果严重。《伤寒论》明言："结胸证，其脉浮大者不可下，下之则死"，又说："结胸证悉具，烦躁者亦死"。说明张仲景有误治致死的惨痛教训。后人不细读经文，以前人教训为戒，但见主症，即轻率使用，极易造成医疗事故。笔者于1963年临床实习之际，曾见河北省一颇有名望的老中医误治致死一例，简要介绍如下。患者男性，40岁，农民。早餐后突发心下硬满疼痛，遍及全腹，烦躁汗出，短气不能平卧，经X光透视确诊为上消化道穿孔，动员患者手术治疗，因惧怕手术而转中医门诊求治。当时病人面色青灰，冷汗不止，上气喘急，烦躁不安，脉细数无力。老先生只按胸腹，未详细检查，便断言此为大结胸证，投以大陷胸汤方，并告知家属病情不重，药后即愈。结果药后病情加重，延误手术时机而死亡。其后，我在近30年的临床工作中使用本方，极为小心，必综合病史及脉证方证相合，方敢用之。临床最常用的疾病有急慢性胃炎、胆囊炎、胆石症等，必须有本证表现，而无手足冷、额汗出、烦躁不安、脉浮大细微等早期休克征象者，暂用一两剂，疗效尚好，特别对缓解胃痉挛的疼痛，疗效较为满意。有消化道穿孔者，一般不可再服中药。但也并非一律不可用，对于空腹胃后壁较小的穿孔，可以保守治疗者，采取中西医结合治疗，胃肠减压的同时，胃管内注入本方少许，对缓解疼痛、加速疾病痊愈确有疗效。

乌梅丸衍化三方及运用

湖南省耒阳市中医院（421800）　　谢自成

一、乌梅安蛔汤

药物组成：乌梅、当归、党参、枳壳、白术、元明粉（冲服）各10克，炮干姜、蜀椒、川黄连各6克，细辛3克。（即乌梅丸去附子、桂枝、黄柏，加白术、枳壳、元明粉）。

煎服法：上药混合，加水300毫升，以文武火煎至150毫升，取汁，冲入元明粉搅化为度。药渣重煎一次，两次药汁混合后，分2次口服。忌生冷油腻食物。

临床应用：胆道蛔虫病、不完全性蛔虫性肠梗阻。

例1：陈某，男，8岁。因右上腹阵发性绞痛，伴呕吐2天，吐出蛔虫3条。痛时则辗转不安，面色苍白，伴有肢冷，纳呆，二便如常。查：上腹部有轻度压痛。舌淡，苔白腻，脉弦细。此乃中焦虚寒，蛔虫上扰胆腑。法当温中祛寒，安蛔止痛。以乌梅安蛔汤主治，日1剂。连服2剂后疼痛停止，纳食转佳。继服2剂，并口服驱蛔灵片8克，分早晚两次空腹服。2天后，下蛔虫数十条而愈。

例2：李某，男，9岁。因腹痛2天，呕吐不止1天就诊。视其面色苍白，眼眶微下凹，肢冷，呻吟不止，呕吐黄水及食物残渣，满腹压痛，上腹尤甚，可扪及条索状包块，肠鸣音亢进。舌红，苔黄燥有芒刺，脉滑实。既往有腹痛及排虫史。诊断：蛔虫性不完全性肠梗阻。此乃平素胃肠虚寒，食生冷油腻扰动蛔虫，内结肠道。治以安蛔通腑，用乌梅安蛔汤倍元明粉（20克），加姜汁炒吴茱萸6克，生莱菔子15克，蜂蜜100克。浓煎药液，少少饮服，初时入药则呕，呕后稍待片刻，继服。每天2剂，反复分10余次口服。结合使用液体支持疗法。服第2剂药汁时，呕吐消失，腹疼减轻，当晚排出活蛔虫10

余条及结粪数枚，病遂告愈。

本方在乌梅丸的基础上，去附子、桂枝、黄柏，以减轻辛燥、苦寒之力，加白术健脾胃以益气，枳壳、元明粉宽中下气以利肠道。笔者运用本方治疗胆道蛔虫病，肠蛔虫病，蛔虫性不完全性肠梗阻，均收到了满意的疗效。经临床验证，本方不仅可以麻痹蛔虫，促进胆汁分泌，扩张胆道括约肌，同时尚可增加胆汁的酸性，解除胆道及胃肠道痉挛，增加肠蠕动，以利蛔虫退出胆囊，返回肠道，对于蛔虫性不完全性肠梗阻的治疗，可加姜汁炒吴茱萸，生莱菔子，蜂蜜，倍元明粉。若口服多次呕吐不止者，可将药汁保留灌肠。

二、乌梅固肠汤

药物组成：乌梅、当归、地榆、白术（土炒）、白芍、党参各 15 克，川黄连、黄柏各 10 克，炮干姜、熟附片、炙甘草各 8 克，炙黄芪 30 克（即乌梅丸去细辛、桂枝、蜀椒，加白术、白芍药、地榆、黄芪、甘草）。

煎服方法：上药混合，加水 600ml，以文火煎至 250ml 左右，药渣重煎一次，两次药汁混合后，早晚分服。忌腥味、生冷食物。

临床应用：慢性结肠炎、慢性菌痢。

例 1：曹某，男，48 岁。大便溏，日 4～6 次，持续 2 月余。经结肠镜检查：诊断为慢性溃疡性结肠炎。经服西药（具体不详），中成药补脾益肠丸及西药保留灌肠治疗 1 月余，无明显疗效。视其形体肥胖，面色少华，舌淡苔白微黄而厚腻，六脉濡缓。此乃脾胃气虚，内夹寒热郁结大肠。法当温脾胃以补中气，除寒热以利肠道，使邪去正安，拟乌梅固肠治疗。连服本方 10 剂，大便每天 2 次，已基本成形。继服 20 余剂而愈，随访 2 年，未见复发。

例 2：刘某，男，8 岁。痢下赤白月余。屡经中西药治疗稍好转。但每日仍有 3～4 次大便，粪中夹赤白黏液。常规检查：黏液（＋＋＋），红细胞（＋＋＋），白细胞（＋＋），脓细胞（＋＋）。视其形体消瘦，面色少华、舌淡红，苔黄白厚腻，脉细。此乃中气不足，湿热郁结肠道。以乌梅固肠汤治疗：乌梅、当归、炒地榆、白芍药、白术（土炒）、潞党参各10克，黄芪20克，炮干姜、炙甘草、川黄连各6克，黄柏8克，熟附片3克。每天1剂，水煎2次服，连服10余剂而大便复常。

按：本方在乌梅丸的基础上，增加健脾益气之白术、黄芪，敛阴和阳之白芍，解毒生肌之地榆；去桂、辛、椒之辛燥以顾阴液。尤其是慢性溃疡性结肠炎，目前尚无理想的治疗方药。本方寒温并用，攻补兼施，清涩并举，疗效满意。经临床验证，本方有广泛的抗菌、抗病毒功能，可抑制肠道细菌、病毒的生长繁殖；同时能松弛胃肠平滑肌，解除痉挛。尚有补益强壮，增强肛门括约肌收缩能力。长期服用无毒副作用，且可促进溃疡愈合。

三、乌梅降脂汤

药物组成：乌梅、金樱子、女贞子、赤芍各12克，当归、黄连、黄柏、炙甘草各10克，麦冬、丹参、黄芪、山楂各20克，党参、山茱萸各15克（即乌梅丸去桂枝、附子、干姜、细辛、蜀椒，加麦冬、山楂、丹参、赤芍、金樱子、女贞子、山茱萸、黄芪、炙甘草）。

煎服法：上药混合，加水600ml，以文火煎至250ml，药渣重煎一次，两次药汁混合后，早晚分服。戒烟酒，忌油腻。

临床运用：主治高血脂症，脑动脉硬化。

刘某，男，65岁。退休干部。自觉近月来头痛眩晕、乏力、纳食欠佳。查空腹血清：脂蛋白860mg%，胆固醇280mg%，甘油三酯220mg%；脑血流图检查：提示双侧动脉弹力减退，左侧大脑供血不足，血压：18.7/12kPa，诊断：高血脂症，脑动脉硬化。视其形体较胖，舌红、苔白黄厚腻，边有瘀点,脉弦细。此为肝肾不足,虚阳上扰,瘀热壅阻脉道之证。法当滋养肝肾潜阳,清热化瘀通脉道。选乌梅降脂汤内服。日1剂,连服20天一疗程。服一疗程后,自觉乏力头晕消失,形体健壮,继服一疗程,复查血脂及脑血流图均在正常范围内。

按:本方以乌梅、山茱萸、女贞子、金樱子、麦冬滋阴潜阳,补肾养肝;黄连、黄柏、赤芍、当归、丹参清热化瘀,活血凉血;黄芪、党参、炙甘草、山楂补气健脾,降脂。诸药合用,共奏滋阴潜阳,清热通络,活血化瘀之功。经临床验证,本方有益气强心,活血化瘀,改善微循环,抑制血小板凝聚,降低血液黏稠度,防止血栓形成的作用。还有广谱抗菌、抗病毒功能,可防治血液及心血管内膜感染。长期服用无毒副作用。

经方三世用验心悟

重庆市南桐矿区中医院 (630800)　　蒋文逸

我家自先祖父起,偏用经方,临床颇有体会,今书述于下,兹与同道讨论,以期发扬仲景之学。

一、芍药甘草汤治疗血证

笔者用《伤寒论》中芍药甘草汤加味,治疗多种血证,如咯血、呕血、鼻衄等,获得很好效果。如咯血,在方中加杏仁20克,绛香10克,侧柏叶炭10克,仙鹤草12克;如呕血,此方加鲜藕节30克,仙鹤草15克;鼻衄者加炒栀子20克,茅根30克。总之,在证治中,若气逆者,止血降逆;血热者,清热止血。所加之药,不宜太多,恐影响疗效。原书两药各为四两,余用24~30克,两药用量相等,白芍生用不炮制,甘草则宜炙用。

《伤寒论》原书谓本方为阴阳两虚之人感受外寒,医以解表犯虚虚之戒，阳气已复，阴亏心烦，并见脚挛急等症。两药同用酸甘化阴，筋脉得养，则挛急自伸，有益阴血、缓挛急的作用。陈修园认为二药等量同用，功效同人参。我在此基础上加味治疗血证，而且效果很好，既师其法又不泥其方。

二、侯氏黑散治疗中风

侯氏黑散是《金匮要略》中的方剂。其药物组成是：菊花15克，白术15克，细辛6克，茯苓12克，牡蛎24克，桔梗12克，人参15克，矾石10克，黄芩15克，当归12克，干姜10克，川芎10克，桂枝10克，防风10克。用法是煎汤冷服，每日1剂。服药期间，勿食油腻荤腥。对中风中经络型和中脏腑型经抢救脱险后的语言不利、口眼㖞斜、偏瘫，有显著效果。

病案举例：辜某，男，64岁。素有高血压病史。不慎跌倒，语言难出，口眼向右斜，右侧上下肢不能举动，但有迟钝感觉。舌苔黄，脉弦长。血压28.0/18.7kPa。服侯氏黑散二剂后，能言语，但声音低微，语塞不清。口眼㖞斜减轻，并能扶墙壁走步。后不慎又跌倒，病情较上次为重。患者卧床，偏瘫失语，舌脉同上次。血压25.4/18.7kPa。笔者亦感"雪上加霜"，颇无把握。仍用侯氏黑散3剂。三天后竟大有好转，能轻微说话，右上下肢能举动。继续按上方服3剂，能进食，他人扶着可下床在室内走动。血压22.7/16.0kPa。又服上药10天，配以针灸治疗，即能室内外自由扶杖走动，慢慢说话。测血压21.6/17.1kPa，余无不适。22年后追访，虽年已近九十，仍健在无恙。

讨论：侯氏黑散中辛温上浮之药不少，而用辛温上浮之药治疗中风，为一般人所忌。笔者在临床中悟出此方治疗中风失语、瘫痪有卓效，而且有降血压的作用。白矾有似硫酸镁的降压作用，并治中风失语。花类药多升浮，但菊花确是沉降，牡蛎潜阳降压也为有效之品。

三、仲景用干姜细辛五味子止咳的悟探

张仲景治咳嗽有独到用药法，和一般止咳用药有所不同。他善于将干姜（偶用生姜）、细辛、五味子同用止咳，并有严谨的规律和特点。《金匮要略·痰饮咳嗽病脉证并治第十二》篇中，有小青龙汤、苓甘五味姜辛汤、苓甘五味加姜辛半夏杏仁汤、苓甘五味加姜辛半杏大黄汤、桂苓五味甘草去桂加姜辛半夏汤等五个方剂同用干姜、细辛、五味子；《肺痈肺痿咳嗽上气篇》内，射干麻黄汤亦是三药同用。另外柯琴的《伤寒来苏集》真武汤的加减中也有此三药同用。另有厚朴麻黄汤和小青龙加石膏汤也效此法而用此三味药。以上方剂中用药的规律和特点是：①姜和辛的用量相等，总是一两、二两或三两，五味子半升（原方分量）。②三药同用，是仲景治疗咳嗽合并饮证的规律和特点，而且所治为咳嗽。但从病机和用药的指导思想看，仍是以内饮证所致的咳嗽为主。如《金匮要略》中，对苓甘五味姜辛汤方的原文明训："冲气即低，而反咳，胸满者，用桂苓五味甘草汤去桂加干姜、细辛以治其咳满。"

当代医者止咳，对辛温之干姜、细辛少用，而仲景止咳，五味子半升作为恒数，仅在姜、辛上出入分量，使辛温之程度得以五味子的反佐控制。其用药之精妙及临床上的效果，为一般医家所不及。肺之饮邪上逆致咳，非辛温宣散不解，而肺为娇脏，亦最易伤阴，故当今医者多因此而润肺养阴，反酿肺内邪气不解，致令久咳不已！细心研读经方，体味其中道理，则能大大提高临床效果。

运用经方治疗危重症

天津河西中医院（300071）　　　王子云

经方是古代医家长期医疗实践宝贵经验的结晶。以其组方严谨，配伍精当而功捷效响。临床用治危重症亦辄收效验，屡

起沉疴。现将个人点滴体会分述如下，祈望指正。

一、小柴胡汤

小柴胡汤原为少阳证主方，历代医家视之为和解法之祖方。笔者遵仲师"但见一证便是，不必悉具"之训，不拘现代医学病名，临床上每以纳呆食少、呕吐泛恶、头晕心烦、脉弦为要点，用治多种危重疾患，如早期尿毒症、频发早搏等。

（一）早期尿毒症

早期肾功能不全，尤其是糖尿病所致肾功能不全，而表现出少阳证为主者：临证应用要点：①血中尿素氮增高，符合尿毒症诊断标准；②以泛恶呕吐、食欲不振、口苦眩晕为主证；③舌淡红苔薄白、脉弦。处方：柴胡、黄芩、半夏、吉林参、生姜、甘草。加减：①口苦、舌红苔黄腻者重用黄芩；②呕恶苔腻重用半夏生姜；呕吐不止黄芩易川连，加伏龙肝30克（先下代水）；或以玉枢丹化服；③食纳不香加甘松4克，佩兰10克，龙胆草2克；④血中BUN持续不降加大黄6克，制附子4克；⑤水肿加泽兰、益母草各30克。

讨论：慢性肾功能衰竭，一般认为属中医"关格"、"癃闭"等范畴。目前多主张以大黄祛邪以治标，温阳健脾利水或滋补肝肾、芳香化浊、清热解毒、活血化瘀等法以治本。然而对早期表现为BUN增高、泛恶呕吐、食纳差者往往攻补两难。攻则洞泄食减；补则胸痞泛恶，惟宜和解一法。

以小柴胡汤化裁经治十余例，一般服药后可使血中BUN持续下降，食欲明显好转，呕吐泛恶明显缓解。使恶化发展着的病情得以有效控制。

（二）频发性室性早搏

病毒性心肌炎所致频发性室性早搏，辨证属邪在少阳者。临证应用要点：①寒热表证初罢或兼表证；②以心悸憋闷、口苦眩晕、食少心烦为主证；③舌淡红苔薄白、脉弦结代。处方：小柴胡汤加茯苓 15 克。加减：①舌红少苔口干便秘者加生地 30 克，麦冬、五味子各 15 克；②舌红苔厚腻，脉弦滑者重用半夏，加苦参 30 克；③胸闷憋气加瓜蒌 30 克，枳实 10克；④胸痛加旋覆花、茜草、红花。

　　讨论：病毒性心肌炎所致心律失常，一般认为属中医"心悸"、"胸痹"等范畴。目前国内尚无统一分型和治法。其中对表证初罢或兼表证而以心律失常为主者，往往先按表证处理。不少学者认为兼表证者若不及时或误用苦寒，易致邪气深入。在治疗上则多按"卫气营血"辨证或心肺同治，或宣肺达邪，或清热解毒等。

　　笔者在临床中，对现代医学确诊为病毒性心肌炎，表现为心悸、频发室性早搏、寒热、口苦、心烦、泛恶、脉弦细结代者，按小柴胡汤证"若心下悸……加茯苓四两"确有良效。曾治一女患者，入院时心电图示频发室早三联律，经抗菌素、利多卡因等静滴和中药清解之品未见明显好转。根据寒热口苦泛恶脉弦滑等少阳见证以小柴胡汤化裁两剂，每四小时一服。药后热退，心悸明显好转。复查心电图示偶发早搏。

二、加味大半夏汤

　　顽固性呕吐，现代医学诊断为贲门癌、幽门梗阻等非手术适宜者。临证应用要点：①呕吐日久，顽固不止，大便干结；②舌淡红苔薄白，脉弦滑少力。处方：半夏、吉林参、白蜜、川连、伏龙肝（先下代水）。加减：①舌红少苔脉细数、干呕不止去伏龙肝加石斛 30 克、沉香 3 克；②舌红绛口干苦去伏龙肝加生地 30 克、丁香 3 克；③胃寒呕吐清水去川连加吴萸、生姜。

　　讨论：《金匮》大半夏汤原由半夏人参白蜜组成，为补中降逆、胃反呕吐之主方。临床体会，运用大半夏汤关键有二：①呕吐日久，顽固发作；②中虚便秘。凡使用得当，确有殊效。

加味大半夏汤，是在大半夏汤的基础上加伏龙肝、川连而成。其应用范围较原方广泛，凡顽固性呕吐，均可加减使用。本方系笔者在治疗贲门癌等呕吐中摸索而成。其中伏龙肝味辛微温，为反胃呕吐之专药；川连苦寒坚阴，为常用之止呕良药。二者相合，寒温平调与大半夏汤补中降逆相得益彰，使止呕之功更为宏大。

凡呕吐频繁难进汤剂者，笔者采取先以生姜汁数滴冲服，或将汤剂分次徐服、冷服，或以灭吐灵针剂肌肉注射后再服中药等。

三、桂枝茯苓丸

本方适宜心肾气（阳）虚衰，心功能不全。临证应用要点：①临床辨证属心肾气（阳）虚衰；②表现为心悸气短、食少乏力、下肢水肿、舌唇紫暗等；③舌淡紫暗、脉弦细涩。处方：桂枝、茯苓、桃仁、丹皮、赤芍、沉香、吉林参、炮附子。加减：①水肿明显加泽兰、益母草各 30 克，兼咳喘加葶苈子；②脉律数疾、心悸不宁加仙鹤草、地锦草、柏子仁、炒远志；③舌红少苔脉细数加生地、寸冬；④心前区痛加丹参、三七。

讨论：慢性心功能不全，心力衰竭，一般认为属于中医"心悸"、"喘息"、"水肿"等范畴。在治疗上则多以温阳益气、滋阴安神、利水定喘为主。近年来现代医学的许多血管扩张药已被证明能纠正心力衰竭及某些血液动力学方面的异常，减少心肌耗氧量从而使病情改善。而在中医学中，以活血化瘀法治疗心力衰竭也日益为临床医家所重视。

《金匮》桂枝茯苓丸系由桂枝、茯苓、丹皮、桃仁、芍药组成，为妇人癥瘕积聚之主方。著名老中医田乃庚指出：桂枝茯苓丸是一帖治疗慢性心衰之效方。以桂枝色赤入心，温运心阳、活血通脉，合茯苓淡渗利水安神定悸为君，复以芍药益阴，丹皮、桃仁活血化瘀熔温阳、活血、利水、安神于一炉，甚合心阳不足、心血瘀阻之心衰病机。笔者在运用时体会到，桂枝每合沉香，心肾同治，温通纳气之功尤彰。复入参附汤则补气回阳之力更宏。

四、旋覆花汤

旋覆花汤原载《金匮》妇人杂病篇，由旋覆花、新绛、葱管组成。其组方虽简，但辛润通降，善行瘀滞，倍受历代医家推崇，对后世的临床有着极深远的影响。笔者在学习前贤经验的基础上，以本方加减变通，用治顽固型心绞痛、支扩咯血不止等严重疾患。

1. 顽固型心绞痛胸痛胸痹、疼痛日久，顽固发作。现代医学称为顽固型心绞痛、梗死前综合征或瘀阻型肋间神经痛。临证应用要点：①心前区顽痛日久，或兼闷气；②痛处固定不移，或痛连脊背；③舌淡红紫暗、脉弦细或细涩。处方：旋覆花、茜草、红花、菖蒲、川芎、丹参、三七（冲）、降香、灵脂、蒲黄。加减：①兼憋气胸闷加瓜蒌、薤白、枳实、杏仁；甚者加三棱、莪术。②气短，右寸细弱无力者加生脉散；③舌红苔黄腻、口干苦加山栀子；④舌淡红苔润脉弱缓加川桂枝。

讨论：顽固型心绞痛，在顽、久、痛方面均具有络病的某些特征。叶天士认为"病久入络"，"其邪多深居隐伏之处"，为一般"药所不及"，故以常法乏效。

《金匮》旋覆花汤是叶天士治络法代表方剂之一。其中新绛一药，笔者根据晚清名医柳宝铭先生和姜春华教授以茜草、红花代替新绛使用的经验，临床证明：旋覆花、茜草、红花三者对顽固心绞痛、胸胁痛属瘀滞者，效果十分明显。现代医学证实：旋覆花、茜草，均含黄酮类化合物，有益改善冠脉循环。红花亦有明显的扩冠作用。是方更参照蒋玉伯先生运用失笑散，蒲辅周先生运用石菖蒲、川芎治疗心绞痛的经验，使全方攻而不峻，补而不滞，通不燥烈，润不滋腻，符合治络法用药活泼搜剔的特点，故对顽痛每获殊效。

2. 支扩咯血不止。适宜支气管扩张咯血不止及一切非虚寒性咯血。临证应用要点：①咯血不止，血色鲜红或痰中带血；②舌淡红或偏红或暗红、脉弦滑或弦数。处方：旋覆花、茜草、红花、炙杷叶、广郁金、汉三七、白茅根。加减：①胸痛加瓜蒌皮、当归；②咳嗽加紫菀、炙百部；③咯血不止加小蓟，阿胶珠；④痰多加化橘红。

讨论：前辈医家曹仁伯先生曾自谓瘀热汤为平生得意之方，系由旋覆花汤加芦根、杷叶组成，以治瘀积胸痛。笔者以此方化裁，茅根易芦根加郁金，三七活血止血以用治多种非虚寒性咯血，尤适支扩咯血不止者，余20年验之临床，无一偾事。

临床用经方　理法不可乱

中国中医研究院广安门医院（100053）　　程昭寰

经方应用，由来尚矣。注《伤寒论》数百家言，各有仁智。然其中用经方佼佼者，当数许叔微《伤寒九十论》和曹颖甫的《经方实验录》。笔者临床每喜用经方，自感收益有加。现不揣浅陋，愿献一得之愚，以就正同道高明。

一、知常达变，而达变在于识理明法

临证用经方，只要抓住主证和病机，按《伤寒论》原意照常规去用，一般多有效果，至少不会铸成大错。譬如：小柴胡汤抓住了"正邪分争"，邪在半表半里的病机和"往来寒热，休作有时，嘿嘿不欲饮食"、"胸胁苦满"等症，投之辄效。但是，要掌握"但见一症便是，不必悉具"也就难了。究竟但见哪一症就可以用呢？实际上这就要识理明法。识理就是要抓住少阳枢机不利的病机，明法就是明和解之法。非少阳枢机不利就不宜用和解法，也就不宜用小柴胡汤。这样，是不是就限制了小柴胡汤的运用呢？并不！其一，《伤寒论》99 条云三阳合病，治从少阳，并无"寒热往来"等症，却用小柴胡汤，甚至论中还谈："呕而发热者，小柴胡汤主之。"这不就是扩大了应用吗？其二，少阳指足少阳胆和手少阳三焦，"少阳属肾，肾上连肺，故将两脏"人体上下升降以三焦气化为基础，气机不化，枢机不利，升降失司，故可用小柴胡汤加分消之品以治之，我们常用此法治疗尿毒症等，就是扩大应用。但理法原则未变。再如阳明之急下与少阴病之急下，用的都是大承气汤，阳明急下是言其常，少阴急下是言其变，前者重在急下荡邪，后者在于急下存阴，实际这也是从常变两个方面立论的，但理法原则不变。

二、知词达句，而达句在于索理穷法

要运用好经方，不能不研究《伤寒论》。而研读之中常因文字古奥难懂又不易把握，给临床运用经方带来了一定的困难。《伤寒论》属秦汉文学笔法，有倒叙法、错名法、错位法等，有的述之于前则不复述于后，省略之文很多，加上历代医家的争论，留下疑问甚多。因此，要用好经方，必须知词达句，索理穷法，方能真正理解立方用意和运用标准。例如：154 条仅言一证一脉："心下痞，按之濡"，言其证，点明系邪热内陷，气机痞塞所致。"其脉关上浮"，言火痞之鉴别诊断，于是才有大黄黄连泻心汤之治，否则，何以不用其他泻心诸方？这火痞、水痞、水火交痞，因其病机不同而治法也就有别。再如 301 条与 92 条，一突出"反发热"，一突出"脉反沉"，从而前者立麻黄细辛附子汤温散兼施，温阳发汗并行；后者则里寒虚证为急，才用急温的四逆汤。由此可知，要用好经方是不能不认真钻研《伤寒论》和《金匮要略》语句含义的。

三、知偏达全，而达全在于全论理法一贯

用经方常常出现以偏概全的弊端，以致使用经方用不到点

子上。更何况距今 1700 余年的文章岂无错简之处。这就要求在使用经方时，既知其偏，如一方、一药、一词、一名等，理解透彻，又要从全书理法一贯去研究应用。如：28 条桂枝去桂加茯苓白术汤，究竟是去桂还是去芍，历来争议颇大。其实道理很简单，理法未明则争论不休。我们从原条的语气转换来看，显系误服桂枝汤而桂枝汤仍在，并且增加了"心下满微痛，小便不利"。"微痛"既非痞又非结胸，更增小便不利，显系表寒不解，内动其水。怎么用方呢？去芍还是去桂就摆在我们面前了。全论的规律是：胸阳不运、火劫亡阳而去芍；转输脾气，营血不足而加芍；174 条大便硬、小便利而去宣通阳气的桂枝；外寒引动水寒欲作奔豚而加桂枝。这就说明：水寒之气内动必用桂枝，如五苓散、苓桂术甘汤、苓桂甘枣汤、茯苓甘草汤等，舍桂枝则无效，阳虚不运或亡阳之时必去酸寒之芍药，停水水动之患，又必有阳虚不运的病理基础，所以必须去芍。结合方后注"小便利，则愈"，其道理则显而易见了。由此可见，不从全论理法角度去研读方义，仅以方释方，就很难用好经方。

四、知古达今，而达今在于立新法创新方

临证用经方，也要知古达今，通古今之变，要能因机活法，才能创新法立新方。如 357 条的麻黄升麻汤证，该条运用"错名"文法，"下部脉"即尺部与上文的"寸脉"错名，从而增加文章气势，所论的是厥阴误下，阳明虚实寒热错杂之证，而见唾脓血泻痢之证，从而立麻黄升麻汤之治。可惜的是，历代诸贤很少有人用到本方，笔者仅见到陈逊斋举治李梦如子喉病兼下利验案，笔者在《伤寒心悟》中介绍治面红、阳痿案一例，余不多见。柯韵伯给本方判了"死刑"，云：方证庞杂，方证不符，"必非仲景方也"。古人未识其中宏旨，而今人呢？名医程门雪 1940 年批："方杂不纯，药不符证，其非真无疑。"而 1945 年又批："前谓此方之误甚明，今觉不

然……未能一概抹杀也。"并批评柯氏"未之思虑下断言",难免铸成大错。其实,本方合补泻寒热诸法,备得其用,可谓升降得体,清透合宜,补泻适当。妙在透阳郁之邪而不伤中,温下焦之寒而不碍上热,实为佳方。后世如孙思邈千金葳蕤汤、王惟德的阳和汤,以及升麻葛根汤、补中益气汤、普济消毒饮等,皆受此方组方启迪而成新法新方,可见其实用价值之大。

总之,运用经方只满足于一方一证的运用,并不困难,如小柴胡汤即可一天开到晚,虽不中亦不远,不致铸成医疗事故的大错(特殊如营血热盛动风在外),但要深层次研究和运用好经方,就应当知常达变,知词达句,知偏达全,知古达今,知己知彼等角度,理解每一方证的理、法、方、药,只有这样,方能真正用好经方,更好地提高临床疗效。

经方实践话谈

山东省枣庄市中医院 (277100)　侯钦丰　王法昌

一、竹叶石膏汤加味治乳痈

刘渡舟教授在讲述竹叶石膏汤的临床应用时指出:此方不仅用于"伤寒解后,虚羸少气,气虚欲吐者",而且可治妇人乳痈术后,余热未尽,气液两伤,缠绵难愈之证,本人屡经验证,疗效可靠。

例1:郑女,25岁。患者产后三日,乳头内陷,婴儿无法吮乳,焦虑气急,遂罹乳痈,保守数日无效,即行切开引流,术后持续发热,体温38.5℃,刀口流脓不愈合,屡用青链霉素等罔效,伴恶心呕吐、心烦、口渴欲饮、舌质嫩红、其脉虚数无力。治宜清热和胃,益气生津,方用竹叶石膏汤加味:竹叶9克,生石膏30克,麦门冬15克,半夏12克,人参6克,粳米15克,竹茹12克,白薇15克,炙甘草6克。水煎服。

服药两剂，体温降至37.2℃，呕吐止，且欲进食，嘱原方续服三剂，创口逐渐愈合，诸证悉除。

例2：产妇周某，产后丧婴悲忧过度，致乳汁郁结，遂成乳痈。经手术治疗后，刀口久不愈合，发热不已，经使用各种抗菌素，内服清热解毒，散结消肿之中药数剂，皆无效。余用竹叶石膏汤加竹茹、白薇，患者连服六剂，竟获显效。

按：乳痈术后发热持续不化解，久不收口之证，皆以竹叶石膏汤加味治之而取效，何故也？《外科大成》曰："生于乳房，红肿热痛者为痈……由肝气郁结，胃热壅滞而成也。"乳头属厥阴肝经，乳房隶属足阳明胃经，乳汁乃水谷之精华，源于胃腑，若肝气郁结，胃热蕴蒸，致经络阻塞，气血凝滞，则发为乳痈。业经手术治疗，必致气液耗伤，但阳明余热不退。胃热气逆，则呕吐而不欲食；气阴不足，热扰神明，则心烦，口渴欲饮。胃之气津两虚，抗邪不利，故病势缠绵，治不见效。竹叶石膏汤既清阳明气分之余热，又具有益气生津，扶正抗邪之妙用，实为清补并用、标本兼顾之良剂。方中加入白薇、竹茹，乃取《金匮要略》竹皮大丸之意，增其清热和胃、止呕之效，药证相投，故用之有效。

二、经方变通治蛔厥

笔者有幸随李克绍教授在山东中医药大学附属医院门诊，见一老媪，年届古稀。自述五天前因误食生冷之物，遂见上腹部阵发性绞痛难忍，时向右肩胛部放射，伴有四肢不温，恶心呕吐，不敢纳食等。素有吐蛔虫史，切脉沉弦而弱，舌质淡嫩、苔薄白。李老诊毕，遂书：乌梅12克，川椒9克，炙甘草6克，嘱其取药三剂，煎汤温服。值此，吾疑其药少量微，恐难胜病，碍于李老在场，不便明言。至门外，告其子："老人患胆道蛔虫症，非同小可。但愿此药能解除病痛，若有异常变化，定要速赴医院及时救治，不容贻误。"

三日后，患者欣喜复诊。自云服药一剂，痛疼顿时减轻，三剂尽而痛疼竟全消失，并便下蛔虫数条。继以香砂六君子汤一剂善后。

按：《伤寒论》338 条："蛔厥者，其人当吐蛔……乌梅丸主之。"本例患者主症甚合蛔厥之证，故取乌梅丸加减化裁奏效。因误食生冷而诱发，且无上热之象，故弃苦寒之黄连、黄柏，并去参归等安脏之药，但以乌梅、川椒安蛔驱虫，甘草益气和中。斯方药少而精、简捷效速，紧扣病机，故收药到病除之效。李老谓"运用经方治病，首要把握病机，尚需牢记方中主药，乌梅丸中诸药皆可去掉，唯乌梅、川椒为其主干，不可弃之"。李老堪称善用经方之良师。仅叙其一例，以窥全貌。

后，曾遇本族一孕妇，年二十七岁。始因上腹部阵发性疼痛伴剧烈呕吐，急赴就医，诊为胆道蛔虫症。住院五天，屡用解痉止痛、镇静安眠、抗菌消炎之西药，并兼服乌梅汤三剂，疼痛未得缓解，邀余诊治，谛思良久，遂忆《金匮要略》所谓："蛔厥之为病，令人吐涎，心痛发作有时，毒药不止，甘草粉蜜汤主之。"验之此证，甚为合拍。遂开：炙甘草 10 克，粳米粉 60 克，生白芍 30 克，上三味煎后，兑入蜂蜜 30 克，令小冷分两次分服。

翌日再诊：腹痛缓解，欲进饮食，嘱原方续服两剂，其痛消失告愈，数月后顺产一男婴。患者已服解痉安蛔止痛之品，疼痛未减，胃气挫伤，故选用甘草粉蜜汤加芍药治疗。该方主在解毒养胃，缓急止痛，寓有"先治其卒病"的意义。

对方中之粉，尤在泾主用铅粉，《千金》、《外台》皆用米粉。笔者认为，此证当以米粉为是。因原文中既言，"毒药不止"，若再用铅粉，非但无效，反冒虚虚之戒，方后注亦云："煎如薄粥"，就是"糜粥自养"之意。

经方运用三要

四川省广元市中医院（628000）　　张文雄

全国老中医专家方仁三主任医师学宗仲景，博涉诸家，擅用经方。笔者多年来耳濡目染，对其运用之妙渐有所得，兹略述于下。

一、熟谙经文

经方皆由实践升华而成，其配伍严谨，疗效确切；但如用之不当，也可能"非徒无益而反害之"。因此，就必须打好运用经方的基础：熟谙经文。

12年前曾治刘某，女，15岁。因外出淋雨后渐发水肿，已更医数人，服温阳健脾、行水利湿之方40余剂无效。来我院就诊时面色青黄，身重体倦，腹胀纳呆，小便短少，四肢肿胀不退，舌边紫暗、苔白腻，脉沉弦，颇似脾虚湿困，水邪壅滞之证。为了不蹈前医覆辙，乃详察病史，知其月经尚未初潮，因思《金匮要略》有"经水前断，后病水，名曰血分"之教，此患者面色黄中带青，舌边紫暗，已到行经之年而月水未通，岂非"血不利则为水"乎？猛然醒悟，遂诊为经闭水肿。拟活血通经、散寒祛湿为法，用桂枝茯苓丸加红花、瞿麦、酒大黄、干姜等，服6剂而经水来潮。经净后，以苓桂术甘汤加黄芪、草蔻、桑白皮、厚朴、木香等温运脾阳、化湿利水，调治半月而愈。

此例说明，只要能深入研习原著，悉心掌握其精髓，则有关条文在辨证论治时往往可起到振聋发聩的作用。

二、辨证求因

唐容川曾言仲景有药之法"全凭乎证"，此说可谓一语中的。运用经方不能只见方不见证，如产后恶露不绝一病，有气虚、血瘀、血热之异，要求我们以患者的临床表现为依据，通过分析其症状体征，找出其病因病机，这就是辨证求因。

曾治王某，女，26岁。早产后胎盘残留，恶露淋漓，逾6周不尽，屡服举元煎加炭药止血无效。诊时仍恶露淋漓、时多时少；伴面黄肌瘦，腹痛，腰酸，心悸，神萎，纳呆等症；舌质略暗，脉细涩。从病史和主症分析，该患者为恶露不绝无疑，前医从气虚论治，盖为患者面黄、神萎，纳呆等虚象所感。胎盘残留，必然阻滞冲任；且舌、脉皆有瘀象，说明其正虚表现乃瘀滞而起，遂遵仲景"所以血不止者，其症不去故也，当下其瘀"之教，以桂枝茯苓丸加益母草、蒲黄、炮姜治之。服药两剂即排出残留胎盘，继以苓桂术甘汤加黄芪、益母草、当归、阿胶，调养两周而愈。

此例说明，疾病的表现往往是错综复杂的，临床必须透过现象看本质，针对发病的根本原因进行治疗。

三、知常达变

徐大椿曾谓："方之治病有定，病之变迁无定"，此说颇有见地。临证若不能知常达变，欲用好经方将无异于胶柱鼓瑟，缘木求鱼。如仲景虽言"衄家忌汗"，但对表邪郁遏不得汗出，脉浮紧而致衄者，麻黄汤仍可权宜用之（55条）。又如表证未解者不可用下法，但对"伤寒不大便六七日，头痛有热者"又有"与承气汤"之治（56条）。说明经方的运用不是一成不变的，应在明辨病机的前提下掌握其原则性和灵活性，随机变通而用之。上述认识对于开阔眼界，扩大经方的运用范围不无启示。

又曾治苏某，男，25岁。患呃逆已半年，屡服橘皮竹茹汤、旋覆代赭汤，丁香柿蒂汤等近百剂而无一效。其形体瘦削，咽燥而渴，呃声响亮，声短而频，舌光乏津，脉象虚数。属肺胃津亏、胃气随虚火上逆无疑矣。前医久治不效者，乃执病名而求药方之故也。《金匮》治肺痿用麦门冬汤，明言其有"止逆下气"之功，宜于"大（火）逆上气，咽喉不利"，与此患者之病机极相吻合，遂原方用之，6剂而瘥。

桃核承气汤治疗胆管狭窄症

开封市传染病医院（475001）　　潘保华　杨庆运

桃核承气汤乃《伤寒论》方，由桃仁五十个、大黄四两、桂枝二两、甘草二两、芒硝二两组成，是仲景为太阳蓄血症而立之方。"太阳病不解、热结膀胱，其人如狂……但少腹急结者，乃可攻之，宜桃核承气汤"。太阳病不解，在表之邪热随经深入下焦与血相结于少腹部位，形成少腹急结，其神态错乱如狂者，称为蓄血症。此时非活血通瘀不可，故用桃核承气汤以活血化瘀，通下瘀热。

余在临床中，应用本方加减治疗三例因胆管狭窄，胆汁回流不畅而形成的阻塞性黄疸，疗效颇著。

病例举隅：李源，男，三个月，1989 年 9 月 3 日就诊。其祖母代诉："患儿早产，牛乳喂养，自一个月前连续高烧不退。曾用退烧药，抗生素等药治疗。近一周来食入即吐，全身发黄呈进行性加深。小便色黄如橙汁，大便干而灰白，不下气"。"B"超检查为胆管狭窄，需手术治疗。但因考虑患儿病重体衰，恐手术不能支持，前来求余诊治。查：患儿 T38.4℃，骨瘦如柴、面部及周身皮肤黯黄干燥、巩膜黄染、腹胀如鼓、哭声低微、舌质暗红、舌苔黄厚、指纹紫滞直至命关。肝功检查：黄疸指数 128 单位，谷丙转氨酶 60 单位，麝浊 10 单位。"B"超提示：胆总管直径 0.1cm，管壁回声增强。法活血化瘀，通下瘀热。治以桃核承气汤加减：

桃仁 5 克，大黄 5 克，桂枝 1 克，甘草 4 克，芒硝 4 克（冲），红花 4 克，当归 10 克，金钱草 10 克，赤芍 6 克，炒枳实 5 克，内金 15 克，水煎 150 毫升，每 2 小时喂三匙。服药 1 日后，泻下黑色燥屎若干，热退，腹胀减，食入已不吐。继服一付，患儿精神转好，已不啼哭。上方去芒硝加炙上甲，连服五付后，黄疸逐渐消退，体重增加，面色红润如常人。查肝功能正常，"B"超提示：肝胆无异常。随访至今，发育良好，现已正常入托。

讨论：

患儿系早产儿，牛乳喂养，先天不足、后天补充不匀。又长期发烧，体质极差，胆汁瘀滞发为黄疸。此时用桃核承气汤加减治之。其中桃仁苦平、活血通瘀，桂枝辛温宣阳行气、通经活血、以助桃仁。更合硝黄苦寒泻下、导瘀热下行，酌加红花、当归、赤芍助桃仁活血化瘀之功。合枳实理气，内金、金钱草利胆退黄，诸药合用则瘀热下、胆道通，焉有不愈之理。

使用桃核承气汤的几点体会：①桃核承气汤是调胃承气汤加桃仁、桂枝而成。使用方时，患者应具备痞、满、燥、实，内热积结之症。②肌肤荣润是气血调和与充盈的表现。如血瘀不畅，不能营养肌肤，则面色晦暗、肌肤枯燥，是辨别血瘀的重要指征。③本方为峻下破瘀之要方，非血瘀及实热积聚不可妄投。用于小儿更应慎之，中病则已。④对大实如羸状的实热积聚合并血瘀的虚证，只要辨证准确，决不能姑息手软，投药定能取效。

经方临床运用拾零

湘潭市蓄电池总厂医院（411105）　　傅绍桂

一、白虎汤不唯治"四大"

关于白虎汤的应用，后世医家将其证候表现归纳为所谓大热、大汗、大渴、脉洪大的"四大"症，称之为白虎汤的主症。笔者认为其说与仲景原意有悖，如《伤寒论》第176条指出："伤寒脉浮滑者，白虎汤主之。"近代临床家张锡纯先生指出："凡服白虎汤之脉皆当有滑象，滑者，中有热也。"笔者曾治一例头痛患者，男性，40岁。每逢上午8时头痛加剧，到下午2时后慢慢缓解，如此反复发作已3年余。曾服中西药物久治不愈，头痛发作时以前额痛甚、且有灼热感，每当太阳将出时开始，日中加剧，切其脉滑而数，口不渴，汗不出，血压体温正常，有鼻渊病史。思之，足阳明之脉起于鼻之交頞，上行发际至前额。患者前额疼痛，乃属中医的阳明头痛，且脉滑而数，与白虎汤证颇有吻合之处。乃投以白虎汤加辛夷、白芷、杭菊、黄芩，仅服药3剂痛止，服至6剂，五官清爽。改投杞菊地黄汤加减连服月余，随访2年未见复发，由此可见，如囿于白虎汤"四大"主症来作为辨证依据的话，则有禁锢临床思维之嫌。

二、咽痛不用清凉愈于麻附甘草汤

咽痛一证，现代医家称之为"咽炎"、"喉炎"，多施以苦寒泻火，以求消炎抗菌。诚然，苦寒泻火对于实火、温毒重证确有药到病除之效。若系风寒、阴寒、湿痰、气郁等证仍宗上法，则会克伐正气，资助病邪；至寒凝痰结，疼痛梗阻非但不减、且与日加重，笔者曾治一例：范某，女，46岁。身体素弱，有痰嗽之疾多年。仲冬三月因建新房、娶儿媳、身心俱劳，引发恶寒、发热、头痛、咽痛等症。前医投以桑菊、胖大海之属，咽痛反剧，卧床不起，吞咽困难，诊其脉两寸浮缓，两尺沉细，咽部肤色淡白，舌白苔腻。据其舌脉，此病乃风寒之邪阻于少阴之经。少阴之脉循喉咙夹舌本，同时少阴为三阴之枢，枢机失常，邪气拂逆而不能外达则发生咽痛。投以麻黄附子甘草汤加桔梗2剂，恶寒、微热头痛已解，唯咳嗽咯白痰，咽痛未愈。改投半夏散及汤加桔梗、杏仁、前胡，服3剂咽痛咳嗽均愈，唯觉汗出、恶风、短气、神倦，继投桂枝新加汤5剂扶正而愈。

尤在泾云："少阴咽痛，甘不能缓者，必以辛散之；寒不能除者，必以温发之。"即此意也。

三、桂枝加厚朴杏子汤治愈肺炎

桂枝加厚朴杏子汤本为仲景治疗素有喘疾而病太阳中风，

或太阳误下表未解所致微喘而设。笔者曾治疗一9岁小孩,外感咳嗽哮鸣,某医院诊断为支气管肺炎,医者投以三拗汤2剂,不用抗菌素治疗,病无好转。

患儿低热(测体温37.8℃)、咳喘、痰鸣、汗出恶风、纳呆、脉缓而弱、舌苔白润、质淡红。思之,此属太阳中风、荣卫失和、汗出微喘之证。投以桂枝加厚朴杏子汤加法夏、茯苓2剂而咳喘平定,热退汗收,继服六君子汤4剂而康复。

笔者用本方,除遵《伤寒论》中所规定的适应证外,尚可用于:①太阳伤寒服麻桂之剂,汗虽出而咳嗽迁延不愈者,用之收效颇捷。②小儿肺炎,经中西药治疗,咳喘未愈,而营卫先虚、汗出恶风者,常用之应手取效。

四、百合地黄汤治疗心肺阴伤

刘某,女,48岁。两年前患重感冒高烧之后,经常头昏头痛,神志恍惚,失眠少寐,有时彻夜难眠,苦恼不堪,身软乏力,不能饮食,欲行不能行,欲卧不能卧。经多家医院多项检查,无阳性结果。中西药物治疗一年余,疗效不佳。近月来日夜焦虑不安,时而悲伤哭泣。刻诊:患者口苦,小便黄,舌尖红,苔薄黄而干,脉虚偏数。据上辨为热病之后,余热未尽、心肺阴伤、诸脏失养,《金匮》之谓"百合病"也。投以百合地黄汤合甘麦大枣汤出入。

百合30克,生地10克,知母9克,夜交藤30克,生牡蛎30克,淮小麦30克,生甘草6克,大枣5枚,滑石9克(包煎)。连服5剂,稍有小瘥,守方加减服至15剂,热去津还,百脉调和而愈,至今未再复发。

张仲景在《金匮要略》中提出百合病之后,不少注家代有补充,但很少进一步阐发其运用。正如清·陈修园说:"此病最多,而人多不识耳。"对于此证,患者常苦于病久不愈,医者常苦于症状捉摸不定、难于着手。实际上只要掌握了本病的特点,对其认识并不太难。笔者在临床就是根据以下三点来进行辨证的：①心神涣散症：如神志恍惚、失眠少寐、默默不欲食、欲卧不能卧、欲行不能行等。②自觉症状极多，复杂多变，捉摸不定，但详细体检无明显器质性病变。③仍有可凭之症：如口苦、舌赤、尿黄、脉虚而偏数等。

总之，在经方的运用上，我个人认为要把握以下三条：

第一，要做到谨守病机、辨证准确。如本文百合病的诊断，必须掌握其三大临床特点；桂枝加厚朴杏子汤则要谨守其营卫不调，肺失宣肃的病机。正如近代经方实验家曹颖甫先生所说："惟能识证者，方能治病。"

第二，是要圆机活法、知常达变。如近世医家所归纳出的白虎汤的"四大"主症，此乃言其"常"；笔者本文的头痛案，虽不具备齐全的"四大"症，但从患者的发病时间、病变部位和脉象上联系来看，仍具备阳明白虎汤的适应证，此乃从其"变"，故用之效果良好。

第三，要提倡辨证与辨病相结合、宏观与微观相结合。我国经方大师张仲景便是辨病与辨证相结合医疗模式的创建者。但由于历史条件的限制，对许多疾病只能从"有诸内必形诸外"的逻辑推理上去判断；宏观上来辨别。时至今日，自然科学已高度发展，导致现代医学诊断技术的飞速发展。因此当代中医学无疑应该引进现代医学的先进技术，发挥其能微观地认识机体的结构、代谢和功能的优势，更本质地阐明疾病的内在病理变化，为施治提供准确的依据。

因此笔者认为，在运用经方治病时，力争辨证与辨病相结合，宏观与微观相结合，对于提高古方今病的治愈率，将起到积极的作用。

以上自愧管窥，期在引玉，谬误之处，请提出宝贵意见，再版时纠正。

三承气汤的临床运用

湖南绥宁县中医院（422600）　　　张少峰

三承气汤是医圣张仲景在《伤寒论》中针对阳明腑实证而设立的。根据本方利气、导滞、除满、通便等作用，我在此方的基础上加减变化，于临床治疗多收佳效。

一、运用于胃、胆、胰及肠道急、慢性炎症的治疗

原方基础上加黄连、川楝子、白术、茯苓等药物。不仅可以消除胃肠炎症，同时还可以增强胃肠蠕动，加速胃肠排空，对胃肠蠕动减慢所致的腹胀及胃肠手术后的腹胀的治疗，皆可收到满意效果。

二、运用于急、慢性肾功能衰竭的治疗

肾病综合征及急、慢性肾衰，由于凝血因子的增强，抗凝血酶活性低下，纤溶抑制因子增加，造成高凝状态，同时也易并发动、静脉血栓形成。破瘀血、除秘结必资大黄，本方重用并加黄芪及大剂量丹参等药物进行治疗，一则可起抗凝作用，增加肾血流量，改善肾循环；再则通利大便，可减少内毒素的吸收，两者都有利于尿素氮的降低和肾功能的恢复。

三、用于呼吸道感染的治疗

肺部感染时，由于组织水肿，氧气交换和血流灌注皆下降，故原方加黄芩、丹参等药物，利用其消炎、行气、活血、祛瘀作用，促进肺的通气功能，增加血流量，调节通气与血流比例，对恢复肺功能起着非常重要的作用。

四、用于疮疡及荨麻疹的治疗

原方加甲珠及大剂量黄芪、丹参等药物治疗上述疾病，皆可收到满意效果。据现在不少报道，此可能与行气、活血、祛瘀等药物调节人体免疫机制有关。

经方治痫

山西中医学院（030024）　　乔模

经方药少力专，约而多验，治疗疑难杂症亦多效验。近年来笔者运用经方治疗癫痫，疗效满意。兹举验案四则，试昭其义。

一、柴胡加龙骨牡蛎汤治痫

赵某，男，9岁，学生。平素性格内向，少言寡语，因被家长怒责，至夜突发怪声，昏不知人，口吐白沫，手足抽动，良久方苏醒。此后，每日发作2～3次，曾做脑电图检查，显示"痫样放电"，诊为"癫痫"。因病情日增，终至辍学。2年多来，曾赴省内多处医院，经口服中、西药物以及针灸、割治等法治疗无效。

刻下患儿烦躁不宁，急躁多怒，大便秘结，口干舌红，苔黄而腻，脉弦有力。病属情志抑郁，化火生痰，蒙蔽清窍。法宜疏肝清热，涤痰息风，镇心安神。方以柴胡加龙骨牡蛎汤化裁。处方：柴胡10克，黄芩6克，清半夏10克，大黄6克，龙骨30克，牡蛎30克，胆星10克，天竹黄10克，全蝎6克，僵蚕10克，朱砂3克，醋香附20克。连服半月。

药后来诊，癫痫发作次数减少，神情安静，观其舌红苔厚，脉乃弦数。其证郁火虽减而邪热未清，仍以前方去大黄继服半月。

药尽复诊，癫痫发作已止，惟入睡后仍有口角抽动，遂改汤为丸，缓缓图治。服药两年后，脑电图已恢复正常，乃复学业，追访至今未发。

按：关于痫证之论治，历代著述颇丰，撷其大要，从风、火、痰、瘀、郁、惊、虚七型立论者居多。察该患少语寡言，性格内向，又遭家长训斥，情志失遂，肝失条达，郁火内生，炼液为痰，干犯心窍，壅阻经络，痫证始生。方以柴胡加龙骨牡蛎汤化裁治之者，缘其方中柴胡、黄芩、大黄、香附疏肝清热，清半夏、胆星、天竹黄、全蝎、僵蚕涤痰息风，朱砂，龙骨，牡蛎镇心安神。诸药合用，共奏清热疏肝，涤痰息风，镇心安神之功，故药后郁疏热清，痰蠲风息，病势日缓，一月乃止。虑其罹病两年，病有根蒂，非旦夕可图，故改汤为丸，缓治余邪，乃获全功。

现代药理实验证明，本方对小鼠的自发运动量（SMA）在呈现兴奋时起抑制作用，为运用本方治疗癫痫提供了重要依据。

二、大承气汤治痫

吴某，女，7岁。自4岁起患痫证至今，每隔数日则痫证发作，两眼上翻，口吐痰沫，四肢痉挛，旋即自醒。经脑电图检查，确诊为癫痫。

患儿恶心呕吐，不思饮食，口出秽味，腹部胀满，大便秘结，小便色赤，常喜汗出，望诊可见舌红苔黄，脉数有力。证属阳明热实，化湿生痰，上蒙清窍，治当急下驱痰息风。方宜大承气汤加味。处方：大黄8克，芒硝4克（冲），厚朴8克，枳实6克，僵蚕10克，全蝎6克，钩藤10克（后下），胆星8克，天竺黄8克，贝母8克，朱砂3克（冲），3剂。

服药后大便每日两三行，臭秽，痫证未再发作。因该患儿舌红苔仍黄厚，仍用前方去芒硝减大黄为5克，继服1周，痫证遂止。为防癫痫复作，乃嘱其家长每周服前方一剂，其病乃愈。

按：小儿禀稚阳之体，若饮食不节，过食肥甘，蕴滞肠胃，化火生痰，阳升风动，则发为痫证，故巢元方在《诸病源候论》中将其称为"食痫"。本案患儿腹胀便秘，舌红苔厚，显系阳明实热所致。胃家火旺，灼伤筋脉，则四肢拘挛；肠胃积滞，化生痰湿，浊邪上干，蒙蔽清窍则突然昏仆，口吐涎沫。病在肠胃，证属热实，故以大承气汤泻热，复佐僵蚕、全蝎、钩藤、胆星、竺黄、贝母息风化痰，则实热得祛，风痰自除，痫证遂止。

三、奔豚汤治痫

白某，女，50岁。丧夫后心中悲戚，复逢幼女患病，情志拂郁，化火生风，逆而上冲，上干清窍，始成痫证。发作前每觉胸胁憋闷，口苦咽干，有气自少腹上冲，即不知人。亲属代诉，发病时可见患者突然跌仆，口中吐涎，手足挛急，声如畜吼。情绪激动，言语急躁，舌红脉弦。证属郁火上冲，气机逆乱，心窍失聪。治宜疏肝清热，息风安神，方予奔豚汤加减。处方：李根白皮30克，黄芩10克，葛根10克，清半夏10克，生姜6克，当归10克，白芍20克，制香附30克，全蝎8克，蜈蚣3条，僵蚕15克，朱砂3克，磁石30克，连服半月。

自述服药一周后痫证停止发作，尽剂后唯余胸胁时满，情绪急躁，乃处丹栀逍遥散合香苏饮继服半月，并嘱亲属多方劝慰，其病遂瘳。

按：《医学准绳六要·癫痫总论》云："大抵癫痫之发，由肾中阴火上逆，而肝从之，故作搐搦，搐搦则偏身之脂液促迫，而气上逆，吐出于口也。"患者年届五旬，阴血已亏，加之丧夫病女，肝失疏泄，郁火上逆，火升风动，癫痫乃成。病属阴虚肝旺，虚实相间。经云："高者抑之"故以加味奔豚汤治之，以其方中李根白皮味苦性寒，清肝降逆；黄芩、葛根清火平肝；芍药、当归、甘草养血柔肝；半夏、生姜降逆化痰；复佐用香附疏解肝郁；全蝎、僵蚕、蜈蚣、朱砂、磁石息风安神。诸药合方，共奏解郁柔肝，降逆化痰，息风安神之效，俾郁者得疏，逆者得降，虚者自复，内风乃熄。二诊缘其仍余胸胁胀满，情绪急躁等症，是属肝郁未馨，乃投丹栀逍遥散合香苏饮调肝解郁，根治病源，病遂告愈。

四、黄连阿胶汤治痫

李某，女，12 岁。出生时早产，体重仅 2.5 公斤。先天不足，自幼多病，从 4 岁起患癫痫，各处求治至今，经用中、西药物治疗未效。近日经脑电图检查，顶颞中叶可见棘慢波，诊为"癫痫失神小发作"，转我处治疗。家长代诉：每日小发作十余次，劳累过度则发作益频，发作时动作突然停止，四肢强直，两目直视，数秒后自醒，宛如常人。形消体瘦，面色不华，舌瘦尖红，脉细无力，证属肾阴亏虚，心火亢盛，虚风内动。治当滋肾清心，息风开窍。方以黄连阿胶汤加开窍息风之品化裁。处方：黄连 5 克，阿胶 10 克，白芍 15 克，生地 10 克，菖蒲 20 克，僵蚕 10 克，全蝎 8 克，地龙 10 克，朱砂 4 克，木瓜 10 克，胆星 10 克，竹沥 20 毫升（分兑）。

服药半月后，家长代诉痫证发作次数减少（每日 3～4 次），乃予前方继服 2 月，未再复发。

按：该患者临床所见以两目直视，四肢强直为主症，皆属肝风内动之征。又兼形体消瘦，舌瘦尖红，脉细无力，亦属水亏火旺之兆。早产，禀赋不足，阴虚火旺，虚风内动，故宜清心滋水，息风开窍。方用黄连阿胶汤加减者，因方中黄连、朱砂清心安神；白芍、生地、阿胶、僵蚕、全蝎、地龙养阴息风；佐用胆星、竹沥、菖蒲开窍涤痰，俾令心火复降，肾水得滋，虚风自灭，而顽疾乃愈。

当归芍药散加味治疗特发性浮肿

广州中医学院（510407）　　黄仰模

特发性浮肿（Jdiopathic Edema）是一种水盐代谢紊乱的

综合征，常呈现周期性浮肿，腹胀。本病病因比较复杂，尚缺乏特效的根治方法，属于疑难病之一。笔者应用《金匮》方当归芍药散加补肾益气药治疗本病，有一定的疗效。

一、临床资料

一般资料：6 例均为女性，年龄 36～49 岁，平均年龄 41 岁。

诊断标准：参照《内科手册》自定：①晨起颜面、眼睑浮肿，活动后躯体、下肢渐肿；晚饭前体重较早饭前增加（>1000 克）。②立卧位水试验，立位 4 小时排尿量＜饮水量 1000 毫升的 60%。③排除心性、肝性、肾性水肿。本组 6 例均符合本诊断标准。

中医辨证标准：①面部、肢体浮胀浮肿，活动后加重，尿少，体虚，乏力，气短，腰酸，肢凉，月经期前后不定，经量少或闭经，或经前乳胀痛。②舌淡有齿印，苔白或滑。③脉细尺弱。

部分患者检查了生殖内分泌激素：①FSH（促卵泡素），查 4 例均低于正常值（已考虑到生殖分泌激素随月经周期波动，下同），最低 1 例＜1.25Iu/L，该期正常值 5～15Iu/L。②LH（黄体生成素），查 4 例均在正常范围。③PRL（催乳素），查 5 例，3 例高于正常值，伴溢乳症状。④P（孕酮）：查 3 例，仅 1 例比正常值略高。⑤E_2（雌二醇），查 5 例，比正常值高者 3 例，低者 2 例。⑥T（睾酮），查 4 例，1 例正常，3 例低于正常值。

二、治疗方法与结果

方药组成：《金匮·妊娠病》篇当归芍药散加味（当归 10 克，白芍 15 克，川芎 6 克，茯苓 18 克，白术 12 克，泽泻 18 克，鹿角霜 15 克，党参 20 克，黄芪 20 克，制附子 10 克，山萸肉 10 克）。水煎温服，每 2 天 1 剂，次日再翻渣煎。1 个月为 1 个疗程。

疗效评定标准：①痊愈为经治疗 1~3 个疗程后浮肿消退；晚饭前比早饭前体重增加 < 300 克；立卧位水试验恢复正常（立位 4 小时尿量≥800 毫升）。②有效为经治疗 1~3 个疗程后，浮肿基本消退；晚饭前比早饭前体重增加 < 600 克；立卧位水试验，立位 4 小时尿量比原来增加 > 100 毫升。③无效为经治疗 1~3 个疗程后，浮肿消退不明显；晚饭前比早饭前体重增加 > 900 克；立卧位水试验，立位 4 小时排尿比原来增加 < 100 毫升。

治疗结果：痊愈 4 例，有效 2 例。

三、讨论

本病与垂体 - 性腺内分泌失调有关。所测 4 例 FSH 均低于正常值，3 例 PRL 高于正常值，E_2 升高 3 例，低于正常值 2 例，3 例 T 低于正常值。说明本病与垂体 - 性腺轴内分泌失调有一定关系，但此轴内分泌失调如何影响水盐代谢尚需进一步研究。

肝气郁结、脾肾两虚是本病的病因病机。询问病史，本病多有精神刺激或神经紧张的病史。肝气郁结，疏泄不利，则脾运失司而水液停蓄于内。素体禀赋不足，人到中年，肾气渐衰，阴阳两虚，气化失职，肾主水无权，故尿少而肿。李氏等[2]发现肾虚患者有内分泌功能紊乱，测得 T 下降，E_2 相对升高，E_2/T 升高。笔者最近检测一组（n = 15）有肾虚（肾阳虚为主）见证的不同病种（本病：不孕、月经失调、溢乳等）患者，其 T 结果为 0.34 ± 0.16mg/ml（正常值 0.54 ± 0.05），$P < 0.05$，T 的下降值与正常组比较有显著性差异。可见，T 下降可作为肾虚（尤其是肾阳虚）的一个指标。文献[1]谓本病 E_2 升高，本组有升有降，5 例 E_2/T（均值比值）比正常升高。FSH 降低可考虑为垂体 - 性腺功能减退，可作为肾虚的一个参考，但仍需继续观察研究。

当归芍药散加味，疏肝健脾，益气利湿，补肾温阳，故能治本病。本方原用治孕妇腹中疠痛，小便不利，足跗浮肿等症。方中归、芎、芍药调肝解郁和血，茯苓、白术、泽泻健脾渗湿，参、芪益气，萸肉、附子、鹿角霜温补肾中阴阳。刘氏[3]观察到当归芍药散对 FSH、LH、E_2、P 四种内分泌激素均有一定的影响。小山富夫[4]观察了当归芍药散对卵泡成熟、排卵的影响。可见，当归芍药散对调节内分泌有一定作用，也是对特发性浮肿有效的一个佐证。

参考文献

1. 上海第二医学院·特发性浮肿·内科手册，上海：科学技术出版社，1981：843
2. 马定科，等．中国中医药报，1991. 329（3）
3. 刘平，等．浙江中医杂志，1983.（10）472
4. 小山富夫．国外医学·中医中药分册，1988.（4）：44

圆机活法　因病制宜

广州中医药大学（510407）　　吴弥漫

仲圣《伤寒》、《金匮》书中，因证立法，依法遣药处方，开辨证论治之先河，创经方而垂法后世。临床上运用经方时，苟能深刻领会，因方而悟法，据法以推理，则不特可以"有是证而用是方"，更举一反三，圆机活法，因病制宜而妙用无穷。兹将运用经方的一些粗浅体会，概述如下。

一、据"症"选方

症，即证候特征，是疾病本质的外在表现，为临床上运用经方的重要依据。据"症"选方，有是症则用是方，为最直接、最简单的经方运用方法。如发热恶寒、无汗而喘、头身疼痛、脉浮紧用麻黄汤，汗出恶风、鼻鸣干呕、脉浮缓用桂枝汤，高热、大汗、大烦渴、脉洪大用白虎汤，痞、满、燥、实用大承气汤，脉结代、心动悸用炙甘草汤等，均是如此。

但据"症"选方亦有灵活变通之处。如芍药甘草汤本为误用桂枝汤后变证而设，以其敛阴补血、和中缓急作用而治因误汗致阴血亏虚、筋脉失养之"脚挛急"，但临床运用并不局限于伤寒误治后之变证，凡有"脚挛急"而属阴血不足、筋失濡养者，一般均可用此方加味治疗。笔者即常以此方加木瓜治腓肠肌痉挛（小腿转筋），或加活血通络、祛风止痛药物治坐骨神经痛，每能收到良好效果。又如小柴胡汤解半表之邪，清半里之热，治伤寒少阳病邪在半表半里而往来寒热者，但临床运用亦不止于少阳病，举凡疟疾、肝胆疾患以至功能性发热等，有往来寒热见症而舌苔尚白者，大抵均可用本方加减治疗，不必拘定"往来寒热，胸胁苦满，嘿嘿不欲饮食，心烦喜呕"诸症俱见。如曾治一发热患者，每于午后先微觉恶寒，而后发热，持续一小时余，后汗出热退，如是反复发作，已一月有余。血常规检查结果并无异常，血液涂片镜检亦未发现疟原虫，屡经中、西医药治疗而未效。接诊时见其有往来寒热证候。且舌质略红而苔仍薄白，脉显弦象，遂处小柴胡汤加青蒿、地骨皮，三剂而往来寒热除，病乃告愈。

总之，有是症用是方不失为运用经方的简捷方法，《伤寒》、《金匮》二书，对各方所治病证，其证候多有明确叙述，临床上抓住其能反映病机的关键证候，据症选方施用，每能获取显著效果。

二、按病机选方

《伤寒》、《金匮》中，每一经方均是针对一定病机而设，因此临床上虽然所治疾病的证候表现与原书所载者不同，但只要审其病机确有相同之处，则可异病同治，选用经方以收效。

根据病机，选用经方以辨证施治，可以大大拓广经方的应用范围。例如：桂枝汤原治"太阳病，头痛发热，汗出恶风"

之中风证，但该证之病机在于营卫不和，故用桂枝汤以调和之。临床上曾治一瘾疹（荨麻疹）病人，瘾疹时作时止，十余天不愈，遇风则发，其色淡红，瘙痒不止，审其病机系因营卫不和，致风邪入客而发，故用桂枝汤加蝉衣、浮萍，调和营卫以透疹达邪，五剂后瘾疹全部消退。又如半夏厚朴汤，《金匮要略》中用治"妇人咽中如有炙脔"，即后世称为"梅核气"者，其病机为情志郁结而致痰凝气滞。笔者曾以此方加木香、佛手治疗数例气机郁滞，痰湿中阻而胸胁胀闷，胃脘痞满而嗳气频频者，均获显效。他如用白虎加人参汤治糖尿病胃热消渴、当归四逆汤治手足冻疮、当归生姜羊肉汤治妇女血虚月经愆期量少等。均是根据所治病证与经方主治病证之病机相同而灵活运用。苟病机相同，则证候虽异，亦可异病同治而奏效。

三、依法选方

每一经方，均体现了一定治病理法，临床运用时，根据病情分析病机，按照病机确定治疗理法之后，即可从治法出发选择适宜之经方。这种运用方法系从经方的主治功效出发，不限定于证候或具体病机与原书所述该方证治相同，故又是经方临床运用的更进一步拓广。

例如，芍药甘草汤具有敛阴和营、柔肝缓急之功效。故临床上除了用以治疗阴血亏虚之"脚挛急"外，亦可治疗其他肝气亢急，肝经急结不舒之病证。如曾治一小儿，初生甫三四月，夜啼甚剧。一月来彻夜哭闹不宁，服西药镇静安眠药则稍睡片刻，醒后复啼，诊见该儿乳食二便正常、寒热之象不显，拟为肝气亢急、魂不安居之夜啼证。于是试用芍药甘草汤柔肝缓急，更加钩藤、蝉衣以平肝息风、冀肝体得柔、肝气得平，魂能安居而夜能入睡，服药一剂，是晚夜啼即见减轻。三剂后该婴即安然入睡，持续月余之夜啼证霍然若失，效果之佳，实出意料之外。此外，笔者亦常用本方加乌梅治疗小儿蛔虫腹痛，盖一则取其缓急和中之效，另一方面亦取白芍合乌梅之酸敛以安蛔，故能缓解因蛔虫窜动而致之腹痛。

又如桃核承气汤，本为太阳病膀胱蓄血证而设。但方中桃仁合硝、黄能去下焦之瘀结，加桂枝则助气化以行血。故笔者曾借之以治室女闭经发狂两例，服后月经得通，胞宫瘀结得下，不复上冲心神而发狂之证得解。再如白头翁汤原书用治厥阴热痢，方中白头翁、秦皮清肝经湿热，黄连、黄柏泻火。故临床上亦可用其加菊花、夏枯草、车前草等治疗肝火上炎之眼赤肿痛（急性结膜炎）。其他如用原治肠痈之薏苡附子败酱散治妇女寒湿带下，用治太阳病误汗后"心下悸，头眩，身𥆧动，振振欲擗地"之真武汤治慢性肾炎阳虚水肿或脾肾阳虚之痰饮眩晕（内耳眩晕症）等，均是按经方的主治功效，结合疾病的治疗理法而选用。

依法选方必须在正确辨证的基础上，确定治疗方法，然后根据治法选取功效相应的经方。一般只要立法准确，所选方剂又能切合治法，则可运用经方灵活施治而取得预期效果。

四、灵活变通加减化裁

仲圣制方，法度严谨，用药精当，堪为后世典范。临床运用不仅可以按证候、按病机或按治法选取原方使用，进一步尚可按照辨证结果确定治疗理法，然后以经方为基础，灵活变通，化裁运用。

前贤在变通运用经方方面，卓有发挥。如宋代钱乙将《金匮》肾气丸去桂、附而成六味地黄丸，变温补肾气之法为专滋肾阴之剂。又如枳术汤原为治水饮积结于胃脘的水气病而设，有行气散结，健脾利水之效。张元素改为用荷叶蒸饭，和药末为丸，变行气利水之枳术汤为健脾消积之枳术丸，亦堪为变通运用经方之典范。

对经方改易化裁，推陈出新，变通运用，必须透彻理解和深刻领会其组方法度和主治功效，并能熟练掌握制方遣药的原

则和方法。笔者不敏，每感经方法度严谨，用药精当，不宜减
易，故临床以引用原方，结合兼证而适当加味者为多，对于改
易原方，变通其主治功效者，则仅于确因病情需要，且较有把
握时，偶然用之。例如治疗喉癣（滤泡性咽喉炎）时，见此
证虽类似情志郁结所致之"梅核气"，但不少患者并无明显情
志因素。且用半夏厚朴汤加味治疗之效果亦不甚显著，因思此
证候中滤泡不消，则咽痒咳嗽难愈，故用法半夏 9 克、鸡蛋壳
（连膜）1 枚压碎、加米醋 50 克，置小瓦煲中先泡浸 20 分钟，
慢火煮沸 5 ~ 10 分钟后，滤去药渣令患者慢慢呷服。此乃引用
变通《伤寒论》治少阴病咽中生疮之苦酒汤，取半夏之辛滑
以豁痰散结，合米醋之消肿敛疮以消散咽中滤泡，所以改易原
方中之蛋清为蛋壳，盖取其有软坚散结，利咽开音之功效，并
可中和减少米醋之酸度，以便服用。病人呷服上药后，咽痒咳
嗽症状明显减轻，坚持服用 2 ~ 3 个疗程（每疗程 10 天，每天
1 剂）后，咽壁滤泡大都逐渐消除，咽痒咳嗽之症告愈。又如
对有通阳开结，泄满降逆作用而用治"胸痹，心中痞气"之
枳实薤白桂枝汤。以柴胡易方中之桂枝，以元胡、郁金易方中
之厚朴，则变宣通胸阳为降泄少阳肝胆，用治痰瘀郁阻少阳气
机之胁痛（肋间神经痛），每获显效。他如旋覆花汤用茜草根
代换方中之新绛、柏叶汤以童便代换马通汁、柴胡加龙骨牡蛎
汤以生铁落或朱砂代换铅丹等，则是为了配药方便或避免药物
的毒副作用（如铅丹）。而用功效相近的药物替代现难得到或
应避免使用的药物，虽亦是对经方的变通运用，但并不改变原
方的组方法度和主治功效。

　　以上为笔者临床运用经方的一些粗浅体会。笔者认为：仲
圣《伤寒》、《金匮》二书对中医学术的伟大贡献，除了作为
医方之祖，为后世树立处方用药的光辉范例并提供大量精当而
切于实用的成方外，更在于确立了以理法方药为基本内容的中
医辨证论治法则。经方的创立，正是仲圣对外感热病及多种内
伤杂病辨证论治的结果。因此，运用经方必须遵照辨证论治的
原则，据理立法，依法选方，按方加减化裁，变通使用。离开

辨证论治而机械搬用经方，则有悖仲圣制方原旨，亦难获得满意疗效，这是临床运用经方时首应注意者，亦是笔者运用经方的最基本体会。

古方化裁　难症不难

河南省密县中医院（452370）　　马华民　宋长法

大黄䗪虫丸出自《金匮·血痹虚劳病脉证并治第六篇》，由大黄、黄芩、甘草、桃仁、杏仁、芍药、干地黄、干漆、水蛭、虻虫、蛴螬、䗪虫十二味组成。具有祛瘀生新，缓中补虚的作用，临床多用于久病正虚夹杂瘀血的证候。余每遇疑难重证，凡辨证为内有干血、虚实错综之证，应用此方化裁，常获良效，现介绍验案如下，供同道参考。

一、血小板减少性紫癜

赵某，女，33岁。皮肤经常出现紫癜，伴有齿衄、头晕、乏力4年。经中西药物治疗，疗效不佳。近两个月来，病情加重，月经不规则，量多，色暗，精神不振，失眠多梦，腹胀，纳差，形体消瘦，面色灰暗不泽，两目黯黑，口唇暗红，皮肤紫癜青晦，齿龈肿而色黑，触之渗血，舌暗青，苔薄白微干，脉沉细而涩。实验室检查：血小板计数6.8万/立方毫米。超声波检查：肝胁缘下4厘米，脾肋下1厘米。证属瘀血内阻，络脉不畅，新血不生，治宜祛瘀生新，缓中补虚。

处方：大黄（先煎）10克，䗪虫9克，黄芩12克，白芍12克，赤芍12克，桃仁10克，干地黄12克，杏仁10克，甘草10克，水蛭2克（焙研冲服），鸡血藤30克，鳖甲12克，三七3克（研细冲服）。每日1剂。

上方连服10剂，头晕、饮食、精神好转，继服30剂，精神、食欲趋于正常，面色转红，紫癜、齿衄减，月经接近正常。

上方加当归、阿胶各 12 克，又服一个月，诸症消失，血小板计数 12.4 万/立方毫米。为了巩固疗效，再用上方 10 剂量碾细过罗制成蜜丸，每日 10 克，日 2 服，痊愈。随访一年，血小板计数在 11.2～17.4 万/立方毫米之间，未再出现出血症状。

按：紫癜、齿衄、月经过多、头晕、乏力等症，似应补涩。然本案尚有面色灰暗不泽，两目黯黑，唇色暗红，舌暗青，脉沉细而涩，肝脾肿大等瘀血内阻的症状。又鉴于病久入络，故用大黄蟅虫丸以养血活血，上甲软坚消瘕，三七化瘀止血，共奏祛瘀生新，缓中补虚之功。

二、肾小球肾炎

田某，男，16 岁。浮肿，尿少 8 个月。经当地医院以慢性肾炎治疗月余，未见好转，后又用大剂量强的松、潘生丁、环磷酰胺等药治疗六个月余，仍明显浮肿，尿少。查：腹水征阳性，复查血非蛋白氮 100mg/L，血沉 52mm/H，血清白蛋白 2.8mg/L。尿检：蛋白（＋＋＋），红细胞（＋＋），透明管型（＋），颗粒管型（＋＋），食欲、精神日益衰退，症见：精神萎靡，全身浮肿，满月脸，面色灰暗不泽，腹膨胀，舌质暗红，脉沉细而涩。证属水病及血，瘀血阻滞，水气运行不畅，泛滥成肿，治宜活血化瘀，疏涤水道。

处方：大黄（先煎）10 克，蟅虫 9 克，黄芩 10 克，白芍 10 克，赤芍 10 克，桃仁 10 克，熟地黄 12 克，杏仁 10 克，甘草 6 克，水蛭 2 克（焙研冲服），怀牛膝 15 克，猪苓、茯苓各 21 克，防己 20 克。每日 1 剂、分 3 次温服。

上方连服 5 剂，患者尿量增多，浮肿稍减，精神、食欲好转。猪苓、茯苓量加至 25 克，继守方服药 25 剂，尿量正常，浮肿尽消。尿检：蛋白（＋），红细胞少许，颗粒管型（＋）。仍用上方稍作加减，加服济生肾气丸，日 2 次，每次 3 克，治疗三个月，尿检正常，随访年余未见复发。

按：对水肿病的治疗，《素问》说："平治于权衡，去菀陈莝。"又说:"菀陈则除之者，去恶血也。"余又据"水病及血"、"久病入络"的说法，及本案"内有干血"的证候，遂诊为瘀血内停，气滞水阻，泛滥成肿，故用此方活血化瘀，佐辅利水，俾精自生形自盛而获满意效果。

三、脑血栓形成

李某，男，56 岁。三个月前，突然半身不遂，口眼喎斜，不能言语。某医院诊断为脑血栓形成，症见：形体较胖，神志清楚、言语不清，右侧上下肢屈伸不利，抬举不能，指趾肿胀明显，口眼喎斜，舌体微胖，色暗红，舌尖有瘀点，苔薄白，脉弦细而涩。前医曾用牵正散，补阳还五汤之类治疗，收效不显，证属正虚瘀阻，法当补虚祛瘀，予大黄䗪虫丸化裁。

处方：大黄（先煎）10 克，䗪虫 6 克，黄芩 12 克，甘草 10 克，桃仁 10 克，赤白芍各 12 克，干地黄 10 克，虻虫 2 克（焙研冲服），水蛭（焙研冲服）2 克，丹参 20 克，怀牛膝 12 克，鸡血藤 20 克。每日 1 剂。

服 10 剂后，自觉患侧肢体较前轻松，可作抬肩及屈腿活动。上方续服 20 剂，肘膝活动基本自如，指趾肿消，并可搀扶行走，后拟上方加当归 15 克、川芎 10 克，配 20 剂制作蜜丸，每日 10 克，日 2 服。继服两个月余，谈吐自然，握持、步履如常。

按：卒中血络瘀塞，经脉不畅、气血阻滞，而致偏废。故选用祛瘀生新之法。方用大黄、䗪虫、水蛭、虻虫、丹参、牛膝、赤芍活血化瘀，搜剔干血。本着《素问》"补上治上制以缓，补下治下制以急"的法则和尤在泾"大黄生用则行速，熟则行迟"的说法，将大黄先煎以缓其通肠之性，扬其入血通瘀之功。地黄、白芍、鸡血藤养血和营，杏仁理气，黄芩泄热坚阴，甘草缓中，祛邪扶正，并行不悖，而获良效。

四、体会

1. 仲景之方从药物配伍到用量比例都非常严密，临床只要据证选方，在方与证合的情况下，一般无需变化，疗效也十分显著。

2. 中医临证应用古方的机会极多，但古方与今病常有不尽相合之处。这就要在应用中密切观察病情变化，精心辨证，随时注意是否需加减变化药物，使其切中病情，收到理想的效果。一句话："师古而不能泥古。"

3. 仲景所创方药，对后世医家启发很大，或发其未发，或扩充其用。在治疗各科疾病中应用更加广泛。但是，限于当时条件，对病证和用药的认识还比较局限。这些不足之处都经后世医家的补充和发挥，得到进一步完善，用法也从比较单纯直观扩充到临床各科、各种病证。

麻黄附子细辛汤的临床新用

山西省临汾市第一人民医院（041000）　　蒋　森

笔者把麻黄附子细辛汤稍事加减治疗多种疑难疾病，每获良效。现举案例三则如下：

一、冷哮

王某，男，36 岁。哮喘已近 6 年，每因感寒或气候骤变而发病。此次因汗出遇冷而起，虽经中西药治疗而喘不止。查：体温 37.3℃，神形憔悴，困倦乏力，微恶寒，无汗，呼吸急促，喉中有哮鸣音。心脏各瓣膜听诊区未闻及病理性杂音，两肺均可闻及干鸣音。舌淡苔白滑，脉沉。辨证为冷哮，方用麻黄附子细辛汤：麻黄 9 克（先煎、去沫），细辛 3 克，制附子 9 克。每日 1 剂，水煎，日 2 次早晚分服。服 3 剂后，微微汗出，热退，喘平。后又以金匮肾气丸加减调治而愈。

按：冷哮为素体阳虚，肾不纳气，冷痰壅聚，内伏于肺，肺失肃降，感寒而发。方中以附子温肾散寒，麻黄宣肺平喘，细辛通阳平喘。麻黄得附子平喘而不伤正，附子温阳兼制麻、细之辛散。诸药相合有温经助阳、解散表寒、补肾纳气、宣肺平喘之效。

二、病态窦房结综合征

杨某，男，36 岁。自诉心悸、胸闷、乏力年余，有时眩晕。某医院诊断为"病态窦房结综合征"，曾服用阿托品治疗后，口干难忍，其效不著。查：神疲乏力，心率 44 次/分，律齐，心脏各瓣膜听诊区未闻及病理性杂音。肝脾未触及。四末不温，舌淡苔白，脉象沉迟。阿托品试验、异丙肾上腺素试验、经食管导联调搏试验均阳性。西医诊断为"病态窦房结综合征"，中医辨证属心阳不振，肾阳虚弱。方用麻黄附子细辛汤加味：麻黄 9 克（先煎、去沫），细辛 3 克，制附子 9 克，桂枝 6 克，洋金花 2 朵。每日 1 剂，水煎 2 次，早晚分服。服上方 10 剂后，心悸、胸闷消失，心率维持在 62～68 次/分。后又以本方为主做丸药 1000 克，服用 2 月余后，诸症尽除，心率达 64～68 次/分。

按：本病以脉迟为主，兼见心悸、胸闷、乏力、四末不温，舌淡苔白，脉沉。证属心阳不振，肾阳方损，故以附子温肾助阳，桂枝振奋心阳，细辛、麻黄、洋金花散寒通阳。肾阳得助，心阳得通则诸症尽除。值得注意的是此方如需久服，应适当佐以玉竹、黄精、麦冬等药。

三、三叉神经痛

李某，女，46 岁。自诉右侧偏头痛（三叉神经感觉供应区）两月余。经服卡马西平片、苯妥英钠片等效不佳。近日抽痛剧烈，连及齿目，痛不可近，昼轻夜重，遇冷即发，喜热喜熨，得热痛减。查：体温 36.2℃，血压 16/10kPa，心肺听诊无异常，肝脾未触及，右侧面肌紧缩，触之痛甚。四末不温，舌淡苔白，脉象沉紧。西医诊断为三叉神经痛，中医辨证属寒凝血滞型偏头风。方用麻黄附子细辛汤加味：麻黄 3 克，细辛 6 克，制附子 30 克（先煎 1 小时至无辣味，再纳余药），川芎 30 克，全蝎 9 克。每日 1 剂，水煎 2 次，早晚分服。服上方 3 剂后疼痛消失，再服 3 剂，随访 1 年未见复发。

按：本病属中医"偏头风"范畴。本例患者以风寒内客，寒凝血滞为主。方中重用附子以温阳散寒，川芎以祛风止痛，活血化瘀，佐以细辛、麻黄以助祛风止痛之力，全蝎以成搜风通络之效。实践证明，本方治疗寒凝血滞型三叉神经痛疗效高，见效快，不易复发。

值得指出的是，附子内含乌头碱，大量使用（20 克以上）极易中毒，必须先煎 1 小时以上，至无辣味，再与其他药物同煎，方可避免中毒。

《伤寒论》汤方辨证中的定量辨析

四川省会理县中医院（615100）　鲜光亚

汤方辨证是《伤寒论》中与六经辨证并存的又一辨证方法，两者有机结合，融理法方药为一体，从而奠定了中医临床辨证论治学基础。历代对《伤寒论》汤方辨证研究重视不够，尤其是对《伤寒论》汤方辨证中的定量辨析更少有涉及。

有人认为，中医辨证只注重定性辨析，而缺乏定量辨析。这种观点，带有极大片面性，抹杀了中医辨证中有关定量辨析的客观事实。唯物辩证法认为，客观存在的一切事物都是质与量的统一体，质总是具有一定量的质，量也总是一定质的量。中医认识疾病，同样是通过一定的量来反映其本质的。鉴于中医学的特点和规律，关于量质概念也具有独自的特点和规律。中医学是用直观法搜集四诊信息的，由于历史的局限，尚无法用精确的数学方法对信息加以描述和处理，而是运用模糊数学概念，对四诊信息进行朴素的外部描述和处理，加以辨析判断，以症定量定质。这种方法，当然有着某些缺陷，但并不是说中医辨证没有量值概念和内容。现就《伤寒论》汤方辨证如何定量辨析的某些问题进行讨论。

一、主症定量辨析

《伤寒论》方有主症，辨主症是汤方辨证的首要问题。主症最能反映汤证的本质，某主症往往就是判断某汤证的主要依据。主症具有决定性作用和分量，而汤证中非主症症状则缺乏反映和决定汤证本质的分量，处于次要地位。同一症状，可以出现于许多不同的汤证里，但由于在其汤证中所处的主次不同，其辨证中的量值也就自然不同了，随之对其汤证的判断和遣方用药也就不同了。例如呕吐一症，在桂枝汤证中，因其表虚感邪所至，病在表，故"热自发"，"汗自出"，"啬啬恶寒，淅淅恶风，翕翕发热"当为主症，而"干呕"乃外邪所扰而致，非主症也，其辨证量值轻微，故其治以桂枝汤解肌祛风、调和营卫，不治呕而呕自止。柴胡桂枝汤证，乃太阳表邪未罢，病邪又入少阳，表里俱病，故"微呕，心下支结"乃与"发热，微恶寒，支节疼痛"一并作为主症出现，其辨证量值较重，治宜柴胡桂枝汤太阳少阳表里双解。由此可见，辨主症与定量辨证有着密切关系。明确判断一个汤证，就必须抓住主症。只有能反映汤证本质的主症，才具有决定性意义。辨证论治，就是要抓住与疾病有本质联系的主症，撇开那些缺乏分量的次症，这样才能使复杂的辨证问题具有定性和定量的统一。

例1：林某，男，46岁。疾行后当风取凉，当晚即头身疼痛，发热恶风，微汗，胸闷欲呕。前医见呕恶即投和胃降逆剂，其症不减。予诊时其症如前，舌苔薄白，脉浮缓。病在表尚未入里，胸闷欲呕乃外邪所扰而致，非主症也。治当解表，拟桂枝汤2剂而愈。

二、症状相关定量辨析

汤证的主症可以是一个单一症状，也可以是一组相关症状，临床中往往后者居多。某些内在联系比较密切的汤证间，其构成主症的相关症状基本相同，仅某一症状的差异，就反映出汤证在病机、病位、病势、病性等方面量质的差异。例如恶寒发热、头项强痛、脉浮为太阳病的基本脉症，但分别与汗出和无汗构成新的两组相关症状后，其病机在正气强弱、感邪轻重等方面有着量与质的明显差异，其汤证也就有太阳表虚桂枝汤证和太阳表实麻黄汤证之分了。此时这两组相关症状在量与质方面就有着明显差异了。

单一症状虽然也具有量值概念，但却难以反映出汤证量与质的判断，只有将其与有关联的症状作定量相关辨析，才能反映出其汤证的量与质。就以"发热"来说，它在许多汤证中均可出现，但由于与"发热"同时出现的相关症状不同，而使其"发热"一症在不同的汤证中具有不同的量值，并且其量值轻重不一定与"发热"的程度成正比。在白虎汤证中，即或"发热"程度轻，其量值也重，为主症之一；而在四逆汤等汤证中，即或"发热"程度重，其量值也轻，只能为次症，甚至为假象，不能反映汤证的本质。汤证定量辨析，就是要抓住汤证中具有内在本质联系的相关症状辨析作为定量的依据，进以量定质定性。

例2：刘某，男，27岁。淋雨后，高热，恶寒，头身强痛，无汗，咳嗽。前医见其高热，投白虎汤1剂，热不解。就诊时，脉浮紧，他症如前。幸误治后尚未产生变证，病仍在表而未入里。拟麻黄汤1剂，服后汗出热退而愈。

三、症状量值比较辨析

主症定量辨析和症状相关定量辨析，是用以症定量的方法来进行定量辨证的，但这并不排斥客观存在的对症状直接进行量值比较的定量辨证方法。在《伤寒论》里，对汤证进行辨证的过程中，普遍存在着对其症状直接进行量值描述和辨析，这样更有利于汤证定量辨证。例如对寒象分出微寒、恶寒、振寒、身大寒等几个量级；对寒热并存有发热恶寒、热多寒少、寒多热少的量级区别；出汗有微汗、汗出、大汗等量级不同。
这些症状量值的差别，必然反映出汤证的量变与质变。对这些
症状的量值描述，虽仍属于朴素的模糊数学概念描述方法，但
无疑体现了中医辨证中定量辨析的合理内核，开始了数学方法
在中医辨证学中的应用，并促进着中医学的发展。

　　在某些内在联系比较密切的汤证间，其主症基本相同，仅
凭其症状量值差异来辨析其汤证间的量值差别，并指汤方制定
中量值概念的应用。桂枝麻黄各半汤证、桂枝二麻黄一汤证
等，就是仲景汤方辨证中应用量值概念的典范。两个汤证均属
于太阳表郁轻证，同见发热恶寒如疟状的主要症状。但各自症
状的量值有所不同，其汤证的量值随之有所区别。前者"一
日二三度发"其量值较重，反映出感邪稍重，邪郁较深，治
当小发其汗，方用桂枝麻黄各半汤；后者"一日再发"，其量
值较轻，反映出感邪稍轻，邪郁较浅，治当微发其汗，方用桂
枝二麻黄一汤。不但汤证辨析中症状具有量值概念，而且遣方
用药亦具有量值概念。又如三承气汤证，均属阳明腑实证候，
都可出现大便秘结、腹满痛、烦、热、汗出等主要症状，但其
量值各有不同。大便秘结有秘结、秘硬、秘硬燥屎结之分；腹
满痛有微满、胀满、满痛不减之分；烦有微烦、躁烦、烦不解
之分；发热有蒸蒸发热、微有潮热、日晡潮热之分；汗出有微
汗、汗出、溅然汗出之分。对这些症状通过量值辨析，必然反
映出其汤证在病机上量和质的差异，其汤方选择也就有缓下之
调胃承气汤、轻下之小承气汤、峻下之大承气汤不同了。

　　例3：陈某，男，44岁。3天前受凉，乍寒乍热，寒多热
少，热后偶有微汗而不畅，日作二三次，伴头身酸痛，微咳，
舌苔薄白，脉浮略紧。初诊投桂枝二麻黄一汤剂，其症不减，
反见面赤身痒。细细揣度，乃初诊症状量值辨析不当，见乍寒
乍热，而忽视了寒多热少，日作二三次；见汗出，而忽视了微
汗且不畅。桂枝二麻黄一汤微发其汗，药力不及，致邪郁渐
深，故症不减反见面赤身痒。改投桂枝麻黄各半汤小发其汗，
1剂后汗出畅，寒热尽，面赤身痒亦消失，唯偶感恶风，乃外

邪去处卫气不固，遂投桂枝汤1剂而安。

通过以上几个方面的讨论，可以清楚地看到，中医辨证学中的量值概念是客观存在的，在《伤寒论》的汤方辨证中就有着比较普遍的应用。但是，由于历史条件的限制，加之中医学本身的某些缺陷，中医定量辨证还处于以症定量的比较朴素肤浅的模糊数学阶段，尚有待于进一步提高。目前存在的问题是，我们中医队伍中的一些同志自身忽视中医定量辨证，脑子里缺乏定量观念，只问症状有无，不进一步作定量辨证思维，这无疑是中医辨证之大敌。定量辨证，在中医学现代化进程中越来越受到重视。如何进行定量辨证，是值得认真研究的。要推进和深化中医定量辨证，不但要努力应用现代科学技术和数学方法，加强中医四诊信息客观化、定量化、数学化的深入研究，同时绝不能脱离中医学的自身特点和规律，而忽视以症定量的研究，二者有机结合互补，方可促进中医定量辨证不断深化和完善。中医定量辨证的深入研究和发展，必将推动整个中医学的发展和现代化。

柴胡桂枝汤证辨析

国家中医药管理局（100011）　　张启文

柴胡桂枝汤取小柴胡汤和桂枝汤各半用量，发表与和解并施，双解太少两经之邪。

原著所论乃典型的太少并病，临床上所遇病证，只要病机、证候与之合拍者，皆可使用柴胡桂枝汤。然而此方较之其他伤寒大方的运用相对鲜少，究其原委主要对其组方意义及功用的认识和理解局限，以致刻求株守而打不开用场。须知本方是由《伤寒论》两大名方复合而成，桂枝汤乃群方之冠，外证得之能解肌调营卫，内证得之则化气和脾胃；小柴胡汤是和解剂的祖方，既可和解表里治外感，又能疏利肝胆疗内伤。两方功用之广确有媲美之处，合二为一，其用更广，具有调和营卫气血、调和脾胃阴阳、和解表里、疏利肝胆的功效，无论外感内伤均有机会使用。现结合临床体会，就其运用举要如下：

其一，虚人外感。多为劳倦虚弱之人及新产之后，感受风寒，而致内伤外感集于一体，往往病情比较错综复杂。表现时作寒热，汗多，足冷，两侧头痛，目胀，口苦而干，欲呕，不思饮食等。乍看似乎内外、阴阳、寒热、虚实证候夹杂互见，辨证施治难以入手，细审实为正虚外感而属太少病之候。若用柴胡桂枝汤变通化裁，调和营卫，兼和少阳，扶正祛邪，则胜似他方。

其二，感冒失治或误治。特别是临床常见一些好端端的"太阳病"，不经辨证而大饮板蓝根冲剂、感冒冲剂等苦寒之类，非但不能愈病，反而贻误病机，致使寒热久延不退，或高热，或低热，有的时逾月余。这实际上就是《伤寒论》所说的"坏病"之一，即被治坏了的太阳病。此时若单一表散，或单一清里，都于事无补，最宜柴胡桂枝汤小制其剂，调和营卫，转输枢机，方可挽回残局。缘在斯时病邪开始由表入里，横跨太少二阳，非原始证候了。

其三，风湿痹证兼肝胆气郁。某些风湿性关节炎患者，既有肢节烦疼或腰膝酸痛，又有胸胁苦满或胁背作痛等肝胆气郁的见证，或者素有风湿痹证，复感外寒引发宿疾，而见太阳少阳证候，均可用本方治疗。

其四，早期肝硬化。肝病患者，日久不愈由气及血，由经及络，出现腹胀，胁痛如刺，面色黧黑，脉来沉弦，舌质紫暗边有瘀斑等症。肝功能检查，血浆白蛋白与球蛋白比例倒置，麝香草酚浊度指数升高，临床诊断为早期肝硬化。用本方去参、枣之补，酌加鳖甲、牡蛎、红花、茜草、土鳖虫等软坚化瘀之药，多能取效。但非十数剂所能已，因其药性平和，故可久服无妨。

其五，"肝气窜"。患者自觉有一股气流在周身窜动，或上或下，或左或右，凡气窜之处，则有疼痛和发胀之感，此时患者用手拍打疼处，则伴有嗳气、打嗝，随之其证得以缓解。刘渡舟先生认为，此病未见医籍记载，似属现代医学所谓神经官能症之类，常以老年妇女为多见。初遇此证，使用逍遥散、柴胡舒肝散等，疗效不显，若改用柴胡桂枝汤调和营卫，疏达肝气独切病情而可获效。

此外，据日本人相见氏报道，用本方治疗癫痫有疗效。并能治植物神经失调症，广泛用于心脏神经官能症、舞蹈症、遗尿症、圆形秃发、哮喘、荨麻疹、溃疡性大肠炎、偏头痛、帕金森氏病、美尼尔氏病、风湿病、巴塞杜氏病、经闭、月经困难症、不育症、手掌角化症、腰痛带下、神经官能症、失眠症、神经痛、神经麻痹、胃溃疡等二十多种病症。他根据临床上大部分癫痫患者都有胸胁苦满与腹肌痉挛同时并存的腹症，采用柴胡桂枝汤加重芍药治疗，效果满意。他认为，"休作有时"一证，就是辨证的依据，所有发作性疾病都是小柴胡汤证，癫痫的反复发作与之相符，其痉挛性素质又是芍药的适应证，故重用芍药和血柔筋缓急。这些对于推广本方的临床运用颇具启发意义。

典型病例　例一，李某，男，46 岁，银行干部，1987 年12 月 20 日初诊。患者于上月底"感冒"，头痛寒热，自服板蓝根冲剂 10 多包无效，后又服用西药病毒灵等，症状虽有所减轻，但寒热未能尽退，迁延不愈。每日寒热无定时，体温徘徊在 37.4～38.5℃之间，时自汗出，头痛肢酸，精神疲乏，口苦纳差，舌质淡红，苔白微腻，脉浮弦按之无力。此为外感风寒的太阳病，因治之失宜，邪渐入里，形成太少二阳并病，治以调和营卫兼和少阳之法，用柴胡桂枝汤轻剂。处方：柴胡 6 克，黄芩 6 克，桂枝 6 克，白芍 6 克，半夏 6 克，党参 9 克，葛根 9 克，甘草 3 克，生姜 3 片，大枣 3 枚。服药 3 剂后，得微汗而退寒热，胃纳转佳，调理而愈。

例二，石某，女，19 岁，农民，1986 年 7 月 18 日初诊。患者时觉有气流在肢体窜动，并有胀痛感，需用手拍打按捏，方觉气消缓解，如此反复发作，多处诊治无效。细询病史，患者自幼娇弱，性格内向，数月前曾被人言语戏谑，逐渐情志抑郁而变生此证。并伴有胸胁苦满，心烦郁闷，每当生气后症状明显加重，夜寐不实，多梦易醒，时有自汗，口苦黏腻，舌质红，苔白中心略黄，脉弦细。此即所谓"肝气窜"的病证，用柴胡桂枝汤法调和营卫，舒达肝气。处方：柴胡 9 克，桂枝 9 克，白芍 9 克，黄芩 9 克，党参 9 克，半夏 9 克，龙骨 15 克，牡蛎 15 克，甘草 6 克，生姜 6 克，大枣 3 枚。服药 5 剂后，症状明显减轻，口苦而干，原方桂枝、半夏改为 6 克，加花粉 9 克，又服 5 剂，诸症渐失，后加减调治数剂而愈，至今未见复发。

麻黄附子细辛汤运用一得

深圳市中医院（518001）　　罗陆一

麻黄附子细辛汤是仲景为少阴病本虚标寒的太少两感证而设，治"少阴病始得之，反发热，脉沉者"。笔者临床体会，本方不仅可治外感病、亦可治内伤病。不论有无发热，凡畏寒肢冷，或咳，或喘，或水肿；舌淡，脉沉、微细、迟缓、结等均可随证加减运用。其中畏寒，脉沉，迟为辨证选方的主要指征。用药时剂量要足，麻黄、附子、细辛均可用至 20 克，只要对证，并无副作用。笔者曾治一虚寒哮喘患者，麻黄用至 25 克。治一病态窦房结综合征患者，细辛用至 20 克，亦未见不良反应。

患者黄某，女性，49 岁。患支气管哮喘 20 余年，平素需服氨茶碱控制，后单服氨茶碱仍不能完全缓解，又加服强的松，但哮喘仍常有发作，且身形日渐肥胖，面浮肢肿，畏寒肢冷，虽盖棉被而不能温，脉沉微。辨证：肺肾阳虚、表里均寒。给予麻黄附子细辛汤加味：麻黄 20 克，细辛 10 克，制附子 10 克，当归 20 克，茯苓 30 克，川椒 15 克。服 1 剂后，气喘有所缓解，于上方重用麻黄至 25 克，加鹿角胶 10 克，另烊服。服 7 剂后，哮喘已平。上方减去麻黄，加蛤蚧 6 克、冬虫草 6 克，治疗一月后，畏寒好转，减细辛，令其常服。半年后，畏寒肢冷已愈，面无浮肿，下肢水肿亦消，体重减轻，哮喘基本控制。

王某，男性，43岁。心悸、胸闷二十余年，晚上为甚，舌质红口干，脉迟，有时结。动态心电图：心率多在50次/分左右，最慢心率33次/分，发生在下半夜。阿托品试验阳性。西医诊为病态窦房结综合征。考虑夜晚阴气当令，阳气衰，阴气盛，心阳鼓动无力，故脉迟、结。阴气内盛，格阳于外，故舌红、口干。证属阳虚寒盛。先试服麻黄附子细辛汤加味一剂：麻黄10克，制附子10克，细辛10克，人参10克。服药后心悸、胸闷减轻，心率有所加快。再用上方：麻黄12克，制附子20克，细辛20克，人参10克。服6剂后，最慢心率为44次/分，口干减轻。上方再加鹿角胶10克烊服。一月后，最慢心率达60次/分，无心悸，胸闷，舌淡红，脉缓和。

麻黄附子细辛汤用于治疗慢性肺原性心脏病、心衰也有很好效果，曾治一肺心病、心衰患者，许宝芝，女，63岁。患慢性支气管炎30年。咳喘反复发作，近三年下肢常水肿。就诊前三天因感受风寒，咳喘又作，症见面色晦暗、精神萎靡、时有恍惚、呼吸气促、喉中痰鸣、四肢逆冷、腹部胀满、下肢水肿、舌紫暗、脉沉弦。体检：两肺满布哮鸣音，两下肺可闻水泡音，肝肋下三指。胸片示两肺纹理粗乱，透光度增强。心电图示肺形P波。诊为慢性气管炎、肺气肿、肺心病、心衰。证属太少两感，表寒里虚。治宜温里解表，以麻黄附子细辛汤加味：麻黄15克，制附子15克，细辛10克，茯苓30克，红参15克，肉桂5克。服1剂后，气喘大减。连服5剂，精神转佳，腹胀减轻，水肿消退，两肺未闻哮鸣音。但两下肺仍可闻水泡音。嘱上方继进5剂，并常服金匮肾气丸，人参蛤蚧散。一月后，两下肺湿啰音亦消失。

当归四逆加吴茱萸生姜汤治疗缩阴症

天津市天河医院（300202）　　张越林

缩阴症，是以突然起病，阴茎内缩，伴少腹拘急、疼痛剧烈、手足厥寒、脉沉细或沉伏为特征的一种男科病。多因素体肝阴血虚，肾阳不足，复加外感寒邪，寒凝肝脉，厥阴气血壅滞所致。笔者运用经方当归四逆加吴茱萸生姜汤温肝散寒、养血通脉、通阳止痛，治疗该病32例，取得较好疗效。

治疗方法：用当归四逆加吴茱萸生姜汤减大枣，加蜈蚣。处方：吴茱萸12克，当归10克，芍药10克，桂枝10克，细辛3克，通草6克，甘草3克，生姜3片（切），蜈蚣2条。每日1剂，煎2次，早晚分服。7天为一个疗程，可连服3个疗程。

治疗结果：32例病人经服当归四逆加吴茱萸生姜汤治疗后，1个疗程疼痛症状消失的15例；2个疗程疼痛症状消失的9例；3个疗程疼痛症状消失的7例；无效1例。经随访，5年未复发的6例；4年未复发的5例；3年未复发的6例；2年未复发的5例；1年未复发的4例；5例仍有复发，虽可缓解一时，但未能根治。故有效26例，有效率为81%。

病例介绍：患者刘某，男，37岁。因阴茎内缩抽痛、少腹拘急5小时来我院男科门诊就诊。患者婚后7年未育，平素腰酸乏力，畏寒肢冷，每逢冬春季节天气寒冷，经常有阴茎向上紧缩抽痛之感。昨晚半夜，出外入厕，回后上床不久，周身发冷，手足厥寒，少腹拘挛，阴茎内缩阵阵抽痛，长达5小时之久，不能自行缓解，痛苦不堪，家属急将患者送我院治疗。望其面色㿠白，身体蜷缩，察其舌质淡胖，苔白。切其脉沉而细，按其四肢掌至腕、足至踝不温。治以温肝散寒、养血通脉、通阳止痛，方取当归四逆加吴茱萸生姜汤减大枣、加蜈蚣，7剂。每日1剂，煎2次，早晚分服。7天后患者来门诊，阴茎内缩抽痛、少腹拘急症状均消失，四肢仍欠温。再以原方7剂服，四肢转温。经随访患者5年来缩阴症再未发生，并在治愈后第三年爱人怀孕，后生一子健康。

缩阴症是以阴茎内缩，少腹拘急疼痛，手足厥寒，脉沉细为主要表现的一种急性男科杂病。《灵枢·经筋》曰："足厥阴之筋，其病……阴器不用，伤于内则不起，伤于寒则阴缩入。"足厥阴之脉抵少腹，络阴器，肝主筋，阴器乃宗筋所会，由于肝阳虚弱，阴血不足，感受寒邪，客于肝经之脉，厥阴气血壅滞故阴茎内缩，少腹拘急疼痛。寒邪客于经络，寒盛于内，阳气不足，四末失其温养故手足厥寒。因血虚而又经脉受寒，血脉不畅故脉沉细或伏。《医方考》吴昆云："手足厥寒，责阳气外虚，不温四肢；脉细欲绝，责阴血内弱，脉行不利"。总的治疗原则："温肝散寒，养血通脉，通阳止痛。"不宜纯用辛热之品温阳散寒，以免重伤阴血。故投以当归四逆加吴茱萸生姜汤。方中用当归、芍药、甘草养肝血以和营、缓急止痛；吴茱萸、生姜暖肝散寒、行气止痛；桂枝、细辛温经散寒，通阳止痛；通草通行血脉，以开厥阴之关而行气于肝；加蜈蚣引诸药直入肝经，通络止痛。如此配伍，使肝血充、客寒除、阳气振、经脉通，则阴茎内缩、少腹拘急疼痛、手足厥寒、脉沉细等症自愈。

经方活用五要点

浙江中医学院（310009）　　徐　珊

　　张仲景为一代医圣，其创立辨证论治，开后世理法方药之先河。其方其药，配伍精当，法度严谨，相传沿用，力宏效佳，故后人称之为医方之鼻祖。临证活用经方，当须注重五要点。

一、平脉辨证　把握病机

　　仲师言其创制方药乃"勤求古训，博采众方"，"并平脉辨证"，可见，经方据其理法而立，亦即从辨证论治而成。就其理法方药而言，依次为说理、立法、遣方、用药；而就其辨证论治而言，相继为辨证求因、审因论治、依法立方、据方用药。故能否灵活运用，辨证论治，固为首务。无论以六经辨伤寒，还是以脏腑论杂病，仲师或以辨病为主，或以辨证为先，无不反复侮人以病与证相结合之辨证方法，达到确切掌握其脏腑经络病机之所在。如伤寒之太阳病，有中风表虚与伤寒表实等之分杂病之黄疸，有湿热成黄及虚劳致黄等之异。故遣方议药，因病立法，随证用药。唐容川言仲师选方用药之法"全凭乎证，添一证则添一药，易一证亦易一药"，可谓慧眼独具。

吾用经方，先明其方证之病机，后辨疾病之证候，视其方之与证病机相合，信然投之，多获效应。

二、确立治法 法以统方

观仲师《伤寒杂病论》、《伤寒论》列方113首，《金匮要略》载方208首，除重复和佚方外，两者合而约计283方。活用经方，须先确立治法，方从法立，以法统方。《医学心悟》云："论病之原，以内伤、外感四字括之；论病之情，则以寒、热、虚、实、表、里、阴、阳八字统之；而论治病之方，则又以汗、和、下、消、吐、清、温、补八法尽之。"若以八法而统经方，则提纲挈领，心中了然，切合实用。

汗法之方，有麻黄汤、桂枝汤、越婢汤等。吐法之方，如瓜蒂散。下法之方，有三承气汤、大黄硝石汤、抵当汤等。和法之方，如小柴胡汤、黄连汤、四逆散等。温法之方，有四逆汤、大乌头煎、瓜蒌薤白诸方等。清法之方，如白虎汤、栀子豉汤、竹皮大丸等。消法之方，有桂枝茯苓丸、薏苡附子败酱散、鳖甲煎丸等。补法之方，如肾气丸、炙甘草汤、甘麦大枣汤等是。

八法之中，又相互联系，融合兼顾。如下之法，有寒下、温下之异；清之法，有治实热、虚热之别；且补中有消，消中兼补等。以此熟悉经方所治病证之八纲性质，进而探究经方适治何脏何经，了解病证之部位。如是，既明病性，又晓病位，运用经方，方能中的。

三、变专为通 用贵不泥

经方之中，有专治方和通治方。徐灵胎言："专治一病为主方，如一方而所治之病甚多者，则为通治之方。"《金匮要略》中用肾气丸者有五：一是治少腹不仁；二是治虚劳腰痛，少腹拘急，小便不利；三是治短气结饮，当从小便去者；四是治男子消渴，小便反多，以饮一升，小便一斗者；五是治妇人烦热不得卧，但有饮食如故之转胞不得溺者。以上五病，症状虽不同，然病机皆属肾阳虚衰，气化功能减退，故均用肾气丸。仲师示人运用处方，最宜通变，不可执滞一端。

《伤寒杂病论》明列通治之方颇多，然限于医籍篇幅，其专治方亦为数不少。如治虚热肺痿之麦门冬汤、噫气不除之旋覆代赭汤、妇人咽中如有炙脔之半夏厚朴汤等，皆可崇仲师通治旨意，化专为通，广而用之。"但见一证便是，不必悉具"。临床病变要具备经方所有之主症并不可能，证候变化多端，各有侧重，因而抓住一两个主症，审症求因，揭示病机。若病机相符，则不必默守成规，希求全症，或可异病而同治。《伤寒论》炙甘草汤原本为伤寒病心阴心阳俱虚之脉结代、心动悸之专治方，吾临证施治神经衰弱之寐劣多梦者数例，皆有良效，从中可见一斑。

四、活用药对　注重配伍

纵览仲师之方：一般皆以三四味，或七八味形成。初略而计，八味以内者占总数之 80% ~ 90% 以上。方药精炼、配伍严谨、主次分明、量足力专，足见其制方用心之切。

药对，既是方药应用之配伍结晶，又为方剂研究之理论升华。药对之说，虽为后人所倡，追本溯源，实为仲师之方所固有。药对之灵活运用，可谓经方方义精卓，药少力专之关键。经方药对之效益，盖有三类，兹列于后，或有启迪。

其一，异中求新。两种相对性质，不同气味、不同功能之药物结合，如气与血、寒与热、补与泻、散与收、升与降、辛与苦等，相反相成，以获取更新效果。如桂枝汤之桂枝与白芍，前者辛温入气，宣通卫阳；后者酸寒走血，能敛阴液。两相配

伍，调和营卫。半夏、生姜、甘草三泻心汤中之黄连与干姜苦
寒泄降与辛温通阳相佐为用，泄中有升，通而能降，阴阳相和，
流通气机，恢复中焦升降转输之机。枳术汤则以白术补气健脾
助运，枳实破气、消积、导滞，合而共奏健脾消痞之功等。

其二，相辅而行。两种药物，虽各具其能，然相辅而行，
如发汗与通阳、清热与养阴，上下相伍、表里结合、相须相
使，以增效力。如桂枝附子汤之桂枝与附子，前者祛在表之风
邪，后者温经助阳，除在里之寒湿，合而为之，表里同治；黄
连阿胶汤之黄连，味苦走上，清心火除烦热；鸡子黄甘平趋
下，滋肾阴养营血。如是心肾相交，水火既济。

其三，相得益彰。性质或功效类似之两药同用，加强药
效，彼此兼顾。如百合与地黄，润养心肺，凉血清热；旋覆与
代赭，理气和胃，化痰降逆；猪苓与茯苓，利尿渗湿，导水下
行；龙骨与牡蛎，重镇安神，收涩固脱；石膏与知母，清泄阳
明胃腑之热等皆是。

五、化裁求新　活法圆机

《时病论》云："窃谓古人成方，犹刻文也；临证，犹临
场也。即有如题之刻文，慎无直抄，必须师其大意，移步换
形，庶几中式。而临证，即有对病之成方，亦当谅体之虚实，
病之新久，而损益之。"雷氏阐明古方今用，实乃要言不繁。
大凡疾病证候错综复杂多变，必须临证权衡，圆机活法，当损
则损，当益则益，经方新用，方能随机应变。而吸取现代科研
之最新成果、专家学者之真知灼见，尤为重要。

吾研学经方，结合临证施治慢性胃炎，仲师之方诊治脾胃
病证者最丰，窃将其证候类型约分为八，并各选经方为其主治
代表方剂。①湿热中阻型，以泻心汤类方为主；②肝胃不和
型，四逆散为其代表方；③气郁浊滞型，旋覆代赭汤可用；④
饮停胃脘型，苓桂术甘汤治之；⑤胃虚热扰型，可选橘皮竹茹
汤；⑥脾胃虚寒型，理中汤是；⑦胃阴不足型，可选麦门冬

汤；⑧阴阳两虚型，则有建中汤辈。并随证加减。如清热之蒲公英，化湿之藿佩兰，理气之香附，止痛之金铃子散，补气之党参，养阴之玉竹等，化裁变通，疗效满意。

经方运用举隅

浙江绍兴县漓渚区中心卫生院
（312039） 季明昌

经方因其组方法度严谨，配伍用药精当，方虽小却力专而效宏，故为历代医家所推崇。运用广泛，疗效卓著，不但可治疗外感热病，也可用于内伤杂症。内外妇儿各科，皆可应用。尤其是对某些疑难之症，如能辨证准确，其效确若桴鼓。在临床中，每以经方起沉疴者，屡见不鲜。诸如麻杏石甘汤之治肺炎、小青龙之治慢支痰喘、白头翁汤之治痢疾、旋覆代赭汤之治肺气肿、大黄牡丹汤之治急性阑尾炎、十枣汤之治渗出性胸腹炎、乌梅丸之治胆道蛔虫症等，均是经得起临床验证之良方。至于四逆、附子、理中辈，则又是治急症之良剂。某些方，仅一两味或两三味，方小力锐，单刀直入，用治大病却屡见宏效。笔者虽不谙仲景学说，但在40年的临床实践中，对经方的运用，也略有收获。尤其是治疗某些痼疾，用他方无效时，改用经方却能获效。兹举例几则如下：

一、桂枝茯苓丸治多囊肾

胡某，女，55岁。诊断为多囊肾已6年，曾多方治疗罔效。因病情逐渐加重来诊，症见面目及下肢轻度浮肿，面色萎黄，形寒肢冷，腰背及腹部疼痛，右侧肾区稍隆起，有肿块、压痛，伴头晕失眠，乏力纳差，舌苔色白中薄黄，舌质偏暗，细察舌下静脉，见有瘀点，脉沉弦而迟。B超检查：右侧肾区有大小不等的囊肿10多个，最大者约4×10mm，小者约2×

5mm。观前医或用少腹逐瘀汤以活血祛瘀，行气止痛者；或以桃红四物汤加丹参之类养血活血者；也有用元胡、莪术、水蛭、地鳖之破血峻削者，但皆少效。遂予桂枝茯苓丸（汤）为主进治。桂枝 10 克，茯苓 30 克，桃仁 10 克，赤白芍各 12 克，丹皮 10 克，莪术 10 克，党参 15 克，夜交藤 30 克。上方服 20 剂后，自觉有效，诸症有所好转。为方便服药，改汤剂为丸剂。处方：桂枝、茯苓、丹皮、桃仁、赤芍、白芍、丹参、焦冬术各 30 克，莪术 20 克，研末炼蜜为丸，早晚各服 5 克，缓图其功。按上述用量比重制丸，共连服 3 个月后，（期间间服益气养血之汤剂 20 余剂以扶元），诸症明显好转，浮肿消退，疼痛消除，肿块消失，头晕乏力等症均有好转。经 B 超复查，囊肿消失，一年后随访，未见复发。

按：桂枝茯苓丸由桂枝、茯苓、桃仁、丹皮、芍药 5 味组成。方出《金匮要略》，张仲景原为治妇女症痼害妊、漏下不止所设，用来下症保胎。后世对此方的运用，不断扩充和发挥，余也常以此方，用来治疗盆腔炎、血瘀经闭、产后胞衣不下腹痛、部分子宫肌瘤、以及某些内科杂症等。若能审证求因，把握病机，属瘀浊停滞，聚结癥块者均可辨证运用。其辨证要点：小腹（或局部肿块处）疼痛，聚结癥块，触之坚实、有抵抗感或压痛，而见有瘀滞征象（包括脉舌）者，据证施用，无不见效，诚为内妇科活血化瘀之佳方。近贤五忠民氏等称此方为："祛瘀浊，生新血，攻坚而不破气；通血脉，除滞阻，破结而不散精；畅经络，开壅塞，通利而不耗阴；调附阳，燮寒热，消癥而不损正。"确属灼见。关于汤剂与丸剂问题，日人鸟居数和生氏等，对桂枝茯苓丸的制剂学进行了研究后，认为"忠实按原典制作的丸剂，呈现显著的药效"。笔者认为，丸者缓也，像治疗多囊肾，多囊肝等一类之慢性痼疾者，用丸剂，缓消其，更比汤剂为优，且服药方便。

二、泽泻汤合桂枝茯苓丸（汤）治输卵管积水

邹某，女，38 岁。因经常下腹部胀滞，坠痛，带下，月

经不调，伴腰骶酸痛已三年余，经 B 超诊断为左侧输卵管积水（已生育一男孩，于 12 年前行输卵管结扎术），经中西医治疗后症状能好转，但未能根治。近来症状加重，白带增多，胃纳减差，二便尚可，左侧腹部可扪及如鸽蛋大包块，有压痛，面色少华，面目浮肿，苔薄白，质偏紫暗，脉沉迟，重按有力，证系痰瘀水湿互结，气血阻滞，聚积成块，方用泽泻汤合桂枝茯苓丸（改汤）加味：桂枝 10 克，茯苓 30 克，丹皮 10 克，桃仁 10 克，赤芍 12 克，泽泻 20 克，焦冬术 15 克，青皮 10 克，象贝 12 克。上方略有出入，共服 40 余剂，除尚有少量白带外，余症均瘥，临床治愈。经 B 超复查，积水已消失。一年后再作 B 超复查，未见积水现象。

按：泽泻汤治疗美尼尔氏征、浊邪上冒之眩晕者，颇有疗效，笔者以此汤合桂枝茯苓汤治疗输卵管积水，也获良效，合用后，能增强利水、化结、消癥之功。

三、大青龙汤治重症流感

张某，男，36 岁。昨起恶寒发热，咽喉干痛，头痛体楚，咳嗽流涕，目赤眼涩，纳差，初用荆防败毒散未减，复与银翘散 2 剂，也未效，恶寒未除，而发热愈高（T39.9℃），更兼烦躁气粗，血检：白细胞 $5 \times 10^9 g/l$，中性 0.65，淋巴 0.35，诊脉浮数有力，苔薄白中微黄，不汗出，遂与大青龙汤加防风、焦山栀，两剂后汗出热减，烦躁顿除，原方加减，续进三剂而愈。

按：大青龙汤功能发汗解表，清热除烦，为治外感风寒表实而兼里热证者。据笔者临床运用，凡症见恶寒发热，不汗出而兼烦躁者，不论是流感抑是肺炎者，即使是风热证，只要配伍、用量得当，也可放胆使用，关键是麻桂与石膏用量上的比重适当，一般常用的比重是以 2：5 左右（即麻、桂各 2 份，石膏 5 份，下同）为宜。若偏风寒者，麻桂用量可大些，如3：5；若偏风热者，则可2：8～2：10；如兼鼻衄或咯血或咽痛严重者，可减去桂枝，加薄荷、银花、焦山栀；高热不退者，加焦山栀、黄芩，并将石膏比重增大（如 2：15～2：20），如此用之，则无有不收效者。但须邪实正不虚者宜之。

经方运用验略

河南省开封市第一中医院（475001）　　李桂才

经方组方严密，辨证切要，疗效可靠。笔者临床喜用经方，辨证施治，古方今用，自感受益不浅。现谈谈几个经方的应用体会。

一、桂枝汤治疗中风

桂枝汤列为《伤寒论》的首方。主治风伤卫表，太阳中风，头痛身热，汗出恶风，鼻塞、鼻鸣、干呕、脉浮。《伤寒论》中，以桂枝汤加减而属桂枝汤类的方剂约二十条，治疗多种病症。

本方属汗法范畴的汤方，是辛温解肌的主方，有发汗解表的功效。但桂枝汤中的解表作用只是其中的一部分药效，主要是达到温阳散寒、暖肌肉、活血脉的效果。

王某，男，62 岁。有高血压史。睡眠时中风，神志尚清，神情呆滞，通身汗出，右半身肢体拘紧，恶风，自言头痛发胀。右半身肢体强硬，口角微歪，语言含糊不清，脉浮滑，舌苔薄白腻，血压 24/13.9kPa。辨证：气血虚弱，营卫不和，血脉不通。治宜扶正祛风，养血活络，以桂枝汤通络暖肌为主，佐以养血疏肝。处方：桂枝 6 克，生姜 10 克，大枣 25 克，丹参 12 克，蝉衣 6 克，鸡血藤 20 克，赤芍 12 克，野菊花 10 克，炙甘草 6 克。服药 3 剂，症状好转，精神转佳，四末转暖，但手足活动未恢复，痰涎较多，血压 22/12kPa。方用小续命汤加减，配合针灸按摩，3 月后恢复正常。

按：我以桂枝汤加味治疗中风证的经验是：如病者神志尚

清醒、能言语、半边肢体拘急、汗出恶风，用小量桂枝汤，加川芎、地龙；如半身不遂、肢体不温、鼻鸣、头痛、脉洪大、语言不清，用肉桂、干姜代桂枝、生姜，加熟附子、巴戟、菖蒲；如有痰涎壅塞、肢体拘急、口角㖞斜流涎、脉浮滑，以生姜、桂枝为主，甘草炙用，加僵蚕、羌活、蜈蚣。

二、真武汤治疗妇科疾病

真武汤治疗少阴病水气不化，表证过汗，阳气衰微所致的各种证候，此方旨在温阳补肾，据本人临床体验，对肾阳不足，命门火衰所致的各种疾患，多能应手取效。

治疗脾虚不能摄血而胎动不安（先兆流产）、恶露不绝（产后出血），大多习用益气健脾、加固冲任、及一群炭剂止血或凉血中草药，疗效甚佳。但对肾阳不足、命门火衰型，往往不能取效。余治一孕妇 3 个月，阴道出血 20 余天，曾服中西药无效。症见出血量少色淡，腰酸纳少，少腹痛发凉，脉沉滑无力，舌质淡苔薄白。诊为肾阳虚，胎气不固。治疗应温肾固胎，予真武汤加味：制附子 6 克，干姜炭 6 克，茯苓 10 克，白芍 15 克，白术 10 克，川断 30 克，寄生 30 克，肉桂 3 克，阿胶珠 12 克，菟丝子 30 克，艾叶炭 6 克。连服 3 剂，出血止，少腹不痛不凉，食欲大增，继服 2 剂，病告痊愈，后足月生一女婴。

又治一产妇，产后月余，恶露不绝，出血量小，色淡，少腹隐痛，腰背酸困，少腹下肢发凉，舌质淡，苔薄白，脉迟而弱，治疗半月无效。治以温肾阳、调冲任，投真武汤加味：茯苓 15 克，白术 15 克，白芍 20 克，附子 5 克，干姜 6 克，肉桂 6 克，菟丝子 30 克，淫羊藿 15 克，川断 20 克，寄生 20 克。连服 3 剂血止，症状消失。

三、小陷胸汤治胸痹

"小结胸病，正在心下，按之则痛，脉浮滑者，小陷胸汤主之。"历代医家多遵循《伤寒论》之意，治疗因痰热互结、气郁不通而引起的胸胁脘腹痞满、胀痛或触痛，以及嘈杂、吞酸、呕吐、咳嗽痰黏，气急等症。然而，我运用小陷胸汤治疗很多冠心病心绞痛，每每取得良效。凡心绞痛频发有灼热感，兼有口干苦、舌燥、大便干、舌质紫暗、舌苔黄腻、脉弦劲等内热征象之中老年人，为痰浊滞阻，血脉营血运行不畅，当佐以活血通脉之味，先治其标定痛，症状好转后，可再加当归、丹参以养血活血，并加重药量，分阶段论治。小陷胸汤由瓜蒌、半夏、黄连组成，具有清热化痰、宽胸散结功用，本方去黄连加薤白为瓜蒌薤白半夏汤，能宣痹通阳，温化痰饮，适用于心绞痛有恶心、胃脘不适、苔白腻者。

四、芍药甘草汤治溃疡痛

芍药甘草汤是仲景为误汗亡阳，阳复后的脚挛急证而设，其病理为肝血不足、筋脉失养。以本方平肝缓急，酸甘化阴，使肝血充足流畅，其疼痛挛急自止。

笔者以本方为基本方治疗溃疡病，收到良好效果。如脾胃虚寒型加党参、干姜、黄芪；胃阴不足型加沙参、麦冬、生地；气滞血瘀型加丹参、乳香、没药；脾胃不和型加柴胡、陈皮、白术。临床以气滞血瘀型治愈率最高，可能与活血化瘀药物能增加胃黏膜的血流量，提高黏膜对有害物质的抵抗能力，促进了溃疡的愈合有关。

本方在临床上治疗植物神经功能紊乱，也取得效验。曾治一例频繁抽搐伴头项强急，牙关紧闭患者，痛苦万分，抽搐止后全身酸痛。多项检查均无异常。中医诊断为"抽搐"，辨证为肝血不足，筋脉失养。以白芍60克，甘草30克煎服10剂后，痊愈。余认为本方正合内经所谓肝苦急，急食甘以缓之，以酸泻之之意，确有止抽作用。

又治一例顽固性重症盗汗兼多梦易惊患者，兼有心悸，他医迭投玉屏风散等药物罔效，遂用本方合甘麦大枣汤加五味子、牡蛎，计服 8 剂治愈。

五、防己黄芪汤治荨麻疹

笔者运用本方略事加减治疗慢性荨麻疹，效果满意。如治一妇女，患荨麻疹 3 年余，多方治疗无效。遍身泛发风团样皮疹，色红瘙痒，且以肢末为甚。每多夜间发作，并以春季为重。身易汗出，饮食少思，服银花、连翘等药无效。近两个月来症状严重，肢端搔痒不断，至皮破方休。失眠、便溏、舌淡红、苔白腻，脉浮滑。忆起防己黄芪汤证下有"服后当如虫行皮下"之语，此卫气振奋，风湿欲解之象，投之或许有效。故拟防己黄芪汤加味方：汉防己 60 克，黄芪 60 克，炒白术 15 克，茯苓皮 15 克，生姜皮 6 克，甘草 6 克，白鲜皮 12 克，车前子（包）12 克，陈皮 10 克，大枣 10 枚。服 3 剂后，果然有效，汗出已瘥，疹止痒减。续服 5 剂，痒除汗止而痊愈，追访未有复发。治荨麻疹选用即能利湿，又有抗过敏作用之车前子，如此用法，效果更著。

茯苓四逆汤应用琐谈

河南省开封市第一中医院（475001）

王长礼　朱琳

仲景对茯苓四逆汤仅提出汗下后"烦躁"一症，这是仲景的省略表述。所谓"发汗若下之"，即医者先用汗法治疗，或汗之太过，大汗伤阳；或汗不得法，药证不符；或汗之过晚，病机逸失。总之汗法不愈，医者继而下之。经反复误治之后，病家亡阳正虚。《医宗金鉴》云："未经汗下而烦躁，多属阳，其脉实大，其证热渴，是烦为阳盛，躁为阴虚。已经汗下而烦躁，多属阴，其脉沉微，其证汗厥，是烦为阳虚，躁为阴盛也。"因此，茯苓四逆汤证的病机应是阴盛格阳，昼夜烦躁。以方测证并以病机推之：茯苓四逆汤当不仅有烦躁一症，除烦躁外，还应有四肢厥逆，恶寒倦卧，下利清谷，腹疼吐利等症。本方事实上是四逆汤加人参、茯苓。茯苓为君，伐水邪而不伤阳，人参为臣，生津液而大补元气。四逆汤则为回阳正方，本方比之四逆汤则为缓和，而补益之功则大于四逆汤。我用时，茯苓量30～60克，人参3～10克，甘草3～6克，附子、干姜各10克。

笔者临证30余年，深感四逆汤药力猛浪，适宜青年体壮突发"脉微细、但欲寐"的亡阳之变，而年轻体壮突发亡阳的机会不多，而年高、久病、体弱之人则易见"汗之虚其表，下之虚其里"（成无己语）的证候。在我临证早期，遇亡阳证必用四逆汤，而后则多用茯苓四逆汤，所以此者，自誉为逐渐成熟也。下录数例茯苓四逆汤案以讨论于同道。

一、柯兴氏综合征

刘某，女，34岁。自述10年前生双胞胎时出血过多，产后月经停止，逐渐发胖，冬夏四肢凉，嗜睡乏力，心烦，动则喘悸，诊其脉微细，舌质淡。在某大医院诊为柯兴氏综合征。辨证属阳气衰微，正气虚弱，给茯苓四逆汤：茯苓60克，人参3克，制附片10克，干姜10克，甘草3克，大枣5枚（碎）。病者遵医嘱服两个月约40付药。体重下降2公斤，嗜睡、乏力、脉细均有好转。以后患者每半年服药两个月，内分泌检查指标虽未完全恢复，月经亦未来潮，但自觉症状向好，四肢凉、嗜睡好转，乏力消失，能坚持上班工作。

按：对茯苓四逆汤的应用，应着眼于"正虚"和"阳弱"，而不在于是否是"汗下"所致。

二、陈旧性肺结核

陆某，男，49岁。20岁时患肺结核，曾数次咯血，长期有日晡发热，以雷米封、链霉素治疗10余年。现结核病灶已稳定，日晡热止，但经常四末不温，饮食欠佳，饮食喜热，腹胀腹满，易感冒，自述吐痰冰凉，稍遇冷即咳嗽、气喘，心烦喜静。脉沉细，舌质淡红，苔薄白而腻。X线吞钡检查为胃溃疡改变，肝功检查显示肝功能轻度损伤，此消化系统病变可能与长期用抗结核药有关。辨证为正虚阳弱。给茯苓四逆汤：茯苓60克，制附片10克，干姜10克，党参12克，炙甘草6克，川贝母10克，法半夏15克，生山药30克。服30付后，四肢不温、腹胀满好转，易感冒消失。上方加紫菀12克，冬虫夏草6克，继服约20付，咳喘咳嗽吐冷痰均减。

按：中医辨证，即是以证定性，切勿囿于西医之化验结果来辨证。若有炎症用清热药，有高血压即用镇肝潜阳法，结果辨成四不像，其效果亦差。辨证论治不是辨病论治，更不是辨化验论治。

三、风湿性心脏病合并心衰

张某，女，22岁。自小患风湿性关节炎，逐渐发展为喘咳、水肿。病者体格消瘦，易感冒，四肢凉，下肢水肿，晚间尤甚，咳痰带血，烦躁眠差。曾在某院诊断为风湿性心脏病合并心衰，用洋地黄治疗后好转。数日前复因受寒发作，现喘满，端坐呼吸，四肢颜面浮肿，心率105次/分，心脏听诊可闻及Ⅱ级以上双期杂音，右侧肺底部可闻及湿性啰音。辨证为久病正虚，阳虚寒滞。治用茯苓四逆汤加味：茯苓60克，白干参10克，制附片10克，炮干姜10克，五味子10克，炙甘草6克，大枣5个。服6付，水肿全消，肺啰音消失，心率降至85次/分，可以平卧。经上方加减又服3个月，气力增强，并可从事家务劳动。嘱其加强体格锻炼，防止感冒，三年来未发。

按：洋地黄纠正心衰，效速而捷，但其有效量与中毒量接近，且有蓄积中毒之弊。以茯苓四逆汤纠正心衰，效虽迟缓，但还可强壮病者体质、且无中毒弊端，此即中西医各具所长也。

体会：笔者临证喜用温阳之剂如真武汤、四逆汤、理中丸、茯苓四逆汤，近年来常用茯苓四逆汤。因临床体会到茯苓四逆汤乃为前三方之总成，并有利水祛湿、健脾益气之功，温补而不燥烈，乃温阳补正祛寒湿之良剂。吾用此方茯苓必用大量至60克。张锡纯云："茯苓……虽为渗利之品，实能培土生金……善敛心气之浮越以安魂定魄，兼能泻心下之水饮以除惊悸。"其功能下可利水益肾，中可健脾益胃，上可敛心补肺，实为治诸虚证之良品。

经方命名析义

湖北省麻城市第三人民医院（431600）　　汪鲁谦

方剂的形成，由来已久，远在奴隶社会的殷商时代，已具雏型。方剂是在理、方、法的指导下，有目的、有法度地选用药物作防治疾病的工具，即俗称"处方"。故前人有"方从法出，法随证立，以法统方"之说。关于方剂的组成原则及分类，《内经》作了明确规定，如《素问·至真要大论》云："主病之为君，佐君之谓臣，应臣之谓使。"即君臣佐使的含义，就是一个方剂的组成，有主药，有臣药，有佐药，有使药。在《伤寒论》、《金匮要略》方中，以"君臣佐使"的方制，是非常严格的，兹举麻黄汤为例说明。麻黄汤是由麻黄、桂枝、杏仁、甘草四味药物组成的，主治伤寒表实证，方中以麻黄辛温，发汗解表，宣肺平喘为君；以桂枝辛甘温，温经解肌，助麻黄发汗解表为臣；以杏仁苦温助麻黄宣肺平喘以为佐；以炙甘草甘温调和诸药为使。方剂的分类，《内经》已有记载，如《素问·至真要大论》云："治有缓急，方有大小。""补上治上制之缓，补下治下制之急。"又云："君一臣二，奇之制也，君二臣四，偶之制也。"这说明立法制方，应按照疾病的轻重缓急配伍药物，斟酌剂量以其用。后人引申其义，定名为"七方"，如成无己说："制方之用，大、小、缓、急、奇、偶、复七方是也。"

我国后汉时期医圣张仲景所著的《伤寒杂病论》（即后世称之《伤寒论》、《金匮要略》）根据临床实践，搜集有效方剂314首（有4首已佚）。它的制方法则，是在《内经》制方思想指导下，对方剂的组成和加减变化。具有严谨的法度，在因证立法，以法制方，遣方用药上，更具备完整的方剂学知识，为后世医学发展开辟了广阔的道路。为此，后世称仲景之书为"方书之祖"，把《伤寒论》、《金匮要略》所载之方，称为"经方"。显然"经方"的命名，是很有意义的，下面浅述管见。

一、以方位命名

以方位命名，治疗大热、大渴、大汗、脉洪大的白虎汤，所谓白虎者，即西方金神也。此方能清肺金而泻胃火，故名白虎汤；大、小建中汤、黄芪建中汤，治疗脾胃虚寒之方，脾在五行属土，方位居中，建中者，健脾胃也；理中汤，为治太阴厥逆，自利不渴，脉沉无力之方剂，仲景云："理中者，理中焦也。"真武汤为补肾之阳，壮火而利水。真武者，为北方水神，义取肾中火足，水乃归元，故名真武也。

二、以方剂功效命名

大青龙汤，取青龙兴而云升雨降之义，寓郁热顿除，烦躁乃解是也；承气汤，治疗大实、大燥、大坚、大满、大痞为主症，功效为峻下热结，使胃气承顺下行，故方取名承气汤；抵当汤，有抵当蓄血之功，方有攻逐蓄血的作用，故名：温经汤，可使血得温则行，血行则无淤血停留之患，其意即在于此。

三、以病证的形象命名

如奔豚病，其症从少腹起，上冲咽喉，腹痛，往来寒热等，形容似江豚以臀愤起而上攻，故方名奔豚汤也；越婢汤，所谓"越"，《淮南子·主术》云："精神劳则越"，引申有"离"、"散"之意，婢，本义为封建社会为豪门作役使之女子，取其婢义。该方具有内扶脾阳，外开腠理之功，使风水随汗而越。

四、以治病部位命名

如治疗表邪未解而医反下之，邪热陷结于胸中的陷胸汤；治疗心下（胃脘部）痞满之五泻心汤；还有葶苈大枣泻肺汤，由于病邪涩实，肺气被迫，以解气喘不能平卧，故用葶苈子之苦寒以清热泻肺，因药力峻猛，配合大枣的甘温调和药性；四逆汤，所以方名四逆者，主要治疗少阴病四肢厥逆故名。

五、以药物的颜色命名

如治疗下利腹痛便脓血，久不愈的桃花汤，方中并未用"桃花"为药，其方由赤石脂、干姜、粳米组成，煎出的药色似桃花红，因而命名为桃花汤；治疗少阴病，下利，脉微者的白通汤，药用葱白之辛滑行气，通行阳气，解散寒邪，故取名白通汤是也。

六、以治疗方法命名

如阳明病，津液内竭，肠胃干燥，大便因硬，宜蜜煎导而通之。"导"即导法，是治疗方法之一。

七、以药物数量命名

主治悬饮胁下有水气，咳唾胸胁引痛，心下痞硬，干呕，短气，头痛目眩的十枣汤，方中用十枚大枣为君药，故方名十枣汤；治外有表证、内有蓄水的五苓散，由猪苓、茯苓等五味药组成，故名五苓汤；还有厚朴七物汤，厚朴三物汤等均以药物数量命名。

八、以主药命名

如治疗伤寒表实证，药以麻黄为主药，取名麻黄汤；治疗太阳中风，表虚证，方以桂枝为主药，故名桂枝汤；治疗蛔厥证，方以乌梅为主药，取名乌梅丸等。

除上述八类外，还有的以药味组成命名的，如厚朴生姜半夏甘草人参汤等；有以药物份量大小方剂命名的，如大承气汤，小承气汤，大、小柴胡汤等；有以药味加减命名的，如桂枝加厚朴杏子汤，桂枝去芍药加附子汤等。随着方剂学不断的发展和创新，后世方剂的命名，特别在封建社会里，不乏带有些神妙的色彩，如《准绳》龟鹿二仙膏、《志公》天王补心丹、《讱庵》如圣散、《正宗》万灵丹等，但不论他的名称如何，只要应证效验即可应用于临床。

谨守病机　洞悉方义

江苏省靖江县人民医院（214500）　　刘一弘

《伤寒论》是治疗外感热病的第一部专书，除去土瓜根、禹余粮丸方阙外，实有111张处方。笔者常用其中的48张处方治疗外感热病和内科诸证，又以这里面的29张处方运用于消化系疾病的临床实践，疗效堪称满意。深深体会到：《伤寒论》是不朽之作，永垂千古；用方之要，为谨守病机，洞悉方义。

一、谨守病机

病机是病因作用于机体，引起人体脏腑、经络、阴阳气血发生异常变化的高度概括。病机是组方的依据，方剂是病机的体现，所以有"以方测证"之说。记得在我行医之初遇患者刘某，女，28岁。恶寒发热10天，日发2～3次，如疟状，热多寒少。西医诊查，血象、心肺、大小便均未见异常改变，口服 APC 及静脉补液 3 天，病情无增无减。后延中医治疗，先后服用小柴胡汤及羌防柴葛之属，不收寸功。再邀余治，询知寒热似疟，不呕不渴，无汗，便自调，察苔薄白，舌色淡红，切脉浮缓。据此思忖：恶寒发热，脉来浮缓。前人云：有一分恶寒，即有一分表证。病位当属在表，苔薄白，舌淡红，无里热之象，毋庸置疑。寒热如疟，无口苦咽干、目眩、喜呕、脉弦之征，病邪不在半表半里可信。无汗，脉不浮紧，无麻黄汤证。思路既明，遂认为是表郁不解之太阳轻证，方用桂枝麻黄各半汤。一剂知，两剂已。

谨守病机，言之不难，行之非易，熟读原著，背记经文，有助于斯。熟记的程度与领会经文水平的高低密切相关，同样也影响着谨守病机能力的优劣。《伤寒论》这一部巨著大约有 10602 个字，太阳篇 4466 个字，接近于全文的一半，阳明、少阳、太阴、少阴、厥阴篇的字数分别为 2570、1010、409、1245、902，应达到背记如流泻水的境地，与记忆英语单词、课文相比显然容易得多。诚能如此，可免除临床搜索枯肠之忧，提高运用经方之频率。

二、洞悉方义

《伤寒论》里面大多是一方一证，但也有一方数证的，如吴茱萸汤治疗阳明病的食谷欲呕和厥阴病的干呕吐涎沫；四逆汤治疗太阴病的自利不渴及少阴病的吐利汗出、发热恶寒，四逆拘急，手足厥冷；小柴胡汤治疗太阳病中虚腹痛兼夹少阳之邪，与少阳病往来寒热，胸胁苦满，嘿嘿不欲饮食，心烦喜呕。这是活用经方之典范，也说明了洞悉方义能够不断扩大经方的主治范围，古为今用。后面谈谈自己在洞悉方义的基础上运用经方治疗内科诸证（病）的一点体会：

小柴胡汤治疗胆汁返流性胃炎 30 例，有效率为 93%。本方虽是少阳病之主方，但柴胡能疏少阳气滞，除胆热犯脾之腹痛；黄芩苦寒，清胆腑热邪，使胃土不受其害；生姜、半夏和胃降逆；甘草、大枣、人参益气和中，扶正祛邪。功能清胆和胃，攻补兼施，颇合胆汁返流性胃炎之病机。考胆汁返流为其病之本，病因不越气虚不摄，胆汁不循常道，和邪热煎逼胆汁外溢两种，故凡见有口苦或苔黄者均可用之。

当归四逆汤治疗5例肢端动脉痉挛症全部有效。本病的主要临床表现，为肢端疼痛，皮肤苍白，感寒易发，证属寒邪凝滞、血脉痹阻。方中桂枝、细辛温经散寒，当归、芍药养血和营，通草通利血脉，甘草、大枣益气行血。功用温经散寒、养血通脉，所以收效当在情理之中。

猪苓汤治疗肝硬变伴腹水　本病具有齿龈出血，舌红，苔薄黄，脉细而数等阴虚证候时，患者腹满为苦，治疗上利水其阴益伤，用猪苓汤加血余炭、茜草颇合病机，效果满意，屡试不爽。方中阿胶滋阴润燥，血余炭止血散瘀、补阴利尿，滑石清热行水而不伤阴，猪苓、茯苓、泽泻淡渗利水，茜草凉血止血、活血祛瘀。功用养阴利水，清热凉血。

半夏泻心汤治疗慢性胃炎　该病临床表现不一，辨证方面有虚、寒、热邪互见者用之，取效很快。虚：指病程较长，或纳谷减少，食后脘胀；寒：胃脘喜暖，得热痞减；热：口苦苔黄，或胃脘灼热隐痛。方中黄芩苦寒泄热，半夏、干姜温中散寒，人参、甘草、大枣补益脾胃。功用健脾泄热，温中消痞。用之得当，疗效确实可靠。

结语：谨守病机，洞悉方义，二者相互为用，不可偏废。此外，掌握好药物的增减及药量的多寡，也是用好经方所不能小视的重要环节，汉代仲景大师，垂训昭昭，当今临证施方之时要切切留意。

既要遵经　也要敢于离经

浙江嘉善市天凝中心医院（314109）　　　徐勇浩

张仲景的《伤寒论》、《金匮要略》创立了辨证论治的规范，即理、法、方、药的系统运用。以理定法，以法择方，以方选药。运用经方，必须严格遵循理、法、方、药的规范。而理、法、方、药之间并不是平列、等同的。理是医疗行为基础，法是医疗行为准则，方是医疗行为方法，药是医疗行为的具体武器。理和法是处于统率的地位，方和药是随理、法而产生、而变通。遵经，就是理和法的基本原则应遵循经典，但在遵经这个大前提下也要敢于离经。所谓离经，个人认为，一是敢于突破仲景某些原文的框框，二是敢于突破前贤们应用经方的经验，三是敢于突破临床上"约定俗成"的常规思维。只有这样，方能扩大应用经方的范围，进一步发展仲景的学说。个人在临床上，应用经方的特点，有以下两个方面：

其一，按照仲景的"证"，应用仲景的方。这一类多用于临床症情并不复杂，病情、病机比较单一，辨证并不困难，主证也较突出者。如应用小青龙汤原方治疗急慢性支气管炎（偏于寒饮），临床症状和仲景书中所定的"证"大致相同，如化热则小青龙汤加生石膏、鱼腥草蠲饮清热。应用小建中汤治疗偏于虚寒的胃、十二指肠球部溃疡，附子理中汤治疗脾阳不振的慢性虚寒泄泻，葛根芩连汤治疗热性肠炎和痢疾。这一类经方的应用，个人认为是属于经方运用中的"常规思维"和传统的使用模式，此种模式所治症与经方相合运用不难，突破仲景的"证"，即突破传统的使用模式。如白头翁汤是一张治疗热痢的经方，个人在临床上扩大其应用范围，将其用于妇女白带、崩漏，收到同样显著的效果。究其原因，当从理上立论，盖白头翁汤治疗的是"湿热内蕴"的痢疾，而不少妇女的白带、崩漏也同样属于"湿热内蕴"的病机。白头翁、北秦皮可治血痢，同样也可治疗因血热而引发的月经过多。黄连、黄柏能清肠热，也同样能清胞宫之热。这样的应用，其实是遵经和离经的辨证统一。在理法上，和仲景的基本原则不离。在临床应用上，突破了仲景原定的"证"，突破了传统的使用模式，又是离了"经"，但扩大了经方的应用范围。如小青龙汤，人们习惯于应用于咳喘（属寒饮），但个人在临床上却用来治疗冠心病、窦性心动过缓、房室传导阻滞和低血压等病。乍看似乎不合仲景的原意，书上也没有此例，前贤们也没有这方面的应用经验。但个人认为小青龙汤中的麻黄，桂枝、细辛、干姜、半夏皆为温通心阳、开胸驱寒、加快血液循环、宣痹蠲饮之品，对于冠心病、窦性心动过缓、房室传导阻滞（Ⅰ期Ⅱ期）、低血压等病人胸闷胸痛、气短、畏寒、肢冷、脉迟缓、舌苔白润滑、常在冬冷季节的晚上易发作者，投予小青龙汤去白芍或减白芍的剂量，往往数剂即能奏效。可见，应用经方的关键是在于"理明"，抓住"理"这个根本环节，就能举一反三，触类旁通，做到圆机活法，知常达变。

其二，对虚实错杂，病因、病机呈多元，病情复杂呈多向交叉者，则合数方为一方。如仲景甘麦大枣汤治疗"脏躁"症，个人在临床上单纯应用此方，效果并不理想。但把甘麦大枣汤、百合地黄汤、酸枣仁汤三张经方一起使用于更年期综合征及某些严重神经官能症则效果显著提高，原因是该类病人症情复杂，虚实、寒热交错，仅靠单一小方无济于事，而汇众方于一方则可大幅度提高临床疗效。茵陈蒿汤治疗急性黄疸型肝炎（阳黄）具有显著疗效，但对迁延不愈的高胆红素（胆汁郁滞阴黄）肝炎，往往仅用此方效果欠佳，甚至无效。如果配合四逆散以疏肝达郁，吴茱萸汤以温阳益胃，五苓散（去桂枝）以渗湿健脾，合诸方于一方之中，效果就明显提高。本人治疗多例此类病人，病情迁延数月，服苦寒清热退黄解毒之剂数十剂而高胆红素依旧徘徊不退，纳呆，乏力，巩膜虽黄染而脸色暗黄，舌胖大苔白腻带黄，尿黄大便溏泄，可见是脾气已虚而肝之郁滞未疏，湿热逗留而寒象已见，实属虚实并见寒热错杂。投以茵陈蒿汤、四逆散、吴茱萸汤、五苓散（去桂枝）复方合治，投十余剂黄疸消失，胆红素复常，胃纳好转，舌苔白腻显退。用胃苓汤健脾祛湿善后而愈。临床上不少疑难病症，往往一身有众多疾病，单靠一张经方有"独木难支"之叹，唯有"间者并行"，"奇之不去则偶之"，杂病杂治，多脏兼顾，兼证兼治，合数法为一法，并数方为一方，联合组方进行多方位、多层次的多向调节，方能收到较好的疗效。这样既扩大了经方运用的范围，也进一步提高了经方的疗效。再如眩晕，古有"无痰不作眩"、"无虚不作眩"之说，病因、病机复杂。本人遇到一例女性眩晕病人，反复发作10余年，近年加剧。西医查病因，既有颈椎肥大，椎基底动脉供血不足，也有内耳迷路神经痉挛，内耳淋巴循环障碍水肿。适值是年值更年期。证情为虚实、寒热并见。考虑到如此复杂的病情，我采用葛根汤、苓桂术甘汤、旋覆代赭汤、酸枣仁汤、甘麦大枣汤五方加减治疗，投以生葛根15克，川桂枝10克，赤白芍各15克，炒白术15克，茯苓15克，酸枣仁15克，泽泻20克，川芎10克，知母12克，浮小麦30克，旋覆花10克（布包），代赭石20克，姜半夏10克，潞党参15克，炙甘草10克，大枣30克，以复方图治，先后出入化裁，治疗一月诸症显减，再巩固治疗一月，眩晕症消失，至今已有数年未发。

经方化裁治疑难

河南省巩义市人民医院（451200）　　　翟书庆

一、桂枝汤变化用途广

桂枝汤为《伤寒论》第一方，主治太阳中风，其证候为：头痛、发热、汗出、恶风。桂枝汤为解肌轻剂，现临证常用于治阳虚感冒，或汗出表不解，或营卫不相调和之证。现在治疗感冒的中西药物几乎为每个家庭所备有，一遇感冒而不加辨证地用药，造成不当汗而汗，或汗出太过，或汗出不解，而此时更能显示出桂枝汤的临床价值。如1990年5月治一女性患者，39岁，农民。自述：在1989年8月份因在电扇下睡觉伤风，而致骨节酸痛，低热，汗出恶风，心悸烦躁，中西药物治疗无效。余诊后用桂枝汤加花粉、栀子、豆豉三剂而愈。张仲景在

《伤寒论》中不止一次指出，太阳病经发汗或下后，症未解，桂枝汤证仍在者，可仍与桂枝汤。我认为，"汗出"、"恶风"是运用桂枝汤的关键。因为卫表不固，毛孔遂开，开则汗自出。表阳虚弱不能卫外，表虚则恶风。桂枝汤中桂枝、生姜辛温散邪、温经解肌，芍药、大枣、炙甘草酸甘敛阴、和营止汗，所以临证时只要有其中一个症状，即可用本方治疗。又如五年前治一患者，因胃满纳差来诊，一进诊室即先关掉电扇，并以"怕风"言与左右，让病人谅解。余诊时方知因感冒留下"恶风"症一年多，与桂枝汤原方两剂，怕风胃满均除，特来致谢。此案不只表阳虚，脾阳亦虚，脾阳不足失于运化而胃满，表阳不足失于卫外，则恶风，故用之奏效。

桂枝汤药虽五味，临证应用范围则非常广泛。我常以此方加味作为协定处方，扩大其治疗范围，运用于杂症，效果甚为满意。如用本方合玉屏风散加浮萍、地肤子、白蒺藜、蝉蜕治疗荨麻疹；合瓜蒌薤白半夏汤加人参、黄芪、茯苓、川贝母治疗心阳不振的冠心病；本方加青皮、米壳、元胡治疗胃寒痛；加葛根、麻黄、全虫、蜈蚣治疗颈椎病；加镇痉散（全虫、蜈蚣）、僵蚕、台片治疗腹型癫痫；合指迷茯苓丸治疗手指臂疼痛；合四君子汤加建曲、莲子、君子仁、陈皮治疗小儿疳积等，效案不胜枚举。

柯韵伯对桂枝汤的评价说："……凡辨证为主，含此病即用此汤，不必问其为伤寒、中风、杂病。"仲景教导后世医家在对小柴胡汤的运用时，"但见一症便是，不必悉具"，而桂枝汤亦是如此，只要遇到发热久治不愈，头昏沉乏力，或伴有汗出恶风，或不发热头痛，只有汗出恶风，或只有其中一症等，不管是外感内伤，用之皆能取效。

二、活血祛瘀治经闭

李某，女，23岁。1976年秋初诊，该患者素性乖张，闻逆耳之言，遂悲伤闷郁，久不得其解，健壮之体，日渐赢瘦。

一日突发寒热, 脘腹胀满而痛, 诊为腹膜炎。经用抗生素, 补液消炎等法治疗, 热退痛止, 逾月出院调养。孰料不及一周, 前症又作。见其面色黄晦, 弯腰抱腹, 步履艰难, 骨瘦如柴, 语言低怯, 周身乏力。自诉: 腹胀, 少腹见有拳大包块, 质不硬, 推之不移动, 触按则痛甚, 月事半载不潮, 二便正常。舌质淡黯, 苔黄腻, 脉沉涩。系情志久郁, 失于调理, 气病及血, 结于少腹, 月信当行不行, 腹部按有不胀不痛。故病在胞宫, 气血凝结, 延成癥积之候。"大实有羸状"破血通经乃应急之策, 使邪去正安。遂用下瘀血汤、抵当汤加味: 大黄(后下)12 克, 䗪虫 9 克, 桃仁 12 克, 水蛭、虻虫各 6 克, 三棱、文术各 3 克。煎服两帖。药后腹痛, 遂泻下数次, 胃腹觉舒和, 饮食增加, 但月事仍未来潮。此非药不中病, 乃病重药轻之故。改服大黄䗪虫丸料变汤剂两帖, 但服药后, 症情如初。窃思之, "癥积"之疾, 非成于一旦, 倘若正气壮盛, 推血畅行, 何致如此? 况病程既久, 正气定不足以协药祛邪, 正如《本草经疏》人参条下言之: "……通血脉者, 血不自行, 气壮则行。"

因此, 原立法一味攻破, 无补气之药统领, 攻药何以到达病所, 抵积不行? 乃于首剂方中加大攻破药之用量, 增入党参一味, 激动阳气。拟方: 大黄(后下)15 克, 䗪虫 12 克, 桃仁 15 克, 水蛭、虻虫、三棱、文术各 9 克, 党参 30 克。卑量大攻专, 祛邪而不伤正。果一剂药后少腹剧痛, 随见月经来潮, 再剂下瘀血数块, 腹痛之症若失, 饮食大增, 精神转佳。继用攻补兼施法调理以荡其余邪, 还原正气, 面色日渐红润。末用十全大补汤加减调补旬日而愈。可见虚不任补, 而在补药之中杂以消导, 实不耐攻, 而在破药之中稍加补益, 常可收到意外的疗效。

三、抵当汤加味治疗脑血栓

焦某, 男, 54 岁。因一氧化碳中毒昏迷三日, 经抢救脱险。半月后又出现烦躁不安，对话错误，不记往事，表情痴呆，并反复做一种动作，继而体温升高，神志恍惚，小便失禁，颈项及四肢强直。门诊以"脑血栓形成"收住本院内科。住院后查脑电图：弥漫性异常；脑地形图提示可疑脑血栓。查眼底动脉痉挛，血压 22/14kPa。西医经降压、降血脂、扩张血管、降低血液黏稠度等法治疗 10 余日，上述症状无改善。诊见患者处于深昏迷状态，时时躁动，口噤而臭，小便无知觉，大便 10 日未解，体温 39.6℃，脉象滑数，撬口见舌红苔白厚腻。此乃煤气中毒后，脑窍损伤，复因热瘀结聚，夹痰上扰，脑络梗塞，形成阳明腑实证。结合病初有"善忘"病史，忽忆起《伤寒论》曰："阳明证，其人善忘者，必有蓄血……"遂用抵当汤加味治疗。处方：大黄（后下）12 克，水蛭 10克，桃仁 15 克，虻虫 10 克，川贝母 10 克，连翘 15 克，茯苓12 克，远志 12 克，胆南星 10 克。上方煎 1 剂，取汁 500 毫升，早晚分两次鼻饲管灌入。次日遂下燥粪 10 余枚，两目睁开，呼之能应。又两剂每日泻下污臭水样便 2～3 次，已能开始正确对话，体温转常。但二便仍无知觉，继续用抵当汤合涤痰汤、镇痉散加葛根、花粉，石斛、麦冬通络、涤痰、濡筋、开窍，服六帖后大小便正常，血压 16/14kPa，后经用杞菊地黄汤加味调理而愈。

经方治验十则

山西省宁武县中医院（036000）　　李　藩

笔者在医疗实践中运用经方，深感只要辨证准确，可起疴拔痼，屡用屡效。

一、百合病、脏躁与百合地黄汤合甘麦大枣汤

李某，男，26 岁。形瘦面黄，两颧微红，口唇焦裂，自汗冷热，心神不宁，坐卧不安，默默无语，时有太息，胃纳欠

佳、口苦咽干，便硬溲赤，脉弦微数，舌尖红、苔黄。因离异再婚，感情不和，情绪抑郁致梦遗阳痿，曾自杀未遂而成此证候。证属百合病、脏躁合病。处方：百合 30 克，生地 30 克，丹参 30 克，郁金 15 克，甘草 30 克，小麦 60 克，大枣 10 枚，炒枣仁 30 克，生龙骨 30 克，生牡蛎 30 克，珍珠母 30 克，知母 12 克，滑石 9 克，鸡子黄 2 个。服 3 剂后，心烦减轻，情绪稍定；至 15 剂后诸症大减，唯阳痿依旧，改早服逍遥丸两粒，午服六味地黄丸两粒，晚服人参归脾丸两粒。两月后体健如旧，与爱人和好，家庭和睦。

按：百合病、脏躁，非妇人独有，男子亦不罕见。只要脉证相符，男女皆可应用。原方加入知母、滑石、鸡子黄以清郁热。其病因始于情志不遂，故方中加入疏肝之品郁金，理血之药丹参，安神之龙、牡、炒枣仁、珍珠母，以加强养血、安神之功。

二、狐惑与甘草泻心汤合赤小豆当归散

周某，男，37 岁。形体消瘦，面色微红，两目、前后阴及唇、口腔溃烂成脓，痛痒交作。口舌干苦、不欲饮水，大便偏稀，小便色黄，脉弦而数，舌红苔黄腻，用青霉素治疗有效而不能根除。证属狐惑病，即现代医学所谓白塞氏综合征。治宜清热利湿，消肿解毒。处方：甘草 30 克，黄芩 12 克，党参 12 克，干姜 6 克，大枣 10 枚，川连 12 克，半夏 6 克，当归 12 克，赤小豆 30 克，金银花 30 克，土茯苓 30 克，胆草 6 克，车前子 30 克，苦参 30 克。

外用剂：雄黄 15 克，苦参 30 克，胆草 12 克。水煎趁热熏洗阴部。服药 18 剂，熏洗两周（每日两次），三处溃疡痊愈，其余诸症消失，一年未见复发。

按：本病系感染湿热毒邪所致，《金匮》云“……蚀于上部……甘草泻心汤主之；蚀于下部……苦参汤洗之；……若能食者，脓已成也，赤小豆当归散主之”。有是病用是方，加入

胆草、车前子两味，与原方中甘草、黄芩、当归等药伍用，则在合龙胆泻肝汤之意。为加强清热解毒作用又加金银花、土茯苓、苦参三味，或合用二妙散。再辅以苦参、雄黄、胆草三味煎汤熏洗，这样内外合治，故效甚速。

三、眩晕与泽泻汤合半夏加茯苓汤

张某，男，40岁。患美尼尔氏综合征8年。症见头晕耳鸣，首重如裹，轻则如乘舟车，重则天旋地转，目眩眼花，恶心呕吐，心悸失眠，心下痞满，食欲不振，神困乏力，口干而渴，反不多饮，大便自调，小便短赤，脉沉弦，舌淡苔白。辨证为痰浊内蕴型眩晕，治宜健脾利水，祛湿化痰。处方：泽泻60克，白术30克，半夏12克，生姜9克，茯苓30克，天麻9克，陈皮30克，代赭石30克，炒枣仁30克，珍珠母30克。

服4剂，诸症若失。为巩固疗效，以六君子、天麻钩藤饮、温胆汤相合，加减化裁制丸，嘱早晚各服2丸，调理而愈，迄今3年未复发。

按：病属痰饮，脾虚肝郁，痰浊中阻蒙蔽清阳，浊阴不降而致眩晕。《金匮》云："卒呕吐，心下痞，膈间有水，眩悸者，小半夏加茯苓汤主之"，"心下有支饮，其人若冒眩，泽泻汤主之"。加入天麻、陈皮，代赭石以升清降浊。针对心悸失眠，加炒枣仁、珍珠母。此方重用泽泻，突出利水除饮。

四、血瘀与当归芍药散合桂枝茯苓丸

葛某，女，31岁。曾怀六胎，刮宫两胎，半月前施行人流手术后腹痛不止，连续静脉滴注青霉素一周不效。少腹作痛，固定不移，如割似刺，下身出血不多，按之痛甚。脉弦，舌红苔薄白。证属瘀血腹痛，治宜理气行瘀、活血止痛。处方：当归12克，赤白芍各15克，川芎6克，茯苓12克，泽泻9克，白术12克，桂枝12克，桃仁15克，丹皮9克，灵脂（生、炒各半）15克。水煎两次服。服用三剂而愈。

按：瘀血作痛投《金匮》桂枝茯苓丸（汤）即可收效。但病者多胎多产、必有血虚，故又合当归芍药散，加入生、炒灵脂意亦在补血，行瘀止痛，使瘀除而又身安。

五、㖞僻与瓜蒌桂枝汤

仝某，男，35 岁。口眼㖞斜半月余。盛夏闷热，汗淌如洗，晚间受风，翌日觉头痛面僵，面微肿、麻木、有蚁行感。肤肌松弛，额横纹及唇沟消失，眼球活动受限，闭目露睛，口舌运动失灵，口角鼓气漏风。脉浮数，舌淡红苔薄白。证属风邪侵袭而致面瘫。治宜祛风活络。处方：瓜蒌根 9 克，桂枝 9 克，白芍 9 克，炙甘草 9 克，大枣 12 枚，生姜 6 克，防风 6 克，黄芩 9 克，石膏 30 克。水煎服，取微汗、不汗啜热粥发之。

上药 3 剂，头痛、发热、自汗、口渴等症减轻，口眼仍斜，虑其病程半月，风已入血，"治风先治血"，故于原方中去黄芩、石膏加当归 12 克，川芎 6 克，红花 9 克，桃仁 12 克，连服 12 剂而愈。

按：瓜蒌桂枝汤专为柔痉而设，观㖞僻致病机理与初期伴随的头痛、发热、汗出等症状，亦备"太阳病的柔痉"特点，故选本方。方中瓜蒌根生荣血、益津液，桂草姜辛甘化阳，芍枣酸甘化阴，阴阳平衡，病邪自退。若风甚加防风、荆芥、白芷、羌活；热甚加黄芩、石膏、菊花、连翘；风痰阻络加半夏、南星、茯苓、白芥子、橘红；肝阳上亢去姜桂，蒌芍倍量，加钩藤、天麻、石决明；瘀血加桃仁、红花；气虚加参术芪；血虚合四物；理气加枳壳、香附；顽固不愈者可用本汤送服牵正散。

六、奔豚气与桂枝加桂汤

杨某，女，51 岁。腹痛 10 余载，时发时止，诊为胃神经官能症，多治无效。近因气郁而腹痛呕吐，气上冲心，吐出清稀痰沫，时而昏不识人，顷刻渐醒。脉弦，舌苔薄白。证属奔豚气病。处方：桂枝24克，白芍12克，炙甘草9克，生姜9克，半夏9克，大枣12枚，水煎服。服方3剂而愈，至今未发。

按：年高病久，阳气衰微，今情志抑郁，肾寒无所制而上凌于心，故选用桂枝加桂汤，增半夏与生姜伍用，实为合小半夏汤之意，加强和胃气止呕吐的功效。

七、梦遗与桂枝加龙骨牡蛎汤

王某，男，30岁。失眠遗精，服安定、谷维素、维生素类及六味地黄丸等均无效。症见形体消瘦，头昏目眩，寐则梦遗，动则气喘汗出，食欲减退，脉数无力，舌淡苔薄白，证属失精。处方：桂枝9克，白芍9克，生姜6克，大枣10枚，甘草6克，龙骨30克，牡蛎30克，炒枣仁30克，金樱子30克，莲子须各15克，水煎服。

服6剂，睡眠好，梦遗止。为巩固疗效，嘱患者早服六味地黄丸两粒，晚服人参归脾丸两粒，坚持一月，调理而愈。

按：《金匮要略》云："……男子失精，女子梦交，桂枝加龙骨牡蛎汤主之。"配入炒枣仁加强安神，配入金樱子、莲子须补肾摄精。

八、血痹与黄芪桂枝五物汤

张某，男，26岁。右臂麻木，活动受限，为张力负重所致。抬高、屈曲、伸展不自如，手指并拢困难，拇指外展不全，肌肉萎缩，患臂变细（右＜左3cm），肌张力松弛，脉弦细，舌苔薄白。证为血痹，治宜益气和血，调和营卫。处方：黄芪90克，赤芍15克，桂枝15克，生姜9克，大枣12枚，当归12克，党参30克，鸡血藤30克，王不留行30克，豨莶草15克，水煎服。

服9剂，患臂抬高，屈曲，伸展活动自如，肘关节以上麻木消失，手指可任意展握，原方加桃仁、红花继服 15 剂，诸症消失。然患臂仍比健臂细 1cm，故投以成药补中益气丸连服一月，作为善后调理，巩固疗效。

按：《金匮》提出治血痹用黄芪桂枝汤五物汤，为加强助气通络，故增入党参、鸡血藤、王不留行、豨莶草。

九、喘咳与小青龙合射干麻黄汤

杜某，男，17 岁。三岁时患百日咳，愈后遗咳嗽症，面赤气粗，身热无汗，喘咳不能平卧，痰涎连绵不断，咳时如鸡鸣怪叫声，恶寒头痛，脉浮紧，舌苔白滑。西医诊断为急性支气管哮喘，中西辨证为冷哮，宜宣肺散寒，豁痰平喘。处方：麻黄 6 克，白芍 9 克，五味子 9 克，干姜 6 克，甘草 6 克，细辛 4 克，桂枝 9 克，半夏 9 克，射干 6 克，紫菀 9 克，款冬花 9 克，大枣 5 枚。服两剂，哮喘停止，诸症缓解。为除痰饮痼疾，于原方加入茯苓 12 克，白术 15 克，继服 6 剂而愈，至今未见复发。

按：伤寒，素有痰饮，复感寒邪。《金匮》云："咳逆倚息不得卧，小青龙汤主之；咳而上气，喉中水鸣声，射干麻黄汤主之。"故二方合用有卓效。

谈谈桂枝汤的应用体会

澳大利亚　宋知行

临床上运用仲景经方是否有效，取决于对经方的理解。我长期追随全国名老中医董廷瑶，对此略有体会。现以桂枝汤为例说明之。

一、加深理解　方义自明

从古至今，对各经方的理解，往往诸说纷纭，要能获得准确、贴切的认识，并不容易。以桂枝汤言，其用或在太阳中风之时，或在营卫不和、卫强营弱之时，它有调和营卫、固表祛邪之功；有关桂甘龙牡与炙甘草汤，其中桂、芍、炙草对心阳心阴之虚有补助作用；小建中汤之治，表明了桂、芍对脾胃阴阳有着调补功能。同时，桂枝加龙牡汤之用于遗精、梦交，说明桂、芍也能调和肾元之气。此外，后世有言，桂枝汤能调补阳维之虚（连及冲任），是扩大了桂枝汤的运用范围。由此可知，桂枝汤之功，分别有抗邪、温煦、调补、固摄等作用；若体会其精意，则有通启阳气，振奋神机之义。这样，在运用桂枝汤上，就有很大的灵活性了。同时，在进行复方使用上，桂枝汤也可居于次位，但仍具有很大的功能。

二、通启阳气　拨动神机

学习仲景著作，可以懂得桂枝汤类方功能的广泛性，从而引导我们掌握它具有的通启阳气、拨动神机之功。

以上海市儿童的厌食病为例，董老即采用桂枝汤加味，加皮尾参、炒谷芽、炒麦芽、陈皮、山楂等，治病疗效显著。这些病儿原有面色㿠白或萎黄、盗汗、苔薄润、脉较弱、容易感冒等，可推知其病机在于阳气不振、运化乏力，这样运用了桂枝汤以通启阳气，诚有良效也。

又如，董老治一智能欠佳，学习成绩不良的儿童，其症有言少遗尿，踽行手抖、面色苍黄，动辄多汗、脉濡细弱、舌苔淡润。考虑到该儿出生时难产，是用产钳而下的，断为神机受伤、心窍不利，即用桂枝加附子汤，再加菖蒲、首乌等治疗，三月而愈，智商上升，手足灵活。

三、复方合理　桂枝可次

桂枝之用，常组复方。在采取复合二三方的情况下，桂枝汤的位置可有主次之别。有关桂枝汤居于主方的地位，是人所共知的，这里不赘。另一种是桂枝只处于辅助的位置，而另方却居于主要地位，但桂枝之功仍然甚佳。

譬如治疗妇女更年期综合征，其症伴见阵发冷热，热时汗出，脉软而弱，舌淡苔少的，选用二仙汤（仅二味）与桂枝加龙牡汤极为有效。这里是以仙茅、淫羊藿为主补肾元亏虚的，佐以桂枝加龙牡，是调理阳维冲任的，包含了拨动神机之功，故疗效颇高。

又如治疗偏头痛，伴见神疲不振，便溏心悸，或低热恶寒，动辄汗出，脉细弱，苔薄润，可用玉屏风合桂枝汤取效。这儿显然是认识到这一病机是以气虚不固为主，而阳气不调为次，故玉屏风之三药益气健脾，居于主位，而桂枝汤为辅则通启阳气矣。凡此，均为善用桂枝，即使处于次位，其功仍明而益彰也。

小柴胡汤的加减运用

平顶山高压开关厂医院（467001）

时立典　时立泽

小柴胡汤出自仲景《伤寒论》，为和解少阳之主方。我们临床以小柴胡汤加减治疗多种疾病，疗效甚著，兹举数案如下：

一、间断性高热

王某，男，50岁，矿工。因生气复感风寒而致发热、畏寒、胸闷、口苦、不思食，有时体温达40℃。先后按感冒、疟疾治疗，治疗后发热恶寒消失，不数日复发，白细胞及中性细胞、血沉无异常。脉弦数，苔微黄。此乃邪入少阳，居半表半里，医者治其表，表虽解而邪不去，致间断性高热。治仍须和解表里，投小柴胡汤加减：柴胡18克，黄芩18克，半夏6克，生姜3片，甘草9克，板蓝根15克，二花15克，苏叶15克。服6剂寒战止，发热退，更进3剂，诸症悉除。

二、顽固性呕吐

李某，女，32岁，工人。不明原因失眠，心烦易怒，口苦、厌食、食则呕吐，胸胁苦满作痛。曾查肝功能、胃镜，均未见异常。某医院诊为"神经性呕吐"，服多种西药罔效。观其表情淡漠，神情抑郁，视其舌质淡，苔白滑，诊其脉弦滑。辨证属肝胆气郁，疏泄不利，脾失健运，胃失和降，气上逆作呕。治以疏肝和胃降逆。处方以小柴胡汤加减：柴胡根15克，黄芩10克，半夏10克，党参10克，陈皮15克，赭石30克（先煎），生姜3片，甘草6克。服药9剂告愈。

三、急性支气管炎

席某，女，62岁。咳嗽，胸闷痛，吐黄黏痰20余天。肌注青、链霉素半月和口服麦迪霉素、蛇胆川贝液等，吐痰、胸闷稍减，唯咳嗽加重，自觉恶寒发热，胸闷，口苦口干，黄痰量少难以咯出。舌质红苔黄，脉弦数。查白细胞计数 1.2×10^9/L，N79%，L21%。X线透视所见：两肺纹理增粗。证属风寒袭肺，肺失宣降，邪居少阳，已有热盛伤津之象。治宜宣肺清热，表里双解。处方：柴胡18克，黄芩18克，半夏6克，桔梗15克，炙麻黄6克，前胡15克，大贝15克，炒杏仁12克，生姜3片，甘草6克，鱼腥草20克（后煎）。服药6剂，咳嗽减轻，痰由黄变白，且易咯出，更进6剂，诸症消失。

四、急性乳腺炎

王某，女，26岁。自述口服生麦芽回乳后4天，左乳胀而红肿热痛，体温升高，经医者诊为急性乳腺炎，用抗生素5天，发热稍减而局部病情有加重之势。观其左乳红肿，触之热甚，触压痛。T38.5℃，时而恶寒发热，左胁痛，抬手疼重。舌质红，苔黄薄，脉弦数。乳房乃肝经循行之处，断乳后乳汁瘀滞，郁而化火，故发热，肿痛，治之以疏肝清热，和解少阳枢机，投小柴胡汤加减：柴胡18克，黄芩20克，公英30克，瓜蒌20克，半夏6克，露蜂房6克（研末冲服），甘草6克，停用抗生素，上方服9剂而愈。

体会：①小柴胡汤原用于伤寒邪入少阳，症见寒热往来，胸胁苦满，默默不欲饮食，心烦喜呕，口苦，目眩，咽干等症，为邪居少阳半表半里，用之和解的主方。但临床应用时，不必待其证候全见。仲景明确提出："但见一证便是，不必悉具"的运用原则。临床观察：在外感和内伤性的疾病中，只要切中病机，具备其中某一症状，此方均可加减应用。在外感热性病中，表证未罢，里证已见的阶段，应用此方加减能和解之。内伤疾病应用此方加减能开肝胆之郁，推动五脏六腑安和，使阴平阳秘，气血调和，疾病乃愈。②临床观察：此方对细菌、病毒均有抑制作用。解热、抗炎、镇咳、祛痰功效显著。③临床应用时，疏肝解郁应用柴胡根，用量一般15克为宜，黄芩用量10克即可。若症见恶寒发热，用柴胡茎叶效良，用量在18克左右，去党参。黄芩用量和柴胡相等，半夏、甘草用量应在柴胡的二分之一以下。

当归芍药散加减临床应用

吉林油田医院（131100）　　刘占友

当归芍药散为《金匮要略》方，方剂组成为当归、白芍、茯苓、白术、泽泻、川芎，治疗妊娠腹中疼痛。笔者在辨证论治的基础上，以此主加减，治疗妇科几种疾病，收到满意的效果。

例1：某女，24岁。初产流血较多，产后13天四肢麻木，四肢关节疼痛，痛无定处。病人面色苍白，舌苔白，脉来浮大无力。用当归芍药散去茯苓、泽泻，加桂枝、黄芪、防风，连用6剂痊愈。

按：遵"治风先和血"的原则，本方以和血为主，兼去其风，尤对初产失血，风邪乘虚的病者，效果甚佳。

例2：某女，25岁。产后恶露少许，小腹疼痛较重，小便不利。病人面色微红，舌有微黄苔不腻，诊脉沉弦，宜当归芍药散去白术、芍药，加灵脂、蒲黄。服3剂恶露下，小便自利。

按：本病为产后恶露停瘀腹痛，加失笑散治疗儿枕痛，恶露去则小便自利。

例3：某女，25岁。产后流血过多，头晕明显，气短、乏力、少食。病人面色苍白、舌苔薄白，神疲，语声低微少气，脉微。宜当归芍药散去泽泻加人参、黄芪，连用8剂治愈。

按：此乃产后血晕、内虚，急当补气以摄血，连用6剂症状消失。

例4：某女，26岁。妊娠7个月，腹痛下利，肢体麻木、乏力，诊脉沉。应用当归芍药散6剂治愈。

按：是以归、芍养血，苍、术扶脾，泽泻利小便，以川芎畅其气血，达到养血，疏肝、健脾利湿，从而达到止痛、安胎的目的。

例5：某女，43岁。三年前曾患过急性肾炎，应用中西药治疗后，浮肿消失，但仍头晕、乏力，腰膝酸软无力，近两周来因患感冒旧病复发，表现为头晕，颜面及全身浮肿，少食，乏力，小便不利，月经正常。病人面色萎黄失泽，除颜面及全身浮肿外，余无所见，脉沉而无力。应用当归芍药散加桂枝、黄芪、党参，加大利水湿药量，连服6剂浮肿消失。但病人仍然腰膝酸软，应用本方去川芎加熟地、山萸肉，连用12剂，并未出现滋腻现象而治愈。

按：本方为补气血，扶脾利湿之剂，更有桂枝化气，有助于通利水湿，再加黄芪补中气，佐以补肾药，故其病治愈。

例6，某女，32岁。月经每40～45天来潮，淋漓不断，色淡质清稀，病人少食、乏力、气短，妇科诊断为子宫功能性出血。病人面色萎黄，苔薄白，舌体胖嫩有齿痕，诊脉沉细无力。应用当归芍药散去茯苓、泽泻，加桂枝、人参、升麻，连服 6 剂痊愈。

按：本病为脾虚不能统血，按一般情况可用引血归脾法，但应用本方加参、桂补气和血，更有升麻升提，优于归脾汤。

例 7：某女，28 岁。妊娠 6 个月，腹中绵绵作痛，心下急满，小便不利，肢体酸痛沉重，诊脉沉。应用当归芍药散加川断、杜仲、寄生连服 8 剂治愈。

按：妊娠腹中绵绵作痛多属血虚，而血生于中气，土过燥不生物，所以应用芎、归、芍滋润，土湿亦不生物，以苍、术、泽渗之，燥湿得宜，中气才能旺盛，血自生，痛满止。加用以川断、杜仲、寄生而疗腹痛，其病乃愈。

例 8：某女，27 岁。产后伤食而致呕吐呃逆 13 日。病人苔白腻而厚，诊脉沉滑，余无所见。应用当归芍药散去白术加半夏、川朴、陈皮、苍术，消食导滞，气不滞，水湿俱去，中州健运，故病可愈。

讨论：当归芍药散为《金匮要略》治疗妇人妊娠腹中疠痛方，是治疗妊娠血虚，肝木乘脾、兼有水气腹痛方。用当归芍药散养血疏肝、健脾利湿，从而达到止痛安胎作用。腹痛与寒疝刺痛不同，当归芍药散治妊娠腹中绵绵作痛，为血不足，兼有水气及肝乘脾所致。当归芍药散证应与胶艾汤、当归散有区别。胶艾汤为妊娠腹痛下血，为任冲二脉虚损，阴不内守，属于虚证。妊娠血虚有热而伤动胎气者宜当归散，至于阳虚寒重的腹痛，当用温经散寒、扶阳抑阴药，但须辨证明确方可应用。关于辨证论治，笔者遵循"师其法，宗其方"的原则，临床加减，效果满意，受益匪浅；主张用药少，以经论治，对浮肿加桂枝、黄芪，并加大利水湿药；对经漏淋漓不断加人参、桂枝、升麻以补气和营，升提中气；对产后血虚致痹，去利湿药加参、芪、桂枝、防风，以和血为主，兼去其风；恶露停瘀腹痛，去术、芍，加失笑散。当归芍药散证兼有腹痛、伤风、头痛、肢麻，随证加减。用量主张剂量稍大，但药味不宜过多，方不致误。

苓桂术甘汤及其衍化方的临床应用

广东省潮州市中医院（515600）　　陈家耀

苓桂术甘汤为治痰饮之名方，仲师立方原意为心下逆满，气上冲胸，胸胁支满，起则头眩，心动悸等证。历代医家有所发挥，但均离不开痰饮之范围。笔者在临证中，以本方为基础，衍化加味，扩大了临床使用范围，且疗效显著，兹赘述于下：

慢支、哮喘、肺气肿等慢性肺部疾患。症见喘息咳唾，痰涎清稀，胸胁苦满，动则气促不得卧，面色晦暗，肢冷、脉沉数，舌胖，苔薄白。本方加麻黄 6 克，葶苈 9 克，黄芪 20 克，五味子 5 克。用麻黄以宣化上焦，葶苈导痰消水，黄芪助阳补气，五味子滋肾水而敛嗽。

慢性肾炎、肾病综合征。症见周身浮肿，小便不利，面色㿠白，腰膝酸楚，神倦乏力，头眩头痛，病程迁延不愈，本方与真武汤并用，桂枝易肉桂 6 克，用真武壮水以制膀胱，肉桂引火归元，相得益彰。

胃及十二指肠溃疡，慢性胃炎之属虚寒型者。症见胸中痞闷，气上冲逆，嗳气吞酸，脘腹疼痛，或腹胀便秘，形寒怕冷，脉象沉细，舌淡苔薄白。本方加厚朴 9 克，蔻仁 5 克，法半夏 9 克，大枣 5 枚，以温化脾湿，佐以理气散寒，和中止痛。

功能性早搏：引起早搏的原因很多，除心脏本身外，慢性肝胆疾患及消化道其他因素所引起的腹胀也是功能性早搏的常见原因。症见脘腹胀满，心下痞闷，引发心动悸者。本方甘草改用蜜炙 9 克，加半夏 9 克，厚朴 9 克，龙骨 20 克、牡蛎 20 克。用半夏以通心阳，厚朴降逆下气，龙牡镇纳。临床上只要辨证准确，能收到满意效果。

复发性口腔炎：一般认为复发性口腔炎系因阴虚火旺或脾

胃实火所致，采用育阴潜阳法或清胃泻火法而不效或仍反复发作者，当审证求因，除口疮常见症状外，并见大便溏，腹胀，口疮局部周围不充血，边缘扁平，舌象见肥胖，或伴齿印，舌质淡不红绛，苔白或带腻，此为脾胃气虚，健运失司，不能生养营血所致。用本方桂枝易肉桂 3 克，加黄芪 15 克，太子参 15 克，升麻 6 克。此方意在健脾，用肉桂引龙雷之火归于命门；参芪补益元气，扶持脾阳；升麻升清降浊，茯苓、白术、甘草助阳化湿，阳生阴长，气血足则火自降，故亦为治复发性口腔炎之本。

　　缓解长期使用糖皮质激素所致的副作用。临床中诸如慢性肾炎、风湿性关节炎、类风湿、哮喘等病，临床医生往往长期使用糖皮质激素以控制病情，但长期使用，除出现水钠潴留外，尚可见应激性溃疡、高血压及随之而来的一系列副作用。故在使用激素的同时，早期使用本方、并针对原发病加用对症中药。若属脾肾阳虚者，取健脾温阳利水法，用本方加黄芪 15 克，附片 6 克，潞党参 15 克，车前子 10 克；若在大剂量激素诱导阶段，早期治宜滋阴降火，用本方合六味地黄汤，激素停用后，继续以本方加益气补肾药如山茱萸 15 克，肉苁蓉 15 克，杜仲 10 克，黄芪 15 克等以缓解激素停药后出现的撤退综合征。

　　在妇科病中的应用，慢性盆腔炎，症见少腹坠痛、腰痛、赤白带下，或伴慢性低热，或伴腰膝酸楚，脉弦数，舌质红绛或伴苔薄白。证属气滞血瘀，以本方加当归 13 克，川芎 6 克，桃仁 9 克，黄柏 10 克，苍术 10 克，元胡 9 克，香附 10 克。

　　痛经：少女经期腹痛，量少，或闭经或延期而至，本方加红丹参 15 克，当归 10 克，香附 9 克，延胡索 8 克。

　　子宫肌瘤：经血量多，或淋漓不断，或下血块，或腹部阵痛，经检查证实子宫肌瘤者，月经期本方加益母草 15 克，艾叶 10 克，续断 10 克，茜草 15 克。经期净后本方加昆布 20 克，卷柏 13 克，桃仁 10 克，三棱 10 克，莪术 10 克，继续服用半个月停药，下次月经来潮时如上法，连服 3～6 个月，瘤体缩小，乃至消失。

验案举隅：

陈某，男性，22 岁。患慢性肾炎已半年余，强的松 30 毫克/日，口服兼服维生素 B_1、B_6，水肿严重时加用双氢克尿噻片口服，并配以中药利水渗湿药治之，病情反复未减，邀余诊之，见周身浮肿，面色㿠白，小便不甚利，大便溏，纳差，舌胖大质淡，苔薄白，脉弦中带数，血压 24/14kPa，小便蛋白（＋＋＋＋），颗粒管型（＋＋＋＋），红细胞（＋＋），白细胞（＋＋＋＋），尿素氮 14.2mmol/L，证属脾肾阳虚，拟本方合真武汤加毛将军 20 克，每日一剂煎服，激素逐日减量，20 天后激素减至 5mg/日，再维持 10 天，停用激素，再以本方加黄芪 20 克，太子参 20 克，麦冬 10 克，山茱萸 13 克。如法调理半年，临床症状消失，再以金匮肾气丸调其后，至今三年，随访未再发。

曾某，男性，52 岁。口腔炎反复发作已六年余，来诊时见口腔黏膜及舌边缘有散在性溃疡灶 4 处，溃疡呈圆形及椭圆形如大豆大小，边缘扁平，周围充血不明显，余每以滋阴降火法治之，偶加用大黄以通腑散结，或用石膏以泻阳明之火，每次需一周余始愈，如是反复，每月必发 1~2 次，经久不断，未能根治。自思用传统法，固可取效，然而反复发作，脾失运化，令大便溏，舌体胖、舌质淡、舌心干、苔薄白，脉濡缓，此为元气亏虚，阴火上炎，消烁真阴，故疏以养正温化宣湿，辅以甘温助阳除热。宗苓桂术甘汤，桂枝易肉桂，方用茯苓 13 克，肉桂 3 克，白术 10 克，甘草 6 克，黄芪 15 克，太子参 15 克，升麻 6 克，土茯苓 20 克，连服 3 剂，大便如常，溃疡消失，再以上方参、芪用至 20 克，连服一个月，未再复发。后以本方桂枝易肉桂，合补中益气汤配成蜜丸，调服半年，至今两年余未再复发。

王某，女性，35 岁。素体肥胖，近两年来患胆囊炎，发作前必有腹胀嗳气，两胁满闷，心悸怔忡，甚或时感窒塞，心电图见频发性室性早搏，部分呈二联律，诊其脉滑数兼结代，舌苔白厚带腻。拟诊为胆囊炎伴发频发性室性早搏，证属肝气横逆，阳气不足，心脉痹阻，法当平肝理气，助阳化湿，开胸散结，以本方加柴胡9克，茵陈20克，厚朴9克，郁金9克，重用甘草。连服3剂，大便通，腹胀、心悸均消失，诸症悉除，心电图未见早搏。

体会：本篇所述，为笔者运用经方的临床心得。考苓桂术甘汤主证，仲师在《伤寒》、《金匮》中阐述颇详，其病机为脾肾两虚，脾阳不振，不能运化而致水饮内停，积湿生痰，肺失肃降，清阳不升，浊阴不降，故头昏目眩，水饮上凌心肺，则心悸短气。在治疗上也阐明了"当以温药和之"，故设是方。方中茯苓渗淡利温，行水而不耗气，桂枝通阳化气，白术健脾去湿，甘草和中扶阳。其立意在于助阳化湿、健脾利水。故历代医家均宗此以治脾肾阳虚之痰饮证，清代名医叶天士亦认为，"痰饮者，下元先亏，气不收摄，痰饮上泛，饮与气涌，斯为咳矣"。更进一步阐明脾肾阳虚的病机，治疗上亦主张"理阳通阳"离不开苓桂术甘汤，而叶天士对本方的应用亦局限于痰饮证，未能超越前人窠臼。然而医学发展至今，经方的应用范围日见扩大和发展。本文所列诸证，部分也为前人所未尽述者。其通用之病证，在现代医学中，虽不同系统，病因亦异，而临证中，若能审证求因，衍化运用，总能收到满意效果，窃以为深入探索经方，阐发前人所未述，扩大应用于现代医学中的某些难治之疾病，这将在医学发展史上，以及发掘和整理中医学遗产上起积极的作用。

运用经方须注意将息法

江西省鹰潭市中医院（335000）　　蔡抗四

关于《伤寒论》，昔贤有"仰之弥高，钻之弥坚"之慨。临床运用经方，若辨证正确，效如桴鼓；如果不注意将息法，势必胶柱鼓瑟。现就《伤寒论》中有关将息法，诸如煎药事

宜、服药方法、药物与食物宜忌及护理等，略作探讨，请同道
指正。

一、煎药事宜

中医方药剂型有汤、丸、散、膏丹、酒醴、药露、锭剂、
条剂、线剂、浸洗剂、熏剂、导药、坐药等。《伤寒论》里也
具备了汤、丸、散、导药等剂型，但汤剂占大部分。

煎药有关事宜，首先要考虑器皿。《伤寒论》除蜜煎导法
方提出"于铜器内，微火煎"外，其他均未标明器皿。但从
当时社会条件及出土文物来看，还是以陶器煎药为宜。书中所
列92种药物，植物类药占多数，若是金属器皿煎药，势必分
解药性，影响疗效。

煎药时间，书中亦未明言。但从配水煎药取汁比例看，就
可窥测煎药时间。如"米熟汤成"、"以水七升，微火煮取三
升"、"以水三升，煮取一升五合"、"以水三升、煮取一升"
等，从配水至取药汁，大致是二分之一或三分之一左右，少数
方取四分之一左右，如"以水一斗二升，煮取三升"。但大黄
黄连泻心汤及附子泻心汤则是以麻沸汤二升渍之须臾，绞去滓
服。前者不取煎而只用麻沸汤渍须臾，绞取之，取其轻扬清淡
之意，以泻心消痞。若久煎汁，必走肠胃，就不能发挥本方之
作用。后方不取煎而取渍，欲其味薄气扬以清热，附子别煮取
汁，取其味厚以重扶阳之力。可见煎药时间长短，立法严谨，
有其严格标准。

煎药先后次序亦须注意。先煮药物有麻黄、葛根、瓜蒌、
蜀漆、茵陈等，是为了减低毒性。《医学衷中参西录》说：
"古方中用麻黄，皆先将麻黄煮数沸，吹去浮沫，然后纳它
药。盖以其所浮之沫发性过烈，去之所以使其性归和平也。"
陶弘景亦谓："先煮一两沸，去上沫，沫令人烦。"又如茯苓
桂枝甘草大枣汤，先煮茯苓；栀子豉汤、栀子生姜豉汤，先煮
栀子；大陷胸汤先煮大黄等。先煮则取其性专，提高疗效。

有些药物宜后入，是为了保存药性。若与诸药同时煎煮，有效成分势必挥发殆尽，影响疗效。这类后入的药有：阿胶、鸡子黄、白蜜、白糖、芒硝、饴糖、人尿、猪胆等。桂枝人参汤方"先煮四味，取五升，内桂，更煮取三升"，桂枝后入，亦即此意，借桂枝行阳解表。

书中汤剂，绝大部分以清水煎煮，但也有一些汤方，别具一格。如枳实栀子豉汤以清浆水煎。按吴仪洛说："一名酸浆水，炊粟米熟，投冷水中浸五六日，味酸生花，色类浆，故名。若浸至败者害人，其性凉善走，能调中宜气，通关开胃，解烦渴，化滞物。"炙甘草汤及当归四逆加吴茱萸生姜汤，则与水和清酒各半煎煮。借其酒性辛热，以匡药势而行气血，通经络，利脉道，调和阴阳。茯苓桂枝甘草大枣汤则以甘澜水煎煮。作甘澜水法：取水二斗，置大盆内，以勺扬之，水上有珠子五六千颗相逐，取用之。要取珠子五六千颗，需将勺扬水良久始得。

二、服用方法

本书药物服用方法灵活多变。根据病情不同，服用药物方法也随之而异。如阳明病，津液内竭，大便硬用蜜煎导法等方，此实为开后世灌肠法的先河。治疗咽部疾患，用苦酒汤等方，其服用方法则"少少含咽之"使药效能持续作用于咽部。

一般汤剂一日三服或分温再服。但服用桂枝汤则又比较特殊："若一服，汗出病瘥，停后服"、"若汗不……半日许令三服尽……病重者，一日一夜服，周时观之，病证犹在者，更作汤服"。麻黄连翘赤小豆汤亦是日三服，半日服尽。祛邪务尽，治急病如将此之谓也。

干姜附子汤方则是顿服。本证为阴寒偏盛，阳气大虚，一次顿服，使药力集中，疗效更捷。

用药中病即止，勿伤正气，特别要注意病人体质，斟酌用药，方不致偾事。如服用调胃承气汤，少少温服之，少与以和胃气，恐伤正气。大陷胸汤方则是"得快利止后服"，恐过剂损人之正气，用时宜注意。三物小白散方及十枣汤则"羸者减之"，大、小承气汤则"得下利勿服"，"若更衣者，勿服之"。

近代崛起的"时间生物学"在《伤寒论》中也得到充分的反映，特别是在服药的时间方面论述更多。例如：十枣汤为"平旦服"。本方为逐水峻剂，空腹服，使药力速行。黄芩汤、黄芩加半夏生姜汤、桂枝人参汤则"日再、夜一服"；理中汤则"日三四、夜二服"；黄连汤则"昼三、夜二"。这几个方剂的侧重点都在脾胃。"夜二服"是否易为脾所接受而增强疗效？唐容川说："脾经得夜阴之气……故人有白昼不能食，至夜能食者，得脾阴之旺气故也。"可见张仲景已注意到用药的时间节奏。

三、药物与食物宜忌

我们知道，食物与药物关系互为密切！配备恰当，可增强疗效，反之会使药物疗效减弱甚至消失。例如：患者是维生素A缺乏症，运用维生素A、D等属于脂溶性药物，再配以咸肉、猪肉、奶油、大豆等高脂肪食物，无疑对病者有益。痛风是由于体内嘌呤代谢紊乱引起的一种疾病，因此痛风病人不宜食肉、鱼等含嘌呤类的食物。《伤寒论》十分重视药物与食物宜忌，有许多精辟论述。例如服用桂枝汤诸方，则必须忌冷、黏滑、肉面、五辛、酒酪、臭恶等物。服乌梅丸亦须禁生冷、滑物、臭恶等。服桂枝汤，宜吃热粥以助药力，亦增汗源。服三物小白散"不利，进热粥一杯，利过不止，进冷粥一杯"。服十枣汤"糜粥自养"此快利后，借谷气补养正气。服理中汤，宜饮热粥，以助药力，补养中脏之气。

四、护理

古代中医缺少护理专书，《伤寒论》提出了一些疾病的护理方法。服桂枝汤，要"适寒温"，服药后，要避风寒，睡一时许，盖好衣被，服热粥，使病从汗而解，微汗者佳，不可令其大汗淋漓，病重者，严密观察，即"周时观之"。又服大青龙汤，要注意勿大汗，若"汗多者，温粉扑之"，恐汗多亡阳。服理中汤后，"勿发揭衣被"。诸如饮食方面护理亦颇为详谈。

临床经验证明，运用经方，注意上述将息法诸项，可收事半功倍之效。

简析《伤寒论》中对举汤证

甘肃省庆阳长庆油田马岭医院 （745113）

于克俊

笔者在长期运用经方实践中，发现不少汤证有对举之趣，细品味之，内中涵义无穷，发人深省，足见仲景辨证之精，用方之巧，遣药之妙。现举以下诸例，讨论于同道：

1. 人是一个复杂的有机体，临诊时，其本质虚实难以明察秋毫，高明医生亦不免误治。伤寒夹虚误汗则出现复杂变证，既有三阳致厥，又可津伤致燥。甘草干姜汤辛甘化温而不燥，再取芍药甘草汤酸甘化阴而不腻，巧妙地将误汗后阴阳俱伤之变证顺序化解，由此联想临症见亦热亦寒亦盛亦虚的难证常令医者驻足，从此处可获启迪。

桂枝加芍药汤与桂枝加大黄汤证。皆为太阳病误下所致，但虚实两变不同。前者"腹满时痛"，为误下太阳脾伤，失去运化之功，故尔腹满时痛，用桂枝汤加芍药以和阴，实则系小建中也，取其温阳活络之谓也；后者"大实痛者"阳明实结，故以桂枝汤加大黄以通结实。同一误下，可见截然不同两种转归，兹可见仲景遣方用药条理分明。若以此指导临床，则多可取效。

3. 桂枝加附子汤证与桂枝甘草汤证。二者均为太阳病发汗过多而伤阳。但前者表阳虚津伤及肾，症见汗漏不止，恶风，小便难，四肢微急，难以屈伸，故加附子复阳敛液以培肾固表；后者损及心阳，症见心下悸，叉手自冒心，用桂枝甘草汤补益心阳而平冲治悸。

4. 桂枝汤证与理中汤证。两方皆为虚寒证而立，但前者为太阳表阳虚寒，故辛温发散以解肌和营卫；后者为太阴里虚寒，故用甘温补中以祛里寒。

5. 桂枝附子汤证与甘草附子汤证。二者皆为风湿相搏证，表里同病。但前者偏表、病轻，风湿之邪滞于经络，气机不畅，其方重在振奋三焦阳气，舒通营卫、从里达表，故重在充实营卫；后者病偏里、病重，病在关节，有阳虚，故姜枣不用，且以缓图之，用附子振奋肾阳，白术振脾阳以散精微，从里达表，重在充实脾肾。

6. 葛根汤证与葛根芩连汤证。二者虽同为太阳与阳明合病下利证，但前者证偏太阳寒多，乃因太阳表邪不解，水热不得外越，下迫胃肠而下利，故治重太阳以发汗解表，使汗出水津分消，郁热得解而利止。后者证偏阳明热盛，以热利喘汗为特征，故治重清泄阳明，清热止利，兼以解表。

7. 白头翁汤与桃花汤证。二者同为下利便脓血，但前者因大肠湿热邪实，里急后重著，主以清泄；后者因脾肾寒湿正气虚微，下利滑脱，主以温涩回阳。

8. 葛根芩连汤证与桂枝人参汤证。二者均为太阳表证未解而误下致下利证，但前者因胃气尚旺，病从热化，表现为阳明热实兼下利，故重在清阳明经热以表里双解；后者则脾气已虚，病从寒化，表现为太阳虚寒兼表之下利，故重在健脾温中兼祛表邪。

9. 麻黄汤证与桂枝汤证。二者虽同为太阳风寒表证，但因感受外邪的性质和受病体质的不同，前者为表闭营郁的表实证，无汗而脉浮紧，故治重通肺气开皮毛以发汗；后者为卫浮营弱的表虚证，汗出而脉浮缓，治重启脾气，散精微，培汗源以解肌。

10. 小青龙汤证和苓桂术甘汤证、真武汤证。此三证均有水饮，但小青龙汤证为外有风寒、内有水饮，无阳虚而表实，重点在肺，治宜发散宣越；苓桂术甘汤证为脾阳不运，水饮停聚中焦，重点在脾，治宜健脾行水；真武汤证为肾阳虚衰，水气泛溢，本虚而无表证，重点在肾，治宜温补蒸化。

11. 葛根汤证与桂枝加葛根汤证。二者均有项背强，但前者为风寒表实兼项强，无汗而恶风，故治重发汗解表，升津液，舒筋脉；后者为风寒表虚兼项强，汗出而恶风，故治重解肌祛风，升津液舒筋脉。

12. 麻黄附子细辛汤证与麻黄附子甘草汤证，二者均为寒邪直中少阴的太少两感证，皆用麻附以双解。但前者始得之，体质强，故用细辛重在祛邪；后者得之两三日，体质差，故用甘草重在扶正。

13. 五苓散证与茯苓甘草汤证，均有水饮内停。但前者为外邪循经入腑，膀胱气化失司，见少腹满，小便不利，口渴，脉浮发热，治宜化气行水，疏通三焦；后者为心阳不足，水停心下，见心下悸，四肢不温，口渴，小便不利等，治宜通阳行水，振奋心脾。

14. 干姜芩连人参汤证与栀子干姜汤证。二者均为上热下寒，且都有中寒下利。但前者上热主以呕吐，后者之上热主以心烦懊恼身热。治下寒都用干姜虽同，但治上热，前者偏于清泄以降逆止呕，后者则偏于宣越以清热除烦。

15. 瓜蒂散证与茯苓甘草汤证。二者皆因停痰留饮，阳不外达而手足厥冷。但前者乃有形痰实邪结胸中，胸阳郁遏，病在上者，因而越之，用吐法，痰实去而胸阳布达；后者因心脾阳虚水停中焦，故用温补通阳行水，脾阳运则四末得濡而回温。

16. 葛根芩连汤证、白头翁汤证、黄芩汤证。上三证虽同为湿热痢疾。但葛根芩连汤证偏阳明，热发于外，热重于湿，以身热为主；白头翁汤证偏厥阴，湿滞于里，湿重于热，以里急后重为主；黄芩汤证偏少阳，里热较甚，湿热并重或有呕吐、里急后重，以腹痛为主。

17. 五苓散证与桃核承气汤证。二者虽同为太阳腑证，病在膀胱。但一为蓄水，一为蓄血。前者少腹胀满，小便不利，神志正常；后者少腹急结或硬满痛疼，小便自利，神志异常。前者用五苓散化气行水以消水郁；后者用桃核承气汤或抵当汤活血化瘀，以逐瘀血。

18. 半夏泻心汤证、生姜泻心汤证、甘草泻心汤证。三者同为寒热互结之心下痞满证。但半夏泻心汤证偏脾胃不和，心下痞硬，以呕利为著，用其方和调而重在和降；生姜泻心汤证偏胃虚食滞，水气不化，以心下痞，干噫食臭为著，用其方和调而重在消散；甘草泻心汤证偏脾胃虚，以心下痞，干呕心烦，下利频作，完谷不化为著，用其方和胃补中、消痞、止利。

19. 五苓散证与猪苓汤证。二者虽同有水郁下焦，小便不利，但五苓散证因气不化，水不行，水蓄膀胱；猪苓汤证在于阴虚水热结于下焦。五苓散泄湿盛故用白术，通阳气而用桂枝。猪苓汤泄热胜故用滑石，育阴而用阿胶。

20. 真武汤证与附子汤证。二者同属少阴虚寒证，二方除药量不同外仅一药之殊。前者有水郁，故有心悸，头眩，身瞤动，腹痛，小便不利等，治用温里散结，有生姜而无人参；后者纯因阳虚寒盛故有体痛，手足寒，骨节痛，背恶寒等，治用温补，故有人参而无生姜。二方温阳虽同，而一散一补不同。

21. 当归四逆汤证与四逆汤证。二证同有四肢厥逆，前者因血虚寒凝，血流不畅；后者为肾阳虚衰，命火欠温。一在通血脉凝涩；一在补少阴命火。

谈谈旋覆代赭汤

福建省厦门医药研究所（361003）　　　柯联才

旋覆代赭汤乃仲景为胃虚痰阻之噫气不除之证而设。《伤寒论》云："伤寒发汗，若吐，若下，解后，心下痞硬，噫气不除者，旋覆代赭汤主之。"余临证曾以此方加减治疗数例阑尾术后肠粘连致噫气、腹痛之患者，恒收卓效，兹举一例以证之。

苏某，男，45 岁。患者于一年前因阑尾炎急性发作行阑尾切除术，术后时感腹胀痛，恶心呕吐，虽经中西医药及针灸治疗，时辍时发。最近症状加重，经 X 线胃肠透视，诊断为肠粘连，建议再行外科手术，患者拒绝。视其面色㿠白，语声低微，神疲倦怠。嗳气呕逆频作，有时日发数十次，纳呆。痰白而黏，脐腹胀痛伴大便秘结，两三天一行，小便少，舌淡胖苔薄腻，脉细弱。证属中土疲惫，运化失司，气机不畅。投以旋覆代赭汤化裁。处方：党参、白术、槟榔各 15 克，旋覆花（绢包）、干姜各 6 克，枇杷叶、姜半夏、姜竹茹各 10 克，炙甘草 3 克，代赭石 45 克（另包先煎）。服上药 15 剂后，诸症若失，纳增神旺，续予香砂六君子汤化裁，以作善后之图。

余亦曾以此方治疗数例因过食冰冷之物而致呕逆嗳气之患儿，也效如桴鼓。如陈某，5 岁。因进冷饮之物过量而致嗳气呕逆频频，嗳声高亢，日数十次，少则十多次，伴纳呆便秘、舌淡红苔薄白、脉细弱。证属中土虚寒，升降失司。投以旋覆代赭汤加公丁香 2 克，茯苓、白术各 6 克，方中代赭石用量为 20 克。一剂止，三剂病愈。

余临床上应用旋覆代赭汤治疗嗳气呕逆之患者，并不拘泥于仲师之汗、吐、下解后，心下痞硬，而认为只要患者病属中土虚寒，痰浊内阻，肝气犯胃，升降失司，症见嗳气或呕逆甚至反胃者，均可以此方加减施治。对于方中之主药旋覆花及代赭石的应用，余经过二十多年来的临床试验观察，有如下体会：

旋覆花因供药用之品种、性味、用量及是否用纱布包煎等存在的问题，而有致呕之虞。据历代本草记载，旋覆花的性味均为咸温或苦辛咸温。但余曾与同道煎饮单味旋覆花，其味微苦，且煎越久苦味越浓，并无咸辛之味。据《中药大辞典》记载，各地使用旋覆花同属不同品种者达四五种，其中有的性味为苦凉，这与旋覆花咸温的性味大相径庭。张锡纯在《医学衷中参西录》中也曾论及此问题，尝云："因旋覆花在《神农本草经》原言味咸，今坊间所售旋覆花，苦而不咸……苦味多令人涌吐。"历代医家多认为旋覆花的化痰降逆，止呕噫之功，与其咸味关系颇有密切。如《本草经疏》云："旋覆花，其味首系之以咸，润下作咸，咸能软坚。"所以，余认为在选用旋覆花代用品时，不仅要考虑其科属，亦应考虑其咸温之性味，否则将影响旋覆花降气润下的功效。

此外，旋覆花入煎剂，古人早有"须用绢包好，恐射肺令人嗽"的记载，现在亦均采用纱布包煎，究其目的乃为防止旋覆花绒毛逸出，刺激咽喉而致呕致嗽。但余发现用纱布包煎后，即使蜜制的旋覆花，亦不能完全阻止绒毛的逸出。我们在煎饮试验中，其中一位慢性咽炎史者饮后仍有恶心之感，所以，笔者建议旋覆花入煎剂仍须用绢包为妥，或按《中药大辞典》所载，煎滤去毛的方法。

至于旋覆花用量，陆拯氏认为"旋覆花用量增重时呕吐更凶"，余亦有同感，张锡纯氏则有在使用旋覆代赭汤时，如果旋覆花品种不纯"宜将方中旋覆花减半，多加赭石数钱"的经验。为了减少旋覆花致呕的不良反应，余主张在一般处方中，用量以6至9克为宜。

其次是代赭石的用量问题，张锡纯氏认为"赭石最善平肝、降胃、镇冲，在此方中当得健将，而只用一两，折为今之三钱，如此轻用必不能见效。是以愚用此方时，轻用则六钱，重用则一两"。对此，余亦深有体会，赭石质重，非重用不能建功。余治阑尾术后肠粘连患者，代赭石用量一般均在20～45克之间，倘若药量过轻，杯水车薪，无济于事，如本文所举苏姓患者，前医虽也曾投过旋覆代赭汤，然因赭石用量仅10克，轻描淡写，难以奏功。所以，余主张赭石入煎剂轻则15～20克，重则30～45克，如作散剂则须过煅水飞，用量以3～6克，药汤送服为宜。

注重经方组药比例与药量

浙江桐乡三院（314501）　　于仲经

余尝治一患者，女，47岁。诉患头痛2年，西医检查无器质性病变，诊断为神经性头痛，然多药久治无良效。细询之，言痛甚伴干呕吐沫，少腹胀，脉弦迟，苔薄白。诊为厥阴头痛。处方：吴茱萸6克，党参9克，生姜2片，红枣15克。服3剂，未效。复细诊之，脉证无误，汤亦对证，思及乃方用吴茱萸汤而未以此汤药量的原因———一失比例，二不足量。《伤寒论》吴茱萸汤各药的量为：吴茱萸1升，人参3两，生姜6两，大枣12枚。折合今量分别为82克、41.76克、83.52克、43克。其煎服法为："以水七升，煮取二升，去渣，温服七合，日三服。"而今法取二煎，折其量处之：吴茱萸40克，党参20克，生姜40克，红枣20克，分别以水750毫升、650毫升各煎取200毫升（头煎用冷水先浸一小时）混合，日三次分服。试一剂，病痛若失；再进两剂，两年顽疾竟得获愈。

　　经方用药精当每味药味不多，每药之用量较之今方多数为大（度量衡古今比较，煎服法不同，作相应处理后比较）。因此使用经方，其中每味药的药量是否用常用量，需斟酌。否则，往往影响疗效，上述教训可见一斑。余初学经方，在力求透彻方义的同时，甚感经方组药比例、药物用量亦经方精髓之一。当今临诊处方，仅凭歌诀列出药名，而比例药量，惟常用量而已。余认为，这是使用经方失败的原因之一。于一病一方失败事小，于一病一方失败而误以为"经方不治今病"事大。凡用经方：药证相符而未效者，不妨查对经方原用量，校正用药量。经方为医圣仲景深究医理、实践经验之总结，诚不可轻易放弃之。

　　经方药量升、合、个、枚、尺与重量的折算。经方中有不少药的用量是以升、合、个、枚来表示，也有以尺来计量的，给掌握经方组药比例与药量带来诸多不便。兹将余初学经方时比较古今度量衡实际测得的资料再次复核，列表或条陈介绍于下，供参考，以利经方的学习、研究和使用。

表1 经方用药容量折合重量表

药　名	容量(东汉升)	折合重量(克)	药　名	容量(东汉升)	折合重量(克)
半夏	0.5	45.0	五味子	0.5	33.0
淡豆豉	1.0	110.0	麦冬	0.5	44.0
麻仁	0.5	53.0	吴茱萸	1.0	82.0
瓜子	0.5	27.0	杏仁	0.5	64.0
生地黄	1.0	104.0	薏苡仁	2.0	280.0
葶苈	2.0	40.0	薤白	0.5	42.5
葵子	1.0	124.0	小麦	1.0	174.0
赤小豆	1.0	156.0	粳米	0.5	90.0
虻虫	1.0	10.5	䗪虫	0.5	30.0
赤石脂	1.0	298.0	芒硝	0.3	52.0

表2 经方用药个枚数折合重量表

药　名	个或枚数	折合重量(克)	药　名	个或枚数	折合重量(克)
大附子	1	21.0	半夏(大者)	8	18.0
附子	1	15.0	百合	7	175.0
乌头(大者)	5	27.5	川乌	5	20.0
杏仁	30	11.0	皂荚(去皮子)	1	9.0
栀子	15	9.0	甘遂(大者)	3	33.0
枳实(大者)	3	12.0	巴豆	1	0.8
枳实	5	15.0	大枣	10	36.0
石膏(鸡子大)	1	54.0	水蛭	30	195.0
乌梅	30	74.0	虻虫	30	2.0
瓜蒌实[注]	1	22.0	䗪虫	20	19.5
诃梨勒(煨,去核)	10	26.0	鳖甲(手指大)	1	5.5
射干	1	12.0	甘草(如指头大)	1	3.0

[注] 瓜蒌壳 14.0 克合瓜蒌仁 8 克，为瓜蒌实 1 枚。

说明：①东汉 1 升 = 198.1 毫升，1 尺 = 23.04 厘米（据吴承洛《中国度量衡史》修订本）。②由于中药产地不同，质量差异，采收季节上下，炮制操作左右等因素，不同批药测核有出入，取平均值。以个枚计者，取中等大小测；注明"大者"者，亦取一般大者，非最大者。厚朴 1 尺，取中等大小测。1 尺折合重量为 69 克。③甘李根白皮、梓白皮、蛴螬、蜘蛛、瓜蒂数种，暂缺。又有以"把"、"弹子大"为单位计量者，因无标准可测，略。④多次测核，承本县乌钲阮恒德药店、本院中药配方部协助，在此表示感谢。

漫话大小柴胡汤

武钢第二职工医院 （430085） 张新华

诸经方之中，吾最喜用者，柴胡剂是也。它们寒热并用、补泻兼施、宣通内外、疏利三焦、调达升降、运行气血、主治范围极广，虽然方书皆以半表半里定位，但验之临床，则上中下三焦病症均可应用。伤寒学名师马骥教授就教导我："脐以上，乳以下之脘胁部分，包括肝、胆、胃、脾、胰诸脏疾患，柴胡剂应用最为广泛。"马老此语诚为经验之谈。

一、小柴胡汤

有一高烧病人，经各种大量抗菌素治疗，热仍不退。吾抓住热型乃寒热往来特点给小柴胡加生石膏、二花、连翘等，五剂而热退身凉。由此我体会到柴胡剂的应用反映了中医学的优势所在，从此对小柴胡汤产生了浓厚的兴趣。

关于小柴胡汤的主药，印会河教授指出："治外感热病，凡病人自觉寒热往来为主的，一般都可用柴胡、黄芩、半夏之药作为基础。"朱子清更进一步指出："柴胡苦平，气质轻清，具升降两性，配苦寒之黄芩，苦平之半夏，更进一步辅助柴胡之升降作用；如去黄芩则胸胁苦满可除而往来寒热不去，去半夏则热能除而胸胁苦满仍在；单纯使用柴胡，其退热作用并不可靠，必须配合黄芩才能退热，单纯用柴胡止呕，非但不能止呕反有头晕的反应。"故使用本方，三位合一，缺一不可。

日本学者细野史郎通过实验指出：柴胡具有相当强的催眠作用，小剂量有利尿作用，大剂量（中毒量），则无利尿作用；小剂量可增进食欲，大剂量则会使食欲减退（体质健康者则增进）。《日本东洋医学会志》还报告柴胡皂苷的抗炎作用与强的松龙作用相同，具有抗肉芽和抗渗出的作用。柴胡与抗瘀血剂合用，其抗渗出作用和抗肉芽作用均超过两者药效的总和。

由于少阳的主要病机是胆与三焦及相关经络气化功能失调所致，而三焦主疏通水道，总司人体的气化功能，故少阳受病，不仅在于上焦阳气被郁而化火，亦可影响到其他脏腑、气血、内外、表里而发病，仲景创小柴胡汤即为此而设，临床应用极为广泛。在内科常用于发热，及呼吸系统的急性支气管炎、渗出性胸膜炎、哮喘等；消化系的急性胰腺炎，胆汁返流性胃炎，慢肝及肝硬化腹水等；泌尿系如尿路感染、急慢性肾炎、肾绞痛等；精神神经系统的顽固性失眠、神经官能症、精神分裂症及癫痫等；心血管系统的高血压、心律不齐等；他如甲亢、糖尿病、胶原病及过敏症亦有一定疗效；妇科经期发热、热入血室、产后感染；儿科之小儿遗尿、肺炎、百日咳、消化不良及部分外科、五官科疾病。

例1：王某，女，20岁。20天前患感冒，寒热往来，服加味小柴胡汤后好转。后因突受惊吓，又发乍寒乍热，热后汗出，晨起必作呕吐，拟用柴胡陷胸汤无效。现一日往来寒热两三次，胸闷心悸，睡眠恶梦，晨起作呕，口苦溲黄，胃纳欠佳，脉细弦滑数，舌红少苔。辨证为邪滞少阳，胆胃郁热上逆，神不守舍，拟和解少阳、调胃镇惊。处方：柴胡15克，党参10克，清半夏10克，牡蛎15克，生姜10克，生龙齿15

克，竹茹 10 克，陈皮 20 克，黄芩 15 克，茯苓 20 克，炙草 10 克。服药 6 剂，呕止、悸减，晨起稍恶心，咽中有阻塞感，食后腹胀，给半夏厚朴汤加味以善其后。

按：此病人始为少阳证无疑，故服小柴胡汤好转。复惊吓后，服柴胡陷胸汤无效者，以其缺镇惊安神之品也。经云："惊则气乱"，气已散乱无常，胃气不降而随胆热上逆作呕，只和解清热何以得效？故改用柴胡加龙骨牡蛎汤加竹茹、陈皮，以增加和胃止呕之力，方可药到病除。由此可见，即使辨为柴胡证，用药时亦必依病情而予以灵活加减。否则，刻舟求剑，焉能成功。

另外，柴胡剂即为和解剂，故在煎法上，一定要按方后要求去渣再煎，以取其药性之中和，否则，将失去和解之义。

二、大柴胡汤

临证凡急慢性胆囊炎、胆石症、急性胰腺炎等，吾均用大柴胡汤加减治之，竟也获佳效。

考大柴胡汤是仲景为少阳失和，阳明热结而设，故少阳之寒热往来或发热，心烦喜呕，上腹部拘急疼痛或肌紧张（即胸胁苦满，心下急、痞硬等），阳明之郁郁微热，大便秘结或热，结旁流等症，使用大柴胡汤常获佳效。然用经方者，亦需根据辨证作适当加减。笔者治急性胆囊炎和胆石症，多加用银花、连翘、公英、虎杖等清热解毒之剂以控制炎症；金钱草、茵陈、郁金等以助枳实、大黄利胆排石，并对症加用诸如木香、沉香、金铃子散等以理气止痛治标。实践证明，只要大黄、银花、金钱草等药量用足，一般 3 ~ 4 天即可使热退痛减，比用西药抗菌素治疗效果更好。

至于二病治疗的区别，胆囊炎重在利胆消炎，故清热解毒剂量要足，利胆药则次之；而胆石症则以利胆排石为重，石韦、硝石、鸡内金等均可加用，而抗炎药则次之，如此而已。

急性胰腺炎的治疗，吾常用大柴胡合大承气汤，加公英、银花等控制感染，加郁金、元胡、木香等理气止痛，收效亦佳。

例2：赵某，男，56岁。患者中午进食后突发上腹部疼痛，疼痛呈绞痛性质，放射至背部，发病以来已吐6次，均为胃内容物，不带血，无畏寒发烧、被动体位、呻吟、皮肤巩膜无黄染、心肺（－），腹平坦柔软，腹式呼吸减弱，上腹压痛（＋＋），反跳疼（＋＋＋），腹肌紧张，肝区有叩击痛，墨菲氏征（＋），肝浊音界存在，肠鸣音弱，胸透（－），腹透膈下无游离气体，肠腔无积气，积液。至下午4时，查血淀粉酶256单位，腹腔穿刺液淀粉酶1024单位，红血球满视野，诊为急性出血性胰腺炎。自夜12时至第二天上午9时，鼻饲中药400ml。处方：柴胡12克，黄芩9克，白芍15克，木香15克，川楝子9克，元胡12克，大黄5克，二花30克，枳壳9克，姜半夏9克。至下午6时半，患者腹胀，腹部无压痛，体温37.4℃，肠鸣音弱，考虑为肠麻痹，给攻里通下，停止胃肠减压。处方：柴胡12克，半夏9克，白芍15克，枳实15克，厚朴24克，大黄15克（后下），木香30克，芒硝30克，二花30克，公英30克，郁金12克，沉香24克，三七9克，元胡9克，黄芩15克。两剂至第三天上午时，肛门排气，大便通，腹胀消失，给输液补钙等支持治疗两天后出院。

按：此乃笔者治疗的第一例胰腺炎，因无经验，用药较杂，特别是大黄用量不足，若大黄开始即用足量，后面的肠麻痹可能就不会发生，故特举此例，以警后者。

谈《伤寒论》方药运用

河北省肃宁县梁村镇医院（062351）　　　王寿松

《伤寒论》这部经典巨著的伟大成就在于创立了六经辨证与八纲辨证相结合的辨证论治法则；把中医的基础理论与临床医学有机地结合起来，建立了一套完整的理法方药体系。而方药的临床运用就是这套体系中的重要组成部分。

《伤寒论》的组方用药有着精深的造诣，受到后世医家的推崇。它综合了前人和当时医家的用药经验，结合作者的临床实践，创立了众多具有实用价值、疗效卓著、千古不泯的经方，成为中医宝库中的一颗明珠。纵观众多经方之所以能在临床上疗效卓著，至今仍能广泛应用，除了辨证精当的因素之外，就是因为《伤寒论》的作者在方药的运用上独具一帜。现就其梗概略述一二。

一、组方严密　用药精纯

"方"从"法"立，"法"从"理"出。正确的理法是组方用药的前提。但是，理法明确，并不等于方药运用得当。《伤寒论》在组方用药时的一个突出特点就是组方严密，用药精纯。以桂枝汤为例。在《伤寒论》中，桂枝汤证的主要证候类型有：太阳病，头痛发热，汗出脉浮缓证；脏无他病，时而发热汗出证；病常自汗出证以及太阴病而兼表证等。究其病机，都是属营卫不和所致。因而立法组方，则以调和营卫为中心。桂枝汤的组成正是在这一原则指导下而制定的。方中用桂枝宣通卫阳、解肌祛邪为君，配以芍药敛阴养营为臣药。桂枝配芍药，一散一敛，疏表通阳，调和营卫，为本方的主要药物。另以甘草、生姜、大枣和胃健脾，滋营卫化生之源。且生姜又能助桂枝以通阳，大枣助芍药以养营，甘草又能补益中气，安内以攘外，并可调和诸药。各药相合，既能发挥各自的特长，又能协同生效。桂枝汤中药仅五种，而功效卓著，这与其组方严密，用药精纯，立方选药恰到好处关系甚大。无怪乎柯韵伯称赞此方为仲景群方之冠，乃滋阴和阳、解肌发汗、调和营卫之第一方也。此外，诸如麻黄汤、四逆汤、承气汤、白虎汤等，皆以组方严密、用药精纯、效力卓著而著称。

再者，通过方证之间的比较分析，可以更深刻体会《伤寒论》中组方用药之精深造诣。如葛根汤是为治疗太阳伤寒经输不利，兼见项背强几几的证候而设。桂枝加葛根汤则是为治疗太阳中风经输不利，兼见项背强几几的证候而设。比较两个方剂的组成，仅是一味麻黄之差，而所主证候就不同了。葛根汤证无汗，属太阳表实，故方中配麻黄发汗解表；桂枝加葛根汤证有汗，属太阳表虚，故方中不用麻黄，仅以桂枝汤调和营卫。此二方的比较足以显示《伤寒论》组方选药的严密和精纯。其他如真武汤与附子汤，桂枝汤与小建中汤等的组成均属此类情况，不一一赘述。

总之，《伤寒论》的组方用药的精义很值得我们仔细体会。作为一个临床医生，组方选药不应是把药物随意拼凑，而应在辨证的前提下，遵循一定的治则，详审每味药物的功用，筛选最适宜的药物，根据配伍原则，组织成方，使各药相互协调，发挥协同作用，获取一定疗效。因此，一个方剂的组成，不应着眼于药味的多少、药品的贵贱，而主要应考虑怎样通过组方配伍，充分发挥其协同作用。对于临床上处方不求实效，不注重配伍，含含糊糊、拼拼凑凑、以多取胜的陋习，前人也曾有过尖锐地批评。如唐代医家许胤宗说："不能别脉，莫识病源，以情臆度，多安药味，譬之于猎，未知兔所，多发人马，空地遍迴，冀有一人获之，不亦稀矣。假令一药偶然当病，他药相制，气势不行，所以难瘥谅由于此。"

二、据证加减　灵活变通

每一疾病的发生和发展，决非千篇一律，固定不变，而是因人因地因时而有各自独特的变化。一首方剂组成之后，并不见得适用于所有病例，也不会适用于每个病例的始终。因此，方就应随证而变。《伤寒论》在方剂的加减变化上，更是巧妙灵活。既不失于原则，又能恰合病情。仍以桂枝汤为例：《伤寒论》第18条说："喘家作，桂枝汤加厚朴杏子佳。"这是说素有喘证之人又感新邪，既是营卫不和的桂枝汤证，又伴有喘证。故而在应用桂枝汤调和营卫的同时加用厚朴杏仁理气平喘以除其旧疾。再如第20条说："太阳病，发汗遂漏不止，其人恶风，小便难，四肢微急，难以屈伸者，桂枝加附子汤主之。"此证原属太阳表证，因汗之不当，发汗太过而不止，致使营阴受损，而表阳大伤，阳气失固，漏汗不止。证属表虚，营卫不和，桂枝汤溢阴和阳，解肌祛邪，本为食宜之方。但过汗伤阳，将成坏证，扶阳之务亦急，故而更加附子扶阳固表，方为妥贴。再如第21条："太阳病，下之后，脉促胸满者，桂枝去芍药汤主之。"第22条："若微寒者，桂枝去芍药加附子汤主之。"这两条乃是太阳表证，误下之后，表邪虽未内陷，但胸阳受阻，表现为脉促胸满。在使用桂枝汤时，去掉阴柔的芍药，免碍胸阳的恢复宣通。若进一步则更见脉微恶寒，为阳气受损已重，故更加附子温经回阳。如此方随证变，巧妙灵活。其他如桂枝加大黄汤、桂枝加芍药汤、桂枝新加汤、桂枝加桂汤等都是方随证变的典范。

另一方面，同一病证，由于患者个体的差异性，临床表现往往因人而异，故虽病机治则相同，而在具体用药上，就要有所区别。为示人避免套用成方，在《伤寒论》的多数方剂中都注明了对于不同的症状表现，采取相应的加减。如小柴胡汤方下说："若胸中烦而不呕者，去半夏、人参、加瓜蒌实一枚；若渴，去半夏，加人参合前成四两半，瓜蒌根四两；若腹中痛者，去黄芩加芍药三两；若胁下痞硬去大枣加牡蛎四两；若心下悸，小便不利者，去黄芩加茯苓四两；若不渴，外有微热者，去人参加桂枝三两温服微汗愈；若咳者，去人参大枣生姜，加五味子半升干姜二两。"这样的加减，则在方药的运用上，既不失于原则，又能根据个体差异灵活变通，大大提高了方剂的效力。

三、重视配伍　严谨妥贴

《伤寒论》不但重视药物配伍，而且善于运用配伍，以充分发挥配伍后的功效。

如同样一味麻黄，配伍不同，则其功效也随之发生变化。

在麻黄汤中，以麻黄配伍桂枝，大大增强了麻黄发汗解表之力；同时配伍杏仁，又增强了麻黄宣肺平喘的作用。而在麻杏石甘汤中，除了配伍杏仁以助麻黄宣肺平喘之外，又配伍石膏以清内热，抑其麻黄辛温助热之弊。这样，麻黄汤与麻杏石甘汤在配伍上仅一味之差，而两方的功效却大不相同，前方是发汗解表辛温峻剂；后者则是清肺平喘辛凉宣泄之方。

再如真武汤是一首温阳镇水之剂。方中以附子温复阳气，以茯苓白术健脾利水，以芍药敛阴以济阳，并配伍生姜，以其辛散之力佐附子宣散水气。而在附子汤中，其组成同样是附子、茯苓、白术、芍药，只不过去掉生姜而配伍了人参，使附子汤成为一首温补元阳以祛寒湿的方剂。其作用的改变就在于方中以人参替代了生姜，人参大补元气。这就大大增强了附子温补元阳之力。两方在配伍上仅一味之差，而功效各异。

所以，选药组方，除了充分了解各药的功用外，更应重视配伍后的作用。根据组方的目的选配适宜的药物。

四、服法多样　因病施用

《伤寒论》中的每首方剂煎服方法都作了不同的处理。以适应不同的病情和药情。其主要处理方法有如下几种：

多备少服，以病愈为度。如桂枝汤方下说："微火煮取三升……服一升……若一服汗出病瘥，停后服，不必尽剂。若不汗，更服依前法。"小柴胡汤方下说："煎取三升，温服一升，日三服。"麻黄汤方下说："煮取二升半，去滓，温服八合。"药物虽有常规用量，但因患者个体的差异，对药物的耐受程度不同，故而视其服药的反应和疗效来决定药量，实为万全之策。此外在一些危急证中，所用药物多为峻猛之品，也多采用多备少服之法。如大承气汤方下说："分温再服。得下，余勿服。"小承气汤方下说："分温二服。初服汤当更衣，不尔者尽饮之。若更衣者，勿服之。"大陷胸汤方下说："取二升……温服一升，得快利，止后服。"这些方剂，药性峻烈，过服则伤正气，但病势急重，量少又恐难中病，故多备少服，以知为度，中病即止。这样既不至于量少延误病机，又不致过量损人正气。

根据治疗目的，决定煎法服法。由于疾病都有各自的特点，药物也有本身的特性，为了达到以药物治愈疾病的目的。在煎药和服药的方法上，也是不容忽视的一环。桂枝汤的服法中说："服已须臾啜热稀粥一升余，以助药力。"这种为增强解肌发汗以调营卫的目的而采用进食热粥以助药力的方法，既简单实用，又能增强疗效，堪为后人效法。又如大承气汤的煎法是："先煮二物，取五升，去滓，内大黄，更煮取二升，去滓，内芒硝，更上微火一两沸。"这样煎煮则使大承气汤软坚泻热的力量大大增强。其他如麻黄汤中麻黄先煎去沫，以减轻麻黄的副作用；大黄黄连泻心汤以麻沸汤渍之，取其苦寒重浊之品，作轻扬清淡之用；附子泻心汤中附子单煎取汁，其余三味以麻沸汤渍之，这样则寒热同用而各奏其功。以上这些煎服方法对提高方药的疗效具有重大作用。是先圣为后人运用方药所树立的光辉典范。

根据病情和药性，采用不同剂型。病情有缓急，药性有平峻，而病人的体质亦有差异，为达到有效的治疗目的而采用了不同剂型。如在治疗结胸证时，病轻势缓则用大陷胸丸。以峻猛之品制成丸剂，变峻泻为缓攻。病重势急体质强壮者则用大陷胸汤，以其汤剂效速力宏，峻泻逐水。又如阳明病的脾约证，病势缓，故用麻仁丸润而缓下。而对于燥屎内结实热壅滞，必须急下存阴的腑实证，则以三承气制汤剂以峻下。瓜蒂散证，以瓜蒂、赤小豆制成散剂，为防止过度呕吐，败伤胃气，采用服时煮糜的方法。此外，像蜜煎导、猪胆汁方的导剂，苦酒汤的含咽剂等剂型，都是为适应不同病情药性而采用的。这种剂型的变化对我们今天的剂型改革不无启迪。

五、药物炮制　一丝不苟

炮制是使用中药时必不可少的处理方法。药物的性味和作用，通过炮制之后将会发生重大改变，为了临床的不同需要，则药物必须作相应的炮制。对此，《伤寒论》中对每首方剂中应当炮制者均作出详尽而明确的说明，一丝不苟。如对于桂枝的去皮、半夏的洗、甘草的炙等这些一般炮制，都不厌其详。另有一些药物，为适应不同的治疗目的而予以不同的炮制。如在四逆汤、白通汤等急救回阳的方剂中，附子均生用以取其峻烈的回阳之力；而在甘草附子汤、桂枝加附子汤等一般温阳的方剂中，则用炮附子，取其温和的扶阳之效。另如对姜的使用，《伤寒论》非常重视生姜与干姜的区别。在以解表和胃，降逆散湿为主要作用的方剂中俱用生姜，取其辛散，性走而不守之用，像桂枝汤及其变法中，真武汤及桂枝附子汤中均用生姜；而在四逆汤，干姜附子汤等治疗阳虚寒盛的方剂中则俱用干姜，取其温阳祛寒之力。另外，对药物的捣、碎、切、擘、㕮咀等制法，也都作出明确交待。现代研究已证实，药物切片捣碎后，可大大增加有效成分的煎出，提高药效。而这一点早为《伤寒论》所重视，更值得我们今天效法。

　　结语：方药的运用，对于中医临床至关重要。方不合法，药不对证，绝难取效。前人云"用药如用兵"，不善于用兵，败亡自不待言。医圣张仲景所创制的方剂，历来称为经方，沿用至今，已近两千年，仍不失其卓著功效，足知经方生命力之强大。我们今天不仅要善于使用经方，更重要地是研究它。为适应现代临床的需要，创出更加完美的治疗方法并寻求其规律，探究其奥秘。

从苓桂术甘汤的临床运用谈用经方体会

江西钢丝厂职工医院 （336500）　　郭来荣

　　笔者崇尚仲景之学，习用仲景之方，多年来有些体会，今呈鳞爪之见，斧正于同道。

一、经方加减不能脱离组方原则

仲景诸方组方严谨，每一味药都紧扣病机而遣用。如苓桂术甘汤的组方原则是要体现温阳化饮，是为中焦脾胃虚损，气不化水，水气内停之痰饮病而设，因而方中所遣用的每一味药都不能离开健脾、温阳、化饮这一原则。所以方取茯苓健脾利水而冠方之首，用量最大而为君；"病痰饮者，当以温药和之"，故取辛温之桂枝温阳化饮而为臣；取白术燥湿运脾，甘草调和脾胃为佐使。掌握了这一原则，经方就可成源泉活水，加减运用自如了。如饮邪阻遏清窍而致晕眩，可加菖蒲、远志；饮邪闭塞心阳之痹痛，加薤白、瓜蒌壳；饮邪凌肺之喘嗽，加陈皮、半夏；饮邪阻遏脾胃枢转，肠鸣漉漉，可加参芪、枳壳等。笔者认为：经方加减运用时，一不能减去君臣二药，二不能加药味过多，以一两味为宜，三是所加药之剂量不宜超过君臣二药。只有这样才既可保持其组方原则，又可保持经方少而精的特点。

二、抓住病机主症　扩大运用范围

病机与主症是痰病的本质体现，症状千变万化，抓住了本质，"就不必问其为伤寒，温病，杂病"，有是证即用是方。如苓桂术甘汤为温阳化饮之名方，凡因中焦阳虚，脾失健运，气不化水，湿聚成饮之为患即可应用，就不必只限于"心下逆满，气上冲胸，起则头眩"和"胸胁支满，目眩"了。如曾治一李某，45 岁。每年仲夏开始，每晚 8 时左右即出现胸闷、气喘、痰鸣、不能平卧，约持续半小时消失，入秋则终止发作。如此数载，西医诊为过敏性哮喘，但治疗无效。据仲景"肺饮不眩，但苦喘短气"，当属饮邪为患，以苓桂术甘汤加五味子、紫石英。服 1 剂则显效，共服 5 剂，至今已 7 年未复发。又曾治刘某，43 岁。两眼交替性浮肿如卧蚕状 3 月余，诊断不明，治疗无效。笔者据《素问》"诸有水气者，微肿先见于目下也","水在腹者，必使目下肿也"，诊为脾虚饮停，上泛于眼胞之痰饮病。治以苓桂术甘汤加细辛。服2剂，眼胞肿消失，至今已六年无复发。又曾治一刘姓女患者，18岁。每晚欲入睡时则出现胸闷如压千斤，有压迫窒息之感，必须立即坐起方能缓解，苦不堪言，先后在省地医院诊为神经官能症，治无寸功。笔者据脉症，断为饮邪阻遏胸阳，用苓桂术甘汤加薤白头、龙齿，共服20余剂，发作终止，至今已7年未复发。

三、经方合用　增强疗效

为适应错综复杂的病情变化，提高治疗效果，临床常可将两个或两个以上经方联合应用，如仲师在《伤寒论》已给我们作出了榜样和例证。如柴胡桂枝汤、桂二麻一汤、桂麻各半汤均如此。笔者在应用苓桂术甘汤治疗美尼尔氏综合征时，多合泽泻汤；治慢性支气管炎急性发作多合麻黄汤；治肺心病心衰用真武汤合葶苈大枣泻肺汤。经方亦可合时方应用，如治胃下垂用小建中汤合用补中益气汤。但须引起注意的是，经方合用后必须仍能体现病机和组方原则，与时方合用要体现以经方为主导，不可喧宾夺主，否则失去了经方特点，就谈不上是经方的活用了。

四、正确使用剂量　确保作用发挥

用经方之秘在剂量，相同的药味因其剂量不同则组成功效不同的方剂。若辨证无误，经方用之效与不效，就取决于剂量了。三十多年前笔者随师现场教学时，曾治一男性高某。患者两肩胛间常年如有置冰感，两年余。"心下有痰饮，其人背寒冷如掌大"属痰饮为患无疑，处以苓桂术甘汤加鹿角霜，按教科书中一两折一钱计算用量，服3剂，未获寸功。二诊时老师嘱我将各药剂量增加3倍，共服5剂，痼疾终除。此案至今笔者记忆犹新。又两年前曾治王某，患频发性室性早搏，呈二联律或三联律，多次住院治疗只能求一时之安，历时两年之久。笔者据"心动悸，脉结代"处以炙甘草汤。因担心方中姜桂辛温助燥，甘草有皮质激素样作用，用量过大，恐有不利，故初用量较小，药后早搏依然，再三斟酌，辨证无误，乃将剂量逐渐增大，早搏减少，至炙甘草增至40克，生姜30克，桂枝30克时，早搏终于消失，且并未出现所担心的副作用，至今已两年多未复发。由此可见药量的重要，对于经方中原剂量如何折算为宜，虽至今尚无统一换算法，笔者认为按一两折算一钱（或3克）是起不了作用的，用量必须较时方偏大，这也是经方的特点。笔者一般都按一两折10克左右计算，效果满意。

总之，对经方的运用，要师古而不泥，既不可视经方为死方，禁锢手脚，也不可随心所欲，随意加减，弃经方之特点于不顾。只有在吃透经方组方原则，抓住病机主症前提下，才可将经方用好用活。

经方治利纵横谈

赣南医学院中医学教研室（341000）　　钟大瑞

"利"是《伤寒论》（以下简称《论》）中的一个病症，其义是大便次数增加及胃肠道疾病的总称。

《论》六经的条文有94条述及"下利"的症状，占全文（397条）的23.68%；设有29张方剂治利，占全书方剂112方总数的27.6%。仲景当时为何对"下利"一症如此重视呢？回答这个问题，还要从《论》原序中找答案。原序中说到"余宗族素多，向余二百。建安纪年以来，犹未十稔，其死亡者，三分有二……"。其死亡人数之多，疫情的严重，可见仲景当时所说的"伤寒"病，实际上包括了多种发热性急性传染病，其中包括相当多的肠道传染病在内。据《论》中的论述，诸如"下利便脓血"、"协热下利"、"呕吐利"、"下利不止"等描述，结合现代医学知识来认识这些"下利"病症，大概包括了急性菌痢，中毒性痢疾，肠伤寒，副伤寒，霍乱，沙门氏菌感染，急、慢性消化不良，急、慢性胃肠炎，甚至是中毒性消化不良，食物中毒等。

一、协 热 利

"协热利"，是由于表证未解而误用下法致成的下利，成为既有表证的发热，又有下利，故称之为协热利，相当于现代医学的沙门氏菌感染肠伤寒等。葛根芩连汤是治疗协热利的名方。笔者曾治一肠伤寒患者，体温40℃，烦热，腹痛，溏便日十数行，用葛根15克，黄芩12克，黄连6克，生地20克，地榆15克，犀角5克（磨面水冲服）。三剂后热减至38℃，大便次数减少，颜色转黄；十二剂热退尽，调和胃肠而愈。

笔者还曾用葛根芩连汤加味治疗应激性消化道溃疡。患者在痔疮手术治疗后，肛门狭窄而致肠梗阻，行腹部造瘘手术后，因感染性休克而使用激素，休克纠正后则又并发应激性消化道溃疡出血，西医治疗效果不佳。患者发热39℃，形瘦，神识欠清，柏油样黏液便从造瘘口排出，日行六七次，腹软，大便潜血（＋＋＋＋）。诊为湿热蕴结大肠，损伤血络，协热下利。药用葛根芩连汤加味：葛根、黄芩、地榆、白头翁各15克，川连10克，生地30克。保留西医支持疗法，停用激素，口服中药治疗为主。服药2剂大便次数减少，4剂后大便日行2次，颜色转黄，服6剂而大便正常。

二、脓 血 利

脓血利在《论》中有少阴病的脾胃阳衰、虚寒滑脱的下利便脓血的桃花汤证，有厥阴病篇的湿热蕴结肠胃的便脓血的白头翁汤证，及阳明篇的热灼阴络的协热必便脓血；厥阴病篇阳复太过、热入下焦、伤及阴络的必便脓血。结合临床来看，相当于现代医学的急、慢性菌痢，阿米巴痢疾，慢性结肠炎。笔者曾用桃花汤加白头翁，地榆及鸦胆子治愈慢性阿米巴痢疾。患者，男，45岁。解脓血黏液便七个月余，日行五六次至十余次不等，粪便腥臭，有时呈果酱样，又经多次化验检查，诊断为慢性阿米巴痢疾。用桃花汤加白头翁及鸦胆子治疗半月获效。

三、热结旁流利

热结旁流利出现在少阴病，"自利清水，色纯青，心下必痛，口干燥者，急下之，宜大承气汤"；以及厥阴病"下利，谵语者，有燥屎也，宜小承气汤"，心下必痛（可理解为腹痛），谵语，大便干燥泄出少许清水，口干燥。但是两者都是燥热在里，灼热阴液，当通因通用，急下存阴，用承气辈，把两者联系起来看，就能更全面地了解热结旁流了。

根据以上归纳出来的症状，结合临床症状，与现代医学的中毒性菌痢极为相似。起病急骤，在腹痛、腹泻尚未出现时，即可有高热、精神萎靡、惊厥、烦躁、谵语。笔者正是根据这一认识并运用这一理论治疗中毒性菌痢。

四、清谷利

《论》中有下利清谷的条文较多，如太阳病篇的误下致肠胃虚寒的下利清谷不止；阳明病篇的表热里寒的下利清谷的四逆证；少阴病篇的阴盛格阳的下利清谷的通脉四逆汤证；厥阴病篇的胃肠虚寒的下利清谷；阴盛阳微的下利清谷；阴盛格阳的下利清谷的四逆汤证；霍乱病篇的阴盛格阴的下利清谷的四逆汤证等。

六经病中除了少阳病外，其他五经均有下利清谷症状，其发病原因太阳病是误下所致，其余各经的下利清谷是下利发展而成的；从病机来看，有表热里寒、肠胃虚寒，阴盛格阳。其治疗只设了两张方剂，其一是四逆汤；其二是通脉四逆汤。《论》认为下利清谷是危急症之一。用现代知识来看，严重的腹泻造成了全身有效循环血容量下降，微循环功能障碍，水电解质平衡失调，脏器功能衰竭，用干姜、附片强心挽救危阳，应当看到仲景当时很重视亡阳，而对亡阴却重视不够，对亡阴未设方治。

下利清谷是全身机能低下，原因比较复杂，个人临床观察：似是现代医学的中毒性消化不良，用经方干姜黄芩黄连人参汤治疗中毒性消化不良。患儿，女，6岁。蛋花样大便两天，日行十余次，口渴，尿少，渴欲饮水，经治疗无效，次日起发热39℃，精神萎靡，面色苍白，腹部凹陷，四肢清冷，舌质红绛，脉细数。诊断为中毒性消化不良，中医诊断为泄泻，阴损及阳，寒热错杂，正虚欲脱。处方：干姜黄芩黄连人参汤加味：干姜10克，黄芩12克，黄连6克，人参10克，葛根10克，地榆12克，山楂10克。水煎，每服150毫升，每两小时服一次，同时口服补液：糖、盐水适量，令其频饮。于次日泻减，发热退至38.5℃，尿量增多，继续治疗五天，泻止，热退身凉。

芍药在《伤寒论》中的应用

云南省保山卫校（678000）　　赵之干

张仲景的《伤寒论》立方112个，用药93味，用得最多的除炙甘草、大枣、桂枝外，当推芍药。可见芍药在《伤寒论》中的地位。

芍药性味苦酸微寒，随着不同的配伍，在临床上起着多种效用。《伤寒论》中用芍药的方剂共计有30首，其配伍都是有一定法度的，为后世学习和掌握辨证施治用药树立了典范。

一、益阴和营

芍药在《伤寒论》中配伍桂枝用的方剂较多。《内经》谓："风淫于内，以甘缓之，以辛散之，以酸收之。"芍桂相配，一敛一散，助正祛邪，安内攘外。桂枝汤、桂枝加葛根汤、桂枝麻黄各半汤、桂枝二越婢一汤、小青龙汤、葛根加半夏汤、桂枝加桂汤等共十一首方中的芍药可起敛阴和营的作用,配以它药则有解肌祛风、调和营卫之效。《本草求真》谓:"芍药有敛阴益营之力。"仲景桂芍相伍乃取解表与益阴兼顾之法,且芍药用量不大,以敛散相宜为准则。

二、养血通脉

《伤寒论》中的"当归四逆汤",凡属寒邪凝滞血脉、而呈四肢逆冷或疼痛之证,临床如风湿性关节炎、血栓闭塞性脉管炎、冻疮及妇女月经不调、痛经等均可应用。

再如"黄芪桂枝五物汤"治疗肌肤麻木不仁之血痹证,"桂枝茯苓丸"治疗妇人宿有癥块、血瘀经闭、行经腹胀痛、产后恶露不尽等,都离不开芍药养血通痹阻,以达缓消瘀块之势。《神农本草经》:"芍药除血痹破坚积。"《名医别录》:"通顺血脉,缓中散恶血逐贼血……消痈肿。"等论述与仲景在《伤寒论》和《金匮要略》中关于芍药的应用正所谓不谋而合。

三、敛阴止汗

芍药苦酸乃阴柔之品,用之不当易敛邪内陷,反成弊端。仲景在《伤寒论》中对太阳病属阳浮阴弱而汗出的表虚证运用"桂枝汤";对项背强几几,反汗出恶风者用"桂枝加葛汤";阳虚漏汗不止,其人恶风者用"桂枝加附子汤";其中不仅取芍药之收敛养阴而止汗,桂枝与芍药用量不偏不倚,汗不过汗,收不过收,互为作用,相辅相成,以达风邪得祛,自汗得除之目的。

四、平肝解痉

《现代汉方医学大观》中关于"芍药甘草汤"的药理实验是:"对横纹肌,平滑肌的挛急有效,不仅对表在性的躯体和四肢的平滑肌,就是对深在的平滑肌性的脏器,比如胃、肠、输卵管、子宫、膀胱、尿道或血管等也能缓解挛急，制止其疼痛。"故"芍药甘草汤"在临床可用于胃肠痉挛疼痛、腓肠肌痉挛、三叉神经痛等。又因芍药具有解痉作用，可缓解支气管痉挛所致的咳喘，故"小青龙汤"、"桂枝加厚朴杏子汤"可治疗因风寒所致的咳喘。芍药因其平肝，具有疏泄经络血脉作用，故"四逆散"在临床运用中，可治肝脾失调引起的脘腹疼痛。其他诸如胁间神经病，胆囊炎等均可在此方基础上加减治疗。再如《金匮要略》中的"当归芍药散"治疗妇人妊娠肝脾不和的腹中疼痛。方中重用芍药，不仅益气养血，更主要是取其平肝解痉之用。

药理研究报道，临床用白芍治疗痢疾及肠胃蠕动亢进而引起的腹痛有良效。观《伤寒论》中："桂枝加芍药汤"能治腹满时痛，此方外解太阳之表，内调太阴之脾土，临床如见有外感表证，且腹满疼痛，时作时止，喜温喜按者，用之最宜。方中倍芍药以调脾和中，缓急止痛。如因腐秽积滞于肠胃，不喜按揉，大便不通者加大黄，如"桂枝加大黄汤"。此方不但外解太阳之表，还内攻阳明之里。若往来寒热，胸胁苦满，心下满痛，大便秘结者，仍加大黄，如"大柴胡汤"。然此三方亦可用于无表证之腹痛。对于虚痛，仲景则加饴糖倍芍药，如"小建中汤"，临床对属虚寒脘腹疼痛者有效，如胃、十二指肠溃疡，慢性肝炎等。正如缪希雍所说："白芍专入脾经制肝补脾，陡健脾经……脾统后天元气，得补则旺，故益气。"其中白芍就起到益气补脾、敛阴平肝、缓急止痛作用。柯韵伯说："桂枝加芍药小试建中之剂，桂枝加大黄微示调胃之方。"这虽是古人经验，然也符合临床实际的。后世医家遵此效仿，加大芍药用量（因方内芍药中的芍药苷具有阿托品及罂粟碱样作用），故起到实脾御肝、缓急止痛之效。说明芍药为治挛痛之首选良药。仲景对属虚寒冷痛者加附子，方如"芍药甘草附子汤"，"附子汤"，"桂枝加附子汤"。其中附子与芍药同用，刚柔相济，既可温经，又能和营益气通血痹，且芍药起到引阳药入阴散实之功。临床用之既能治阳虚水寒相搏所致的四肢沉重疼痛，又能治虚寒腹痛。

五、清热利尿

《神农本草经》载："芍药利小便"据药理研究，白芍"尚有止汗利尿作用"。如桂枝去桂加茯苓白术汤中，因有翕翕发热，心下满微痛，小便不利，方中除用白术茯苓健脾利水外，加芍药以开阴结而利小便。然真武汤能治阳虚水泛之证，其中芍药又非通利之品，而是取益脾阴而制姜附之燥，用以培养津液，使小便自利而不伤阴。张潞玉所云："若不用芍药固护其阴，岂能胜附子之雄烈乎。"故学者须通常达变。

芍药由于酸寒，故有清热作用，如黄连阿胶汤证中因有"心中烦，不得卧"，故用芍药配黄连收阴气而泄邪热；配黄芩如黄芩汤以散热和阴，消热止利；配大黄如大柴胡汤以涤除热滞。综上所述，举此数方说明芍药确有利小便、养阴清热之效。

芍药其性微寒，有损阳气，故学者宜权衡轻重，酌情使用。仲景在广泛应用芍药的同时又告诫我们慎勿滥用，如第280条："太阴为病，脉弱，其人续自便利，设当行大黄芍药者，宜减之，以其人胃气弱，易动故也。"又第21条："太阳病下之后，脉促胸满者，桂枝去芍药汤主之。"第22条："若微寒者，桂枝去芍药加附子汤主之。"对此历代注家亦有阐述，如成无己谓："芍药益阴，阳虚者非所宜故去之。"陈修园："又恐芍药之苦寒，以缓其出入之势，故去之。"据近代报道："对肝功能不好的患者不宜长期服用。"从中可知仲景用芍药，尤辨虚实寒热。以上所举之证，虽不全面，目的以探求仲景运用芍药的规律。

桂枝去芍药加蜀漆牡蛎龙骨救逆汤运用

福建省三明市第一医院（365000）　　陈文渊

桂枝去芍药加蜀漆牡蛎龙骨救逆汤（下称"本方"）由桂

枝、甘草、生姜、大枣、蜀漆、牡蛎、龙骨组成，具有通阳重镇安神之功。为仲景治误用火劫发汗致损伤心阳、心神失守而烦躁惊狂不安之症而设。笔者师其方意，谨守病机，驾驭内科杂证的治疗，感寓义无穷，远出火劫伤阳之范畴。现举典型案例三则以说明之。

一、伤寒误用火法案

伤寒表证，当用汗法，以达祛邪之目的。而火法虽也令汗出，但却是一种人为通过体外刺激途径而强责其汗之法，易使体内阴阳气血逆乱，故早已弃之。然因工作环境之限，致成此证者则依然屡见不鲜。

张某，男，26 岁。某钢铁厂炉前工人。盛夏之夜卧于电风扇下，翌晨感到一身尽痛且微恶寒，自认伤寒发汗便罢，于是一上班遂到炉前以火迫汗，果大汗淋漓。嗣后每日早晨恶心，午后微寒，旋即热作。辄服银翘解毒丸、板蓝根冲剂，病增无减，且伴自汗肢厥，倦怠怕风，噩梦纷纭，心中烦惕，惴惴不安等证，纠缠月余，遍治罔效，邀余诊治。索前医诸方药视之，悉知中药用辛凉解表，益气固汗；西药有心得安、安定、谷维素、维生素 B_6。诊舌胖尖红，苔薄白，五六动辄一止。辗转静思，想起仲师"火邪"致病之方证，颇为合拍。欣然书方：桂枝 10 克，常山 6 克，龙牡各 20 克（先煎），党参 15 克，附子 3 克，炙甘草 10 克，生姜 3 片，红枣 6 枚。服 1 剂汗少悸减，服 3 剂诸症若失。逾月后，邂逅于途，谓一切康安。

二、心阳不足惊悸案

《伤寒论》曰："数则为虚"，"阳气微，膈内虚，脉乃数也。"《景岳全书》亦曰："数脉之病；惟损病为多；愈虚则愈数；愈数则愈危。"然虚损之证不外乎阴阳两端之别，笔者凡遇有心阳虚损，心神浮越所致之心悸怔忡，自汗盗汗，烦躁失眠，心动过速或房颤者，遂取本方出入用治，其效颇著。

洪某，男，50 岁。教师。患者胸闷心悸失眠两年余。心电图检查：窦性心动过速，偶发性室性期前收缩。旬日来怔忡不安，心悸不已等症加重，伴心胸懊恼，胸脘憋气，夜间益甚，起卧不安，莫可名状。服安定、心得安、利眠宁、炙甘草汤均无效。诊舌淡红，苔薄燥，脉急促（138 次/分，早搏 5～8 次/分）。辨证为心阳不足，心气不匀兼夏热伤津致心神失养之证。治宜通阳镇惊安神。停用西药，取本方合生脉散治疗，服 10 剂后，心率控制在 70～80 次/分。基本未见早搏，胸闷心悸，失眠明显好转。守方 32 剂，两年随访证性稳定，未见反复。

三、心肺阳虚哮喘案

本方之蜀漆与常山《本草正义》认为"本是一物"，有历代治疟良药之称，又有涤痰涌吐之功；《本草经读》云"龙骨能敛火安神，逐痰降逆"，"若与牡蛎同用，为治痰之神品"。后代张锡纯用于定喘、安神，又扩大运用范围。循斯之路，遂重用常山、龙牡之品验证之，果有大效。

朱某，男，53 岁。农民。罹"慢性支气管哮喘"三载有余，本次先有寒热头痛，汗出肢冷，继而咳喘大作。服喘息定、小青龙汤、苏子降气汤效果甚差。诊见寒栗紧束衣冠，抬肩呼吸，舌胖边有齿印，苔白腻，脉浮大而数（122 次/分），重按无力。又询知并有鼻衄，痰多时带血丝，口渴喜热饮，热欲得衣，便溏溲赤。纵观脉症，此属久病损阳，痰湿不化，格阳夹痰上逆致喘。治宜调和阴阳，理气化痰，敛潜浮阳为法。处以本方加味：桂枝、常山各 10 克，胆南星、陈皮各 6 克，莱菔子12 克，龙牡各 30 克（先煎），白芍、甘草各 3 克，生姜 3 片，红枣 6 枚。每日 1 剂。服 1 剂，即吐很多黏稠浓痰，随而寒热除，咳喘减。3 剂药后，喘平纳增，宛如常人。上方既效，又守5 剂，又金水六君煎 10 剂，调善其后，半年无发作。

讨论：仲景在火逆证条文中，重点论述了伤寒中风用本方治误火后的变证。《伤寒论》云"伤寒脉浮，医以火迫劫之，亡阳，必惊狂，卧起不安者"、《金匮要略》云"火邪者"，皆"本方"主之。探析其因理证治：伤寒脉浮，病属表证，当用汤药发汗之。倘以火法迫汗，火致大汗淋漓，其病则因火而重，此所谓"火邪"乃为病之因也；汗为心液，汗出心阳随同外泄，证随阳损而重，此"亡阳"为病之理也；虚其心阳，轻者心神失养，重者心神浮越而发生惊悸狂，卧起不安，此为病之证也；损阳至重，证候危急，急宜用"本方"敛阳镇纳佐以驱邪外出以救逆，否则大汗亡阳，火逆加重，此乃方名之意也。细究本方治逆之秘，足见仲景用药良苦，曲尽巧妙：逆于桂枝汤证未除，有桂甘化阳、姜枣助之，以振奋心阳制动悸，开结气、降逆气；逆于浮阳不潜或下焦真阴虚损，元阳无所系恋而浮越，有龙牡潜阳镇摄、滋阴敛火，借其所含之元阴以翕收此欲涣之元阳，使之元阴元阳固结而不脱；逆于痰火，有蜀漆（或常山）涤痰泻火，龙牡助之，共奏消痰降火、降逆安神之能。纵观全方，率皆降逆。临证时须把握病机，若兼阳虚气弱较重，见有无力鼓动血脉欲脱之势，加参附以益气纳阳固脱。若见太少两感、心阳虚损、寒蹶少阴者，加麻黄附子细辛汤表里相顾，急先救里两治法；又寒中夹热象者，加阴药以反佐之。若兼热伤气津者，加生脉散，既合温振心阳、又补肺益心，使阳复阴充，血脉自生；若痰火重而上扰，加胆星、竹茹、芩连、陈皮、莱菔子等以降火理气化痰。总之，经方可治百病，全在灵活变通，切不可拘泥一经。

刍议葛根黄芩黄连汤证

湖北省罗田县万密斋医院（436600）　　邵金阶

葛根黄芩黄连汤出自《伤寒论》太阳篇第34条："太阳病，桂枝证，医反下之，利遂不止，脉促者，表未解也；喘而汗出者，葛根黄芩黄连汤主之。"因有"表未解"句，故不少学者多视本方为表里双解剂，如尤在泾曰："其病为表里并受

之病，故其法亦宜表里两解之。葛根黄芩黄连汤，葛根解肌于
表，芩连清热于里，甘草则合表里而并和之耳。"全国高等医
药院校试用教材 1~5 版的《方剂学》认为，本方功效"解表
清里"，主治"外感表证未解，热邪入里"，"表里双解剂"。
然分析药物组成并根据笔者数十年临床运用体会，本方的功效
应是清热解毒，并非表里双解。

　　不少医家对《伤寒论》等 34 条多随文附释，认为是太阳
病误用攻下，病邪乘机传入阳明而致太阳表证不解合并阳明为
病。然细析条文，辨其方意，此种解释实不合仲景原意。据此
条文所述应是两证而不是一证；即"利遂不止，脉促者，表
未解也"是一证；"利遂不止，喘而汗出"又是一证。太阳
病，桂枝证，应以桂枝汤调和营卫解肌发汗，而误用下法致伤
肠胃，表邪乘机内陷而利遂不止，若脉促者，是表邪未解也。
脉促说明人体壮实，抗邪力强，虽经误下，正气仍有抗邪能
力。《脉经》曰："数而时一止曰促"，又曰："如蹶如趋"，
正是正邪交争，表未解的脉象，仍宜解表。若利遂不止喘而汗
出，是邪陷化热，里热气逆，上冲于肺则喘，里热熏蒸迫津外
泄则汗出，邪热下迫于肠则利，故用葛根黄芩黄连汤以清热解
毒。仲景制本方是为表已解而泄热下利，喘而汗出者所设。

　　再从《伤寒论》几处用葛根来看，其作用并非发汗解表。
原文第 14 条"太阳病，项背强几几，反汗出恶风者，桂枝加
葛根汤主之"。原文第 31 条"太阳病，项背强几几，无汗，
恶风者，葛根汤主之"。太阳经腧穴在背，邪入其间，阻滞津
液，不能敷布，筋脉失其濡养而出现风燥之形。无汗用葛根
汤，有汗用桂枝加葛根汤，仍不外表实表虚两大治法，惟均有
项背强几几证，故都用葛根"起阴气而生津液，滋筋脉而舒
其牵引"，以生津润燥，解除背部强急牵引之证。原文第 32 条
"太阳与阳明合病者，必自下利，葛根汤主之"。原文第 33 条
"太阳与阳明合病，不下利，但呕者，葛根加半夏汤主之"。
所谓太阳与阳明合病，即两经同时受病，既有太阳表证又有阳
明里证。《实用中医学》说："葛根为阳明经药，治发热而不

恶寒。"徐灵胎也说:"葛根,《本草》治大热,大热乃阳明之证也。"可见,合病用葛根,其作用是治阳明之热,非解太阳之表也。

考葛根其体润泽,其味甘平,常"用于口渴或消渴证,有解热生津之效"。在过去饥荒年代,笔者曾目睹许多人将葛根制成粉以充饥,可知其性和平,非发汗之药,岂有发汗之品能常服哉?很多医家认为葛根是发表药,但《神农本草经》只记载:"葛根主消渴、身大热、呕吐、诸痹,起阴气,解诸毒。"尽管《别录》曾说:"葛根疗伤寒中风头痛,解肌发表,出汗开腠理。"其作用的发挥是与方剂的配伍分不开的。葛根与不同的药物相配伍,其功效亦因之而异。如葛根与解表药同用才能发汗开腠;若与升麻等组成升麻葛根汤,才有透发麻疹的作用;如同参、苓、术、草等药组成七味白术散,则"能升发清阳,鼓舞脾胃阳气上升而有止泻作用";与黄芩、黄连相伍具有清热解毒,止泻止痢之功;单用或与花粉、麦冬相配伍能生津止渴。

葛根本来也有治痢疾的作用。《日华本草》有葛根"止血痢"的记载;近代对葛根亦有研究,认为"黄芩与葛根亦对痢疾杆菌有不同程度的抑制作用,与黄连相配,不仅能增强抗菌能力,而且可以避免单用黄连较易产生抗药性的缺点"。笔者临床运用本方治疗身热、腹痛、腹泻、口渴烦躁、粪便臭秽或便下脓血、里急后重、舌红苔黄、脉数滑等里热实证,常得心应手,所以认为葛根黄芩黄连汤应是清热解毒剂而不是表里双解剂。

真武汤治入房汗出不止案

甘肃省长庆石油勘探局钻二医务所
(745113) 薛光耀

王某,男,37岁。1989年5月18日就诊。近半年来每逢房事则汗出不止，房事后全身冷汗直流，伴疲乏不堪，心悸，眩晕欲倒，时有低热。曾在某医院诊治，服过许多止汗药和壮阳补气药，效果不佳，日益加重，故延余诊治。查面部黧黑，口角有一黑斑约2厘米，舌质淡嫩，苔薄少，脉沉紧。此属阳虚阴伤，水气内动之证，治宜温阳化水，和血益阴。方用真武汤：茯苓15克，赤白芍各9克，生姜9克，白术9克，附子9克（先煎），5剂，水煎服。治疗后房事再无汗出诸症。

按：入房汗出，气精两虚于内，风邪中之，正如张介宾云："内耗其精，外开腠理，风邪乘虚入之。"张志聪亦云："内为阴，外为阳，精为阴，气为阳，阳为阴之卫，阴为阳之守。入房则阴精内竭，汗出则阳气外弛。"此证过汗亡阳，阴津亦伤，精气内耗，而阳虚内寒。每逢房事用力耗精，元阳不固，故汗出不止；浮阳外越，则时尔发热；水气上逆故而心悸，正如尤在泾云："心属火，而水乘之"；清阳不升故头眩而晕；阳虚不煦，阴虚不养则站立不稳有欲倒之势；脉沉主水，紧主寒；至于面部黧黑、口角黑斑、舌质淡嫩，正如刘渡舟教授所说："水为阴邪，上凌于心，心之华在面。今阴邪搏阳，营卫凝涩，心血不荣，故其人面带虚浮，其色黧黑，或出现水斑（额、颊、鼻柱、口角等处，皮里肉外，出现黑斑，类似色素沉着）"，"心阳先虚，舌质必见淡嫩"。真武汤中白术，茯苓甘淡，培土而行水；附子、生姜辛以复阳，温经散寒；芍药酸而入阴敛液，益阴和营，配附子回阳而不伤阴，则柔相济，既可温经，又能调营通血脉，俾阳气复则汗自收。

小柴胡汤治验

云南省个旧市沙甸卫生院（661413）　　　田增寿

《伤寒论》原载小柴胡汤的煎煮方法为："上七味，以水一斗二升，日三服。"临床验证，有患者反映，如像常药一样煎煮，即煮一次服一次，服第一次药后有欲呕不适感，考虑这是有悖于仲景原载煎服法之故。因此我遵仲景原意将上七味药连续煎煮三次，将药汤合并，再分三次温服。每日一剂。这样药力均匀，无副作用，疗效也好。

一、外感发热

马某，男，48岁。发热，体温39℃，往来寒热，心烦喜呕，口苦咽干，舌红绛，脉弦大。证属邪入少阳半表半里。法当和解清透，并防热邪内陷阳明。小柴胡汤加石膏主之：柴胡15克，黄芩10克，法半夏15克，潞党参10克，甘草10克，大枣5枚（擘），生姜10克（切），生石膏50克（另包）。一剂。

上药先煎石膏20分钟后纳入全药。再煎10~15分钟，取汤后再加水，如法煎三次，将三次药汤合并，又分三次温服。每四至六小时服一次，一日三次服完。服药后全身漐然汗出，一剂热退身凉。

二、小儿夏季热

林某，女，3岁。发热一周。热象不高，不思饮食，哭闹不安。曾服小儿退热片和小儿安治疗无效。查：T38℃，形体消瘦，面色萎黄，腹软，指纹青。时值盛夏，小儿发热不高，且缠绵一周不退。似属暑湿之证。小儿脏腑娇嫩，易虚易实，易于传变。当属暑湿之邪入少阳半表半里之证。治法宜和解少阳，清透半表半里之邪外出。方用小柴胡汤去枣加青蒿清热解暑。处方：柴胡6克，黄芩4克，法半夏3克，潞党参5克，青蒿6克，甘草5克，生姜1片。上方服一剂显效，再剂热退安静，病告痊愈。

三、胆囊炎

林某，男，33岁。患胆囊炎13年，现胆绞痛，面色黄，巩膜黄，心烦呕恶，肢冷脉弦。证属肝胆郁热，瘀阻不通。治宜疏肝利胆，清热通降。小柴胡汤加减治之。柴胡 10 克，黄芩 10 克，法半夏 10 克，丹参 30 克，白芍 15 克，香附 15 克，鸡内金 10 克，焦山楂 15 克，茵陈 15 克，大黄 10 克，甘草 10 克。一剂大便通利，疼痛缓解。连服六剂，病告痊愈。

四、胃溃疡出血并乙型肝炎

杨某，男，31 岁。胃溃疡出血合并乙型肝炎。胃脘及胁下痛，腹胀胸闷乏力，不欲饮食，大便黑，舌淡苔腻，脉弦细。证属湿热郁滞，肝胃不和。法当清热利湿，疏肝和胃。小柴胡汤加减治之：柴胡 10 克，潞党参 10 克，法半夏 10 克，黄芩 6 克，茵陈 15 克，大黄 10 克，苡仁 30 克，杏仁 10 克，草蔻仁 15 克，白及 15 克，木香 10 克，乌贼骨 15 克，甘草 6 克。

连服四剂，胃痛减，食欲增，大便转黄，唯胁下痛，脉弦。仍守上方去大黄加丹参、郁金治疗。服药三个月，诸证平复。经原检查医院复查，胃和肝功均已正常。

五、疟疾

白某，男，30 岁。寒热交作，镜检发现疟原虫。T39℃，胸闷，心烦喜呕，脉弦数。证属疟邪入阳。法当和解少阳，截疟，清热透邪。小柴胡汤加减治之：柴胡 12 克，黄芩 10 克，法半夏 10 克，青蒿 10 克，槟榔片 15 克，续断 15 克，草果 10 克，甘草 6 克，常山 10 克（常山致吐，需先煎 10 分钟左右）。上方一日一剂，连服两剂后热退身凉，病体告愈。

六、眩晕证

高某，女，28 岁。产后十日，发热恶寒，不思饮食。此系产后血室空虚，热入血室。法当和解少阳，透邪外出。小柴胡汤加味治之：柴胡 10 克，黄芩 10 克，潞党参 15 克，法半夏 10 克，当归 15 克，白芍 15 克，甘草 10 克，大枣 10 克

（擘），生姜3片。上方日服一剂，连服两剂后病体告愈。

体会：小柴胡汤被前人喻为少阳枢机之剂，和解表里之总方。"但见一证便是，不必悉具"。笔者在临证中不仅用于伤寒中风发热病的少阳证，而且还随证加减灵活运用于有上述见证之一的多种疾病。只要认证准确，组方用药恰当，确有立竿见影之效。

四逆散琐谈

云南省曲靖地区中医院（655000）　　曾金铭

夷考四逆散，原方载于《伤寒论》少阴篇，由柴胡、枳实、芍药、炙甘草四药组成，治疗"少阴病，四逆，其人或咳，或悸，或小便不利，或腹中痛，或泄利下重者"。原方所治之四逆，缘于"阳气内郁，不得外达"使然。纵观全方，有疏利肝胆，调畅气机，和解表里，透邪解热，调理脾胃，通经散结，舒缓挛急，活血止痛等作用，然重点则又在于疏理肝脾，通调气血。

临床上因气机不畅所引起的病证极多，但尽管证候表现不同，大都可用"郁滞"的病机来概括。而气机不畅又每与肝脏的生理病理密切相关。盖肝主疏泄而条达气机，主藏血并调节血液，其经脉循行分布较广，自足贯巅，经过肝、胆、乳房、阴器、眼、喉等重要器官及少腹、胸胁等部位。在正常情况下，肝气调畅，升降适宜，气血冲和，病邪难侵。若肝失疏泄则气机紊乱，脏腑功能失调，诸病由生。其病理表现复杂，证候百端，不仅本脏本经发生病变，而且波及其他脏腑。诸如神志精神异常，藏血功能紊乱，三焦水道失调，肾脏封藏失职，脾胃运化失常等，不一而足。前贤因有"肝为五脏贼"、"百病生于气"之说。然万变不离其宗，概言之无非气血病变而已。而四逆散则有调理气血之功，能收异病同治之效，故可广泛用于多种疾病的治疗。

四逆散以其配伍严谨，药性平和，故可通治表、里、寒、热、虚、实之证，疗气、血、痰、湿、郁、闭诸疾，随证化裁加减，灵活变通，可治多种疾病。以治肝炎为例，急性黄疸型肝炎，一般每以《伤寒论》之茵陈蒿汤为首选，无论是医学教科书或临床医家，均习以为常。而余常将四逆散合用，其疗效则较单用茵陈蒿汤更为显著，缘于疏利肝胆，调畅气机，促进肝脏功能的恢复，利于病邪的驱逐。推而广之，余用四逆散治疗其他疾病的宗旨，其理亦然。如此举一反三，应用无穷。清·周学海谓："医者善于调肝，乃善治百病。"其说颇具灼见。此外，目前对慢性肝病的治疗，西医尚无特效疗法，而中医对本病的治疗效果很好，但世之分类较多，治法亦繁。余皆通用四逆散加味治疗，结合辨证，或配以清热解毒，或配以除湿利尿，或配以活血化瘀，或配以攻逐消导……随证增损，以简驭繁，疗效确佳。曾治一例早期肝硬化患者，以四逆散加活血化瘀、软坚通络之品10剂，身上蜘蛛痣就全部消失，临床症状亦随之减轻，其后又断续服药二十七剂，诸症消失而痊愈，至今患者年逾花甲仍健在。可见，疏肝理气对于肝病的治疗确有不可低估的效果。

余临证应用四逆散有两个指征：一是病证的表现与肝脏的生理病理有关；二是病证的表现与肝经的循行分布有关。二者据一则可，不必全具。又治疗一女性腹膜结核患者，其主要证候表现为腹胀不减，能食而不敢多食，食后胀满尤甚，口苦，尿黄，大便少而不畅，曾用西药治疗二十余日未效。余用四逆散加大腹皮、木香、川芎、山楂、白及、槟榔、百部试投，连进二剂则腹胀消而纳食增，病即转危为安。此病之腹胀，乍看似与脾胃运化失常相关，实则系由肝郁克土所致，正如唐容川所说："本之性主于疏泄，食气入胃，全赖肝本之气以疏之，而水谷乃化。设肝之清阳不升，则不能疏泄水谷，渗泻中满之证，在所不免。"以其病变表现与肝之生理病理有关，故选用四逆散加味而获捷效。或谓：腹胀之属肝属脾（胃）何以辨知？此本属浅显易知之理，然若不剖析详其原委，亦易令人含混盲崇。夫胃主受纳，脾主运化，肝主疏泄，共同完成食物的消化吸收，为医鲜有不识此者。临床每见肝病患者不欲食者少，能食而食后胀满不适者多。能食为胃纳之功能未衰（以胃主受纳故也），食后作胀虽系脾失健运，但实由肝病及脾（或肝旺乘脾，或肝胃不和）所致，其标在脾，其本在肝。可见，健胃的消化吸收过程，除本身的作用外，还与肝密切相关。肝的疏泄功能，既可调畅气机，又可协助脾胃运化。

　　肝病多累及脾胃，即前所谓"木旺来土"、"木不疏土"之故。临床每易出现胃肠道症状，如纳差，恶心、腹胀、肠鸣，便溏等，治疗应以治肝为主，方为治本之图。肝之功能恢复，则脾胃症状亦随之消失。叶天士亦有"泄肝以安胃"、"培土必先制木"之说，诚可谓名言至论。或曰：如是则仲景"见肝之病，知肝传脾，当先实脾"之训可废矣！此则不然，仲景之论，意指肝病邪易传脾，提醒医者在邪未传之前"实脾"，以防患于未然，其乃治未病之规矩准绳，千古不渝。而肝病出现消化不良症状时，多系邪已传脾，如《临证指南·木乘土门》华云岫说："呕吐不食，胁脘胀痞等恙，医者但认为脾胃之病，不知实由肝邪所致。"邪已在脾若再用温补健运诸法，则无异于助纣为虐，于病何益之有？临证每见肝炎病人出现肠胃症状因用香燥温补之品，病反不减甚或加剧者，比比皆是。以其肝为刚脏，用药宜柔不宜刚尔。清魏玉璜曾有"香燥成胀，辛热成痈"之诫，可为镜鉴。况邪既传脾而复用"实脾"之法，似又有悖于仲景"当先实脾"之旨，如是则不偾事者鲜矣！故"实脾"施之于邪传之先后收敛则有径庭之悬，是又不可不审慎详辨也。苟不认真揣摩探究，其"当先实脾"之"实"，极易被臆解为"温补"之义，进而导致治疗上的乖谬，尤可慨哉！其实该条经文之后亦有"四季脾旺不受邪，即勿补之"的续语，倘细玩之则可免"流散无穷"之弊，不蹈"虚虚实实"之辙。此系四逆散题外赘言，抑或有千虑一得之幸欤！

麻黄附子细辛汤治疗脑垂体疾病

上海市嘉定县马陆乡卫生院（201801）　　赵茂清

麻黄附子细辛汤是为少阴病阳虚外感而设，属标本兼治之剂。笔者应用于治疗脑垂体疾病疗效甚佳，兹报道如下：

一、脑垂体微腺瘤

病例：张某，女，39 岁。三年半以来经期紊乱，持久性溢乳、贫血、低血压。CT 扫描诊为脑垂体微腺瘤。PRL 含量为 13.6 毫克/毫升，曾服溴隐亭两年多症状依然。经期紊乱，甚则闭经，色红带紫有块，形体渐胖，性欲减退，腰膝痿软，头晕目眩，耳鸣如蝉，面色苍白，胃寒怕冷，食欲不振，自汗，贫血，血压偏低（血压 11.7/9.06kPa），舌苔薄白，质淡红，脉沉迟。证属肾阳衰弱，冲任虚寒。冲任之根出于少阴肾，故用温阳祛寒，疏肝理气调其冲任。选用加味麻黄附子细辛汤：麻黄 4.5 克，附子 10 克，细辛 4.5 克，柴胡 10 克，当归 10 克，枳壳 10 克，甘草 4.5 克，川芎 4 克，桂枝 4.5 克，党参 10 克，黄芪 10 克，赤芍 10 克。共服 11 剂，自觉各种症状完全消失。经复查 PRL 含量及 CT 值在正常范围内。

按：脑垂体微腺瘤是由于下丘脑——垂体功能紊乱所致的疾病。本病理在于足少阴肾，故选用加味麻黄附子细辛汤温阳祛寒，加四逆散疏肝理气调理冲任：麻黄、附子、细辛专治少阴之寒；桂枝、黄芪、党参振奋阳气，佐治少阴之寒；柴胡、当归、枳壳、赤芍、甘草疏肝理气调其冲任；川芎以引诸药直达于脑。

二、脑垂体前叶功能减退

病例：张某，女，30 岁。产后自汗不止，四年恶风怕冷，厚衣密室中度日，四肢逆冷，面色黄，纳物不旺，头晕目眩，腰脊酸痛，形体肥胖，神疲乏力，本市某医院神经科诊断为产后垂体前叶功能减退。证属汗多亡阳，阳气衰微，阴血亏损。治以温少阴之寒，调冲任之虚，补气生血助阳之法。方进加味麻黄附子细辛汤：麻黄 3 克，附子 10 克，细辛 4 克，熟地 6 克，白芍 10 克，当归 10 克，党参 10 克，茯苓 10 克，白术 10 克，甘草 6 克，香附 10 克，茺蔚子 10 克，黄芪 10 克。服 24 帖，症状明显好转。两年半后随访，患者严重之恶寒从未发作，月经周期恢复正常。

按：产后自汗不止，必然发展成阳虚恶寒证。恶寒一证非用附子不解。附子补阳助心，走血，合麻黄，细辛入表卫，使之心阳得充，表阳得固，少阴之恶寒证自然消失。

三、脑垂体侏儒症

沈某，男，19 岁。发育迟缓，身材矮小。曾在本市某医院专科门诊诊为脑垂体侏儒症。治疗一年多，疗效不显，故转来请中医治疗。身高 157 厘米，体重 38 公斤，儿童面貌，躯体苍老，胸较狭，体呈圆形，肌肉不发达，睾丸发育小形似黄豆，语声似童，肢体倦怠，动则多汗，舌小苔少，质红，脉沉迟，血清中生长素浓度偏低，性腺功能低下。此乃先天肾气虚弱，故骨骼、脑、髓等发育迟慢，涉及脾胃，后天气血生化之源受戕，故躯体苍老，肌肉消瘦，形似童儿。治疗重点在于肾。选用麻黄附子细辛汤加味治疗：麻黄 4.5 克，附子 6 克，细辛 4.5 克，党参 10 克，白术 10 克，茯苓 10 克，黄芪 10 克，丹参 10 克，熟地 10 克，山萸肉 4.5 克。每两日 1 剂；配合甲基睾丸素治疗。40 天后复诊，睾丸发育增大，与同龄者相近。身长增高 11 厘米，体重已达 47 公斤，肌肉明显增多，继按原方出入治疗，10 个月后随访，身高由原来增高到 175 厘米，体重增加到 53 公斤。后经市级医院脑垂体分泌功能测定已恢复正常。化验指数在正常值范围内。

按：本病是由脑垂体前叶分泌生长激素不足所致。中医按其症状认为是脾胃不足型虚劳，治疗以麻黄、附子、细辛振奋阳气、补益肾阳；以四君子汤补气，补脾胃后天之不足；以黄芪、党参、熟地补气生血助其阴，使肾精充足，肾阳旺盛，阴生阳长，生长发育自然正常。

四、脑垂体消瘦综合征

病例：王某，女，31 岁。产后大出血，致贫血，四肢逆冷，闭经，性欲减退以致消失，至今已有 5 年。形体日益消瘦，从原来体重 50 公斤减到 41 公斤。在某医院经检查排除了结核病、癌症，诊断为脑垂体性消瘦综合征。诊见消瘦，体重下降，面色黄白相兼，精神疲惫，反应迟钝，体温低下，毛发易脱，头晕目眩，腰脊酸痛，耳鸣如蝉，性欲消失，舌薄白，质淡红胖嫩，脉沉迟。证属脾肾两虚，冲任虚弱。治以温补脾肾、补气生血、调冲任之法。方用加味麻黄附子细辛汤：麻黄 4.5 克，附子 10 克，细辛 4.5 克，党参 10 克，白术 10 克，茯苓 10 克，甘草 6 克，熟地 10 克，白芍 10 克，当归 10 克，柴胡 10 克，黄芪 10 克，右归丸 10 克。每日 1 剂，连服 3 月，症状明显好转。两年后随访，患者纳物增加，体重增重，月经周期正常，精神振作，性欲恢复正常，体重增加到 53 公斤。

按：产后大出血，体虚不复，气血日亏，渐至阴阳俱虚，五脏内伤而成虚劳。本病治则重在于脾胃，治少阴之肾不足投麻黄附子细辛汤；治脾胃之虚投四君子汤。使之本病例选用加味麻黄附子细辛汤，治疗脑垂体性消瘦综合征，收到较为满意的疗效。

麻杏石甘汤加味治疗鼻窦炎 30 例

山东省梁山县人民医院（2748001）

王守智　戚聿英

鼻窦炎是鼻科常见病、多发病之一，有急、慢性之分，以慢性者多见。近几年来，笔者运用麻杏石甘汤加味治疗之，获得较为满意的效果，现将有病历记载的 30 例总结如下。

一、临床资料

本组 30 例中，男性 16 例，女性 14 例；年龄最小 10 岁，最大 46 岁，10～20 岁 13 例，21～30 岁 7 例，31～40 岁 6 例，41 岁以上者 4 例；病史最短者 15 天，最长者 12 年，绝大多数为 1～3 年，反复发作，经治不愈；急性者 9 例，慢性者 21 例。

临床诊断：根据头痛、头昏、鼻塞，流黄浊鼻涕，甚或流脓性鼻涕，嗅觉减退等症状，急性者或伴有发热恶寒，咳嗽吐黄痰等。或五官科检查，发现鼻腔中、下鼻道或嗅裂处有脓性分泌物，或中鼻甲肥大，或局部红肿压痛和叩击痛。或结合鼻窦 X 线摄片检查，本组有 21 例经鼻窦 X 线摄片，其中 18 例有明显炎症。

二、治疗方法

基本方：炙麻黄 10 克，杏仁 10 克，生石膏 30 克，甘草 6 克，辛夷 15 克，苡仁 20～30 克，桂枝 6 克，葛根 10～15 克，赤芍 15 克，桔梗 10 克，陈皮 10 克。水煎服，日 1 剂。

加减法：如无辛夷可用苍耳子代，也可两药同用；黄浊脓性鼻涕多者，苡仁用至 30 克，加败酱草、金银花、黄芩、皂刺、车前子；头痛重者，加菊花、川芎、白芷、藁本；鼻塞重者，加皂刺、穿山甲、丝瓜络、路路通、石菖蒲；大肠热结便秘者，加酒大黄、芒硝、枳壳；有外感表证者，加荆芥、防风、金银花、连翘、菊花、葱白；气虚者，加黄芪、党参、升麻；阴虚者，加沙参、麦冬、何首乌；纳差者，加谷麦芽、鸡内金、砂仁、莱菔子。

三、治疗结果

痊愈 24 例（临床症状消除，五官科检查鼻腔中、下鼻道或嗅裂处脓性分泌物消失，局部无红肿，或鼻窦摄片炎症消失），占80%；显效4例（临床症状基本消除，五官科检查鼻腔中、下鼻道或嗅裂处脓性分泌物减少，局部仍红肿，无压痛和叩击痛，或鼻窦摄片炎性改变不大），占13.3%；无效2例（临床症状无改善，五官科检查鼻腔中、下鼻道或嗅裂处脓性分泌物仍较多，局部仍红肿压痛和叩击痛，或鼻窦摄片炎症无改变）。一般服药6～20剂，最多者30余剂。

四、病案举例

陈某，女，18岁。两个月前感冒未彻底治愈，继之头痛、头昏、头胀、鼻塞、流黄浊鼻涕、嗅觉减退、记忆力减退、神倦。近半月来上述症状加重，舌质淡红苔薄黄，脉弦细。鼻窦摄片示：两侧上颌窦、筛窦窦腔混浊，密度增高，其余鼻窦无病变，诊为急性上颌窦、筛窦炎。基本方加菊花10克，荆芥10克。服3剂后，诸症明显减轻，又服6剂，诸症痊愈。为防复发，又服10剂。鼻窦摄片示：左侧上颌窦稍模糊，其余鼻窦无病变。随访10年未复发。

五、体会

麻杏石甘汤出自《伤寒论》，具有辛凉宣泄、清肺平喘的作用，主治外感风热之邪壅遏于肺所致喘咳。鼻窦炎从临床症状来看属于中医学鼻渊和鼻窒范围。明·《景岳全书·杂证谟·鼻病》说："鼻渊证总由太阳督脉之火，甚者上连于脑，而津津不已，故又名脑漏……以余之见，谓此炎上之火，而治兼辛散，有所不宜，故多不见效，莫若但清阴火而兼以滋阴，久之自宁，此即高者抑之之法……若火之甚者，再以清凉甘剂加减用之，每获痊愈。"通过临床实践，结合现代医学对本病的认识，笔者认为鼻窦炎的发病与肺经之郁热或大肠经之热有密切关系。因肺开窍于鼻，与大肠互为表里，在生理、病理上有着密切联系。肺司呼吸，鼻为呼吸出入之门户，由于风热犯肺或风寒犯肺郁久化热，或大肠经之热上攻传入肺，邪热稽肺，肺失清肃，邪滞不去，而致使肺经蕴热循经附气（呼吸之气）上蒸于鼻，熏灼肌膜。因为鼻窦与鼻腔通道之天然开口小，由于炎症水肿引起窦口狭窄或阻塞，影响鼻窦腔的通气和引流，而致鼻塞，流黄浊鼻涕，头痛、头昏、头胀，嗅觉减退等症，发为鼻窦炎。本病绝大多数属多种致病菌混合感染。故用麻杏石甘汤清肺经之蕴热以治本，佐辛夷、桔梗、苡仁、陈皮等清热通窍、除涕排脓、止痛为辅，杏仁入肺、大肠经，除肺热，降气行痰，能润燥，通大肠气秘，桂枝、葛根有通阳、升阳作用，能升清化浊，使清阳得以上达清窍，能扩张血管，促进血液循环，增强排脓止痛作用。因病久入血络，鼻黏膜呈慢性充血肥厚，故用赤芍凉血活血消肿。本方具有调整机体免疫功能、抗菌消炎和改善鼻窦黏膜血液循环和血管通透性的作用。故临证用之，疗效确切。

　　笔者还用本方加减治疗鼻痒鼻塞，喷嚏，流清稀鼻涕等过敏性鼻炎反复发作者，疗效也比较满意，其作用机理有待于作进一步研究探讨。

四逆散的临床运用

安徽省霍邱县城郊医院（237400）　　　张树农

　　四逆散出自张仲景《伤寒论》，由柴胡、白芍、枳实、甘草组成。原为"少阴病，四逆，其人或咳，或悸，或小便不利，或腹中痛，或泄利下重者"而设，后被历代医家所沿用，从而衍化出诸如逍遥散、柴胡疏肝散等理肝解郁之佳剂。

　　目前，通过临床观察和实验研究，发现此方对消化系统有明显调节作用，能兴奋胃肠平滑肌，增强收缩力，排除胃肠积气；促进消化液分泌，改善消化吸收功能；缓解胃与胆管痉挛；调整植物神经功能紊乱；改善血液理化特性，调节微循环等功效。

　　笔者以此为基本方，根据其疏肝理脾、解郁达邪之功能，随症加减化裁，用于治疗肝胃不和或肝脾不调之胃脘痛、胃肠神经功能紊乱；肝郁气滞之腹痛、胸胁痛、泄利、肝炎、胆囊炎、月经不调、痛经、盆腔炎、淋巴结肿大、乳腺增生等均获佳效。兹略举验案数例。

一、痛经（膜样痛经）

　　王某，23 岁。主诉每月经前小腹胀痛，烦躁易怒、纳呆欲呕；经将行时，则小腹痛剧、面唇脱色、经行不畅，色紫夹块。前医多以活血化瘀治之罔效。诊见舌紫暗，苔薄腻，脉沉弦。授以疏肝理脾，行气化瘀法。方用加味四逆散：柴胡 9克，白芍 12 克，枳实 9 克，甘草 3 克，当归 9 克，香附 9 克，乌药 9 克，青皮 6 克，元胡 12 克，丹参 15 克，牛膝 6 克，桃仁 6 克。

　　嘱于每月经前 7 日服用，服至行经，痛失经畅。

　　按：痛经临床以气滞血瘀为常见，另有寒凝湿滞、气血虚弱、肝肾亏损等原因。前贤云："调经肝为先，疏肝经自调。"故方中以四逆散为主疏肝解郁，调畅气机，再辅以香附、乌药、青皮行气；当归、丹参、元胡、牛膝、桃仁化瘀，则气调血活、诸症若失。

二、泄泻（肠道易激综合征）

　　郭某，男，43 岁。半年前丧偶，近三月来胁胀腹痛，痛则泻，日行七八次，下重如痢，每夹黏液。每逢暴怒则痛泻加剧。经西医确诊为结肠炎、结肠过敏。症见脉沉细而弦、舌质淡、苔薄微黄，诊为肝气乘脾。方用四逆散加味：柴胡 9 克，白芍 24 克，枳实 12 克，甘草 6 克，黄芪 15 克，白术 12 克，陈皮 9 克，防风 6 克，薤白 9 克，苦参 9 克，炒莲子 15 克，白花蛇舌草 30 克，六月雪 15 克。

　　三剂腹痛减便少，日行两次，原方增损再进 10 余剂获愈。

按：本症之发生、不外感受外邪，饮食所伤，七情不和及脏腑虚弱等。《景岳全书·泄泻》篇云："凡遇怒气便作泄泻者……此肝脾二脏之病也。盖以肝木克土、脾气受伤而然。"所谓"七情为患，首及于肝。"肝气郁逆。犯胃乘脾，纳运无权，故痛泻交作。方中以四逆散疏肝解郁，重用白芍以缓急止痛；芪、术、莲子、健脾培土；陈皮、薤白和胃醒脾；苦参、白花蛇舌草清热利湿；六月雪、防风止泻升清。肝疏脾振、胃气复常则痛泻自止。

三、胁痛（胆囊炎）

陈某，男，53岁。平素常患胃脘痛，近年来两胁胀痛，走窜不定，常放射至后背及两肩、腹满纳差，嗳气频作。大便秘结，小便短少，脉弦而数，舌质红，苔黄腻，经胆囊造影和"B超"检查诊断为慢性胆囊炎，经治效果不佳。证属肝胆不和，气机不畅，湿热中阻，急以四逆散加味治之：柴胡12克，枳实12克，白芍12克，甘草6克，生大黄9克，黄芩9克，半夏9克，郁金9克，元胡12克，金钱草30克，白花蛇舌草30克，川楝子9克，生姜3片。

服两剂大便通，小便畅，三剂后大便又行，胀痛俱减。大黄减至6克，再进四剂诸症悉除。嘱以消炎利胆片善后，迄今未发。

按：《灵枢·五邪》篇云："邪在肝，则两胁中痛……"《景岳全书·胁痛》云："胁痛之病本属肝胆二经，以二经之脉皆循胁肋故也……传至本经则无非肝胆之病矣。"比例证系肝气郁结，胆失疏泄，气阻而致胁痛。气郁久化火，证兼胃肠燥热，二便不畅而致急性发作。方中四逆散疏肝行气，辅以郁金、金铃子散解郁止痛；大黄、黄芩清下热结；金钱草、白花蛇舌草利胆清热；半夏、生姜和胃止嗳；标本兼治，效如桴鼓。

四、乳癖（乳腺增生）

张某，女，34岁。已婚未育。一年前发现乳房肿块，以右侧为大，时有微痛，经前增大，经后变小。经省医院病理检查报告为乳腺增生。情绪易激动，两乳均可扪及如核桃大较硬包块，皮色正常，有压痛，无粘连。舌淡紫，边有瘀点，苔薄白，脉细弦。证属肝郁气滞，气血结聚，经脉受阻，结为乳癖。四逆散加减化裁：柴胡9克，白芍12克，枳壳12克，甘草3克，当归12克，全瓜蒌30克，香附9克，制乳没各3克，青皮9克，生牡蛎30克，夏枯草6克。

　　每日1剂，连服一月。加昆布12克，海藻12克，两月后，肿块消失。

　　按：乳腺增生属"乳癖"、"乳疬"、"乳中结核"之范畴。《医宗金鉴外科心法要诀·胸乳部》："乳中结核梅李形，按之不移色不红，时时隐痛劳岩渐，证由肝脾郁结成。"可见此症为"日久不消，轻成乳疬，重成乳岩"，有恶变之可能。故不可掉以轻心。乳房乃肝经循行之处，气郁本经，故见乳房肿痛。气滞当理，血瘀当活。方中四逆散枳壳易枳实，加青皮、香附、全瓜蒌，以疏肝解郁，宽胸行气；当归，制乳没活血化瘀；生牡蛎，夏枯草软坚散结。此外，如需加昆布、海藻，也勿须将甘草减去，"十八反"中谓海藻、甘草为相反之药，但临床上并无不良反应，且效果反增。

五、胃痛（十二指肠球部溃疡）

　　潘某，男，25岁。胃脘痛，三年来反复发作。经某医院X钡餐造影及胃镜检查确诊为十二指肠球部溃疡。曾服多种制酸解痉及促进溃疡愈合药未愈。症见上腹胀痛，连及两胁，饭后两小时加剧，嗳气泛酸，食欲欠佳，大便不调，脉弦细，舌淡苔白腻。此属肝失条达、横逆犯胃、胃失和降而致。治宜疏肝和胃，制酸止痛。拟以四逆散加味：柴胡9克，陈皮9克，白芍15克，枳壳9克，甘草6克，木香6克，香附9克，半夏9克，当归9克，海螵蛸12克，鸡内金9克，煅瓦楞24克，焦三仙各36克。

按：胃脘痛临床上分为情志所伤、饮食所伤两类。情志所伤，肝气犯胃。《杂病源流犀烛·胃病源流》中论及："胃痛，邪干胃脘也……惟肝气相乘为尤甚。以木性暴，且正克也。"故"理肝可以安（脾）胃"方中回逆合木香、香附、陈皮疏肝和胃，理气止痛；海螵蛸、煅瓦楞、半夏制酸止嗳；鸡内金、焦三仙消食健胃；当归活血散瘀。方证合拍，病得以复。

痰饮病与新制苓桂术甘汤

四川省南充县中医院（637100）　　何　懋

苓桂术甘汤是治疗痰饮病的鼻祖方，"温药和之"的代表剂。在医疗实践中，笔者逐渐地感到苓桂术甘汤药力之不足。通过实践、认识的反复探索，终于渐渐地掌握了痰饮病的一般规律和特殊变化。阳虚饮停、痰气交困是它的主要病机。本虚标实，易从寒化为其主要病理特点。先累脾肺，后及心肾是其主要病理变化，这是它的一般规律。若痰饮病久治不愈，容易逐渐演变成肺胀病。从而引起人体肺脾心肾俱损，五脏之阳皆伤，痰浊瘀毒壅遏三焦，气机升达通调滞碍。呈现邪正交困，胜负难分，正愈虚而邪愈实，邪愈实而正愈虚，如此互为因果，逐渐形成恶性循环。倘若误治失治，终将出现阴盛阳微，水毒内闭，痰浊攻心，六神无主，厥脱难救的危重变局。

在痰饮病总体病机阳虚饮停的框架模式下，为了加强温阳化饮作用，我在苓桂术甘汤原方的基础上，加茯神、苍术、官桂、炙草四味，组成了新制苓桂术甘汤。此方有更大的温脾渗湿和化饮除痰之功，主治痰饮病咳喘上气，呕吐痰涎，气短心悸，头昏目眩，食少便溏，苔白脉弦滑等证。临床上可广泛用于阳虚型慢支炎伴感染，肺气肿、肺心病伴感染阶段的治疗，能起到良好的温脾化饮作用。根据病情还可加减运用：风寒束表，兼见恶寒无汗者，加麻黄、杏仁解表驱寒。风温（热）犯肺，兼见发热痰稠者，去桂枝加银花、花粉驱风散邪。痰浊壅肺，兼见气急喘满者，加苏子、葶苈子、芥子、杏仁降气平喘。湿痰久蕴，化热灼肺，兼见干咳少痰者，去桂枝加竺黄、胆星清化热痰。久病不愈，脾肾阳虚，兼见膝冷畏寒，下肢浮肿者，官桂易肉桂，加制附片（久煎），肉苁蓉温补脾肾。久病痰饮，失治误治，造成痰浊攻心，瘀毒阻肺，出现神昏肢厥，气促脉微者，此乃心肾阳衰，行将脱绝之恶候，弃上方不用，急予自拟强心降痰汤：人参、制附片各10克合煎20分钟，后下麦冬、川贝母各10克，竺黄15克，再煎10分钟，频频与服，以回阳救脱，涤痰醒脑。同时可配合灸气海、关元、百会、涌泉等穴固脱复苏。此时最好不用针刺，以免泄气劫阳，祸及无辜。必要时配合西药抢救。

吾曾治六旬刘翁病痰饮20余年，西医诊为肺心病，久治无效，属中医肺胀。发作时症见咳逆倚息，气喘心悸，头昏目眩，干咳少痰，舌淡苔腻黄等证，辨为湿痰久蕴，化热灼肺之证，拟温脾渗湿，清化热痰为治，方用新制苓桂术甘汤去桂枝加竺黄、胆星与之。一剂喘平悸止，再剂咳停痰消。为图长效，嘱忌烟酒，少饮淡茶以解肺中残毒，饮食以清淡为宜，劳作适宜寒温适度，怡养正气，不依赖药物。依令行事，果有效验，数载喘疾，不与再作。越三年，未见复发。如今六旬有三，常能作耕为乐，实为之幸，故录之。

四年前曾治一肺心病心衰患者罗氏时，但见面惨神颓。眼突唇紫，气促痰鸣，舌红无苔，脉散乱无序，不吃不喝，靠输氧，补液度日。自述心中如似火燎，胸部闷胀。观继往治疗，皆以化痰止咳、补液、抗炎为治。我拟作肺胀病痰瘀阻肺，心肾阳衰，阴竭阳欲脱为治，给予自拟强心降痰汤一剂，令急煎频频与服，以期阳回脱固，龙火归宅，或可有救。首次服药，躁烦片刻，二三服，已趋平静，尽剂，咳唾涎痰盈盆，病去十之六七。后以扶脾生脉为法，方用麦味益气汤缓缓与之，渐至坦途。

总之，新制苓桂术甘汤是为阳虚饮停而设，如系其他原因引起的痰浊饮患，应当别论。

经方应用四要点

湖北省英山县医院 (436700)　　舒鸿飞

笔者在临床中喜用经方治疗疾病，且偶有所得，今不揣鄙陋，谈谈运用经方的四个要点：

一、抓住主症　围绕主症用经方

主症是疾病本质的反映，抓住主症，从一定程度上说就抓住了疾病的本质。因而，根据主症来运用经方，就成为运用经方的一个要点。

所谓主症，就是这一病证所独具的，能够反映其本质的，区别于其他病证的独有表现。如麻黄汤证的恶寒无汗，葛根汤证的项背强几几等。抓主症，源于仲景《伤寒论》，其"伤寒中风，有柴胡证，但见一证便是，不必悉具"，就告诉我们，只要见到寒热往来，胸胁苦满，心烦喜呕等主症之一，就可用小柴胡汤治疗，而不必待其证候完全俱备。这为抓住主症运用小柴胡汤奠定了理论基础。仲景恐后人不解其意，还反复举例示之："呕而发热者，柴胡汤证具"；"设胸满胁痛堵，与小柴胡汤"；"伤寒差已后，更发热者，小柴胡汤主之"。必须明确的是，这种"但见一证便是"即抓主症的方法，并非专为小柴胡汤而设。如"病常自汗出者……宜桂枝汤"；"渴欲饮水者……白虎加人参汤主之"；"按之心下满痛者……宜大柴胡汤"等也是其例。都为抓住主症，运用经方，提供了范例。

例1：杜某，男，32岁。5天前露宿户外而起病，现正盛夏却着长衣任日光暴晒，仍恶寒不减。前医曾用香薷饮治之，然无效。余视其舌淡苔薄白，脉浮而有力，问之未曾出汗，遂以麻黄汤治之。本院一老中医见状，私下嘱我，盛夏用麻黄汤，慎之，慎之！余谓：有是证则用是药，何惧之有？径用之。果一剂药后，脱去大衣，两剂药后，诸症悉失。

《内经》有一日太阳，两日阳明，三日少阳之说。《本草纲目》谓"香薷乃夏月解表之药，如冬月之用麻黄"。本案患者发病于盛夏，且病已六日，理当禁用麻黄汤。然前医用香薷饮无效，显见病重药轻。笔者抓住其恶寒无汗这一主症，辨为太阳伤寒，用麻黄汤治之，果获殊效。

二、剖析病机　对照病机用经方

某些疾病与所用方剂之间，从表面上看，好象风马牛不相及，但仔细分析某病病机与某经方所主治病症病机之间却有病因、病性等内在的联系。据此，即可将经方借用来治疗某些病症，从而扩大经方的应用范围。

例2：梅某，女，27岁。产后大便困难已20余天，某医以养血增液治疗无效。现大便三五日一行，艰涩难解，但腹无所苦，伴终日自汗，时时恶风。视其舌淡红少苔，脉之浮虚。综合脉症，考虑此便秘乃营卫不和所致，拟桂枝汤加味：桂枝10克，杭芍10克，当归12克，炙黄芪15克，肉苁蓉10克，炙甘草10克，生姜3片，红枣12枚。五天后复诊，诉服上方五剂，自汗减少，大便较前通畅。效不更方，续服五剂。一月后云自汗得止，大便亦恢复正常。

此例便秘，前医曾用增液汤加味，然服药则通，停药则秘，患者失去信心，就诊时云：但治其自汗可也。但自汗与便秘之间有内在的联系，盖自汗虽为营卫不和所致，但汗又为津液所化，人身津液布施本有常度，汗出则津液外泄，肠中津液亦因之减少，致肠道失润无水行舟而致便秘，故本例便秘本于营卫不和。增液汤仅针对无水舟停，而无水舟停却本于自汗，故用之则通，停之则秘。桂枝汤治其自汗，汗止则津自还，肠自润，便自调，不治便秘而便秘得除。此后凡遇便秘，只要伴自汗者，均以桂枝汤治之，从而扩大了桂枝汤的应用范围。

三、辨明经络　根据经络用经方

仲景以六经论外感热病，而六经各有主方，手足六经的循行有一定部位和走向规律，因此在临床上对一部分疾病就可辨明经络所属，而有针对性地运用经方治疗。

例3：孙某，男，32岁。右足背外侧缘至第四五趾疼痛数天，经拍片检查骨骼无异常。前医据其扭伤而施以活血化瘀、理气止痛方药3剂，并辅以理疗，疼痛不减。现行走借助于拐杖，着地则痛不可忍，伴口苦、恶心，视其局部不红不肿，舌淡红苔薄黄，脉弦有力，思索再三，并查经络循行图，认为瘀在足少阳胆经，致足少阳经络之气不利，拟小柴胡汤去人参，加牛膝，延胡索各10克。两日后途中路遇患者，云：当日一剂药尽，疼痛大减，两剂药后，疼痛即止，现行走如常。

足少阳胆经，"其直行者……沿下肢外侧中线，过股、膝、胫至外踝，沿足背前行，出于第四趾外侧端"，今患者疼痛部位和走向与此相合，又伴口苦，恶心等少阳见证，可见瘀在足少阳经，致经气运行不利，不通则痛。用小柴胡汤疏利少阳经气，加延胡索活血止痛，加牛膝引药下行，药到病除，并非偶然。

四、依遵古训　注意煎服和调理

运用经方，固然必须抓主症，解析病机，辨明经络，但还要注意煎服之法和饮食调理，否则会功亏一篑。

例4：刘某，女，40岁。右侧肢体冷痛一年，遇寒痛甚，得温减轻。时逢伏天，穿长袖衣裤，尚恶风汗出，伴倦怠，纳呆。观其形体肥胖，舌淡苔白，脉之沉滑。此乃寒痹，表里阳虚，营卫不和。拟用甘草附子汤和当归四逆汤加减，温经散寒，活血通痹。然住院2月余症状仅有轻微改善，抗"O"仍达1 200单位，血沉45mm/H。余沉思后悟及，是否煎法不当乎？遂仍用原方8剂，嘱将附片先煎半小时。药尽复查，抗"O"降至600单位，血沉20mm/H。续服6剂，诸症消失；抗"O"正常。

例5：胡某，男，45岁。醉酒后心下痞塞，按之不痛，口干，恶心，视其舌苔薄黄，脉浮数有力。此为热痞，当用大黄黄连汤泻心汤。予原方两剂，然服后诸症依旧。辨证无误，选方亦无不妥，不效之因何在？仲景原方后说："以麻沸汤（滚开水）两升渍之，须臾，绞去滓，分温再服。"嘱按法取汁服用，果2剂病除。

　　例4与例5误在煎不得法。前者误在煎药时间过短。盖附片为治寒痹要药，气厚味重，久煎方可发挥其祛风胜湿之功，并去其毒性。后者则误在煎药时间过长。因热痞乃无形邪热结于心下，气塞不通，而大黄黄连泻心汤中均多为苦寒之药，气厚味重，若煎煮时间过长，必不能走胃肠而行泻热之功，仲景用麻沸汤渍之须臾绞汁者，意欲取其气之轻扬，不欲其味之重浊，以利清上部无形之邪热。上述两例初诊时误在煎法不当，在煎药时间上当长者却短，宜短者却长；在服药方法上亦不遵仲景之训，致使辨证虽准，选方虽当，却收效甚微，甚至无效。后分析不效之因，按法煎服，果收良效。可见运用经方，必须依遵古训，注意调护和煎服方法。

养先天与补后天：肾气丸和理中丸

云南省昆明师专卫生所（650031）　　李云章

　　经方是医圣张仲景在《内》、《难》两经的基础上，集前人之大成，承先启后，进一步发展辨证论治而创造出的治法、制方。阐明了疾病证候变化与辨证施治的规律，历经数千年的实践考验，疗效卓著，至今在临床中依然起着指导的作用，仍不失为后世学习的典范。

　　仲景方中的理中丸和肾气丸两方，分别体现了脾胃为"后天之本"和肾是"先天之本"的两个方面。由于脾胃主宰水谷的消化和吸收，输布营养精微物质，是营血化生之源。肾为人体生命之根，人体的生长发育，水液代谢的平衡，无不和肾的"元阳"、"元阴"有关。先天和后天，对人的生命活动有着举足轻重的意义；对疾病的治疗和预后，有促进机体向有利于健康方向发展的作用。仲景制理中丸、肾气丸的深意是留给后人调理先天和后天的两大法则。理中丸为太阴湿土虚寒而设，治理中焦升降失常、清浊相混、吐利并作的方剂。服药后须饮热粥及其加减变化，可以看出仲景制方的严谨。

　　由于外湿太盛，饮食生冷或体内寒湿过甚，均可导致脾湿过盛，伤及脾阳，因湿致虚，因虚致湿，影响胃的受纳腐熟，造成脾胃虚寒的并不少见。很多疾病的产生和变化，与后天脾胃的功能失常有关，是治病求本的一个重要方面。理中丸作为治理后天的代表方剂，体现在很多疾病的治疗过程中，后世很多治理中焦的方子，均以此方化裁加减。下面小议理中汤加味治疗的病症。

　　1. 治病的本源在脾：如中焦虚寒所致的慢性胃炎，胃及十二指肠溃疡；化源不足，影响心失所养的惊悸、怔忡、健忘、失眠、多梦等心、神经系统疾患；脾不统血的吐、衄、便血、崩漏；中焦虚寒又兼肠道湿热的慢性肠炎，消化失常等。

　　2. 恢复机体无气的关键在脾：时时顾护胃气，缘于有胃气则生。很多疾病在治疗过程中和善后都要考虑到这一点，意在恢复中气，使"脾气散精"，输布水谷精微和津液。

　　3. 治理升降失调，升清降浊的枢纽在脾：如呃逆，吞酸，嗜睡，服抗菌消炎药后出现胃纳呆滞、腹满时。取其转动枢机。

　　4. 振奋中阳，动化水湿以脾为主：一些痛证如胸，关节痛，流涎，水肿，泄泻，因于中阳不振，阴乘阳位，阴寒水湿流注，摄纳无权。

　　肾气丸（汤）用干地黄、山药、山茱萸、泽泻、丹皮、茯苓、桂枝、附子组成。肾气丸构思精巧，充分体现了："阳生于阴，阴生于阳"，"孤阴不生，独阳不长"，阴阳互根的观点。意在补阳于阴中求阳，使阳得阴助，振奋人体机能；补阴于阳中求阴，使阴得阳升，保持物质能量的源泉；助阳化水，通调水道，庶可阳复阴长，水火既济，是后世很多肾方的鼻祖。由予肾是生命之根，生命动力的源泉，很多疑难病证最终都归结到肾的治疗而取效，体现出先天之本的意义。下面小议肾气汤加味治疗的病证。

1. 促进生长发育、抗衰老：小儿发育迟滞，五软，五迟，老年性疾病，防衰抗老。在于肾所藏之精是生长发育的原动力。加强免疫功能，抗菌，制癌，增强机体细胞活力和机体抗病力。

2. 慢性病久治不愈当从肾治：久病及肾，真阴必损真阳，肾藏精，久病耗损肾精，阴阳失调，致五脏化源不足，造成本虚证候。

3. 性功能减退，不孕证：肾是生殖之源，主男子精室，女子胞宫。

4. 神经衰弱：肾为作强之宫，使巧出焉，通脑，生髓。人的思维、精力强弱无不与肾有关。

5. 肾为胃关，脾胃健运，全靠肾阳温煦，补火生土以治消化功能减退，慢性泄泻。

6. 哮喘，老年性慢性支气管炎：由于肺司呼吸，肾主纳气，为气之根。老慢支，哮喘缓解期的固本治疗，可制止病变复发。

7. 慢性肾炎、水肿，痰饮，泌尿系结石，糖尿病，小便不利，或小便仅多，腰痛。都因气化失司，水饮上泛为痰，溢于肌表为水肿，煎熬凝结成石。腰为肾府，肾和膀胱互为表里。有的泌尿系结石单纯通利效果不佳，须温阳化水可收排石之效。这些都在于振奋真阳，上可蒸化水气，下则通调水道，恢复气化摄纳之权。

8. 再生障碍性贫血，冠心病，高血压病，单纯从气血治疗，效果欠佳，须从肾论治。由于"肾生骨髓"，命门火衰，致使寒凝痰饮等病理产物沉积为患，形成本虚标实，治本从肾可巩固治标的效果。

9. 崩漏，更年期综合征：由于阴阳两虚，平衡失调，火衰不能生土，表现脾不统血，肝失所养，冲任脉虚，但其本在肾。

10. 骨质增生、痹证：由于"肾主骨"，骨本身的退行性变，关节的病变，肾虚是内因之为本，治肾即治骨。

11. 其他：老年性白内障，耳鸣，耳聋，慢性咽炎、扁桃体炎，虚火牙痛，牙周病。由于五脏六腑之精气，皆上注于目而为之精，脏腑的精气又藏于肾、源于肾，耳为肾窍，齿为骨之余，咽为少阴经脉所过，故眼、耳可治。阳虚火浮，引龙雷之火归元，水火既济以治咽、牙疾患。

结语：用经方贵在辨证准确，必须"见病知源"。先天之源有肾，后天之源在脾，治病之源在脾肾，两者相互依存，相互促进。肾气丸，理中汤作为治理脾肾两大法则的代表方剂，体现了治病求其根本的宗旨。因此，很多病证从脾肾异病同治，收到一定疗效，并不是偶然的，但若仅是"窥管"，则"夫欲视死别生，实为难矣"。

异病同治话经方

山东省淄博市中心医院（255036）　　　王　强

经方，多方小药简而功效卓著，但在临床上，我们既要遵循中医药学的基本原理，又要将辨病与辨证相结合，才能够正确地应用经方而异病同治。如果不精于脏象经络、病因病机，又不详于辨析病症的虚实阴阳，只是呆守成方或者贸然漫投，则虽经方亦必有不效之剂。因此，如何在精于医理药理的基础上，从辨证入手灵活运用经方于繁多的现代疾病，以期发挥它独具特色的疗效，的确是一个很值得重视的课题。今试以白头翁汤的临床应用为例，谈一点粗浅的体会。

白头翁汤仅四味药，然而，诸药有个性之特长，整方有合群之妙用。方中白头翁清热解毒、凉血止痢为主药；辅以黄连清热燥湿、泻火解毒而厚肠胃；又佐以黄柏善清下焦湿热，秦皮苦寒而涩，清热燥湿，收涩止痢。诸药合用，共奏清热解毒，凉血止痢之功。仲景制此方主要用于治疗"热利下重"和"下利欲饮水者"。《金匮要略》又有治"产后下利虚极"的白头翁加甘草阿胶汤，是在白头翁汤的基础上加甘草补气和中，加阿胶以养阴补血。这说明用于下痢实热证的白头翁汤，佐以补气养血之品后可祛邪而不伤正，更应用虚实夹杂之疾；凡久痢耗伤阴血或平素气血亏虚又患下痢病者，皆可使用之。

中医之"热痢下重"实包括现代医学的多种疾患，而白头翁汤也不仅对细菌性痢疾有确切疗效，且对阿米巴痢疾，溃疡性结肠炎等也有较高的疗效。在现代医学看来这些具有截然不同病因的疾患，可以同样表现为下焦湿热、毒邪蕴积之候，均符合白头翁汤证。现代研究已经证明，白头翁汤诸药具有广谱抗菌和杀灭滴虫等作用，故用以治疗痢疾是很容易理解的。而对于病因尚不明确的溃疡性结肠炎这类疾患，现代医学尚没有特效疗法，应用传统医药治疗就有更大的临床价值和理论意义。笔者对于反复发作，证属久痢气血亏虚的溃疡性结肠炎病人，应用白头翁加甘草阿胶汤保留灌肠治疗，并以患者治疗前后的免疫球蛋白 IgG、IgM 为客观指标，观察到多数患者原呈增高的免疫球蛋白，经治疗后逐渐下降，症状也逐渐缓解或消失。似说明白头翁加甘草阿胶汤对机体的免疫系统异常能起到调整作用。众所周知，无沦是感染性疾患还是非感染性疾患，在发病过程中，机体免疫功能都起着重要作用。能够调节机体免疫功能的传统方药理应受到足够的重视。免疫功能失调可以是不同疾病的共同的病理学基础，调节免疫也就成为异病同治的一部分目标。

另外，经方虽然药味不多，但每一味中药仍可以看作是一个具有复杂成分复方，其药理作用必然是多方面的。这也是经方能够适用于多种疾病的原因之一。而且随着对经方药效的广泛研究和临床加减运用经验的积累，一方多用的开拓工作将不断取得新的进展，例如我们对于某些妇科病：如赤白带下、上环后月经过多，及泌尿系感染等病，凡症见少腹疼痛、白带增多或间有血丝，尿灼热、尿频、尿黄赤，月经量多色鲜红，舌质红，苔黄或黄腻，脉滑或数者，皆可以白头翁汤加减治疗，临床特别多见的带环后长期月经过多而呈气血不足患者，以白头翁加甘草阿胶汤再加地榆，苡米等常收良效。对泌尿系感染患者，则在白头翁汤基础上着斟加木通，淡竹叶等通淋利尿之品。笔者曾遇一患糖尿病兼泌尿系感染的老年妇女，其尿培养长期带菌且对多种抗生素耐药，故久服西药而效不佳。笔者以白头翁汤为主兼用补阴养血活血之品生地、知母、天花粉、当归等，连服 20 余剂后，尿菌培养转阴，而尿道刺激诸症皆消失。

白头翁汤清热、凉血、解毒之功，也并非局限于下焦。笔者曾治一严重鼻衄的青年学生，证属署湿之邪外侵，热毒蕴结于肺胃，经西药止血剂及局部堵塞压迫无效，给投白头翁一剂而血止，再服两剂巩固疗效，再未复发。虽然关于白头翁汤对机体凝血机制影响的研究，目前尚未见报道，但该方对中医所谓热毒炽盛所致的某些出血证确有良效，说明在这种特殊病理情况下的凝血机制失调，也是白头翁汤证的实质内容之一部分。

根据多年临床，笔者体会到，中药、方剂的药性和药效，往往不是仅由中药、方剂的理化特性来论定，而主要是通过中药、方剂作用于人体异常功能态——"证"的反应而论定的。这也就是我们常说的"愈疾之功，非疾病不能以知之"的道理。因此，从辨证入手，辨病与辨证相结合的经方研究，将是阐明应用经方异病同治的机理和拓宽经方应用范围的必然途径。

《伤寒论》引申运用六法

浙江省嘉兴市王店人民医院（314011）　　沈敏南

经方有药简力宏、组方精细、疗效显著之特点。本文从临床角度出发，介结六种引申运用方法，以冀对临床医家有所裨益。

一、疾病相异　厘定证候

辨证是中医学的主要诊断法，不同疾病可出现相同证候，关键在于这些证候的病理是否相同，如四肢逆冷这种证候可能为热闭，阳气不能达于四肢；也可以是寒盛阳微而四肢逆冷，这时在于厘定证候，辨明机制，将《伤寒论》方引申运用至内科杂病，或其他科目中去。如当归四逆汤，由当归、桂枝、芍药、细辛、炙甘草、通草、大枣等七味药组成。《伤寒论》云："手足厥寒，脉细欲绝者，当归四逆汤主之……"笔者曾治一女子，24 岁，农民，严重冻疮史 4 年。每年从冬至到雨水，手足厥逆红紫肿胀呈块状，逢热则痒，逢寒则痛，舌质淡紫，苔白滑，脉沉小，有痛经史。病属冻疮，方用当归四逆汤主之。当归、赤芍、白芍各 10 克，桂枝、通草、炙甘草各 6 克，细辛 3 克，大枣 30 枚。冬至前半月起连服一月，如此服药两年，冻疮十去其九，厥逆明显好转，痛经亦愈。

《伤寒论》用当归四逆汤治厥阴血虚寒滞之厥逆证，笔者运用于冻疮。前者为外感热病后期，后者属外科范畴。二者疾病虽不同，但证候均属血虚寒滞，故可引申运用取效。

二、类似证候　审定病机

《伤寒论》、《金匮要略》的方论，言简意赅。运用经方要明辨类似证候，审定病机。如芍药甘草汤，仅用芍药、炙甘草两味药组成，《伤寒论》载"伤寒、脉浮，自汗出，小便数，心烦，微恶寒，脚挛急，反与桂枝欲攻其表，此误也……若厥愈足温者，更作芍药甘草汤与之，其脚即申。"笔者曾治一男子，43 岁，工人。患肝炎数月，肝功能已正常，但右胁抽掣性隐痛，诊见头目眩晕，耳鸣，下肢酸软，大便偏干，舌质红苔净，脉细弦。病机属肝阴不足，方用芍药甘草汤合一贯煎加减：白芍 20 克，炙甘草、杞子、当归、麦冬、川楝子、太子参各 10 克，生地 15 克。服半月后，疼痛已除，余症大减。该病为长期用苦寒、辛燥疏肝清热之品致使肝阴不足，不能充养，灌溉四末，致使胸胁及脚挛急证。笔者运用于阴液不足之胁痛证，二者相比病证不同，但病机相同，故可引申运用取效。

三、证候不同　判别方药

经方方义精卓，但张仲景书写《伤寒论》时代却是捉刀镌刻竹简，刻写文字极为困难，因此决定了必须言简意赅，往往有尚难曲畅用方之义。我们当今欲扩大经方运用范围，难以完全根据证候相同才用，若证候不同，则可判别方药引申运用。如桂枝汤，有桂枝、芍药、炙甘草、生姜、大枣五味药组成，《伤寒论》云："太阳病，发热，汗出，恶风，脉缓者，名为中风"为桂枝汤的主脉主证。笔者曾治一病人，40岁，农民。因情志不畅而呃逆半月，现代医学诊断为"膈肌痉挛"，曾服西药、针灸及服丁香柿蒂散治疗无效。诊见呃逆，朝轻暮重，呃逆连声，腹满作胀，脉弱而小。方用桂枝汤加味：桂枝、白芍、旋覆花（包）各10克，生姜5片，大枣10枚，炙甘草6克。服5剂后，呃逆十去其六，汗出恶寒已除，再服5剂告愈。

桂枝汤治太阳中风之病证，有调和营卫，解肌祛风之作用。笔者用桂枝汤治肝胃不和，胃失和降，气机上逆所致之呃逆。二者相比疾病不同，证候亦异。《医学衷中参西录》载"桂枝善抑肝木之盛，使不横恣，又善理肝木之郁使之条达也。为其味甘，故又善理脾胃，能使脾气之陷者上升，胃气之逆者下降。"白芍味酸柔肝抑肝，炙草，大枣、生姜调和脾胃，降逆止呃，加旋覆花一味，增其下降之能。用此方加味，贴切精当，故可引申运用取效。

四、辨析主症　对症运用

证候是疾病在一个阶段内的病理反应，而主症既是构成证候的必要条件，又是辨证的主要依据。《伤寒论》方虽然以相同证候为其一般运用法，但以相同主症为其特殊运用法。辨析主症，对症运用法根据主症相同，证候相似，而将经方治疗范围引申扩大。如麻黄细辛附子汤，有麻黄、细辛、附子三味药组成。《伤寒论》载"少阴病，始得之，反发热，脉沉者，麻黄附子细辛汤主之。"笔者曾治一老人，68 岁，农民。每逢夏至至大暑伏天出现畏寒肢厥，低热无汗，曾服四逆汤、香薷散无效，诊其四肢厥冷，虽处盛夏仍畏寒着厚衣棉被，头胀重，低热无汗，舌质淡紫苔净，脉沉小。病属阴暑。方用麻黄附子细辛汤加味：炙麻黄、细辛各 3 克，附子（先煎）6 克，香薷 8 克。服 2 剂诸症均减，再服 3 剂痊愈。

《伤寒论》用麻黄细辛附子汤治太阳、少阴同病。阳虚表寒之证，"发热脉沉"为其主症。笔者用麻黄细辛附子汤治阳虚阴暑之证。发热脉沉为其共有的主症，故引申运用取效。

五、根据经脉　考定病位

《伤寒论》大多以症状与脉象使用方剂的主要依据，直接以经脉为依据进行施方的条文极少。经脉不仅有沟通表里上下，联系脏腑器官与通行气血的作用，而且又是疾病辨治中的主要根据。根据经脉，考定病位的运用法应用经络学说，以临床症状考定病位，而运用《伤寒论》方。如四逆散，有柴胡、枳实、炙甘草、芍药四味药组成。《伤寒论》载"少阴病，四逆，其人或咳，或悸，或小便不利，或腹中痛，或泄利下重者，四逆散主之。"笔者曾治一病人，女，36 岁。心境不悦，情志郁结，以致胸胁、少腹及阴户处胀闷疼痛，舌苔正常，脉弦。病属郁症。方用四逆散加味：柴胡、枳壳、赤芍、白芍、制香附、路路通各 10 克，炙甘草 6 克。服 7 剂后，症状显著减轻，继服 7 剂，症状消失。

《伤寒论》的四逆散治少阴病。肝气郁结，气郁不舒，导致厥逆病证；笔者用此方治郁证，是以厥阴经脉循行部位作为辨证条件，肝经以条达为顺，郁结为病，作处方依据，故引申运用取效。

六、复杂病证　数方合用

经方大多具有治单一病证之特点，而临床中常遇的病证是复杂多变的。其原因是疾病的形成一方面是致病因素的存在，另一方面与人体的体质因素、精神状态、生活环境、营养及素质有关。复杂病证、数方合用运用法是合用二个以上的《伤寒论》方剂，治疗复杂病证的方法。如小陷胸汤，有黄连、制半夏、瓜蒌实三味药组成。《伤寒论》载"小结胸病，正在心下，按之则痛，脉浮滑者，小陷胸汤主之。"又如白头翁汤，有白头翁、黄柏、黄连、秦皮四味药组成。《伤寒论》载"热利，下重者，白头翁汤主之。"笔者曾治一男子，38岁，农民。脘部痞满，按之疼痛，腹痛且胀，大便赤白痢，里急后重，一日十几次之多，胃纳不佳，口苦且干，舌质红苔黄腻，脉濡数。病属痞满，痢疾。方用小陷胸汤、白头翁汤加味，黄连6克，黄柏、秦皮、白头翁、制半夏、瓜蒌皮、槟榔各10克，炒谷芽、炒麦芽各30克。服3剂后，病情十去其八，前方加减继服5剂后痊愈。

《伤寒论》的小陷胸汤治小陷胸病，有辛开苦降之作用，白头翁汤治厥阴热利；笔者用小陷胸汤，白头翁汤治湿热充斥中下二焦之痞满、痢疾，因有两种病证同时存在，故合用引申运用取效。

运用经方点滴体会

山西省河曲县中医院（036500）　　　张继雄

一、见真胆承气夺命

一患者岁登耄耋，年享高龄，一生勤谨俭朴，赋性偏于急躁。其子事母笃孝，每于冬必购人参精数瓶与母养身。初服尚无感觉，稍久即口干、头晕。冬尽春回，阳气升发，一日忽感口干舌燥，两目竟暴盲而无所视。到五官科急诊，五官科查不出具体病变，苦无良策，遂邀中医科会诊。

诊见其两目不了了，舌黄干燥，腹满便结，脉沉而有力。证系阳明燥热津伤、不能上荣于目所致，故宜承气汤急下以求其阴。但虑其高年之体，兼之阴液涸竭，无水行舟，故选甘缓微和之调胃承气汤，并伍以增液汤。一可涤荡燥结，以救阴津；一可增水行舟。二法相辅相成，并行不悖，处方一剂，以观后效。岂料一剂药后两目朗朗，头脑慧爽，燥热之象悉平，其病若失。后处以增液汤加谷芽、荷叶以善其后。阳明邪热燥胃津，耗肾液、急下以救将涸之阴。若见目之疾只想到肝肾之阴，一味滋阴，杯水车薪将于事无补，邪热不去津涸难复。此正前人所谓："扬汤止沸，不如釜底抽薪"。在方药使用上，攻中有守，急中有稳，故能半剂知，一剂而获立竿见影之效。

二、阳表解里自和

秦某，夏日贪凉饮冷，遂发热，恶寒，无汗体痛，恶心呕吐，肠鸣腹泻，苔白微腻，脉浮。系外感时邪，内伤饮冷，处以藿香正气汤加减，以散寒燥湿化浊。药后呕减而发热不退，仍吐泻。《伤寒论》云："太阳与阳明合病者，必自下利，葛根汤主之。""太阳与阳明合病，不下利，但呕者，葛根加半夏汤主之。"遵前贤"从外之内治其外"之旨，处以葛根加半夏汤，半剂知，一剂效。

内外合邪，吐泻交作，一年四季多有发病，但以长夏为多，习用藿香正气汤加减。但对发热、无汗、吐泻交作之证，采用葛根加半夏汤，可解二阳在经之邪，和胃降逆止呕，故可取效。有热加黄芩、黄连，使表解里自和，常一剂而见效。经方立法明确，选药精当，若药证相合，每收桴鼓之效，此时方所不及也。

桃核承气汤新用

湖南省平江县中等卫生职业学校
（410400）　李栖心

　　桃核承气汤由桃仁12克、大黄12克、桂枝6克、甘草6克、芒硝6克组成，载于《伤寒论》106条下。原文"太阳病不解，热结膀胱，其人如狂，血自下，下者愈。其外不解者，尚未可攻，当先解其外，外解已，但少腹急结者，乃可攻之，宜桃核承气汤。"指出本方用于邪热入内与瘀血相结于少腹，小便自利，其人如狂的蓄血证。由于本方有较强的泻热化瘀、凉血破血、通积滞、活死血、散热结、消肿毒、导热下行、推陈致新的作用，故凡因热结血聚、气滞血瘀、腑气不通、热邪与瘀血互结而形成的腹腔内各种炎性肿块，管腔阻塞，瘀血排出不尽所致的出血、癥瘕；热结膀胱所致的小便不利；热毒壅塞肠道所致的肠痈，发热，腹痛，痢下脓血；以及外伤所致的局部血肿不消，颅腔、眼腔、腹腔内出血后瘀血不化，腔内压力增高，胀痛难忍，神躁狂热症，都可应用。

　　急性尿路感染。本方加栀子10克、茅根20克、银花15克、金钱草30克治疗急性尿道炎、膀胱炎，肾盂肾炎，以尿频、尿急，排尿短赤艰涩灼痛，痛引小腹或伴发热为主症者，有清泻膀胱实热，通利小便的作用。

　　血块阻塞所致的急性肾功能衰竭。本方倍桃仁、大黄、芒硝，加沉香6克、穿山甲6克、地龙15克、冬葵15克，大大增强其活血破瘀、通利下行作用。治疗肾绞痛出血，血块堵塞输尿管所致的急性肾功能衰竭。临床表现突然腰部刺痛，痛处不移，痛引少腹，小便窘迫，尿血点滴，甚则尿闭不出，B超、X线检查未发现结石阻塞尿路。

　　尿道、阴道外伤血肿。本方倍桃仁加当归15克、川芎10

克、天花粉 15 克、生蒲黄 10 克，增强消肿化瘀作用。对会阴部骑跨伤，产伤所致的外阴、阴道、尿道损伤所引起的局部血肿不消，痛引少腹，尿出不畅为主症的早期治疗有较好的作用。

阑尾炎。本方倍桃仁、大黄，加当归 15 克、银花 20 克、公英 20 克、薏苡仁 30 克、枳壳 12 克，增强其泻火解毒，消瘀散结作用。对炎症早期能有效地加以控制，对已形成的脓肿包块能及时消散，减轻炎性渗出和阑尾腔内压力，从而减轻疼痛，加快肠毒排泄。

急性化脓性胆囊炎、胆管炎。本方倍桃仁、大黄，加柴胡 10 克、银花 20 克、黄芩 15 克、郁金 10 克、枳壳 12 克，有较强的清泻肝胆湿热、通腑利胆、行瘀止痛作用，治疗化脓性胆管炎、胆囊炎、胆囊积水、胆囊积脓所致的高热、腹部绞痛、痛引肩背、局部包块拒按等。

肛周脓肿、痔疮肿痛。本方倍桃仁、大黄，加当归 10 克、黄芩 15 克、银花 20 克、皂刺 10 克，增强其清热解毒、消痈散结作用，治疗肛周脓肿及痔疮所致的肛门局部红肿热痛，肿块坚硬、排便坠胀及疼痛。

痢下脓血。本方加银花 20 克、赤芍 15 克、黄连 10 克、厚朴 10 克，有泻肠毒、行瘀滞、凉血止痢作用，治疗湿热痢或疫毒痢所致的痢下脓血紫黑、腐臭难闻、腹痛里急后重明显，肛门灼热下坠，壮热口渴，苔黄脉数者。

胎死腹中，宫外孕卵管破裂。本方倍桃仁、加当归 15 克、川芎 10 克、花粉 15 克、牛膝 20 克、枳壳 12 克，能破瘀血、下死胎、推陈致新，治疗胎死腹中，不能自行产出，或宫外孕卵管破裂，瘀血留止腹中的治疗。

脑、眼、腹外伤腔内出血。本方加丹参 20 克、赤芍 15 克、花粉 15 克、川芎 10 克、玄胡 10 克，有消肿止痛、导瘀下行的功能，对颅腔、眼腔、腹腔外伤后形成的充血、血肿有缓解作用，能有效地降低腔内压力，减少炎性渗出，减轻疼痛，促进瘀血消散。用于脑、眼、腹部外伤后皮下或腔内血肿，刺痛难忍，躁狂不宁，亦往往取得良好疗效。

大柴胡汤治疗急症

湖南省涟源钢铁厂职工医院（417009）　　孟昭良

有学者认为大柴胡汤是由小柴胡汤与小承气汤合方加减而成。小柴胡汤去人参、甘草，增加生姜用量以和解少阳、疏畅气机；小承气汤去厚朴加芍药，增加枳实用量，既能泻阳明实热，又能和胃气清肝胆之郁热，还能育阴和血；两方加减而成的大柴胡汤，其功效是和解少阳枢机，泻阳明实热，用治少阳不和，阳明热实，或肝胆气机壅滞的实热证。临床用治见症有发热恶寒、口苦咽干、恶心呕吐、胸胁苦满，腹胀腹痛、食欲不振，便秘溺黄，脉弦数、弦滑、舌苔黄或黄腻之急性病毒性肝炎，急性胃炎、急性胆囊炎、胰腺炎、鼻炎等多取良效，举例如下。

一、急性黄疸型肝炎

刘某，女，32岁。胸闷不适，口苦咽干乏力、恶心不欲食、畏冷发热已七八日，近三日小便黄、目黄、大便燥结，查尿胆红质（＋＋），尿胆原（＋＋），谷丙酶300单位。脉弦实，舌质淡红苔黄腻，辨为湿热中阻型黄疸，行清热利湿疏肝利胆之治，方选大柴胡汤化裁：柴胡10克，黄芩10克，白芍10克，法夏10克，枳实10克，大黄10克，茵陈30克，栀子10克，生姜3片，大枣3个。服3剂后大便通畅，诸症减轻。原方去大黄、姜、枣，加生麦芽15克、茯苓15克、田基黄15克，连服15剂，自觉无不适，复查肝功能恢复。

患者素体肥胖，春节期间过食膏粱厚味，复感外邪，致邪郁而不达，遏阻阳气，湿热蕴结于肝胃，出现口苦咽干、胸胁苦满、腹胀便秘等。肝胆失于疏泄，胆汁上溢为面黄目黄，四溢则身黄，投以大柴胡汤加减，外和解少阳之表，疏畅气机，内泻阳明实热，佐以清肝利胆而治验。

二、急性胃脘痛

颜某，男，38 岁。胃脘痛 3 年。胃镜检查诊为十二指肠球部溃疡，大便潜血（＋＋＋）。一周前因过食新鲜辣椒复感风寒，致胃痛发作，面色苍白，手足发冷，发热恶寒，恶心呕吐不能食，口干口苦，胃脘痛，腹部胀满拒按，大便六日未行，小便黄，脉弦数，舌苔黄燥，舌质红。辨为胃脘痛，此乃外邪未解，阳明热盛，燥屎内结型，治用外解少阳、内泻积热，大柴胡汤主之：柴胡 10 克，黄芩 10 克，白芍 10 克，法夏 10 克，枳实 10 克，大黄 10 克，生姜 3 片，大枣 3 个。服药 1 剂，下黑色便数次，发热恶寒除，腹痛腹胀减，取大便潜血试验（＋＋＋），上方去姜枣加白及 15 克，田七粉 10 克，服药 3 剂，大便潜血阴性，改服柴芍六君子汤加减半月告愈。

过食辛辣，乃火上加薪，复感外寒，内外并病致胃痛复发，以小柴胡去人参，甘草和解少阳、疏畅气机，小承气去厚朴加芍药泻阳明热实，调和胃气，平调胆热之亢，并养阴和血。外邪解，内腑通，故而得愈。

三、急性鼻炎

梁某，男，53 岁。鼻塞，发热畏冷。查：双侧鼻腔黏膜充血（＋），下鼻甲充血肿大，咽充血（＋），体温 38.5℃，给鱼腥草，庆大霉素注射无效，且咳嗽吐浓痰色黄，大便干四日未解，脉弦数、舌苔黄，给桑菊饮加知母，生石膏治疗仍不愈，改服大柴胡汤加减：柴胡 10 克，黄芩 10 克，白芍 10 克，法夏 10 克，枳实 10 克，大黄 10 克，杏仁 10 克，桑白皮 15 克，桔梗 10 克，沙参 20 克，大枣 3 个，生姜 3 片。服药 3 剂便通，脉静身凉，入睡安然而愈。

病发于春，春主升发，当地多阴雨连绵，气温忽冷忽热，风寒之邪侵入腠理，闭塞气机，致华盖不宣、玄府不启，故尔鼻塞不通。又失于及时治疗，邪不能外达而转入少阳及阳明，出现畏冷发热、口苦口干，咽痛、咳嗽气促吐痰便干等症，继而阳明腑实加重，以大柴胡汤和解攻下方可收功。

四、老年发热

宋某，女，76岁。畏冷发热已10余日。口干口苦作呕不能食，胸胁苦满，头晕，咳嗽无痰，咳剧尿失禁，大便秘结、10日未行，体魄高大健壮，声音高亢有力，面赤咽红、体温38.9℃，脉弦实，舌苔黄腻舌质淡红。辨为表邪未解而里实已成之发热，大柴胡汤主之：柴胡10克，黄芩10克，白芍10克，枳实10克，法夏10克，大黄10克，杏仁10克，沙参20克，桔梗10克，桑白皮10克，生姜3片，大枣3个。服药1剂大便即通，上药去大黄继服3剂热渐退，诸症除而病告愈。

患者虽年事已高，但体格健壮，外感失于治疗，而邪传入里，造成外邪不解而内实已成；又邪滞少阳，气机壅滞，玄府不通，肺与大肠相表里，单纯攻下，无气推动，行舟亦难行矣，必以外解少阳之邪、疏畅气机、内泻阳明之实，并养阴和血之大柴胡主之，佐以宣肺养阴润燥之品始能收功。

总之，大柴胡汤，不论男女老幼，不论春夏秋冬，亦不论外感风寒，内伤饮食或情志不调致病，凡症见有便秘、胸胁苦满、恶心呕吐、发热恶寒、腹痛、口苦咽干、食欲不振等，辨证基本病机是少阳郁热，枢机不利，阳明热结、腑气不通者，无论病程长短，有是证便投是方，疗效峻捷，对急证、热证、实证投之立效。

急慢性肝炎经方辨治

贵阳中医学院（550002）　　周道红

病毒性肝炎因病毒类型不同而有甲、乙、丙、丁、戊等型，有急性、慢性之分，其发病原理、病理变化、临床经过和转归各不相同，病机复杂，治疗棘手。笔者跟随伤寒学家，著名肝病专家李昌源教授多年，根据李老的学术观点和治疗经验，运用仲景方辨证治疗急慢性肝炎，每可得心应手，兹述于下：

一、急性无黄疸型肝炎

本病多属急性乙型肝炎。临床表现常不够明显，或仅为乙肝病毒携带者，临证多见为肝胆郁热和肝郁脾虚两型。

（一）肝胆郁热型：

症见胸胁闷痛，腹胀不适，发热呕吐，心烦易怒，口苦咽干，尿黄便秘。舌质稍红，苔黄少津。脉弦或滑，尤以左关或两关为著。多因肝胆疏泄失司，气郁化热所致。治宜和解少阳，解郁泄热，拟用小柴胡汤加白花蛇舌草、板蓝根、大青叶。

本型辨证要点在脉弦、胸胁闷痛，口苦咽干、呕而发热，或寒热往来。方中柴胡用量宜重于黄芩，否则疗效将受影响。

验案：张某，男，28 岁。胁痛一月，伴发热，呕恶腹胀，饮食不化，口苦咽干，心烦失眠。谷丙转氨酶 200 单位，黄疸指数 5 单位，HBsAg、HBeAg、抗 HBc‑IgM 均为阳性。诊见舌质稍红，苔左半侧黄燥稍厚而右半侧淡黄稍薄，脉两关弦劲而左寸不足。肝肋下 1.5cm，质中，边稍钝，压痛明显。脾未扪及。证属肝胆郁热，予小柴胡汤加味：柴胡 15 克，黄芩 10 克，蛇舌草 20 克，板蓝根 15 克，大青叶 15 克，法夏 10 克，党参 15 克，丹参 20 克，郁金 15 克，生山楂 20 克，生麦芽 15 克，生姜 10 克，大枣 5 枚，炙甘草 5 克。

连服 15 剂而诸症尽除，肝脾均未能扪及，肝功能、两对半均正常。追访 1 年，未见复发。

（二）肝郁脾虚型

症见胁腹胀满，郁闷心烦，呕恶厌食，便溏不爽。舌胖淡或有齿痕，苔少，脉左关弦盛而右关不足。多因气郁不舒、肝木乘脾所致。治宜疏肝解郁，健脾和胃，拟四逆散与四君子汤合方，再加板蓝根、山豆根。

本型辨证要点在左关弦盛而右关不足或弦细、胁腹胀满，郁闷心烦，便溏不爽。方中柴胡、枳实、白芍，炙甘草用量大致相当。若便溏而无下重坠胀，则枳实减半且用麸炒，或换用麸炒枳壳。

验案：吴某，女，32岁。右胁胀痛20天，伴纳谷不香，烦闷太息，大便稀溏，常有解之不尽感。谷丙转氨酶150单位，黄疸指数8单位，HBsAg、HBeAg、抗HBc三项检查阳性。诊见舌胖质淡，苔薄，脉左关弦劲，右寸、关细弱。肝脾示扪及。证属肝郁脾虚，予四逆散合四君子汤加味：

柴胡10克，炒枳实5克，赤白芍各10克，郁金15克，丹参、党参各20克。白术12克，茯苓10克，板蓝根20克，山豆根10克，谷、麦芽各12克，炙甘草5克。

连服5剂，诸症尽除，肝功能正常，乙肝抗原检查抗HBsAg（＋），余皆阴转。4年来多次健康检查结果均正常。

二、急性黄疸型肝炎

此型多属急性甲型肝炎，学龄儿童多见。临床表现以湿热黄疸（阳黄）为主。根据湿与热各占比重的多寡，可分为热重湿轻、湿重热轻和湿热并重三种类型。

（一）热重湿轻型

症见目、身鲜黄，发热烦躁，胁腹胀痛，小便短赤，口苦咽干。舌质红，苔黄腻，脉弦数或滑数。多因热蒸湿郁，肝胆失疏所致。治宜清热泄火，利湿退黄，拟用栀子柏皮汤加茵陈、板蓝根、天青地白、车前草。

本型辨证要点在身黄胁痛、发热口苦、小便短赤，苔黄腻，脉弦数或滑数。方中天青地白为菊科植物日本鼠曲草

（Gnaphalium japonicum Thunb）的全草，甘淡微寒，入肝、脾、肺、小肠四经，清热解毒，利尿祛湿，与车前草均以鲜品为佳。

验案：张某，14 岁。全身发黄、右胁胀痛 1 周，伴发热口苦，呕恶厌油，尿少如浓茶。谷丙转氨酶 180 单位，黄疸指数 20 单位，麝香草酚浊度 16 单位。诊见巩膜、皮肤黄如橘子色，舌红苔黄微腻，脉弦数有力。肝肋下 2 厘米，质尚软，边钝，有压痛。脾未扪及。证属湿热蕴蒸而以热偏重，予栀子柏皮汤加味：

栀子、黄柏各 10 克，茵陈、板蓝根各 20 克，鲜天青地白、鲜车前草各 30 克，生谷芽、生麦芽各 10 克，生甘草 5 克。

5 剂而黄疸消退，胁痛解除，小便量多，饮食大增。肝肋下刚可触及，质软边锐，无压痛。遂以四逆散合四君子汤加茵陈、板蓝根各 10 克以善其后。服 20 剂后复查，精神、饮食均佳，肝脾均未扪及，肝功能各项检验结果正常。随访 3 年，未见复发。

（二）湿重热轻型

症见身目微黄，小便不利，胁痛腹胀，呕恶厌食，倦怠乏力，口淡不渴。舌苔厚腻微黄，脉弦细濡。多因湿郁化热、困阻脾胃所致。治宜利湿清热，醒脾疏肝。当遵《金匮要略》"诸病黄家，但利其小便"之说，用茵陈五苓散（即五苓散加茵陈）加佩兰、白蔻、厚朴、陈皮。

本型辨证要点在身黄不甚、小便不利、胁痛腹胀、呕恶厌食、苔腻脉濡。方中泽泻与白术、茯苓、猪苓以及桂枝三组药物用量之比以 5：3：2 为佳。桂枝虽有辛温助热之虞，但为通阳化气行水的关键药物，虽有热象亦不可轻易舍弃，佐黄芩以制之即可。

验案：李某，男，8 岁。面目发黄、右胁胀痛 10 天，伴呕恶厌食，小便黄少，大便溏泻。谷丙转氨酶 160 单位，黄疸指数 18 单位，麝香草酚浊度 10 单位，HBsAg（＋）。诊见巩膜黄染，舌淡有齿痕，苔腻微黄，脉细濡，两关有弦象。肝肋下 1.5cm，质软，边稍钝，有轻压痛。证属湿热郁遏而以湿偏重，予茵陈五苓散加味：

茵陈 15 克，泽泻 10 克，苍术、白术、茯苓、猪苓、佩兰（后下）、厚朴、陈皮各 6 克，桂枝 4 克、生山楂、生谷芽、生麦芽各 10 克，炙甘草 4 克。

5 剂而小便通畅，黄疸尽退，胁痛、呕恶解除，食欲旺盛。肝未能触及。遂以香砂六君子汤加茵陈、板蓝根、川楝子各 6 克以善其后。连服 15 剂后复查，肝功能各项检验结果正常，HBsAg（－）。随访 2 年余，未见复发。

（三）湿热并重型

症见一身尽黄，其色鲜明，发热口渴，心烦懊恼，胁痛腹满，呕恶厌食，小便黄少，大便秘结。舌质红，苔黄厚腻，脉弦数或滑数。皆因湿遏热伏，蕴蒸肝胆所致。治宜泄热解毒，利湿通便，用茵陈蒿汤加鲜车前草、鲜酢浆草（Oxalis corniculata L.）鲜天青地白、郁金。

本型辨证要点在身黄、发热均重，懊恼腹胀，便秘尿赤，舌红苔黄腻，脉弦数或滑数。方中茵陈、鲜车前草、鲜酢浆草、鲜天青地白均宜重用，以奏泄热解毒、利湿退黄之功。若热入血分、舌绛衄血者，可加丹皮、赤芍以凉血止血。值得注意的是：湿为阴邪，遇寒则凝，得热则化，最易损伤脾阳，阻遏气机；故一待热势减退，就要及时减用苦寒清泄药物，加用健脾理气之品。若过用苦寒，再损脾阳，势必从阴化寒，衍成慢性迁延性病变，过莫大焉。

验案：周某，女，38 岁。面目鲜黄、右胁胀痛 5 天，伴身热烦躁，口苦咽干，腹胀便秘，闻食则欲呕，小便黄少。谷丙转氨酶 380 单位，黄疸指数 32 单位，麝香草酚浊度 20 单位，HBsAg（－）。诊见舌质红，苔黄腻少津，脉弦数，尤以两关为盛。肝肋下 3cm，质中，边钝，压痛明显。脾未扪及。

证属湿热交蒸，肝胆失疏，予茵陈蒿汤加味：

茵陈、鲜车前草、鲜酢浆草、鲜天青地白各30克，栀子、大黄（后下）、柴胡、枳实、竹茹各10克，郁金12克，滑石18克，生甘草3克。3剂而大便通调，小便量多，黄疸渐退，胁痛、腹胀、呕恶减轻，饮食增加。上方大黄、枳实减半，加白术、茯苓各10克，再进10剂而黄疸退尽，诸症皆除。肝大平复。惟谷丙转氨酶120单位，黄疸指数8单位，麝香草酚浊度10单位。改以四逆散合四君子汤加虎杖20克，茵陈、板蓝根各15克，生山楂20克，生谷芽、生麦芽各12克，连服10剂后复查，肝功能各项检验结果正常。随访5年，未见复发。

三、慢性肝炎

本病由乙型肝炎、丙型肝炎病毒引起，临床表现不一，复杂多变。现代医学主要分之为慢性迁延性肝炎和慢性活动性肝炎，两者的相互鉴别，以及它们与早期肝硬化的相互鉴别，临床上有时相当困难，常须根据肝穿刺活组织检查才能确诊。中医临证常见者可分为瘀热留滞、肝肾亏虚、脾虚肝乘、脾肾阳虚、寒热错杂、气血瘀阻六种类型。

（一）瘀热留滞型

症见胁痛较重，持续不止，心烦失眠，口苦咽干，时有衄血，或长期低热，或日晡潮热，舌尖红赤，苔黄少津，脉弦细数。多因正虚邪恋，瘀热留滞所致。治宜清热解毒，凉血育阴，用黄连阿胶汤加青蒿、板蓝根、大青叶。

本型多属慢性活动性肝炎患者，病情持久不愈或反复发作。其辨证要点在于热象明显、心烦失眠、舌红苔黄、脉弦细数。黄连阿胶汤乃仲景专为少阴病阴虚火旺证而设，吴鞠通《温病条辨》谓之"真阴欲竭，壮火复炽"，可觅仍以瘀热内盛为主，正虚阴伤为次，凡邪少虚多者不宜采用，可于下述肝肾阴虚型中求之。

验案：黄某，男，32 岁。胁痛时轻时重 3 年。心烦易怒，辗转难眠，口苦咽干，刷牙则齿衄。谷丙转氨酶 250 单位，黄疸指数 12 单位，麝香草酚浊度 18 单位，硫酸锌浊度 20 单位，HBsAg、HBeAg、抗 HBc 三项阳性。诊见舌尖红，舌底周边绛，红丝明显，苔黄少。脉两寸细滑，两关、两尺弦细滑。肝肋下 1.5cm，质中，边尚锐，有压痛。脾未扪及。证属瘀热伤肝，心肾不交，予黄连阿胶汤加味：

黄连 5 克，阿胶 4 克（烊），黄芩 10 克，赤芍 12 克，白芍 12 克，鸡子黄（冲）1 枚，青蒿、板蓝根、大青叶、郁金各 20 克，丹参 30 克，丹皮 10 克。

服 5 剂后胁痛、心烦缓解，夜能安睡，咽干口苦减轻，齿衄停止。上方去鸡子黄，加生三七粉吞服，每日 5 克，连进 15 剂后复查，谷丙转氨酶 60 单位，黄疸指数 5 单位，麝香草酚浊度 6 单位，硫酸锌浊度 12 单位，HBeAg 转阴而抗 HBc 出现，HBsAg、抗 HBc 仍为阳性。肝、脾未及。至今仍在继续服药治疗。

（二）肝肾亏虚型

症见胁痛隐隐，郁郁寡欢，头晕目眩，夜卧不安，目涩耳鸣，腰膝酸软。舌瘦苔少，脉细，尤以左关尺沉细无力。皆因邪留不去，肝肾两伤所致。治宜滋水涵木，疏肝解郁，用四逆散与归芍地黄汤合方化裁。

本型辨证要点在胁痛虽轻但缠绵不休，眩晕耳鸣，舌瘦苔少，左关尺沉细无力。方中柴胡升散，须防其有碍肝阴；枳实峻猛，拟改用麸炒枳壳。此两味只可轻用，皆以不超过 10 克为宜。芍药宜赤、白并用，既可养血柔肝，又能行血止痛。若迁延日久而致肝肾阴虚，症见潮热盗汗、口燥咽干、舌红或光红无苔、脉细数者，熟地改用生地，并加旱莲草、女贞子；若阴虚火旺，症见烦热不寐、舌红绛苔黄燥、脉弦细数者，则仿前述瘀热留滞型以黄连阿胶汤化裁治之。

验案：杜某，男，29 岁。右胁隐痛不适 2 年，头昏眼花，心烦失眠，耳鸣如蝉，腰膝酸软。谷丙转氨酶200单位，黄疸指数10单位，麝香草酚浊度15单位，硫酸锌浊度20单位，HBsAg、HBeAg、抗HBc三项阳性。诊见舌瘦尖红，苔少，脉左关弦细无力，左尺沉细，余脉细滑。肝、脾未扪及。证属精血两亏，水不涵木，予四逆散合归芍地黄汤加味：

柴胡、炒枳壳、赤芍、白芍、当归、山茱萸各10克、生地、山药、女贞子、旱莲草各20克，茯苓、泽泻、丹皮、胡黄连各10克，炙甘草5克。

服5剂后胁痛减轻，睡眠及精神好转。再进10剂后，诸症若失，谷丙转氨酶80单位，黄疸指数6单位，麝香草酚浊度10单位，硫酸锌浊度10单位，HBeAg转阴，HBsAg、抗HBc阳性。至今仍在继续治疗中。

（三）脾虚肝乘型

症见胁痛不甚，或仅胀闷不舒，倦怠乏力，食少便溏，泛吐清涎，口淡不渴。舌胖淡有齿痕，苔薄腻，脉左关弦细而右关细弱无力，或两关均弦细。多因脾失健运，土虚木乘所致。治宜温中健脾，培土抑木，用理中汤与四逆散合方化裁。

本型与前述肝郁脾虚型同属肝脾不和，临床表现亦颇类似，但因果相反，病机重点不同，故治疗侧重点也不一样。肝郁脾虚是因肝气郁滞，横逆犯脾，即《金匮要略》所谓"见肝之病，知肝传脾"，肝郁是因，脾虚是果，多为新病，多属实证，治宜疏肝解郁佐以健脾；脾虚肝乘是因脾气本虚，肝气相对偏旺而乘脾，即《素问·五运行大论》所谓"其不及，则己所不胜侮而乘之"，脾虚是因，肝乘是果，多为久病，多属虚证，治宜健脾益气佐以疏肝。其辨证要点在胁痛不甚、食少便溏、泛吐清涎、口淡不渴，舌胖淡、苔薄腻，脉左关弦细而右关细弱。方中柴胡配枳实，功能疏肝理脾、升清降浊，但枳实沉降破气，不利脾虚之本，故当以麸炒枳壳5克代之，方可无虞。若有黄疸，可加茵陈；若水谷不化，可加生麦芽、生神曲、生山楂，既可健脾开胃，又能疏肝行气。

验案：李某，女，31岁，右胁隐痛不适2年余，每于心情舒畅时缓解，郁闷不乐时加重，伴食欲不振，饮食不化，长期便溏，稍食油腻则腹泻腹痛，口淡，时泛清涎。谷丙转氨酶120单位，黄疸指数6单位，麝香草酚浊度10单位，硫酸锌浊度14单位。HBsAg、抗HBe、抗HBc三项阳性。诊见面色萎黄，舌胖淡嫩，苔薄腻水滑，脉左关弦细而右关沉细无力，余脉细缓。肝脾均未扪及。证属脾阳不振，土虚木乘，予理中汤合四逆散加味：

党参20克，苍术、白术、茯苓各12克，干姜、柴胡、白芍各10克，炒枳壳5克，生三仙各12克，虎杖20克，炙甘草5克。

连服10剂后胁痛、泛恶解除，大便转实，饮食、精神好转。遂以上方加白花蛇舌草、板蓝根、郁金、丹参、益智仁，蜜和为丸，续服1月后复查，面色红润，精力充沛，饮食、睡眠均佳，各项检验结果正常。追访1年余，未见复发。

（四）脾肾阳虚型

症见胁痛隐隐，喜温喜按，形寒肢冷，倦怠乏力，泛恶少食，腹胀便溏，或五更泄泻，小便清长。舌胖淡或淡紫，苔白腻，脉沉细缓，尤以右关尺为弱。多因病久不愈，穷必归肾，釜底无薪，阴寒内盛所致。治宜扶阳抑阴，温肾健脾，用附子理中汤化裁。

本型辨证要点在胁痛喜温喜按、形寒肢冷、泛恶少食、便溏尿清，舌胖淡、苔白腻，脉沉细缓。若阳虚不能温化，寒湿中阻而发黄者，其黄晦暗如烟熏（阴黄），苔厚腻或水滑，脉沉迟或濡缓，则当温阳化湿退黄。其中，脾肾皆虚而以脾阳虚为主者，用茵陈附子理中汤；以肾阳虚为主者，用四逆汤加茵陈、白术、肉桂。

验案：谢某，女，26岁。胁痛、发黄1年，伴纳谷不香，腹胀便溏，萎靡嗜睡，畏寒肢冷，腰膝酸软，小便清长，夜尿多。谷丙转氨酶280单位，黄疸指数30单位，麝香草酚浊度20

单位，硫酸锌浊度 32 单位，白蛋白 2.8g/L，球蛋白5.2g/L，白球倒置，HBsAg、HBeAg、抗 HBc 三项阳性。诊见面色晦暗污黄，舌淡紫暗，苔厚腻灰黄，脉沉细缓弱，右关尺尤为无力。证属脾肾阳虚，寒湿发黄，予茵陈附中理中汤加味：

茵陈、党参、茯苓各 20 克，制附片（先煎）、干姜、乌药各 10 克，苍术、白术、陈皮、香橼片、佛手片、郁金各 12 克，炙甘草 5 克。

服 10 剂后，黄疸减退，胁痛、腹胀缓解，精神、食欲渐好，四肢转温，夜尿减少。上方加丹参、五味子、益智仁、虎杖、焦山楂、焦麦芽、神曲，蜜和为丸，续服 1 月后复查，气色颇佳，精神饱满，食欲旺盛，二便记常，各项检验结果无异常。追访 2 年，未见复发。

（五）寒热错杂型

症见胃脘痞满连胁，口苦心烦，呕逆食少，甚则食入即吐，肠鸣腹泻，或腹泻与便秘交替。舌质稍红，苔黄白相间，脉滑数。多因脾胃素虚、邪陷于中，寒热错杂、升降失常所致。治宜辛开苦降，温中清热，拟用半夏泻心汤类方加减。

本型以慢性迁延性肝炎所占比例较大，病情虽纷繁不一，却多以长期消化道功能紊乱为共同表现。其中，以脘胁胀满、呕逆肠鸣为主者，可用半夏泻心汤化裁；以食入即吐、泻利不爽为主者，可用干姜黄芩黄连人参汤化裁；以食少腹胀、泻利黏液便或腹泻与便秘交替者，可用连理汤（即理中汤加黄连、茯苓）化裁。要在凭证以辨，审因而治，依其寒热虚实之轻重，定其温清补泄之主次，才能随机应变，施治得宜。

验案：高某，女，40 岁，脘胀连胁、肠鸣腹痛 2 年，伴食难消化，时欲呕恶，便溏不爽，时带黏液。谷丙转氨酶 120 单位，黄疸指数 8 单位，麝香草酚浊度 12 单位，硫酸锌浊度 14 单位，HBsAg、抗 HBe、抗 HBc 三项阳性。诊见舌稍红，苔右半黄厚而左半白少，脉细滑稍数，左关微带弦象。肝脾均未扪及。证属脾虚邪陷，寒热夹杂，予连理汤合四逆散加味：

黄连 5 克，黄芩 10 克，干姜 5 克，党参 15 克，白术、茯苓、赤芍、白芍各 12 克，柴胡、炒枳壳各 10 克，郁金 15 克，生三仙各 12 克，炙甘草 5 克。

连服 10 剂，腹胀、肠鸣、腹痛、呕恶明显缓解，饮食增加，大便转实。再以上方为基础，热偏重时加茵陈、板蓝根各 20 克，寒偏重时加干姜至 10 克，或再加制附片 5～10 克（先煎），续服 20 剂后复查，诸症皆除，精神、食欲旺盛，大便正常。肝功能各项指标正常，HBsAg 转阴，抗 HBs 出现。随访 1 年，未见复发。

（六）气血瘀阻型

症见胁痛如刺，固定不移，昼轻夜重，心烦失眠，腹胀纳减，胁下或见癥块。舌质紫暗，舌下红丝或舌边瘀斑，脉细涩，或沉细弦。多因久病入络，气血瘀滞所致。治宜疏通经隧，运行气血。

本型辨证要点在胁痛不移、夜间加重，病程较长，舌有红丝或瘀斑，脉细涩。治疗关键在理气以行血。同属气血瘀阻，其因气滞而血凝者，多伴胀闷不适，时作太息，宜行气活血，用四逆散与桃红四物汤合方化裁；其因气虚而血停者，多伴倦怠乏力，少气懒言，宜补气行血，用旋覆花汤与当归补血汤合方化裁；其因血虚寒凝而致瘀者，多伴手足不温，脉细欲绝，宜养血温经，用当归四逆汤化裁。

验案：刘某，男，43 岁。胁下硬满刺痛 5 年，伴烦躁易怒，失眠多梦，食欲不振，腹胀时痛，不能坚持工作，半休已 1 年。谷丙转氨酶 180 单位，黄疸指数 12 单位，麝香草酚浊度 20 单位，硫酸锌浊度 26 单位，白蛋白 3.2g/L，球蛋白 4.6g/L，白球倒置，HBsAg、HBeAg、抗 HBc 均为阳性。诊见形体消瘦，精神萎靡，面色晦暗，舌紫暗有瘀斑，苔黏腻而不厚，脉沉细涩、两关有弦象。肝剑下 3.5cm，肋下 2cm，质中，边稍钝，有压痛。脾肋下 1.5cm，有饱满紧张感。证属肝郁气滞，瘀血内停，予四逆散合桃红四物汤加味：

柴胡、炒枳壳、赤芍、白芍、当归、桃仁、红花、旋覆花（包煎）各 10 克，丝瓜络、川芎各 12 克，郁金、生地各 20 克，丹参、生山楂各 30 克，炙甘草 5 克。

连进 15 剂后，胁痛、腹胀解除，饮食大增，睡眠安稳，心情舒畅。上方去桃仁、红花，加生三七粉 5 克（吞服），鸡血藤、党参各 20 克，白术、茯苓各 15 克，再进 30 剂后复查，精神、食欲旺盛，肝功能恢复正常，白蛋白 4.8g/L，球蛋白 4g/L，HBeAg 转阴、抗 HBs、抗 HBc 出现。肝剑下 2cm，肋下刚可触及，质中、边稍钝，无明显压痛，脾未扪及。遂恢复工作。追访 2 年，未见复发。

乌梅丸治疗老年皮肤瘙痒症浅谈

江西省抚州市中医学校（344000）　　王光晃

老年皮肤瘙痒症，是一种以皮肤瘙痒难忍，反复难愈为特点的皮科疾患。临床诊断常以肤生红斑、丘疹、风团及抓痕、血痂、鳞屑、苔藓样变等原发和继发性皮损为指征。笔者多年来，依据《内经》关于人到老年"五脏皆衰"和张景岳所谓（脏腑）"阴亏于前，阳损于后"等理论，以为脏腑阴阳的虚损，精血的亏乏，导致营卫不和及肌肤失养等是本症发生的内在原因。尽管临床病人存在个体差异，表现表虚不固、气血亏虚、肝肾不足诸症，以及诱发与风、湿、寒、热、毒等内外致因关系甚密，但据个人观察，凡患此症者均不同程度地存在着如四肢欠温、胃纳不佳、大便溏薄等脾胃虚弱之证，故论治时，十分注重补脾强胃，温肾助阳等法则的运用，旨在固本清源为大法，使人体元真通畅、精血充足、营卫调和、腠理致密，而肌肤无疾矣。

经方乌梅汤（丸），虽专为蛔厥证而设，原方有"主胃虚……药亦用寒热之品治之"（《金匮玉函要略》）等要义，提示了该方剂扶正祛邪的本意。况从皮科的角度来认识，方用乌梅为君，内能敛肺涩肠，以提高机体的免疫能力；外能通达肌表，以降低皮肤的敏感度和增强体表的抗邪作用，辅佐药中又有补阳、坚阴、和营、活血、清热、燥湿之品，如附、辛、姜、桂、连、柏等，参、归、附、桂等强胃益脾、温肾助阳，是故笔者临证广取其意，扩大应用于老年皮肤瘙痒证等皮科疾患，屡建奇功，疗效甚捷。

一、表虚风寒

徐某，女，73 岁。入冬，头面、四肢等皮肤暴露处，红斑、风团频作，色淡红，遇风冷瘙痒尤甚。诊时：面色不华，倦怠乏力，时自汗出，纳谷欠馨，舌淡苔白，脉象浮细。

此乃表虚不固、外感风寒为患，治宜扶正解表，固卫御邪，方予乌梅汤加减：乌梅 20 克，生黄芪 15 克，防风、党参、桂枝、当归、白术各 10 克，制附子、川椒、细辛各 3 克，生姜 3 片为引。是方续进 25 剂后，诸症平复。

按：自汗，感风寒加剧等，为表虚受邪的辨证关键。

二、脾肾阳虚

林某，男，64 岁。皮肤泛发丘疹、风团等已三载。近两周来，因劳累，疹发愈多，瘙痒加剧。疹色暗淡，丘疹以下半身为甚，精神疲惫，腰膝酸软。四肢欠温，食少便溏，舌淡脉细。

此脾肾阳虚，生风犯表之证，治当温补脾肾，佐以祛风止痒，方拟乌梅汤加减：乌梅 30 克，红参、当归、桂枝、制附子、徐长卿各 10 克，细辛、干姜、川椒各 3 克。上方随证增损，月余乃瘥。

按：四肢欠温，食少便溏，发病又以劳倦关系甚密，为辨证要点。

三、血虚风燥

李某，女，70 岁。自素罹贫血，皮肤渐见干燥粗糙，风团时作，瘙痒日夜无度，每搔抓见血方止。头昏目眩，面色㿠白，不思饮食，夜卧不安，舌淡苔薄，脉细无力。

恙由血虚生风生燥，逗留肌肤所致，亟当补脾强胃，生血泽肤为法，方推乌梅汤化裁：乌梅30克，黄芪、党参、当归、制首乌、鸡血藤各15克，生地、刺蒺藜、白鲜皮各10克，黄连、黄柏各3克。上方进22剂，诸症皆安，因久病血虚，嘱进服阿胶补血膏以巩固疗效。

按：血亏于前，肤疾于后，肌肤失养，生风生燥之辨证昭然若揭。

四、湿热下注

邹某，男，67岁。素嗜醇酒，双下肢皮肤瘙痒，反复不愈已4年。丘疹密布，抓痕、血痂显见，皮肤呈苔癣样改变，精神萎靡，食寝不安，溲赤便结，舌苔黄腻，脉象滑数。

病由饮食失节，湿热蕴结，下溢肌肤所致。治宜清利湿热为主，方选乌梅汤加减：乌梅30克，蕲蛇15克，苍术、黄连、黄柏、苦参、地肤子、珍珠母各10克。守方迭进56剂后，诸症悉除。

按：饮酒无度，湿热内生，流溢下肢肌表为患，其辨显然。

方证对应　效验必彰

四川省乐山市人民医院中医研究室
（614000）　余国俊

我临床使用经方，受当代经方名家江尔逊老中医的熏陶与启迪，遵循"方证对应"的原则。方证对应，即"有是证用是方"。江老强调，临床证候只要与仲景的描述相契合（有时"但见一证便是"），放胆使用而不必强求脉、舌、症面面俱备，这实际上是在重复仲景当年的治病实践，颇有执简驭繁，驾轻就熟之妙，而效验必彰。

方证对应是准确运用经方的一条捷径，江老认为，初业医者概叹经方难用，其实是不熟悉仲景的原文。他本人善用经方，其最成功的一条经验就是熟背原文。如他曾治某患儿，麻疹后阵阵心烦，初认为疹后余热，予养阴清心之方罔效，烦躁益频。每见家人进餐即索食，甫入口，则烦躁顿作，须臾自动停止。江老玩味经文，忽然悟曰：此乃蛔厥，因《伤寒论》厥阴病篇描述蛔厥的特征是："今病者静，而复时烦者……蛔上入其膈，故烦，须臾复止。得食而呕又烦者，蛔闻食臭出……"遂按方证对应，予乌梅丸去辛温之品，加驱虫药。服一剂，大便下如污泥。便内夹虫，从此烦躁止矣。他所治愈的不少蛔厥，均是既不腹痛吐蛔，亦不厥逆，却与"静而复时烦，须臾复止"的描绘相合。故信手拈来乌梅丸，方证对应，敏收捷效。

本人临症治愈过不少顽固性头痛。只要头痛伴恶心或呕吐涎沫及清水者，均投以吴茱萸汤原方，而能迅速止痛止呕，且较长时间不再复发；即使偶尔复发，病情亦较轻，投以原方，仍收捷效。投方依据见于《伤寒论》厥阴病篇"干呕，吐涎沫，头痛者，吴茱萸汤主之"。值得玩味的是，不少患者并不具备肝胃寒凝、浊阴上逆的全身症征及舌脉，有的还伴见一些热象。若不走方证对应这一条捷径，断难毅然使用吴茱萸汤原方。

方证对应有助于发掘运用高效经方，如《金匮要略》"治中风痱，身体不能自收持，口不能言，冒昧不知痛处，或拘急不得转侧"的古今录验续命汤，后世罕有用之者。江老尝叹曰：是临床确无此证乎？非也。他初学医时，曾治唐某，男，年五旬，体丰。一日，忽然四肢瘫痪，但神志清楚。江老业师陈鼎三先生曰："此《金匮》风痱证也，宜用古今录验续命汤。"投原方一剂，次日顿愈。江老亦曾用本方治愈过不少风痱。如一例风痱危证（"急性脊髓炎"、"上行性麻痹"）患者雷某，男，18岁。突然手足麻木，不完全性瘫痪，同时出现严重的阵发性呼吸、吞咽困难，有气息将停之象，时而瞳孔反射消失，昏昏似睡，呼之不应。入院七天各科全力抢救，皆以为不可治矣，乃邀江老会诊，亦投以本方，配合针刺。仅服药一剂，次日危象顿除；连服四剂，诸症渐愈。我近年亦曾用本方迅速治愈过两例"急性脊髓炎"。有一位西医惊讶本方之灵验，遂依样画葫芦，移治十余例"多发性神经炎"，亦奏速效。江老曾再三强调：本方药味平淡，但组合离奇，颇难诠解，更难按辨证论治选用。陈鼎三、江尔逊前辈之能独具慧眼，发掘运用这一埋没多年的救治疑难症的高效经方，得力于他们熟悉经文和方证对应的使用原则。

我在方证对应时尽量使用原方，有的经方药仅三四味，甚至一两味，看似平淡无奇，实则底蕴无穷。若嫌药味少，或恐病人不相信而随意添加之，有时反而影响疗效。如一例"病毒性脑炎"患者经抢救脱险后，仍头痛不止，伴咽痛、频吐稀涎两个月。曾用苍耳散，升麻葛根汤、小柴胡汤合吴茱萸汤20剂无显效。我诊时，证候如前，烦躁不安，口干、连连饮水不能解渴，纳差，大便偏稀，舌质红，边尖密布小红点，苔白微厚腻，脉弦滑略数。窃思头痛伴呕吐稀涎，乃投吴茱萸、生姜各15克，党参、大枣各30克。服一剂，头痛及咽痛大减，已不呕吐稀涎，口干、烦躁亦减轻；服完两剂，头痛基本消失。但腹微满闷，乃将党参、大枣各减至15克，加厚朴15克，法夏10克，续服三剂，疼痛消失，纳开，腹宽松，大便转正常。有些医者将经方强杂于庞大复方之中，扼腕掣肘，使其难以脱颖而出，任重力专以建功。由此可见，倘方证对应，使用原方便可获佳效时，何必画蛇添足？纵然添加之药不影响疗效，亦须虞虑刻下药材紧缺，浪费可惜！当然根据病情适当化裁，亦在所必需。但若加味太多，喧宾夺主；或加减得面目全非，还曰"经方化裁"，就不足为训了。近贤陈逊斋说："经方以不加减为贵"。

我谓"方证对应，效验必彰"，决无丝毫贬低辨证论治之意。盖因方证对应与辨证论治，本有互补之妙，而无对峙之情；众所周知，辨证讲求理、方、法、药的连贯性，其中之“理”居首位；而所谓“理”，便是阐明医理或揭示病机，庶几“理明法彰方出药随”，或“谨守病机各司其属”。至于方证对应，则要求药与证候——尤其是主证或特征性证候的针芥相投、丝丝入扣。因此，倘能在辨证论治时结合方证对应，便容易突出主证或抓住特征性证候，从而遣选高效经方，使辨证论治真正落到实处；另一方面，倘能在方证对应时结合辨证论治，便容易准确地掌握病机，观往知来，穷理尽性，从而避免依样画葫芦似的机械死板的“方证对应”的流弊。

小柴胡加石膏汤治流感

开封市妇幼保健院（475002） 彭海亭

吾师田彦文老中医，治疗流感运用小柴胡加石膏汤，得心应手，疗效颇佳。1957 年郑州地区流感流行，来势急骤。病人多高热寒颤，体痛乏力，咽痛，病死者亦不乏其例。众医束手，唯独田老胸有成竹，运用此方治愈者无数，一时名震管城（他曾在郑州管城行医）。笔者依据田老验例，用其方，效其法，验之于临床，收效理想。

其观点及用方特点是：流感的主要症状为发热，畏寒。其次或有头痛、身痛；或有鼻塞、流涕、咳嗽；或有恶心，呕吐等。但主症为寒热，即反映小柴胡汤证之病机所在。遵医圣《伤寒论》101 条“伤寒中风有柴胡证，但见一证便是，不必悉具”之旨，毫不犹豫地选用小柴胡汤，使邪从少阳之枢转而外出。他使用本方以柴芩、姜枣两对药为主，以清解内外，调和营卫。用人参、半夏则视患者体质强弱，痰饮多寡灵活掌握。柴胡、黄芩一般量用 10~12 克，重症有至 15 克。同时根据畏寒、发热的偏重程度，适当增减黄芩及生姜的用量。热偏重者加黄芩 3~5 克。对加用石膏自认为是组方之妙所在。生石膏味辛能散，助柴胡解肌透表，性寒可退外感之热。生石膏用量需大，一般为 15 ~ 30 克。

例 1：宋某，女，21 岁。1989 年 1 月 22 日诊。畏寒、发热、头痛，身痛，微咳 10 余天。曾在某医院按呼吸道感染用青、链霉素抗感染治疗一周，热稍退出院。出院第二天热又起，症复原状。曾查血象白细胞 8.9 × 10⁹/L，中性 65%，淋巴 35%。X 光片提示肺纹理粗糙。诊之舌质淡红，苔薄白，脉弦数。认为病系流感，少阳证具。故投以小柴胡加石膏汤。一剂热减，两剂热退，三剂痊愈。处方：柴胡 10 克，黄芩 10 克，生姜 3 片，大枣 3 枚，党参 6 克，半夏 6 克，生石膏 15 克。

例 2：胡某，男，25 岁，1989 年 2 月 17 日诊。畏寒、发热，身酸痛，微咳 9 天。寒轻热重，午前轻午后重。曾按流感服 APC，麦迪霉素、扑尔敏等药物不效。诊见舌质淡红，苔白微腻，脉弦滑数。认为症现寒热往来，治需和解少阳。投以小柴胡加石膏汤。处方：柴胡 10 克，黄芩 12 克，生姜 2 片，大枣 2 枚，党参 6 克，半夏 6 克，生石膏 30 克。服药 2 剂病愈。

桂枝茯苓丸在妇科的临床运用体会

武警安徽省总队医院（230041）

何国兴　　汪秀华

笔者在 20 多年的临床实践中，应用桂枝茯苓丸治疗瘀血所致的崩漏下血、月经淋漓不断、痛经、慢性附件炎、慢性盆腔炎、输卵管不通、子宫内膜炎等，效果良好。现介绍如下：

一、痛经

李某，女，26 岁，已婚。月经不调，少腹两侧疼痛 5 年余。有时痛如针刺，行经时加重，经期延长，经量较多，色黑紫夹有血块。心烦欲呕，性躁多怒，胸胁胀满，呃逆，善太息。平时白带多，腰酸胀。经多方医治，疗效不佳。观其舌苔薄白，舌边有针头样大的瘀点，脉沉涩。妇科检查：子宫后颈，大小正常，两侧附件增粗，有压痛，分泌物多。诊断为慢性附件炎。脉证合参，证属气血瘀滞，络脉失和，日久结成瘀块。治宜调气活血，行瘀止痛。处方：桂枝10克，茯苓15克，白芍15克，丹皮15克，桃仁15克，香附10克，炒川楝10克，当归10克，青皮10克，丹参10克，元胡10克。每日1剂，水煎服。连服10剂，少腹疼痛大减，白带量少。改服桂枝茯苓丸，每次服10克，每日2次，温开水送服。用药月余，诸症消失，月经正常。妇科检查：两侧附件正常，无压痛。

二、宫外孕

朱某，女，32岁，已婚。经停2月，近6天来阴道常有少量不规则出血，血色暗，右少腹坠痛，今晨下腹部骤然疼痛加剧。妇科检查：子宫体稍大，宫颈光滑，有举痛，右侧附件可摸到4×5×5cm大小包块，有压痛。诊断右侧宫外孕。其面色不华，舌质淡紫，苔薄白，脉弦缓。脉证合参，证属冲任不调，胎孕异位，气血运行阻滞而为癥瘕。治宜活血化瘀，行气散结止痛。处方：桂枝、茯苓、白芍、丹皮各10克，桃仁15克，蒲黄、五灵脂各12克，元胡索10克，当归20克，花蕊石24克。每日1剂，水煎服。连服5剂，腹痛减。上方去蒲黄、五灵脂，加三棱、莪术各10克，益母草15克，再服5剂，服后血止，包块全消。

三、慢性宫颈炎

黄某，女，41岁。3年来月事先期，且淋漓10余日方净。平日带下绵绵，头昏腰酸。3个月来，带下量多，色黄白夹红，其味腥臭，小腹隐痛，面色无华，观其舌苔腻，舌质紫淡，脉细弦涩。妇科检查：宫颈中度糜烂，宫颈色红，宫颈增大，表面光滑。病理切片示：宫颈慢性炎症改变。诊断为慢性宫颈炎。脉症合参，证属气郁血瘀，带脉失约，湿浊下注。治宜活血化瘀，理气调经。处方：桂枝、茯苓、白芍、丹皮，桃仁各 10 克，香附 9 克，益母草 20 克，当归 15 克，败酱草 30克，生苡仁 30 克，党参 12 克，生黄芪 30 克，川黄柏 10 克。每日 1 剂，水煎服。连服 14 剂，带下减少，小腹痛去。改服桂枝茯苓丸 1 个月，每服 10 克，日 2 次，温开水送服。2 个月后随访，诸症消失，月经正常。妇科检查：宫颈光滑。

四、慢性盆腔炎

兰某，女，24 岁。3 年前因不全流产在当地医院刮宫，术后第 3 天，发冷发烧，腹痛拒按，体温 38.7℃，诊断为急性盆腔炎，抗炎治疗 2 周而愈。此后小腹隐痛，月经期加重，月经前后不定期。近半年发现右小腹包块，自以为是肿瘤来院就诊。妇科检查：右侧附件增厚，压痛明显，右小腹可触及一个拳头大小的肿块，触压痛明显。B 超示：右下腹可见 4cm ×5cm×5cm 大小包块，表面光滑。诊断为慢性盆腔炎。右下腹包块为炎症性包块。病人面色无华，舌质隐青，边有齿痕，苔白厚，脉沉涩。此属癥结瘀块。治宜活血化瘀，行气消癥为主。处方：桂枝、桃仁、赤芍、茯苓、丹皮各 10 克，三棱 15克，莪术 20 克，土元 15 克，刘寄奴 15 克，香附 10 克，制鳖甲 25 克，怀牛膝 30 克，川芎 15 克。水煎服，每日 1 剂，分早晚服。连服 30 余剂，复查右侧附件变软，无压痛。B 超示：右下腹未探及明显肿物。为巩固疗效，改桂枝茯苓丸，每次服10 克，早晚各服 1 次。3 个月后复查，腹痛消失，月经如期。1 年后随访未见复发。

五、输卵管不通

曹某，女，29 岁。结婚 3 年未孕，月经正常，但每于月经前后下腹绵绵作痛，腰部酸软，神疲乏力。检查外阴、阴道、子宫大小均无异常发现，附件亦无异常所见。X 光子宫造影检查，诊断为双侧输卵管闭塞。经作输卵管通气术及其他多种治疗，一年余未见疗效，既往无结核病史，爱人身体健康，生殖器官及精液检查均无异常。诊见舌质淡红，苔薄白，脉沉细。证系瘀血阻滞胞宫胞络。治宜活血化瘀。处方：川桂枝、茯苓、桃仁、丹皮、赤芍各 15 克，全当归 15 克，红花 10 克，泽兰 12 克，穿山甲 15 克，怀牛膝 15 克，王不留行 12 克，香附 12 克，卷柏 15 克。水煎服，每日 1 剂。另配合电针治疗：取穴归来、气冲、三阴交、关元、中极、子宫、子户、胞门，每天交替取穴四个，留针 20 分钟。治疗在月经后进行。患者服药 10 剂，电针治疗 10 天，治疗 20 余天后月经来潮。停经三个月后随访，得知妊娠试验阳性，后顺产一男孩，发育良好。

六、功能性子宫出血（漏下）

彭某，女，30 岁，已婚。一月前在某医院施行人工流产术，术后阴道断续流血，淋漓不止，有时下血甚多，色紫黑而有瘀血块夹杂，下腹疼痛。妇科检查无特殊发现，拟为异物残留感染。察其舌苔薄腻，舌质淡紫，脉沉细无力，小腹疼痛拒按。此属冲任受损，瘀血阻滞，血不归经而致漏下，治宜调和冲任，益气止血。处方：桂枝、茯苓、白芍、丹皮各 12 克，桃仁 15 克，怀牛膝 10 克，益母草 15 克，当归身 12 克，党参 30 克，熟地黄 30 克，炮姜炭 3 克，十灰散 3 克（另入），水煎服。服药 3 剂后，阴道排出大小瘀块较多，出血减少，下腹部疼痛大减。原方去牛膝、炮姜、加鹿角霜 20 克、黄芪 20 克，连服 4 剂，阴道流血停止，下腹部疼痛消除，给予归脾汤 4 剂调理而安。

体会：《金匮要略·妇人妊娠病脉证并治》篇云"妇人宿有癥病，经断未及三月，而得漏下不止，胎动在脐上者，为癥痼害。妊娠六月动者，前三月经水利时，胎也。下血者，后断三月衃也。所以血不止者，其癥不去故也，当下其癥，桂枝茯苓丸主之"。考本方的着眼点在于"癥"和"衃"两字上。"癥"是病名，积聚之有形可征者，由于瘀血停留，郁结成块所致。这里是指妇人腹内旧有癥积之病；"衃"是指色紫黑而晦暗的瘀血，这里是指妇人月经不正常的下血。是妇人经潮时遇冷或产后恶血未尽，或内伤七情，或受劳伤，或行经期贪食生冷而致血脉受损，气机阻滞，离经之血未能完全排出体外而停积下腹形成的。唐·孙思邈《千金要方》云："治血漏不止，或新伤胎及产后瘀血不清作坚，使胞门不闭，淋漓去血，经愈日月不止，未可以诸断血汤，宜与牡丹皮散、丸等，待血坚消便可停也。"这段叙述提示，凡由气血瘀滞所形成的出血，绝不可用止血药物，宜用活血行滞，化瘀生新之剂治疗，瘀血去则新血生，不止血而血自止。桂枝茯苓丸就是具有上述功用的方剂。临床观察本方用于青壮年妇女瘀血寒凝所致的腹痛、癥块、崩漏下血诸患，有温通经脉，祛瘀生新，消结消肿之效。临床使用本方常配伍香附、玄胡、青皮、归尾、益母草、四逆散、活络效灵丹等行气活血；化热者桂枝减量，白芍改赤芍；痛剧者加蒲黄、灵脂、乳香、没药；包块硬大者加三棱、莪术、穿山甲、鳖甲煎丸、大黄䗪虫丸以消坚磨积；囊性包块用苡仁、夏枯草、海藻、昆布等；久病气虚加参、芪；阳虚加附片，肾虚加枸杞、川断、桑寄生等。笔者认为应采用现代科技成果对本方药理进行深入研究，探讨其综合作用机理；同时还要在提高疗效的前提下进行本方的剂型改革，要体现低容量、高浓度和简、便、廉、验、捷的特点。

经方自有回天力　休言西方月亮圆

湖南省常德市第四医院（415000）　何足道

笔者临证喜用经方，颇有感触。兹结合具体病案，略陈浅见，并就教大方。

一、千年"白虎"出山，患儿免遭不测

1985 年 7 月 24 日，患儿李某因"发热原因待查"住本院儿科。患儿入院前 2 天开始发热，汗多，口渴喜饮，烦躁不寐，腹泻。入院时体温 38.2℃，腹稍饱胀。入院西医诊断：①发热原因待查？②上感。③I°营养不良。④中度贫血。⑤佝偻病。入院后经抗炎（注射青霉素）、对症及支持疗法，症状不见好转。7 月 25 日上午经冰敷降温，体温反升至 39℃ 不降，且腹胀如鼓，症状加剧，当天下午发出病危通知并动员转院。其父担心转院途中发生意外，遂转请中医会诊。父诉患儿日夜不宁、不肯吃饭已 3 日，今起无汗，微咳，渴喜凉饮，尿黄量少，大便三日一行，质软。察患儿啼哭不休、声高气促，身灼热，前额尤甚，腹胀如鼓，按压时患儿自以小手推拒；指纹色红，正当气关，关脉洪数。其父疑其子为"阳明腑实证"，提议"用三承气急下存阴"。余辨"阳明经证"凡三备：大热、烦渴、脉洪，唯"无汗"相悖。考患儿原本汗多，无汗乃"冰敷"所致。大便虽三日一行但"质软"，且连日呒食甚少，并无躁尿可言。腹胀拒按且日见增大，乃多饮、频频输液，复加汗闭、尿少而水无出路，水湿内停之故。遂诊为"阳明经证夹暑湿内郁"，治以"清解阳明大热兼宣散暑温"，方取"白虎汤"加减：

石膏 30 克，知母 5 克，炙甘草 5 克，苡米 20 克，香薷 5 克，藿香 5 克。1 帖，煎 2 次合为一处，当日下午频频灌下。嘱停用西药并停止冰敷，改温水洗浴促微汗。

次日父告：服药 3 小时后体温下降，口渴缓解，已进食稀粥，入夜小儿安然入睡，要求续服中药。察患儿静卧已不啼哭，身虽热已不灼手，腹胀已消，按之不拒，指纹色红，撤向风关，关脉稍数。遂处原方石膏减半，余照旧，1 帖。

翌日晨来诊，察脉静身凉，腹平软，揉之泰然，指纹色淡，于风关隐约可见。处"竹叶石膏汤"2 付以善其后。药尽痊愈出院。

按：此病西医诊断分割为五，虽有凭有据，但难得要领；其治疗效果欠佳。从中医观点看，此患儿初系典型"阳明经证"后因误治复加暑天被寒，致水湿内停（足见中、西立论适反）。如按原法续治，必危殆不救，转院亦枉然。若套用"白虎汤"或依其父误用"三承气"下之，亦恐引外邪内陷而成坏病。白虎汤乃千年名方，余据季节特点与具体病情改动三味药，一剂见效，两剂收功。

二、"乙脑"患儿死里逃生

项某，女，7个月。因高烧、抽搐于1987年7月13日急诊入院，收入传染科。患儿入院前3天开始发热，伴流涕、神疲嗜睡，口渴喜饮，腹泻，泻下黄稀黏液便，日行3～4次，继之高热，大便秘结，时发抽搐。发则双拳紧握，四肢搐动，两目上翻，不省人事。经当地卫生院诊治无效，转本院急诊。西医查：体温39.3℃，脉搏198次/分，呼吸46次/分，双眼眶明显凹陷，双侧瞳孔缩小，对光反射迟钝，颈部有抵抗感，布氏征（＋）、巴氏征（＋）。脑脊液化验报告：压力升高、无色透明，潘氏征（±），细胞总数14个/mm^3，白细胞数12个/mm^3，糖定量75mg/L，氯化物678mg/L，蛋白5mg/L。大便常规：脂肪球（＋＋＋＋）/HP。入院西医诊断：乙脑。经给予20%甘露醇脱水，复方新诺明、青霉素、庆大霉素等抗炎和酒精浴、冰枕物理降温，以及地塞米松和开塞露等，患儿仍持续高热不退，神识昏迷，抽搐频发。7月16日下"病危"通知并动员转院。家长执意不从，转中医求助。

余应邀会诊。察患儿神昏嗜睡，哼哼作声，针不知痛，头肿面赤，前额密布注射针眼，颈项强直，牙关紧闭，四肢抽搐，双拳握固，握力超常，身热灼手，腹胀如鼓，大便秘结已数日未行。使用开塞露始下少量，脉数疾有力，指纹青紫已近命关，舌苔不可见。诊为"痉病"，证属"阳明腑实热结"。

治以"通府泻热"之大承气汤：枳实5克，厚朴5克，芒硝10克（另包兑服），大黄5克（另包后下）。1帖，急煎灌服，另合紫雪散（成药）1支配服。停用西药。

次日查房：患儿服药后得泻，连下六次，泻下污浊泡沫，神清目开，针已知痛，热势降，腹胀消，抽搐几无，指纹撤离命关。余见病情转危为安，改"白虎汤"加减清热止痉：石膏100克，知母5克，炙甘草3克，水牛角30克（先煎），勾藤10克，地龙3克，全蝎2克，蜈蚣1条（研末调服），3帖。

连续三日：患儿身热增，大便三日不行，抽搐又发，指纹复进。病情出现反复，急改大承气汤原方再进2帖。药尽患儿神清、二便调，起坐玩耍已不贪睡，颈软，肢体活动自如，吮奶如常，抽搐平息，诸症消失，无证可辨，停药观察，2日后痊愈出院。一周后复查，诊见神清气爽，嬉戏好动。母诉吮奶、睡眠、二便均调，未见任何后遗症。半月再至一仍如前。

按：本例"乙脑"病情危重，但识"腑实"一症为重点和突破口，采取攻下法，牵一发而动全身。可见用药抓住关键，确能收立竿见影之神效。

与前案比较，一用承气，一用白虎；一必用承气，一不能用承气；一改白虎无效，一用白虎速效。可窥中医理法方药何等丝丝入扣、精细入微，足证中医药学虽则难学难精，然实有"现代西方医学"远远不及之处。

三、古方新用，行家起疑窦

康某，女，35岁。因剑突下持续性疼痛、阵发性绞痛4天，于1985年6月11日住本院外科。入院西医诊断：胆道蛔虫；经解痉、抗炎及支持疗法，并给服食醋、左旋咪唑、乌梅丸等，效果不显，6月13日上午请中医会诊。

其夫代诉：患者素有腹痛反复发作史。5年前曾行胆囊切除及胆总管探查术，取出死蛔虫2条。术后3年又出现类似症状，尔后经常发作。初服乌梅丸能缓解，其后效果不好。此次发病疼痛难耐，辗转反侧，呼号不已，气短难续，甚则晕厥，伴寒战高热，呕恶不能饮食已3日。诊见鼻插氧气吸管，唇青紧闭，神志尚清，以手势代言，示脘痛不可近；上腹膨隆，手足逆冷，脉见沉紧。证属"邪滞中脘，痞满结痛"之"蛔厥"，治当消痞散结、安蛔止痛。方取"小陷胸汤"以散心下结滞，辅以"四逆散"疏肝和胃降逆止呕，另用乌梅丸（成药）制蛔定痛。药用：

瓜蒌20克，法夏30克，黄连5克，柴胡10克，枳实10克，白芍10克，炙甘草10克，黄柏15克，花椒10克，1帖。嘱急煎2次混合，分4次当日服下；另加乌梅丸18克顿服（常量加倍）。

次日查房：患者自诉服药后入夜痛止，至今晨未发；思食但不敢进，氧气吸管已拔。然患者不遵医嘱，汤丸药量均擅自减半。

翌日，再诊，见患者腹痛呕吐又发，鼻中插氧气吸管，痛不堪言。余考虑前方对证。病情复发乃患者擅减药量所致。故仍以原方加乌梅30克，首剂服法同前，余按常规煎服；另乌梅丸9克/次，2次/日，首次加倍。患者再也不敢怠慢。

6月16日第3次查房：自述药后痛势锐减，疼痛自脘胁下移至脐周，腹中饥饿，已进半粥。6月17日查房：腹痛已止，能进普食2两。18日：患者已下床走动，宛如常人。要求出院。嘱余药2帖带回续服。以资巩固。

按：本例辨证实属蛔虫窜扰胆胃而致蛔厥，病位偏高，病势危急，西医西药能诊不能治。前用乌梅丸本属对证，后渐不效者，乃病势增而药量不增，病位有变而治法依然之过。我虽仍用乌梅丸以调其寒热，制蛔定痛，但主以"小陷胸汤"加味以散心下结滞，并疏理肝脾，使乌梅丸得以军威复振。"小陷胸汤"本为《伤寒论》治痰热互结胸中满痛之方，明代许宏《金镜内台方议》注云"又治心下结痛，气喘闷者"，意与本证相吻合，用之固取捷效。足见临证不可拘于一方一证，前贤所谓"方随证转",今之所谓"具体问题具体分析","因时、因地、因病、因人制宜",诚为出色的辨证法,决非"朴素、原始、落后"云云。

桂枝汤的杂病应用

湖南中医药大学附一院(410007) 张明亮

桂枝汤临床应用甚广,笔者辨证运用于临床,投之辄效,兹录医案四则,供同道们参考。

一、缩阴症

李某,男,38岁。冷水淋浴后,遂感背寒肢冷,阴部及大腿内侧有抽搐感,阴茎阵阵内缩,疼痛难忍。曾用阿托品,去痛片及中药治疗无效。查外阴,阴茎只及正常时1/2,皮肤无红肿,睾丸上提,舌质淡红,苔白薄,脉弦缓。证属寒滞肝脉,经气不通。治法:温经通脉,理气止痛。桂枝12克,白芍12克,大枣10克,生姜10克,甘草6克,吴萸10克,小茴香10克。1剂痛减,又3剂痛止。

按:《灵枢·经筋》说:"足厥阴之筋……上循阴股,结于阴器……伤于寒则阴缩入。"患者冷水淋浴,寒滞肝脉见前阴宗筋拘急挛缩,寒凝气滞,不通则痛。用此方温通经络,佐以理气止痛,寒去痛止。

二、漏汗症

徐某,女,30岁。多汗、畏寒两个月。四个月前剖腹取胎后,时有汗出,未治疗。在一次感寒后,头痛鼻塞,当时汗出浸衣被,夜换衣被8套,汗出后又畏寒。服APC、阿托品汗出不止,又服玉屏风散合牡蛎散,补益气阴之品39剂,汗出稍减,仍每天换5~6套衣。现左侧卧位时右半身出汗,右侧卧位时左半身出汗，汗出身凉，肢节酸楚，口干喜热饮，食欲不振，舌淡红，苔薄黄，脉沉细而弱。证属刮胎后气血大伤，卫阳不固，营阴不守，致汗出偏沮。治法：调和营卫，益气固表。黄芪30克，桂枝10克，白芍10克，生姜3克，大枣30克，炙甘草6克。服7剂后，出汗明显减轻，但伏天仍需毛衣棉被，舌淡红，苔薄黄，脉沉细而弱。上法尚合病机，仍步前意，加附片10克，淫羊藿10克，当归30克，再服31剂。汗出怕风悉除，唯睡眠差，夜寐多梦，腰背胀痛，证属心脾两亏。治法：健脾养心，益气补血。归脾汤加减治疗半月，痊愈出院。

按：患者产后气血两虚。外感后又误汗，使阳气无所止息。漏汗不止，汗多亡阳，玄府不闭，风乘虚入，故恶风畏寒，用桂枝汤配附片、黄芪、当归，使营卫和、气血充、阳气复，汗止身温而愈。

三、心悸

江某，女，50岁。与人口角后渐觉心悸，胸闷不透，夜寐不安，多梦易惊；心电图检查结果：频发性室性早搏。先后服安定、心得安、苯妥英纳及归脾汤、天王补心丹之类，夜寐稍安，但仍心悸易惊，胸闷头晕，面色萎黄，舌质淡红，苔薄白，脉细沉时而中止，属心阳久伤，营卫不足，治法：调和营卫，重镇安神。桂枝10克，白芍10克，炙甘草10克，红枣10克，生姜3克，煅龙骨（布包）15克。服15剂后，胸闷心悸已减，夜寐已安，但嗜睡、纳差、脘中不舒，苔白厚，脉沉细偶有中止，照上方加陈皮6克，半夏10克，煅磁石15克，15剂诸症已除，食欲正常，心电图正常，嘱原方去磁石、龙骨，续服10剂，以巩固疗效。

按：《难经》云："损其心者，调其营卫。"《灵枢·邪客》篇云："营气者，泌其津液，注之于脉，化以为血。"营卫在生理上有充养心脉之功，在病理上营卫与心往往密切相关，营卫不足，则心阳受损，桂枝汤具调和营卫之功，变化佐以安神定悸，资助气血之品，使心阳煦和，脉行复常。

四、口眼㖞斜

余某，女，40岁。外出淋雨后，左侧面部麻木，左眼开闭失灵，时时流泪，口角㖞斜，语言不利，喝水时漏水，服牵正散加味，针刺治疗一周，无效。舌质淡红，苔白厚而腻，脉沉缓，证属风寒外侵，痰湿阻络。治当温经通阳，祛痰活络。方用：桂枝10克，白芍10克，红枣10克，甘草6克，制南星6克，法半夏10克，白芷10克，生姜3克，连服24剂，诸症悉除。

按：患者外出受风寒所袭，血行凝滞，痰阻湿聚，而致面部麻木，口眼㖞斜，桂枝汤温经通阳，伍南星、半夏豁痰祛风，更配白芷祛风上达，专入阳明，以疗头面之痹。

体会：桂枝汤见于《伤寒论》，其方结构严谨，药物简而不杂，方中以桂枝为君，芍药为臣，甘草、大枣、生姜为佐使，桂姜同用，同性相助，可加强解表之力；芍枣相配，酸甘化阴，可提高和营之功；桂芍相须，于发汗中寓敛汗之旨，芍草相伍，有缓急止痛之效，更有服后须啜稀粥相助，鼓舞胃气，助药解表。本方桂枝汤刚柔并济，表里同治，具有发汗解肌，调和营卫，温通血脉，补中健脾，敛阴缓急的作用，不仅专治太阳中风表虚证，而且可治疗由内伤所致营阴不足、血不养心等证。本方在《伤寒论》中加减变化最多。故柯琴云："此为仲景方之魁，乃滋阴和阳，调和营卫，解肌发汗之总方。"笔者根据异病同治的法则，运用本方配吴萸、小茴香暖肝散寒；配附片、黄芪温阳止汗；配龙骨、磁石、落铁屑安神定悸；配法半夏、南星化痰通络，治疗缩阴症、漏汗症、心悸、口眼㖞斜，疗效甚佳。使用经方，切忌生搬硬套，当辨证确当，随证化裁，灵活变通，方能收到预期的效果。至于原方指出服后"啜热稀粥"，个人认为：凡用于外感，须发汗而祛邪者，当啜热稀粥以助药力，兼益胃气，鼓邪外解。若内伤则系机体阴阳失调，气血不和，升降失常，非外邪所伤，故不需发汗，不必"啜热稀粥"。本方虽可通治百病，但阳盛之人不可滥用，故有"桂枝下咽，阳盛则毙"之。

经方治疗急症偶拾

四川省万县市中医院（634000）

刘立华　　唐正秀

笔者在临证中，常用经方治疗某些急症，亦颇有效。现择例如下：

一、和解少阳高热愈

李某，男，13岁。每于秋季寒热往来，体温39℃，曾用抗菌素、解热药治疗均未完全控制。头身痛，神疲乏力，纳呆呕恶，口干苦，苔薄白，脉弦数。此乃秋令时邪侵于少阳，枢机不利所致。当和解少阳，祛邪外出。投以小柴胡汤加味：柴胡12克，黄芩、连翘、大枣各15克，党参、竹茹各10克，半夏6克，炙甘草5克。服3剂，寒热不作，饮食如常，诸症消失。

按：少阳位居表里之间，秋令邪热郁结少阳，枢机不利，既无入里之势，亦无出表之望，故热甚之极。遵"胸胁苦满，嘿嘿不欲饮食，心烦喜呕……小柴胡汤主之"之旨用小柴胡汤清透少阳之郁热，使少阳枢机和调，此疾遂安。

二、益气清热咯血安

周某，男，52岁。支气管扩张已数年，日前感凉复发。咳嗽气短，咯血鲜红，神疲乏力，口渴，胸背隐痛，脉细数，苔薄黄。此乃肺燥气虚不摄血所致。治宜益气清热，养阴生津，竹叶石膏汤加味：竹叶、知母各 12 克，石膏、花粉各 20 克，党参、白及、茅根各 15 克，麦冬 30 克，甘草 5 克，3 剂后，咯血显著减轻。续服 3 剂，诸症消失。

按：患者肺燥气虚不能摄血，复感外邪化热，热迫血行。此乃虚中夹实，其本为虚。竹叶石膏汤为仲景治胃热津伤气逆证，具有益气清热、养阴生津之功。热清则肺安，益气则津生，热清则血归经，故可愈也。

三、宣肺利水疗肾炎

江某，女，14 岁。发热 38.5℃，恶风，咳嗽，浮肿，纳差，小便短少，苔薄白，脉浮数。尿检：蛋白（＋＋＋），红细胞（＋＋），白细胞少许，管型细胞（＋＋）。辨证为风水，治宜宣肺发汗，利水消肿。越婢汤加味：麻黄 6 克，石膏 30 克，甘草 5 克，大枣、益母草、连翘各 15 克，生姜 3 克，桑白皮 20 克。3 剂后，诸症减轻。效不更方，续服 5 剂，诸症消失。经多次复查，尿检均正常，追访至今未复发。

按：《诸病源候论》曰："肿之生也，皆由风邪寒热毒气。客于经络，使血涩不通，壅结而成肿也。"腰以上肿当发其汗。故治疗急性肾炎，常以宣肺发汗、清利水道入手。肺气宣则肃降有权，气化自复；得汗则小便自利。故用越婢汤宣肺发汗利水；桑白皮，益母草利水消肿祛瘀；连翘清热解毒。以达祛湿消肿之目的。

四、通腑泻热治肠痈

牟某，男，52 岁。发热，口干苦，右下腹疼痛，伴腹胀，大便三日未行。查：T38.7℃，白细胞计数 12.5 × 10⁹/L，中性 0.8，淋巴 0.2。阑尾点反跳痛阳性，脉弦数，苔黄腻。此为热邪与肠道燥实内结，腑气不通。治宜通腑泄热。方以大承气汤加味：大黄 10 克（后下），芒硝 10 克（后下），枳实 8 克，厚朴、栀子各 12 克，黄柏 15 克，木香 6 克，甘草 5 克。

服 2 剂，泻下稀便多次，腑气得通，热退身爽，腹痛隐隐。前方去大黄、芒硝，加柴胡 6 克，茯苓、山楂各 15 克，山药 20 克。服 5 剂，诸症消除。

按：大便秘结、腹胀、苔黄、脉弦等均属里热腑实证，故以大承气汤泻其实热，此乃釜底抽薪，而肠痈自愈也。

五、清胃泻火呕血愈

李某，男，45 岁。胃与十二指肠溃疡病 5 年。因食辛辣，突发呕血。诊见头晕，口干咽燥，欲饮冷水，胃脘不适，呕血色暗红，舌质红，苔黄，脉弦数。此乃胃火炽盛，损伤血络所致。治宜清胃泻火，祛瘀止血。方以大黄黄连泻心汤加味：黄连 6 克，大黄 10 克（后下），黄芩、白及各 15 克，竹茹 10 克，丹皮 12 克，仙鹤草 20 克，甘草 5 克。急煎服。1 剂后呕血即减少。5 剂后，诸症消除。经追访半年，未复发。

按：呕血证，实热居多。泻心汤苦寒泻火，气火得清，血亦宁静，为治本之策。而大黄有行瘀之功，通止其血，无留瘀之弊。此方配伍周全，其能釜底抽薪，降逆泻火，故对上消化道出血的气逆火盛型，均可资此法。

六、温阳利水咳喘安

温某，女，75 岁。肺心病 20 余年，受凉复发。端坐呼吸气促，张口抬肩，心悸，面及唇青，胸闷腹胀，双下肢浮肿，小便短少，舌紫暗，脉沉细。此乃心肾阳虚所致。真武汤加味治之：附片 10 克（先煎），茯苓、白术、白芍、丹参、葶苈子各 15 克，干姜 6 克，炙甘草 10 克。3 剂咳喘减，能平卧，小便增多，双下肢浮肿减轻。效不更方，续服 5 剂，诸症减轻，仅微咳喘。

按：新咳属肺、久病及肾。用真武汤温阳利水；丹参活血宁心；葶苈泻肺利水、强心平喘而收效。

益火之源崇真武

山东淄博市中医院（255300）　　白善信

笔者不揣浅陋，就应用真武汤治疗慢性心、肾、肝疾病的结果报告如下，以求同行学者提出宝贵意见，以便再版时纠正。

一、慢性肾炎并胸腔积液

王某，男，60岁。患慢性肾炎五年，近来憎风恶寒，胸腹满闷，端坐气喘，腹重身冷，阴囊水肿，双下肢Ⅲ°凹陷性水肿，舌质淡胖，苔白而润，脉象沉迟虚细。腹水征（＋）。胸部透视：右侧胸腔少量积液。尿常规：蛋白（＋＋＋），颗粒管型（＋＋），红细胞（＋），透明管型（＋）。辨证：肾阳衰微，痰饮阻肺。治则：温阳利水，泻肺蠲饮。处方：茯苓15克，白术10克，白芍15克，生姜10克，熟附子10克，桂枝10克，葶苈子10克，猪苓10克。日进1剂。一周后患者遍身水肿全消。续用两周，诸恙悉平。胸部透视正常，小便化验亦显正常。

二、肝硬化腹水

张某，男，26岁。一年前患肝硬化腹水，经治而愈。此次腹水已两月，经中西药调治无效。腹水征（＋＋），腹围96厘米，脐疝高凸，腹壁静脉曲张。舌体淡胖，苔腻，脉沉弦细。自述便秘，四肢、睾丸寒凉如冰感。辨为脾肾阳虚，运化失权。治当温阳化水，攻补兼施，标本两图。处方：茯苓30克，白芍10克，白术10克，附子10克，生姜10克，干姜10克，小茴香15克，肉桂6克，猪苓15克，大黄15克。1剂后，一夜二便通利。续服3剂，双下肢水肿全消。继以上方减大黄，续服月余，腹水全消，肝功能正常，痊愈出院。随访13年，疗效巩固，一直能胜任重体力劳动。

三、风湿性心脏病并Ⅱ°心衰

李某，男，59岁。患风湿性心脏病十年余。胸闷心悸，动则气喘，大便稀薄，小便量少。口唇紫绀，颈静脉怒张，腰膝以下寒凉，双下肢Ⅱ°凹陷性水肿。二尖瓣区可闻Ⅲ级收缩期杂音及舒张期雷鸣样杂音，心律不齐。肝剑突下6厘米，肋下4厘米，质地中，有压痛。胸部透视两肺纹理增多，左心耳突出，左右室扩大。心电图检查，心房率每分钟375次。西医诊断：风湿性心脏病（二尖瓣狭窄关闭不全，心房纤颤）并Ⅱ°心力衰竭。中医辨证为心肾阳虚，血瘀水阻。治则：温阳化气，活血利水。处方：茯苓30克，炒白术15克，赤芍10克，生姜皮15克，熟附子6克，桂枝10克，黄芪15克，丹参15克，葶苈子15克，防己10克。服3剂，患者可自乘自行车来院诊疗，望之判若两人。口唇无紫绀，颈静脉无怒张，双下肢水肿尽消，肝剑突下3厘米，肋下未触及。嘱原方隔日服1剂，续服6剂。追访3日，疗效巩固。

四、高血压心脏病并Ⅲ°心衰

徐某，女，74。高血压性心脏病10余年，慢性支气管炎3年余，心动过缓。近一周来，心悸胸闷，左肋疼胀，纳呆力乏，小便量少。少腹及双下肢以暖为舒。强迫端坐体位，口唇紫绀，颈静脉怒张，肝颈回流征（＋）。双肺底湿性啰音，心率96次/分。肝右肋下3厘米，剑突下5厘米，质地中度硬，压痛（＋）。双下肢Ⅱ°凹陷性水肿。血压23/15kPa。舌质紫黯，苔薄白润，脉沉弦细数。西医诊断：高血压、心脏病并Ⅲ°心衰。中医辨证：心肾阳虚，肝火浮越。治则温阳利水，引火归原。处方：茯苓30克，白术15克，赤芍10克，生姜皮12克，附子6克，肉桂6克，小茴香12克，葶苈子12克，怀牛膝30克，猪苓30克。服1剂，患者是夜小便量达2000毫升。守方续服12剂，患者心悸、气喘、口唇紫绀，下肢水肿全消。肝剑突下2厘米，肋下未及。血压20/12.7kPa，心率60次/分。出院后随访8年余，疗效巩固。

　　体会：清代俞昌说："太阳篇中厥逆，筋惕肉瞤而亡阴，用真武矣。以上阴之水湿上逆，仍用真武以镇摄之。"考真武汤适用于脾肾心阳虚所致之阴火患者，审慎辨证，病家必有寒象可究。益火之源，则阴翳消融，寒冰得释，病家康痊，虽危难重症，亦可收效。

　　余在临床应用真武汤时，值下肢寒则加肉桂；值少腹寒则加小茴香；值表阳虚则加桂枝；值心衰则加葶苈子；高血压则加怀牛膝；肝瘀血加丹参；腹水则常以生姜皮易生姜；水肿剧每每加入猪苓，车前子，防己等味，颇感得心应手。

桂枝加龙牡汤临证治验

江西省抚州市中医院（344000）　　黄德尚

　　桂枝加龙牡汤是仲景治虚劳失精方，有调营卫，和阴阳之功。余研习此方多年，临床运用于不寐、胃病、便血、盗汗、泄泻而现营卫失调，阴阳不和、脾虚不运之症者，收效满意。以上五病证可以桂枝加龙牡汤治者，皆有以下共症：精神不振，面色萎黄，纳谷乏味，喜汗出，舌淡不红，脉来属虚。现举数案于后，分别阐述其运用及体会。

一、不寐

　　邹某，女。6年前因彻夜护理病儿数日，引发不寐证。服西药安眠药仅能取效于一时，停药则失眠又起；服归脾汤、补心丹之属，疗效亦不佳。精神疲惫，面色萎黄，纳谷乏味，时有汗出，舌质淡红，舌苔薄少，脉浮缓。此属营卫失和、阳不入阴。当调和营卫，潜阳入阴，方用桂枝加龙牡汤加味：桂枝

7克，白芍15克，炙甘草5克，生姜3片，大枣10枚，生龙牡各20克，夜交藤15克。水煎入夜服。服药一剂，能安睡2小时，三剂后能安睡4小时，七剂后能安睡6小时，且精神较佳，汗出亦除。遂再服三剂以巩固，随访一年，不寐未再发。

体会：《灵枢·大惑》曰："卫气不得入于阴，常留于阳，留于阳则阳气满，阳气满则阳跷盛，不得入于阴，则阴气虚，故目不瞑矣。"目不瞑即不寐。患者起病之初，因于以夜当昼，则卫气常留于阳而不得入于阴，故不寐。桂枝汤调和营卫，龙牡潜阳入阴，更加夜交藤以养血安神，阳既入阴，则焉能不寐。

二、胃痛、便血

廖某，女。患溃疡3年，10天前因牙疼服复方新诺明及去痛片治疗。牙痛得缓，但胃病加剧，大便亦下如柏油，潜血（＋＋＋），面色萎黄，精神不振，胃脘隐痛且伴烧灼感，不思饮食，时而泛酸，时出冷汗，舌质淡红，苔薄略黄，脉沉细涩。此乃脾虚、血瘀之胃病便血证。治当调营卫以健脾，祛瘀血而补损络。方用桂枝加龙牡汤加味：桂枝8克，白芍15克，炙甘草5克，生姜3片，大枣10枚，煅龙牡各20克，海螵蛸20克，茜草6克，三七5克。三剂后大便转黄，再三剂胃痛亦除。

体会：素体脾虚，统摄无权，兼之药物损络，血溢胃肠，遂成脾虚、络破血瘀之胃痛、便血证。方用桂枝汤调营卫以健脾，煅龙牡、海蛸涩而补损络，茜草、三七祛瘀，则脾虚复、破络补、瘀血祛，而胃痛、便血皆除。

三、盗汗

吴某，女。工作失意、婚恋不遂，刺激较重，致精神抑郁、失眠、心悸、盗汗诸症蜂起。经多方治疗后，唯盗汗之症不得消除。其面色萎黄少华，精神欠开朗，寐则汗出湿衣，醒则汗止身凉，舌质淡红，苔薄白，脉濡缓。证属心营亏虚，阴不恋阳，阳浮汗泄之盗汗。治当调和营卫，潜阳入阴。药用桂枝加龙牡汤加味：桂枝7克，白芍15克，甘草5克，生姜3克，大枣10枚，生龙牡各20克，枣仁15克。两剂后盗汗大减，再三剂则盗汗未作，且精神开朗如常人矣。

体会：汗者心之液。患者精神受刺激，致心营受损，心阳浮越，心液不藏而外泄，则盗汗。《难经·十四难》曰："损其心者调其营卫。"故用桂枝汤调和营卫，龙牡潜阳入阴，复加枣仁益心助主，而盗汗得止。

四、泄泻

何某，男。3年前因饮食不洁致腹泻，服土霉素等药后腹泻得止，但不久又复作，再进消炎抗菌之西药数次及断续服健脾止泻之中药数十剂，大便仍滑脱。身体虚胖，面色萎黄，时自汗出，饮纳乏味，大便日三四解，稀溏而易下，小溲色清，舌质淡胖，苔白稍腻，脉濡缓。此中焦不运，下焦失固。治当调和营卫，健脾固肠。方用桂枝加龙牡汤加味：桂枝7克，白芍10克，炙甘草6克，生姜3片，大枣8枚，煅龙牡各20克，怀山药30克，白术10克，扁豆15克。3剂后，大便日解2次，且便质稍稠。既得小效，守方再进。共服上方30余剂而大便成条状，每日1次，饮纳较佳，自汗亦除。嘱其注意饮食卫生，勿暴饮暴食，而泄泻宿疾痊愈。

体会：中焦脾虚不运，故身体虚胖，面黄少华；下焦大肠失固，则大便滑脱而下。《灵枢·营卫生会》曰："营出于中焦，卫出于下焦。"今中、下焦俱虚，则营卫固之而失和，故见时自汗出，脉来濡缓。方用桂枝汤调和营卫，即所以调补中下二焦；《本草纲目》谓龙骨治滑泄，牡蛎涩大小肠，止大小便；淮山药、白术、扁豆亦皆健脾止泻之品。诸药合用，则营卫调和，脾及大肠复其职能，而泄泻自止。

半夏泻心汤衍生佛手饮治疗胃痛的经验

陕西中医学院内科教研室（712083）　　李守朝

半夏泻心汤是仲景名方之一。原方主治脾胃不和、寒热错杂之心下苦痞满证。方中用参、草、枣补益脾胃，扶正固本；用芩、连寒泻热；姜、夏辛温散寒，和中降逆；是虚实同治、寒热同调的良方。笔者临床应用本方调治脾胃病屡有奇效。在长期临证的基础上由此衍化出治疗各类胃痛的经验方——佛手饮。在治疗慢性胃炎方面取得了较好疗效。此方源于经方，但根据胃炎特点几经化裁后，已具有明显的个性。

一、补益脾胃　缓图其本

慢性胃炎往往有一个较长的患病历程，其病机演变受体质、调养、治疗用药等多种因素的影响，治疗时切忌操之过急。吴鞠通谓："治外感如将，治内伤如相。"即道出了运筹帷幄，机圆法活、思考周密这一特点。曼何况脾胃虚损之病，非一朝一夕所致。虽有兼邪留中，亦与脾胃虚弱、运化无力、水反为湿、谷反为滞有关。治疗时犹如灌花溉木，滋其根则苗自壮。清、利、温、化等法虽旨在达邪，但无异乎拔苗助长。所以，佛手饮的立法突出了培补脾胃、扶正固本这一原则。方中用六君子汤（去甘草，嫌其壅中）扶脾和胃，重用参苓，轻用术、陈、夏，有补而不壅、燥而不温之特点。党参一味，轻则 20 克，重则 30 ~ 50 克，其健脾益气，改善食欲和精神状况之效尤佳。即对于肝胃气滞、肝胃郁热、温热中阻诸症，此原则亦可放胆应用。通过 156 例的临床观察，并未发现有壅中助邪之弊。临床资料也表明，各型胃炎多有食欲欠佳、痞满、隐痛、乏力、面黄等脾气虚的见证。胃病日久，由于运化不健，生机乏源，常出现面黄无华、形体消瘦，神疲少气等气血衰少之象。所以，不论是从理论还是从实践的角度考虑，益气健脾这一法则的可行性都是毋庸置疑的。

二、温凉并用　调和寒热

临床发现，慢性胃炎患者单纯的寒证或热证均较少见，往往既有虚寒之象又夹杂郁热或湿热之征，只是在不同病人身上以及某个患者的不同阶段寒热有所轻重不同而已。正是考虑了这一特点，除六君子中的半夏陈皮燥湿和胃而外，还用砂仁黄连调和寒热。而且用量均小，既能温中降逆，又能清热和胃，互相反佐，制约其温燥伤阴或苦寒凉遏之弊。在临床使用时，如果虚寒证候明显，可增加砂仁用量，减少或去掉黄连；如果郁热或湿热偏重，可增加黄连用量，热甚者再加黄芩，减少或去掉砂仁。如此，对于各种类型的慢性胃炎均能紧扣病机，运用自如。据资料统计，用佛手饮治疗慢性胃炎，脾胃虚寒证显效率69.4%，有效率98.6%；肝胃郁热证显效率66.7%，有效率100%；二者疗效无明显差别。说明温凉并用，平调寒热在治疗中起平衡法码样作用。对于纠正慢性胃炎复杂的病理变化有良好效果。

三、气血同调　燥湿相济

临床发现，佛手饮的止痛效果既快且稳，还没有发现服药后疼痛加重的病例，多数病例服药一剂疼痛即可减轻。在止痛的同时，胀满、呃逆、嗳气、恶心、纳呆等症状相应缓解，这其中与调理气血有很大关系。川楝子、元胡、佛手、陈皮是方中调气消胀的主要成分。川楝子疏肝理气、除湿热、清肝火，以行气为主；元胡行气活血，通络止痛以活血为主。而佛手一味，《本草纲目》载其治"心下痛"；《本草再新》称能"治气疏肝，和胃化痰消积"；《滇南本草》载其"补肝暖胃，止呕吐，消胃寒痰，治胃气疼痛"。临床发现，佛手行气和胃之力比较平和，行气而不伤阴，消积而不伤正，悦脾疏肝，宽胸解郁，开胃进食，实为治胃良药。其次，本方根据脾胃生理特点，应用术苓陈夏健脾燥湿、和胃降逆，佛手六曲消食和中。既适应了脾喜燥恶湿，以升为顺的需求，又符合胃受纳腐熟，以降为和的特性，使燥湿相济，脾胃运化纳腐功能恢复。

四、辨证辨病，探索新方

在用佛手饮治疗慢性胃炎的过程中，其疗效和辨证辨病有一定关系，加减用药除考虑辨证因素而外，与西医诊断分型亦有关系。下面是辨证与辨病的关系（表1）和诊断与疗效的关系（表2）所显示的情况。

表1　　　　佛手饮治疗胃痛辨证与辨病的关系

病类	例数	肝胃气滞	脾胃虚弱	肝胃郁热	瘀血内阻	胃阴不足
浅表性	99	30(30.3%)	46(46.5%)	19(19.2%)	1(1%)	3(3%)
萎缩性	26	4(15.4%)	11(42.3%)	7(26.9%)	3(11.5%)	1(3.8%)
浅表-萎缩	26	6(23.1%)	11(42.3%)	7(26.9%)	1(3.8%)	1(3.8%)
肥大性	5	0	4(80%)	0	1(20%)	0

表2　　　　佛手饮治疗胃痛疗效与诊断的关系

病类	例数	痊愈	显效	有效	无效	总有效率%
浅表性	99	10	58	28	3	97
萎缩性	26	1	14	9	2	92.3
浅表-萎缩	26	0	18	8	0	100
肥大性	5	0	4	1	0	100

从表1可见，各型胃炎均以脾胃虚弱证占优势，同时浅表性胃炎肝胃气滞较多，瘀血内阻最少；而萎缩性胃炎肝胃郁热较多，胃阴不足最少；说明由气及血、久病入络提示病情加重。从表2可见，肥大性胃炎由于例数少姑且不论，其他几种胃炎的显效率和有效率均以浅表性和浅萎性为高，萎缩性最低，这种结果与国内同类资料所反映的情况相似。表中提示本

方治疗慢性胃炎其辨证与疗效有某种规律可循，所以，临床上将辨证和辨病结合起来，探索治疗慢性胃炎的新方药。据初步经验，佛手饮去夏苓，加丹参、三仙适宜于萎缩性胃炎；佛手饮加川朴适应于浅表性胃炎；而浅表——萎缩性和肥大性则常加入乌贼骨。这一方法试用于临床，针对性增强，疗效又有提高，避免了方药庞杂、加减混乱造成的弊端。但由于实践检验尚少，仍在探索之中。

从桂枝汤及其衍化谈仲景立方思路

云南省石屏县中医院（662200） 杨国桥

桂枝汤是仲景群方之冠，是仲景学术思想的代表，亦是探索其学术特性的必经途径。

一、立方思路

桂枝汤原是为治太阳中风，发热头痛，自汗恶风，鼻鸣干呕而设。其病机乃为风寒客表，营卫失调，开合功能失职。故方以桂枝温经散寒，解肌通阳为君，芍药和营敛阴为臣，桂枝君芍药，寓发散中有敛汗之意，芍药臣桂枝是于固表中有微汗之道。二药相须，一散一收，寓意深远。生姜佐桂枝走表，大枣芍药和营，甘草安内攘外调和表里。总之，本方之旨在于使营卫调和，卫阳升腾，邪随微汗而去。故方不重于解表而表自解，不重于治里而里自治，组方之妙在于桂芍相须，刚柔相济表里调和，阴阳相济，此仲景思路之精深可见。

二、演化的思路

从上所述，仲景设桂枝汤乃宗《内经》"阴平阳秘、精神乃治"之旨。由于卫为阳主外，营为阴主内，卫外的阳是以营阴为物质基础。因此，卫阳的活动不但是营阴的功能表现，同时卫阳的活动亦在不断消耗营阴，营阴不足卫阳虚衰，故二者相互依存，相互为用。今风寒之邪外扰致卫阳亢于外，营阴衰于内，此即阳浮阴弱，卫强营弱的桂枝汤病机。仲景以调和阴阳为纲，使桂枝汤随着阴阳的盛衰而不断变化，这就是桂枝汤演化的主要思路。本方重用桂枝名桂枝加桂汤，不但能解表散寒，尚能通阳化气以治奔豚；重用芍药，名桂枝加芍药汤，增加敛阴和营又缓急止痛，治太阳病误下腹满时痛；再加大黄名桂枝加大黄汤，治证同前而腹满大实痛者；去芍药生姜，名桂枝甘草汤，取桂枝通阳固表，配以甘温之草、枣而治过汗心下悸者；去芍药加附子，名桂枝去芍药加附子汤。以附子之温助桂枝而治太阳病下之后，脉促胸满，微寒；去敛阴之芍药，名桂枝附子汤，以温辛之附子增强祛寒湿之功而治风湿、一身尽痛；加人参重用芍药生姜，名桂枝新加汤，加重益气敛阴之品治气虚外感；加黄芪名桂枝加黄芪汤，再去甘草名桂枝五物汤；倍芍药加饴糖名黄芪建中汤；去黄芪名小建中汤，均主治以里虚寒，诸虚损为主；本方加龙骨牡蛎名桂枝龙骨牡蛎汤，治梦遗滑泄、盗汗自汗。其他诸如当归四逆汤、葛根汤、桂枝加厚朴杏仁汤、小青龙汤、麻桂各半汤、桂枝二麻黄一汤、桂枝二越婢一汤、柴胡桂枝汤等，都是取桂枝汤之法，或兼偏表，或偏里，或补虚，或泻实，或补虚泻实同法，或表里同治等，不胜枚举，形成了以桂枝汤为核心，统治全身内外、表里、虚实的格局。这样，一个本是治表之剂，经仲景加减演化，即对表里、寒热、虚实之症，无不可治。尽管病症千变万化，但是仲景抓着了阴阳这个核心，就能以简驭繁，以变应变，这就是桂枝汤纲举目张、博大精深的立方思路。

三、启迪与体会

辨证纯熟立方简练：中医学的特点是辨证论治，而仲景乃是首创辨证论治的先驱。在整个立方演化的思维中，充分体现了其对辨证的精确，从而导致立方的简练。就桂枝汤而言，由于对其病因、病机、病位、邪正盛衰都辨明了如指掌，因此立方上就主次分明，配伍严谨，加一味有加一味的症，减一味有减一味的道理，故能取其效专力捷之功。

观现在一些处方，在辨证上往往处于一种似是而非的境地，辨不清证的主次，杂乱无章，一张处方十几味至二三十味药，面面俱到，把辨证施治看成是单纯的对症治疗，或者是功用相同药物的相加堆切，失去了中医的灵魂。而桂枝汤的立法及化裁思路，给我们树立了临床辨证思维的楷模。

提纲挈领知常达变：桂枝汤组方宗旨乃一散一收调和表里，故欲表君桂枝，欲里君芍药，这是桂枝汤基本通变原则。如果说桂枝加桂汤、桂枝加芍药汤是这种表里模式的重复，那么诸建中汤，桂枝龙骨牡蛎汤则是桂枝汤向纵深发展的标志，也是桂枝汤临床应用的一个转折。因为桂枝汤加入益气补中之黄芪饴糖，加入固涩镇潜之龙骨牡蛎，变治表之剂为益中补虚，固涩镇潜之方，已脱离了桂枝汤的原来范畴，开创了一个新的境域。对诸虚劳热、脾胃虚弱、虚寒腹痛、久病产后、自汗盗汗、梦滑遗泄都有较广泛的治疗作用。笔者曾以黄芪建中汤加味治疗胃及十二指肠溃疡，多获良效。假若说仲景以桂枝汤加减治表证只是一个量的变化，那么诸建中类则是一个质的飞跃。因此，桂枝汤从调和营卫表里，到调和气血宣中补虚的发展，不但增强了桂枝汤的覆盖面，同时也揭示了桂枝汤的一般规律和特殊规律。

精通药性用药严谨：仲景应用桂枝汤，简明干练，除辨证准确外，就是精通药性，特别是对桂枝的研究造诣颇深。笔者曾治一患者姜某，男性，50岁。自诉下田劳动时被虫叮咬，后双下肢浮肿至脐，肿如象腿，以针刺之则流黄水不止，临厕下蹲困难。笔者以五苓散去桂枝加入渗利之品治之，不效，后仔细揣摩仲景用桂枝之意，又加桂枝再服，没想到当夜患者小便一大痰盂，第二天肿消大半，随后调治即愈。仅此可见仲景药性之熟、立方之严谨。其用药虽少，然丝丝入扣，故有桴鼓之效。自己多年临床之后，方悟出桂枝乃营分之品，得辛乃发汗，如配麻黄；得酸乃敛汗，如配芍药；得甘乃补中，如配草、枣。此即辛甘化阳、酸甘化阴之意。仲景在桂枝汤衍化中也是没有离开桂枝的这个特性，故五苓散以桂枝通阳化气以行水。考仲景治水气凌心之心悸、肾气凌心之奔豚，皆重用桂枝，也是桂枝去芍药汤、五苓散、苓桂术甘汤用桂枝的真谛。此用桂枝之妙，若不理解其立方思路，是知其然，不知其所以然。

透过桂枝汤及其衍化规律，使我们看到一代先师精辟的辨证逻辑思维，精明简练的立法用方，充分体现其一丝不苟，严谨治学的风格，具有承先启后的楷模作用，也是值得我们发扬光大的宝贵遗产。

总之，桂枝汤乃仲景学海之一粟，历代对其研究颇多。桂枝汤及其仲景化裁和后进据其立方思路而延伸的方子，其使用频率之高，辐射范围之广泛，两千多年来一直有效地应用于临床，这是一个值得探索的问题。现在临床上不可能仅局限在桂枝汤的药物组成上，但是桂枝汤的立方思维却是值得借鉴的。我们要继承和发展中医学，不是要拘泥于某方某法，而是要掌握其科学的思维方式，在纷繁错杂的证候面前，才能提纲挈领，得心就手，在学术上亦才能有所建树。

实践经方化生新

湖南株洲县中医院（412100）　　苏石山

一、辨证求因　真武疗心衰

对于一般性心力衰竭，临床经用强心、镇静、利尿等常规治疗方法，疗效均较显著，然而某些顽固性心衰经西医常规治疗后疗效不佳，心衰不能纠正。如周某，男，61岁。半年前患急性前壁心肌梗死，近月胸闷气喘，不能平卧，下肢浮肿。查心电图示窦性心动过缓，陈旧性前壁梗死。诊为冠心病合并心衰。经用强心、扩冠、利尿等西药治疗1月余；未能控制心衰。症见：面色㿠白，语声低微，口唇青紫；心悸，喘憋气短，入夜尤甚，不能平卧，失眠自汗，双下肢浮肿，畏寒肢冷，脉象沉缓，舌淡苔白。辨证：肾阳虚衰，水气凌心。治以温肾助阳，降逆平喘。方用真武汤加味：制附片15克，桂枝10克，白芍10克，白术12克，葶苈子15克，丹参20克。药尽3剂，诸症减轻。守原方重用附片至20克，丹参至30克，再进10剂，心衰纠正，顽疾得除。此治从整体着想，辨证求因，不唯心衰单治心，而注重肺、肾、脾、肝之阳气。命门为元气之根，故用真武汤温肾以助心阳治其本，重用制附子、丹参。据近代药理研究，附子能降低缺血心肌耗氧量，增加对缺氧心肌的血流灌注，增加供氧血，改善心脏氧的供需平衡。其组方既不失原旨，又寓有新内容，故治之可迅速控制心衰，使心功能碍以恢复。

二、谨守法度　承气启癃闭

王某，男，农民。过度劳累，汗出如洗，感寒而发热，咳嗽，小便不利，后至小便点滴而出，甚至闭塞不通。其人烦躁，腹满胀痛，四日不大便，诊为尿潴留。用止咳、退热、利尿剂不解，行导尿后亦复如故。患者具燥、实、胀、满四症，经投大承气汤加桔梗，郁李仁峻下结实，通便利尿、斯疾立愈。由此可知病愈在于辨证，抓住了太阳蓄水失治，传入阳明，形成二阳合病，尤以阳明病为主的病机，治当以通下为法，立承气主之，同时据病机选配桔梗宣肺揭盖，宣发通气功能，以利清肃下降；配伍郁李仁润汤通利，并防泄下无度伤阴之虞。所制之方保持着仲师谨严法度，然用药随机圆活，以曲尽病情，共奏通腑、宣肺、开膀之功，获一治中三之效。

三、知常达变　柴胡治不寐

周某，中年妇女，反复失眠五冬春。常服安神镇静药，方能入睡 3 至 5 小时。西医诊为神经衰弱。多方治疗，收效不显。一月前因与人口角而病情加重，夜不成寐，临睡前服 3 片安定，尚卧不安稳，便结数日一行。诊为"不寐"症。以虚热忧心、神不守舍论治，服枣仁、柏子仁等养心剂，其效亦罔然。余窃思之：病起于情志，心烦胸闷，纳呆，大便秘。"肝藏魂，主疏泄"。病位在肝，失于疏泄，气机郁滞，升降失和，肝不舍魂可生此顽疾。当立疏肝泄热法。故以大柴胡汤加浮小麦、合欢花、夜交藤治之。仅服药 3 剂，其症减半，神舒思食，停用镇静剂可睡 4 小时。守方更进 6 剂，大便每日一行，顽疾霍然而愈。先囿于久病多虚，按常施治不验，一经琢磨，从肝论治，才把握了病机，以病万变，治亦随变。改投大柴胡汤化裁，疏肝泄热，和胃安神，才治得其术，药中病所，痼疾获愈。

在临床实践中体会到，仲景撰述的伤寒方书，辨证深奥，配方周全、择药有效，不论方证互测、异病同治、同病异治以及治病求本，均为精华当可取；所制方剂是理论与实践相结合的精髓，切于实用，方方皆法，是中医药学的宝贵财富。吾辈只要精心揣摩，潜心深究，竭力掇拾其学术思想、诊断经验、治疗法方，在实践中着力印证，掌握要领，循序渐进，一定会有所领悟并得其真谛。再结合现代医学新技术、新方法，汲取新成果加以研究体验，赋予经方新的生命力，并不断化生出新用途。

"四逆散"运用琐谈

成都中医药大学（610075）　　张新渝

"四逆散"（柴胡、枳实、芍药、甘草）在《伤寒论》中虽仅出现一次，然因其立法严谨，组方精辟，故在实际运用中，治疗范围相当广泛，且效果卓著，不失为经方中的名方。

经方运用的关键，乃掌握仲景立方之本旨和方证之病机。

品味原文"少阴病，四逆，其人或咳，或悸，或小便不利，或腹中痛，或泄利下重者，四逆散主之"。本方的主症当为"少阴病，四逆"。所谓四逆者，手足不温是也，皆因邪传少阴，以致阳气郁遏于里，不得外达四肢之故，属里热外寒证。是故，本方从"郁"字着眼，从"达"字着手，以柴胡解郁透邪，枳实破结泄热，芍药和营敛阴，甘草和中缓急，而柴胡枳实合用可更增升降调气，透邪破结之功，芍药甘草并使则益强和营缓急之效。四药协同，则使邪透郁解，气机调畅而清阳自达，四逆自愈。正如费晋卿所云："四逆散乃表里并治之剂，热结于内，阳气不能外达，故里热而外寒，又不可以攻下碍厥，故但用枳实以散郁热，仍以柴胡以达阳邪，阳气外泄，则乎足自温矣。"（《医方论》）显而易见，邪热结里，阳郁不达乃本方病机之关键，里热外寒则是本方辨证之要点。

所应指出，本方证原文虽冠名"少阴病"，也同样是"四逆"证，但与少阴寒化之"四逆"证根本不同。前者为邪热郁里、阳郁不达，其"四逆"也仅仅是手足不温，属内热外寒。而后者乃心肾阳虚，阴寒内盛，故四肢厥冷，属内外皆寒，是故方用"四逆汤"（附子、干姜、甘草）回阳救逆。可见，虽同为"四逆"，一"散"一"汤"，其病机证治却截然相反，差之厘毫，谬之千里。然而，阳郁不达，气机不利与肝密切相关，盖因肝主疏泄，性喜条达而恶抑郁。疏泄失调则最易横逆乘土，而致脾胃失运，从而出现肝脾不和，这在临床上屡见不鲜。此外，肝郁气逆，上累于心则至心阳失宣；恃强侮肺，则致肺失宣肃，进而导致水道失去通调，原文所谓或咳、或悸、或小便不利、或腹中痛、或泄利下重者等等一系列兼症多由此而生。因此，具有透邪、解郁、破结、通阳、利营、缓急功效之药虽多，然仲景独钟柴胡、枳实、芍药、甘草，其意就在阳气郁结、气机不利，最易致肝郁失疏、肝脾不和，故当疏肝理脾而以肝为主，可谓匠心独具。是故后世又多以本方为调和肝脾的和解之剂，而见以肝脾失和为基本病机的多种病证，皆可随辨证化裁，灵活运用本方。这不公是本方运用的第二个辨证要点，也大大丰富了本方的治疗范围。现举笔者所治数例于下：

例1：某男，45岁。半年前因感冒而恶寒、高热、汗出、清涕、头痛、口渴，时医以大青叶、板蓝根、黄芩、石膏、知母等为汤剂，并辅以羚翘解毒丸等药治疗。十余天后虽感冒渐愈，然自此以后即感四肢、背脊不温，心烦失眠，均以清晨为甚。半年来曾服桂枝汤，理中汤甚至桂附理中汤、四逆汤类方药数十剂，其症如故，反见口干舌燥、心烦失眠益甚。脉沉细有力，舌质红、干燥不润，苔薄白。此乃热结于里，阳郁不达，且阴津已伤。方用四逆散合栀子豉、柏皮汤加味：柴胡10克，白芍15克，枳实10克，栀子10克，淡豆豉10克，黄柏10克，薄荷10克（后下），生地15克，竹叶10克，甘草5克。两剂。药后当晚安睡，清晨微汗出，两天后四肢、背脊温暖如常，余症悉除。

按：外感之初，表证尚在，本当解表逐邪，岂料苦寒过早，冰伏表邪，此乃一误。以致邪热传里，阳气郁遏而内热，故心烦失眠；阳郁不能外达，而四肢、背脊不温；平旦清阳当升，肝气主旺，然阳因郁而不达，肝因郁而失疏，故以清晨为甚。本为典型之四逆散证，岂料投以四逆汤辈，一误再误，以致旧病仍在，新病又起。而且辛热过用，徒增郁热，更伤阴津，故心烦失眠益甚，反见口干舌燥。故用四逆散加薄荷，以解郁透邪、破结通阳，而消阳郁之四逆证；栀子豉、柏皮汤加竹叶，以除里结之郁热，而除心烦失眠之症；佐以生地，以滋既伤之阴，药切病机，故能速去沉疴。

例2：某女，38岁。三天前因参加婚宴进鱼肉厚味，当晚上腹胀痛、恶心、呕吐，次晨渐痛及两胁肋后背，今晨始见眼睛发黄。上腹胀痛、向两胁、肩胛放射，嗳气，小便短黄，大便一天未解。右上腹压痛，墨菲氏征阳性，皮肤巩膜轻度黄染，脉弦数，舌质红，苔黄腻。超声波检查提示胆内径4厘米，壁厚，白血球8×10^9/L，中性75%。证属中焦积滞，肝脾不和，气机不利，湿热内蕴。方用四逆散合茵陈蒿汤加味：

柴胡 10 克，白芍 20 克，枳实 10 克，茵陈 15 克，焦栀 15 克，大黄 10 克（泡水兑服），金钱草 20 克，金铃子 15 克，玄胡 15 克，神曲 15 克，山楂 15 克，甘草 5 克。连服 4 剂，诸症尽除。

按：暴食油腻，最伤脾胃而致健运失常、积滞不化。由此，不仅肠胃壅滞，腑气不通，并易化湿生热，熏蒸肝胆而致肝胆郁热，气机不利，以致腹痛、胁痛、黄疸等。由于四逆散善能疏肝解郁、调和肝脾，茵陈蒿汤加金钱草最能清热利湿、消疸退黄，且佐金铃子散行气止痛，神曲山楂消食化积，是以其证虽急，亦能一举奏效，皆在药随病机之故也。

例 3：某男，48 岁。胃脘胀痛 3 年多。常于饥饿时疼痛，得食可安，喜热饮食，食生冷、硬食痛甚，喜按，大便常溏软。近一周来因情绪失调而疼痛持续、加剧，伴呃气、胸闷、便溏。脉沉紧，舌质淡，苔薄白。曾作胃纤维镜检提示萎缩性胃炎。证属中焦虚寒、肝脾不和，方用四逆散合理中汤加味：柴胡 10 克，芍药 15 克，枳实 10 克，党参 15 克，白术 15 克，干姜 5 克，金铃 15 克，吴萸 15 克，山楂 15 克，神曲 15 克，生麦芽 15 克，生谷芽 15 克。

先后四诊，均在上方个别加减，共服 14 剂，诸症消除，一年未发。

按：胃脘疼痛日久，脾胃虚寒证尽现，此乃病之本。近因情绪失调肝郁横逆，更伐已虚之土，又属病之标。以四逆散疏肝郁、调肝脾，理中汤补中虚，散中寒，楂曲二芽消食和胃以助理中之功，金铃子、吴茱萸行气止痛以加强四逆之效，标本同治，故能病随药除。

例 4：某女，32 岁。半年前因情绪失调，此后即月经周期提前七至十天，甚至一月两潮，经量特多，有时行经十余天仍然不尽，色鲜红，某医院诊为功能性子宫出血。诊见症如上述，伴乳房、胸胁、少腹胀痛，心烦易怒，失眠，头晕耳鸣，眼眶胀痛，口苦，脉弦数，舌质数，苔薄黄。此乃肝郁化火，迫血妄行。方用四逆散合栀子柏皮汤加味：柴胡 10 克，白芍

15克，枳实10克，栀子15克，黄柏15克，胆草15克，丹皮15克，生地15克，槐花15克，白茅根20克，旱莲草20克，甘草5克。每于经前3天服药，每服4剂，连续服用3个周期。药后第一周期经量显著减少，经期7天；第二周期则仅提前5天，至第四周期诸症悉除，经行如常。

按：情志过激常致肝郁化火者屡见不鲜。本例因五志化火，疏泄过极，肝血不藏，更累冲任胞宫，迫血妄行，故经行提前，经量特多，其色鲜红。其乳房、胸胁、少腹胀痛，乃肝气郁结之征，心烦易怒、头晕耳鸣、口苦等则为郁火内炽之象，故用四逆散疏肝解郁，栀子柏皮汤加胆草清泄肝火，生地白芍养血敛阴，丹皮槐花茅根旱莲凉血止血，既澄本清源，又塞流止血，经行如常矣。

例5：某女，48岁。素体虚弱，多愁善感。近一年来，精神忧郁寡欢，善悲易哭，心烦不宁，夜晚失眠多梦，白昼则神疲倦怠。月经周期时前时后，有时两三月不至，经量时多时少，某西医院诊为更年期综合征，诊见证如上述，伴胸胁胀痛，胸闷，食少，脉细弦数，舌质红，苔薄黄。证属肝郁化火、阴血已伤之脏躁证。方用四逆散合甘麦大枣汤、百合地黄汤加味：柴胡10克，白芍20克，枳实10克，小麦30克，大枣10克，百合20克，生地20克，焦栀15克，酸枣仁15克，柏子仁15克，香附15克，甘草5克。先后六诊，均于上方个别加减，共服18剂，诸症尽去。

按：本例素体虚弱，职业教师，艰辛积劳，心脾精血暗伤。适逢七七肾气虚，天癸将尽，月经将绝，则虚象毕现。水不涵木，肝郁阳亢，更伤阴血乃发脏躁。因内虚为本，当甘润滋养为主，故方用四逆散加香附疏肝解郁，甘麦大枣、百合地黄滋阴养血、补益心肾，佐以枣仁柏仁宁心安神，栀子清泄肝火，药合病机，故能奏效。

结语："四逆散"原本治邪传少阴之四逆证，其病机关键在于邪热内传，阳气郁遏，不达四末，而以透邪解郁，破结通阳为立法之本旨。故临证凡阳郁于内，不达于外者均可运用，不必拘泥于是否病在少阴。本文例1即是。其次，由于阳气郁结、气机不利与肝密切相关，肝郁失疏又常累及于脾，仲景所以选用柴、芍、枳、草，其意不仅在于能透邪解郁、破结通阳，尤能疏肝解郁、调和肝脾故也，故临证但以肝郁不疏或肝脾不和为基本病机者，无拘其证，皆可灵活运用，又不必拘泥于是否有"四逆"之证。本文其他四例即如是。由此可见，经方的运用和发挥，其关键是在谨守方证之病机，自可一隅三反，而不必拘泥于原文方证之证候。

崔玉衡老中医谈胶艾汤的临床运用

开封市第二人民医院　袁剑梅　王　虹

崔玉衡主任医师业医40余年，是开封名老中医。他对胶艾汤的运用不仅限于妊娠腹中痛、产后下血，而且扩大到妇科、内科一些疾病，常取得意想不到效果。可总结为：一治妇人血虚冲任不固之经水过多及漏下证；二治产后冲任虚损、气血虚寒之恶露不绝；三治妊娠后胞中气血不和，系胞无力，胞脉受阻的腹痛及胎动不安证；四治冲任虚寒性痛经、闭经；五治气血亏虚、冲任不足、胎孕不固的胎漏症；六治凡属血虚偏寒之各种出血症、便血、溺血、血亏。

胶艾汤方药及配伍：干地黄18克，芍药12克，当归、艾叶各9克，川芎、阿胶、生甘草各6克（一方加干姜3克，据崔老经验改为炮姜，效果较好）。

本方中地、芍、归、芎有补血调经之功，其中熟地滋肾补血，生地滋阴凉血，二者均有养血、固冲任作用。阴虚者用熟地，阴虚内热者用生地，有下血多者，将生熟地改为生熟地炭同用。现代药理研究证明，地黄炭能缩短出凝血时间，既有止血作用，又有滋阴补血之功。芍药和营理血、能收能补，酸以敛肝而奏止痛之效；营血瘀滞，则用赤芍行血活瘀。地芍二药均入阴血，养血育阴尤佳，如脾胃阳虚者，则需加桂枝、砂仁辛温通阳温中祛寒。当归养血活血为补血要药，尤其对阳气不足者，得此辛温流动回阳之力倍增；川芎活血宣通气滞，为血中之气药，有行血通瘀，辛温走窜之性。归芎二药阳盛于阴，走甚于守，治疗崩漏下血，当归不宜重用，止血少用川芎。冲为血海，任主胞胎，配阿胶滋阴补血，入任脉、养肝肾。阴气不能内守崩中漏下者，用之有补血养血、止崩漏安胎之功。配艾叶温暖子宫，可治腹痛，胞阻。崩漏下血艾叶多炒用，增其收敛止血力。伍甘草调和诸药，合芍药为芍甘汤，酸甘化阴，缓急止痛，与阿胶配伍有甘缓滋补、善于止血之效。总之，本方具有补血活血、温养胞宫、调补冲任、固摄安胎之功，为妇科临床调经安胎、止崩漏之要方及止血养血之圣药。配伍黄芩，可治因肾阴不足，肝经虚热、疏泄无度所致血热迫血妄行之崩漏不止证，黄芩可用 15～30 克，或再加柴胡、黑栀子，取其苦寒清泻血分之热，同时又能抑制归、芎、艾三药的辛温走窜之性，而达血不妄行的目地。若患虚寒性漏下者，或出血伴血虚发热者，胶艾汤加炮姜最效。崔老常云："炮姜辛温，有从阴引阳、从阳引阴、平调阴阳之效，并入肾经燥下湿，入肝经可引血药生血，与补阴药同用，亦可引血药入气分以生血。"临床每见崩漏日久，淋漓不断，或血去阴虚，阳无所依，浮阳外越而发热者，用炮姜后收到除热止血、去恶生新之效者不乏其例。若崩漏有热兼血瘀者，去艾叶，加用生大黄；体虚有热者，加炒大黄；漏下不止，腹部刺痛，瘀血停积者，多用大黄炭或合用失笑散。炒蒲黄活血止血，五灵脂散瘀止痛。既能退虚热，又能除瘀结。若肾虚不摄、冲任不固而胎漏、胎动不安者，配菟丝子、川断、桑寄生补肾精、益肾气，固冲任，安胎。脾虚兼有热者，可加白术、黄芩以健脾统血，使血不妄行。

　　孙某，女，30 岁。已婚 3 年，曾经人工流产一次，后又妊娠自行流产，现又妊娠 3 月余。两日前下班后忽然阴道少量下血，色暗淡，时下时止，腰酸困，腹部坠痛不适，伴全身乏力、倦怠头晕。脉沉滑尺弱。舌质淡，苔薄白。全家人恐惧再次坠胎，令其整日卧床。患者两次流产，伤其肾气，胞络系于肾。肾虚则冲任不固，胎失所系，气以载胎，血以养胎，气血虚弱，胞胎失其濡养，则腰酸困，腹部堕感，气血不和，胞脉受阻，而腹痛不适。此为肾虚不摄，血虚失养，冲任脉虚，固摄无权，致胎漏，胎动不安。若不及时医治，仍有滑胎之虞。治用胶艾汤加减。方药：生熟地各 20 克，阿胶 10 克（烊化），炒艾叶 9 克，党参 15 克，炒白芍 10 克，当归 9 克，杜仲炭 15 克，桑寄生 20 克，川断 15 克，生白术 10 克，黄芩 10 克。服药 3 剂，出血量减。继服 3 剂，血止腹痛消失。继用上方减炭类药，加菟丝子 10 克，砂仁 6 克，又进 5 剂，其母来述，近日精神良好，饮食增进。半年后随访，已生一子，母子俱健。

杨某，男，46 岁。素有内痔常大便带血，伴有眩晕、神疲、纳差食少，四肢不温，昨天因饮酒致大便出血时量较多，腹中隐隐作痛，喜温喜按，面色少华，脉细弱，舌质淡润苔薄白。患者脾胃虚弱，统摄无权，则见便血，日久致气血双虚，脾阳不振，故临床可见一派虚寒之象。治用补血摄血，佐以健脾。方药：胶艾汤加减：熟地炭 15 克，炒白芍 12 克，当归 9 克，阿胶 10 克，（烊化）炒艾叶 3 克，炮姜 6 克，炒槐花 30 克，仙鹤草 30 克，山楂炭 15 克，炒白术 12 克，炙甘草 6 克。

服药 3 剂，出血量减。又服 3 剂，便血已止。用上方去炭类药，加党参 10 克，生山药 20 克，砂仁 6 克。腹部痛除，胃纳已增，精神良好。

竹皮大丸治愈产后烦乱症

黑龙江中医药大学（150040）　　李　群

数年前，一友人来告，其妻产后每当哺乳必心中烦乱不已，恶心欲作，自称"闹心"，到难以支持的程度。登门诊后，得知该患者产后一直食欲不佳，多汗，乏力，有时身体阵阵烘热。乳汁量虽尚可，但质较清稀。观其人面色少华，舌淡少苔，脉虚无力。因初遇此症，难免踯躅不决，后忽思《金匮要略》"产后病篇"有"妇人乳中虚，烦乱，呕逆，安中益气，竹皮大丸主之"。产后虚烦，拟安中益气，清热宁神为治则。处方：竹茹 15 克，石膏 10 克，白薇 15 克，白术 10 克，甘草 15 克，大枣 12 枚，当归 10 克，桂枝 7.5 克，柏子仁 15 克，煅龙、牡各 10 克。每日 1 付，水煎分 3 次口服。服完 2 付即觉明显好转，烦乱恶心得平，仍有胸闷心烦，身体烘热症减，余症均好转。但大便变稀，脉舌如前。将前方桂枝量增至 10 克，去柏子仁加茯苓 10 克、神曲 10 克，嘱继服 3 付。4 日后，诸症痊愈，精神转佳，其脉平缓。活动量稍大时还易少量出汗，嘱每日用大枣 10 枚、黄芪 5 克水煎代茶饮，以善后调治。又 5 日后，友人来告，病愈，母子皆安，阖家欢乐。

此证缘于产后气阴不足。产妇分娩出血耗气，本已气血虚弱，加之哺乳而营养消耗增大，又食欲欠佳，脾胃气弱，化源不足，故致气阴两虚。化源不足则乳汁清稀，营养不及则乏力、面色无华、舌淡少苔、脉虚软。中焦气虚则脾气不升，影响精微物质入心化血，心失血养，神失所依，脾气不升而气机升降出入失衡则虚热盛，虚热扰于中则心中烦乱不宁，虚热鸥张上冲则觉烘热，胃气失和则恶心欲作。

对产后病的治疗，仲景重视以养血复阴为要，故本案处方中用当归补血。然而通过益脾使化源充足，才能从根本上补充气阴，气阴得复，才能平息虚热，安神宁志。此即安中益气，清热宁神之义。故本案用药除以竹茹、白薇清退虚热外，针对"中虚"而在仲景原方用甘草、大枣甘以补中安中的基础上，先用白术，后又加茯苓以增加健脾运脾之力。

产后用药不宜过于寒凉，然仲景"竹皮大丸"却用石膏。体会其用意，我认为一因中焦气乏，气机逆乱而阳明热盛，虚热鸥张，需用石膏入阳明清热降逆；二是方中不仅是石膏，竹茹、白薇亦性寒，故佐用桂枝。桂枝性温，可缓和药性，防止石膏等寒凉药在清热降逆的同时克伐中州，故可无虞。竹茹常用于治疗产后虚烦，如《千金方》中的淡竹茹汤等。白薇亦善清虚热。而桂枝除缓和药性外，与甘草相合辛甘化气；和大枣、甘草、当归则和调气阴阳。桂枝温通，白薇滑利，故可避免郁遏，使气机畅达，补而不滞。

方中用柏子仁15克，为图养心安神之功，后因便稀，则去之而加茯苓，一助白术运脾健脾，二养心安神，三健脾去湿而实大便。加神曲既可增加食欲，又可纠柏子仁润肠之弊而治疗稀便。用龙、牡以降逆、安神。徐之才《药对》中有"白薇恶大枣"之说，我遵仲景原意在本案中使用，未见明显副作用。

小柴胡汤治痛证

河南省安阳卫校（455000）　　　韦绪性

小柴胡汤临床运用范围甚广，笔者宗仲景立法组方之旨，用小柴胡汤灵活化裁治疗多种痛证，屡获佳效，兹择要述之如次。

一、头痛

头为"清阳之腑"，三阳经总汇。若为肝胆头痛，其痛多胀而偏于右侧，或兼发热，脉细弦等。用本方加龙胆草、菊花以清泄透达；目眩甚、脉弦大者，加地龙、珍珠母以平肝潜阳；若头痛剧烈、胸闷呕恶，加草果、槟榔以辟秽化浊。曾治郭某，头痛6年余，每于饮酒或情志不舒时发作。此次发作已12日，头痛且胀，右侧尤甚，目眩失眠，头汗漾漾，胸闷欲呕，不思饮食，肢冷畏寒，脉弦细，舌苔薄白。辨证邪郁少阳，枢机不利所致，拟和解少阳法。处方：柴胡12克，黄芩9克，党参12克，半夏9克，当归9克，川芎12克，生姜4片，大枣12枚，炙甘草6克，服药3剂，汗止痛减，唯纳差，畏寒如故。原方加白术12克，服药9剂，诸症悉除。

二、咽喉痛

手、足少阳经皆循行咽喉，故《伤寒论》把"咽干"作为少阳病三大主症之一。少阳胆火上炎，咽喉首当其冲，而致红肿疼痛，发热口苦等症。用本方减参、姜，加金银花、桔梗、射干、天花粉以清热养阴利咽。曾治一李姓男孩，三天前不慎感寒，发热恶寒，无汗，全身酸楚不适，咽喉肿痛，经治疗汗出而热势大减，但咽痛未除。伴咽干欲饮，口苦，低烧，时有恶寒，咽部充血，舌边尖略红，苔薄白，脉弦稍数，证属热郁少阳，津液被灼，治宜和解清热，养阴利咽。处方：柴胡9克，黄芩9克，半夏9克，射干9克，天花粉15克，栀子6克，甘草3克，大枣10枚。共服5剂而愈。

三、三叉神经痛

其痛多呈阵发性烧灼样剧痛，恼怒则发，痛时面红目赤，口苦或兼头痛，舌苔薄黄，脉弦数。此乃肝胆郁滞化火，循经上攻于头面所致。于本方减人参，重用黄芩（酒洗），加龙胆草、栀子、地龙、细辛（3克以下）以泄热平肝，通络止痛；若兼便秘，加大黄以通腑泄热。如治王某，男，58岁。患右侧三叉神经痛八年，屡经治疗效果欠佳。每天发作十余次，每次持续约3分钟，呈烧灼样剧痛，在洗脸、吃饭或恼怒时易于发作。此次发作伴心烦恶心，时吐痰涎，目眩，头沉，舌苔白腻微黄，脉弦数。证属少阳热炽，灼津成痰，痰热上攻，治宜和解少阳，清热化痰。处方：柴胡9克，黄芩9克，半夏12克，川贝母12克，竹茹15克，龙胆草9克，地龙15克，细辛3克，生姜2片，甘草6克。服药3剂疼痛减轻，发作次数减少。上方减龙胆草、细辛，加当归、川芎，继服12剂而诸症消失。

四、胁痛

《素问》云："邪客于足少阳之络，令人胁痛不得息。"用本方加生麦芽、白芍、川楝子，以疏肝和胃，通络止痛；若病程日久，痛处固定不移，可酌加三棱、郁金，川芎以行气化瘀；兼阴虚证象者，加沙参、麦冬辈以滋阴。如治董某，女，25 岁。患渗出性胸膜炎一年余，经坚持抗痨治疗，胸水消失，但胁痛日渐加重，经某医院 X 线检查，诊断为胸膜粘连。现两胁隐隐作痛，呼吸不利，间有干咳，咳则痛增，手足心热，心烦盗汗，口苦咽干，身热起伏，舌苔薄白，脉弦细微数。此乃热郁气结，肺阴亦亏之象，治宜和解疏利、养阴润肺。处方：柴胡 9 克，黄芩 9 克，半夏 6 克，党参 9 克，枳壳 12 克，郁金 9 克，瓜蒌皮 12 克，沙参 9 克，桔梗 9 克，白薇 15 克，大枣 10 枚，炙甘草 6 克。服药 6 剂，胁痛咳嗽稍减。再服 6 剂，胁痛大减，咳嗽、口苦咽干已除。后经适当加减连服 20 剂，诸症悉平。

五、胃脘痛

热郁少阳，化火犯胃，胆胃热实，气机不利，则痛而嘈杂痞满，脉多弦数。用本方合左金丸以辛开苦降，泻火止痛；伍金铃子，生谷，麦芽以疏肝理气，醒胃消谷。如治陈某，男，44 岁。患十二指肠球部溃疡三年，经西药治疗效果欠佳。近因情志刺激，胃脘疼痛复发，痛势急迫，伴灼热感，泛酸嘈杂，时时欲呕，口苦而干，不欲饮食，小便黄，大便干，脉弦数，舌苔薄白微黄。证属肝胆郁滞，化火犯胃，肝胃不和，治宜泄热和胃。处方：柴胡 12 克，黄芩 12 克，半夏 9 克，黄连 9 克，吴茱萸 1.5 克，金铃子 9 克，元胡 9 克，佛手 9 克，生谷、麦芽各 30 克，煅瓦楞子 18 克，甘草 6 克。服药 5 剂，疼痛吐酸均减，食欲增加，后以上方为散，共服月余而安。

六、腹痛

邪客少阳，每因脾胃气弱，而易致邪陷脾络。络脉不畅，气血不和，则腹中拘急挛痛。宜首用小建中汤益气健中，继以小柴胡汤重用党参加白术，和解与健脾并用，以扶正达邪；腹又为足少阳之脉所循之处，若邪客少阳之络，则枢机不利，气血阻滞而致腹痛，可于方中加白芍以缓急止痛；腹痛拒按，口渴便秘者，本方减人参之补，加芒硝之泻，以两解少阳、阳明之邪。如治张某，男，68岁。体质素弱。腹部胀痛六天，大便两日未行，经用润下、行气诸法不应。自述手足心热，傍晚尤甚，时有心烦，恶心，食欲欠佳。舌苔薄黄，脉沉弦有力、微数。此乃少阳邪热未解，阳明燥热已成，治宜和解清热、咸寒润下。处方：柴胡12克，黄芩9克，芒硝18克，枳实9克，半夏6克，党参6克，生姜2片，大枣10枚，共服3剂而愈。

七、肢节烦痛

太阳邪热不解，由表及里，太、少阳经俱病。外则太阳之气运行受阻，内则少阳之气不能荣于筋骨，故肢节烦痛。用本方加桂枝、白芍，使其外解表邪而调营卫，内和少阳而疏气血，以解太、少两经之邪。如治徐某，男，42岁。素患"风湿性关节炎"，近因两膝关节痛复作，经治一周未愈。诊见四肢烦痛，以双肘，腕关节为甚，痛处无灼热，外形无异常。伴发热（体温38.2℃），微恶寒，口苦心烦，纳差，舌苔白，脉浮数。此属太阳，少阳并病，治宜辛温解表，和解少阳。处方：桂枝9克，羌活9克，白芍24克，柴胡12克，黄芩9克，党参9克，半夏6克，生姜3片，大枣10枚，甘草6克。服药3剂热退痛减，上方减羌活继服3剂而诸恙俱除。

八、淋痛

三焦决渎失司，水道不利，水蓄化热，湿热蕴蒸于膀胱，则小便淋漓涩痛，小腹拘急。兼口苦咽干，寒热往来，心烦喜呕等。用本方加滑石、木通、瞿麦和解清热通淋，使湿热化而水道畅，其痛自愈。如治李某，女，27岁。妊娠七月。三天前尿黄，尿频，继之小便涩痛，痛引腰部，小腹坠胀，寒热往来，时有心烦，舌苔黄腻，脉弦滑。证属少阳枢机不利，三焦决渎失职，湿热蕴蒸，治宜和解清热通淋。处方：柴胡9克，黄芩12克，半夏6克，木通6克，滑石30克，瞿麦12克，大枣10枚，甘草6克，共服6剂而愈。

上述说明，小柴胡汤治痛证属实，属热者居多。以病程较长，往来寒热，口苦心烦，默默不欲饮食为辨证之纲。少阳枢机不利，肝胆疏泄失职是其主要病机，故治疗必以小柴胡汤"和"之。方中柴胡、黄芩合用，即能升散透达，又能疏利清泄；半夏、生姜合用则能升能降，调理气机；党参、大枣、甘草益气，益气养心。诸药共奏和解疏利，扶正祛邪之功，而收"止痛"之效。

经方应用举隅

黑龙江省黑河地区人民医院（164300）　　于景献

笔者临证喜用仲景之方治杂病，颇多效验。以为用好经方之关键在于抓住主证，识别病机，权衡用量。不揣浅陋，现就个人临证中用经方治疗难症疗效显著者简介数例。

一、甘草泻心汤治疗慢性结肠炎

甘草泻心汤为治心下痞硬而满、肠鸣、下利频作、水谷不化、干呕心烦证而设。此症病机为脾胃虚弱，寒热错杂，升降失常。笔者用治慢性结肠炎20余例，收效颇著。如治一男性患者，45岁。患慢性结肠炎7年。大便稀薄，每日便4~7次不等，消瘦，倦怠，乏力，心烦口干，腹及两肋痞闷，时时隐痛，肠鸣，舌红少苔，脉沉细。此病长期下利，脾胃必伤。气机升降失常，寒热错杂于中，故致痞利俱甚。其主证与甘草泻心汤证相吻合，因此选本方治之必效。服药15剂，痞利告愈。

二、麻黄附子细辛汤治疗病窦综合征

麻黄附子细辛汤由麻黄、细辛、炮附子三味药物组成。原文曰："少阴病，始得之，反发热，脉沉者，麻黄附子细辛汤主之。"用治杂病当以脉沉为辨证要点，概此证病机在于少阴阳虚于里，本人即多以此方治疗病窦综合征，其症多见心悸，胸闷胸痛，手足欠温，或畏寒肢冷，舌淡，脉沉缓无力。其病机主要为心肾阳气虚弱，心脉失于温养宣通。其主证、病机与麻黄附子细辛汤证相符，故以此方治之。方中附子温养心肾而扶阳，麻黄、细辛温经散寒宣通血脉，再加熟地、当归养心活血通脉。《外科证治全生集》说："麻黄得熟地则通络而不发表。"此处麻黄与熟地配伍对于疗效极为重要，其机理有待进一步探讨。所治 10 余例均效，可见只要主证抓准，病机契合，虽药简而功宏。

三、当归四逆汤治疗雷诺氏病

当归四逆汤治"手足厥寒，脉细欲绝者"。本条经文一则点出证候，一则阐明了此证血虚寒厥之病机。本人以当归四逆汤加熟地、麻黄治疗雷诺氏病十余例，疗效满意。此病以肢端冷麻胀痛、青紫、遇寒加重、脉沉细微为主证，病机属血虚寒凝，治当温经散寒、养血通脉。以当归，白芍养血和营，桂枝、细辛温经散寒，甘草、大枣补中益气，通草通行血脉，加熟地、麻黄养血通脉。

四、乌梅丸治疗慢性盆腔炎

乌梅丸乃《伤寒论》治厥阴病之主方。临床表现以寒热错杂之症为其特点。其所治证之病机为肝肾亏损、阴阳偏衰。笔者常用治慢性盆腔炎，每收良效。如治一女，35 岁，已婚。患慢性盆腔炎 3 年。病起于人流术后，症见带下量多、色白稀薄、右下腹冷痛，伴有腰膝酸痛，手足心热，口苦，舌淡苔白，脉细弱。妇科检查：右侧附件可触及索条状物，活动度差，移动时有痛感。证属肝肾亏虚，阴阳偏衰，邪实郁结少腹经脉。治用乌梅丸原方。服药 25 剂，诸症消失。妇科检查：

右侧附件索条状物消失。本方以姜桂附调补肝肾之阳，参归梅以养肝肾之阴，椒辛连柏祛郁结之寒热邪实，阴阳寒热并用以治寒热错杂之证。

五、炙甘草汤治疗心脏病

炙甘草汤治"伤寒脉结代，心动悸"证。"结代"为炙甘草汤之脉候，"心动悸"为其证候，此两者为应用本方之要点。本方证之病机为心之气血、阴阳两虚。适用于心悸，或脉结代，乏力手足心热，口干便秘等症。笔者初用此方时不晓权衡主辅之用量，用治一病毒性心肌炎后遗症患者，见心悸、胸闷、气短乏力，手足烦热，舌淡红，苔少，脉结代，心电图示频发性室性早搏。证属心气阴两虚，治用炙甘草汤：人参7.5克，桂枝5克，生姜3克，麦冬、生地各15克，麻仁、阿胶各10克，炙甘草5克，大枣3枚。服药7剂，然竟无一丝效果。以为辨证有误，遂请一老医师辨之，亦为气阴两虚证。为何不效？迷惑不解。又经其指点阅读了《岳美中医案集》炙甘草汤治心动悸脉结代一文，并效仿其用量和煎法。重用炙甘草15克，生地45克，大枣10克。再投3剂，心悸胸闷减轻，早搏减少。连服15剂，症状尽消。岳老认为本方以炙甘草为君，而医者竟退甘草于附庸地位，不知甘草具"通经脉，利血气"之功能，只识和中或留中不使速下，更不察大枣、生地用量之大其意何如。《神农本草经》谓大枣"补少气，少津液"，"谓生地主"伤中，逐血痹；《名医别录》谓生地"通血脉，利气力"。所以大枣、生地为辅助甘草通经脉利血气之辅药，决不可视之卒徒之侣。尤其大枣之用，非寻常姜枣配伍之例。笔者所处方药不效之因在于两点：一为不明方义，一为药量不符方义，主辅混淆，药量平列，无怪古方虽对，而效验难期。得此经验教训后，临床每遇炙甘草汤脉证，用之则屡收佳效。至此深刻体会到，仲景方药不传之秘，在于用量。故学经方必深明方义，权衡用量。

一方多用小柴胡

湖南省鄂县人民医院（412500）　　朱自成

小柴胡汤主治往来寒热、胸胁苦满、心烦喜呕、口苦、咽干、目眩等证，具有解外和里、疏利三焦、调和脾胃、宣通内外、条达上下、祛邪而又扶正之功效，临床运用甚广。笔者不揣浅陋，就多年临床运用经验介绍如下：

一、感冒

刘某，54 岁。原患有冠心病，偶得感冒，服药无好转，以致卧床不起，头晕，身痛，胸闷，全身不适，微咳，纳呆，微恶寒。舌质淡红，苔薄白，脉浮，体温 37℃。余思年老阳弱，卫外不固，外邪侵袭，腠理空疏，乃用小柴胡汤从少阳之枢以达邪外出。服药 3 剂，感冒顿愈。

笔者治疗感冒，对于发热不甚高，咳嗽不剧，伴见胸闷、头晕、身痛者，常用小柴胡汤加减，每中矢的。对体质较差之感冒，常以小柴胡汤加黄芪、防风等药，疗效甚佳。

二、胃脘痛

曾某，女。胃脘胀痛，不思饮食，时有恶心，呕吐，多于情绪不佳时发作。胃镜提示浅表性胃炎。吾以小柴胡汤加枳壳、白术、广木香治之，服药 10 剂，胃痛缓解，年余未发。

余治疗胃痛，多以小柴胡汤加减治疗，每获良效。伤寒论230 条云："阳明病，胁下硬满、不大便而呕，舌上白苔者，可以小柴胡汤，上焦得通，津液得下，胃气因和……"此处胃气因和，笔者体会，乃指小柴胡汤治胃气不和之不纳食、喜呕等症而言。

三、产后发热

刘某，女，27 岁。产后 3 天，发热不退（体温 39℃），汗出不止，头痛，大便结，屡用庆大霉素等静滴，疗效不佳。余以小柴胡汤加益母草，当归治之，服药 4 剂，热退疾除。

产后发热，乃气血亏虚，虚阳外越。治此证者，养血生津、滋阴潜阳，犹恐不及，而小柴胡汤和解表里，必蒸蒸而振，却复发热汗出而解。祛邪而不伤正，则发热自除。

四、胆囊炎胆石症

李某，男，35 岁。右下胁疼痛，牵背部肩部，伴恶寒、发热、口苦，巩膜轻度发黄，小便黄，大便结，舌苔薄黄，脉弦。B超提示胆囊炎、胆石症。余以小柴胡汤去大枣，生姜，加大黄、枳实、川楝子、金钱草治之。服药 5 剂，腹痛止，巩膜发黄消退。续以上方加槟榔、减大黄用量，再进 10 余剂，病痊愈。

笔者每用小柴胡汤加大黄、枳实、川楝子、金钱草治疗胆囊炎、胆石症，每获良效。胆囊炎、胆石症病变部位在肝胆，胆为中精之腑，与肝相表里，凡情绪不畅，寒温不适，均可影响肝胆的疏泄宣降。小柴胡汤疏肝达气，加大黄、枳实、川楝通利胆腑，使气机调畅，胆腑自利。

五、急性黄胆性肝炎

李某，男，37 岁。厌油、胁痛，伴无寒发热 3 天。腹胀。巩膜、皮肤发黄，大便结，小便色黄如浓茶。肝功：总胆红素40mmol/L，转氨酶 > 200 单位（赖氏法）。凡登白间接反应（＋＋＋）。诊为急性黄疸性肝炎。余投以小柴胡汤加茵陈、大黄、黄柏、板蓝根、木通，服药 10 余剂，病痊愈。

黄疸总因脾湿胃热，但其病机乃因湿郁而生热。小柴胡汤疏达肝胆之郁热，解散肠胃之积滞，更佐以清热退黄之药，故治之有效。对病毒性肝炎伴有恶寒发热者，以小柴胡汤为主加减治疗，疗效甚佳。

六、咳嗽

付某，女，3 岁。患肺热咳喘，以抗生素静滴治疗后，病情好转。又因偶感风寒，咳嗽复作、微发热，不思饮食，精神较差，舌质淡红，苔薄白，指纹青色。余以小柴胡汤去党参、改条参，加生石膏 15 克（先煎），竹叶 4 克，杏仁 10 克，服3 剂而愈。

外感咳嗽，迁延不愈，其病机为外感内热，三焦郁火弥漫肺胃，此尤当于肺胃求治之，小柴胡汤能通水津，散郁火，升清降浊，故治之有效。

七、流行性腮腺炎

万某，男，8 岁。右侧腮腺漫肿，触之即痛，发热，口渴。余初以五味消毒饮治之罔效，乃改以小柴胡汤加蒲公英、夏枯草、生石膏、板蓝根，服药 3 剂，热退肿消。

腮腺为阳明、少阳经脉循行部位，病邪阻滞，少阳闭郁，故以小柴胡汤清解少阳、阳明之郁热而取效。

八、便秘

曾某，男，65 岁。便秘反复发作 6 月余，伴胸胁烦满、四肢乏力、恶心欲吐、不思饮食，屡服大承气汤、麻子仁丸，疗效不佳。吾以小柴胡汤加莱菔子、肉苁蓉主之，服药 5 剂，大便转为正常。

病在少阳不解，非热结阳明，屡服承气徒伤其正气，通而复结体力不支。小柴胡汤和解少阳，使呕止纳开、胸胁轻松，大肠故能通利矣。

九、急性结膜炎

陈某，双眼结膜发红，痒痛，迎风流泪。吾以小柴胡汤加木贼草、夏枯草、菊花治之，3 剂获效，续服 4 剂病愈。

少阳风火上扰，上犯于目，目为肝胆之经所系。小柴胡汤清热和解，直达少阳，故治之有效。

十、急性肾盂肾炎

罗某，女，30 岁。小便不畅，腰痛，伴尿频、尿急、尿痛。B 超提示肾盂肾炎。余治以小柴胡汤加车前草、木通、茯苓皮、白茅根，服药 10 余剂而病除。

腰痛、尿频急，此乃津液不下也，当清肝肾、膀胱。小柴胡汤有通达三焦之功，使津液得下，故治之病除。

十一、乳病

王某，女，35 岁。双侧乳房胀痛，伴睡眠不佳，工作繁重及月经来潮前乳房胀痛加重。B 超双侧乳小叶增生。余以小柴胡汤加穿山甲、公英、当归、王不留行，服用 30 余剂，病愈。

林某，女。产后一周，右乳外侧红肿，触之坚硬拒按，发热，大便秘结，苔薄白，脉弦数，余治以疏肝通乳、清热解毒法，方以小柴胡汤合五味消毒饮主之。4 剂后，乳房肿痛减半，续服 4 剂，肿痛消失。

乳房疼病，吾多取疏肝理气，清热化瘀法，多以小柴胡汤加减取效。

体会

1. 凡邪在表里之间及病在肝胆之经循行部位者，不论何病，均可用小柴胡汤加减治之。"但见一症便是，不必悉具"，仲师早有明训在此。

2. 人谓柴胡劫肝阴，而笔者在临床上运用过程中，确有少数病例服用小柴胡汤后头晕加剧，甚或呕恶更甚，是否头晕加剧是劫肝阴之征兆？笔者认为：柴胡劫肝阴可能性大，不然，头晕加剧如何解释？如笔者治疗一肋间神经痛患者，以小柴胡汤加川楝子主之，服后，肋间神经痛好转，但出现头晕、咽痛、口干之症，余以为此乃柴胡劫肝阴所致，予一贯煎调服三剂而愈，然未见过舌红而光之征象。

3. 关于小柴胡汤的加减运用问题，小柴胡汤证表现多端，但其病机总的是枢机不利，气机郁结。现有人认为，使用小柴胡汤没有必要做太多加减，有人在筛选病案时，曾对其所拟定的筛选标准进行过检验，检验标准结果，表明使用原方组和加减组在脉症构成上没有显明差别，故他们认为，大可不必一见兼或之症，必事加减之法。而笔者通过临床实践认为，以小柴胡汤为基础方是灵活加减是必要的，不灵活加减的小柴胡汤疗效较差，不然，何以体现中医学特色呢？

4. 关于小柴胡汤的通便作用，如按小柴胡汤组成药物来看，小柴胡汤无一味是通便的，但笔者在运用过程中，的确有少数病例，大便正常，用小柴胡汤却泄泻不止。如治疗一患者，教师。感冒后胁肋不适，身痛，心烦喜呕脉弦，余以小柴胡汤主之，当晚临厕十余次，经化验大便无异常，当时疑药房是否检错药，经查对，药物未错，乃求问于余，余令其持续服之，仍见泄泻，乃停服之，泄泻遂止。此笔者百思不得其解，笔者认为，可能是小柴胡擅开肝胆之郁。推动气机而使之腑通畅，而致腹泻之故。

5. 关于小柴胡汤治疗感冒的问题，有些学者认为，柴胡汤证当无表证之理，认为表证乃是病在浅表的证候，一般的提法是将太阳病及其他由风寒引起发病的外感症状，称为表证，柴胡汤证虽然主要由太阳演化而来，但其已无太阳病症状，所以，他们认为，所谓小柴胡汤能治表证乃悖于原著，悖于逻辑。而笔者通过实践，认识到血虚气尽，邪正相搏亦乃外感病的基本病机之一，而小柴胡汤的构成特点，以参、草、枣扶正，配合柴芩姜夏祛邪，也是针对病机而设，故认为，小柴胡汤治疗表证，特别是体虚感冒，确有一定疗效。

从经方运用谈中风治疗

河南省民权县中医院（476800）　　　蒋正文

中风辨治，首载于《金匮》中风历节病篇，如谓："夫风之为病，当半身不遂，寸口脉浮而紧，紧则为寒，浮则为虚，寒虚相搏，邪在皮肤。浮者血虚，络脉空虚，贼邪不去，或左或右，邪气反缓，正气引邪，喝僻不遂。邪在于络，肌肤不仁，邪在于经，即重不胜邪；邪入于腑，即不识人；邪入于藏，舌即难言，口吐涎。"析其病机，大抵以气血先虚、邪风入中所致，是以而立"内虚邪中"之论。唐宋以后，历代医家则进一步强调了内因作用，如河间主火，东垣主气，丹溪主痰，景岳创"非风"之说，张伯龙则认为中风"皆由肝火自旺，化风煽动，激其气血，并走于上，直冲犯脑"所致。张山雷进而指出："中风决无外风……而刘朱李三家所论之火、气、痰，亦皆属表证，中风之本实为肝风内动。"

"内风"论的问世，虽使中风辨治理论日臻完善，却亦使"内虚邪中"渐受冷落。纵观当今中风的治疗，多被潜降滋阴的羚羊角汤。天麻钩藤饮及镇肝息风汤之类的方子充斥，固然取效者屡见不鲜，但偾事者亦不乏其例，析其然者，盖外风、内风虽似大相径庭，实则相互为因，是以否认外风，显欠允妥。近贤冉雪峰曾谓："外风与内风当辨明，但外风能牵动内风，内风招致外风，又属常有，所以不能不分，又不能过于分。"故其辨治，尤当内外兼顾，寒热同用，虚实并调，笔者拘于临证浅识，仅就《金匮》风引汤，录验续命汤与侯氏黑散的运用，略述一管之见。

一、风引汤

风引汤由"大黄、干姜、龙骨各四两，桂枝、甘草、牡蛎各三两，寒水石、滑石、赤石脂、白石脂、石膏、紫石英各六两"组成,功在"除热瘫痫"。本方虽名"风引",却重用龙牡石类潜降诸品,则显系为内风而设。近贤张锡纯认为:"夫瘫既以热名,明其病因热而得也,其症原似脑充血也。方用石药六味,多系寒凉之品,虽有干姜、桂枝之辛热,而与大黄、石膏、寒水石、滑石并用,药性混合仍以凉论,且诸石性皆下沉,大黄性尤下降,原能引上逆之血使之下行,又有龙牡与紫石英同用,善敛冲气,与桂枝同用,善平肝气,肝冲之气不上干,则血之上充者自能徐徐下降也。"

张氏分析虽为切当,但由于他受"内风"论的影响,犹恐辛热之品耗阴动风,故又加"细按之桂枝干姜究不宜用"一语。然而笔者认为此方之妙,正在于桂枝、干姜与寒凉质重诸品的配伍。

何以然者? 其一,内风虽多缘于肝阴不足,肝阳妄动,但其风之作又常以外感之邪为诱因,此类例子多有胜举,治疗若泥于潜降滋阴,非但肝阳难平,反可致外邪入里化热、激动肝阳,故以桂枝、干姜与寒凉质重之品相伍,既具潜降之功,又可奏祛风解表、疏通经络之效,如此则相得益彰。其二,中风乃本虚标实之疾,其虚虽以阴虚为主,但阴损及阳者与兼见阳虚气馁者亦不乏其例,故徒事寒凉潜降,非但内风难熄,反有损气伤阳之弊,是以相伍桂枝、干姜不但可制寒凉沉降之性,亦寓温中扶阳之功。

1982 年孟春,曾治一董姓患者,男,57 岁,高血压 2 年余。旬日前因感受风寒而致血压增高,眩晕昏仆,一医投天麻钩藤饮 3 剂,反致眩晕加剧,恶寒身热,头痛项强。诊见神志昏谵,言语謇涩,口眼㖞斜,右侧肢体拘挛,活动不利,舌歪而颤,质淡红,苔薄润,脉浮紧,体温 38.7℃,血压 24/14.6kPa。辨证认为此患者虽当责之肝阳化风,但此肝阳化风及由外邪诱发,故外邪不除,盲予潜降,必致邪郁化火,激动肝阳,是以兼见恶寒身热,头痛项强及肢体拘挛等症,治疗虽当平肝潜阳,亦应祛风泄热以内外兼顾。遂以风引汤去赤白石脂加羌独活、防风各 4.5 克。服药 1 剂,眩晕顿挫,头痛大减，神识转清；继服 3 剂，诸症遂除，体温复常，血压降至 21/10kPa。

同年仲冬，治一周姓患者，男，68 岁，罹高血压 10 余年。一周前因忿怒突然昏仆，移时苏醒即见左侧肢体痿废、头目昏眩、言语蹇涩。服镇肝息风汤 4 剂未见效应。诊见神昏嗜睡，气短心悸，肢冷便溏，舌淡苔薄，脉弦无力，时兼结代，血压 19.9/15.9kPa。辨证认为此患虽当责之肝阳暴亢、化风煽动，怎奈时值寒冬，且患者年迈体衰、阴阳俱虚，已趋亡阳气脱耳。治疗亟当益气温阳、潜降息风，乃予风引汤去寒水石、滑石、石膏加人参 9 克，附子、肉桂各 6 克。进药 1 剂，眩晕减，四肢温，心悸气短渐平；继服 2 剂，神志转清，大便成形，余症速减；守方继与大黄、寒水石、天麻、白术、橘红等品出入加减，服药 4 剂，诸症递除，血压降至 17.6/10.6kPa。

两案足以说明，风引汤中伍干姜、桂枝不仅恰到好处，诸凡辛散之荆防，羌独与辛热之桂附亦可随症化裁。析其然者，因中风病机非但常为内外风夹杂，仅就内风一证亦非独因肝肾阴虚为祟，故用药当因证施宜，不可执一废众。诚如喻嘉言云："中风乃杂合之症，当以杂合之药治之。"至于该方运用的其他方面，笔者于拙稿《漫谈风引汤之应用》（刊于 1985年 8 期《中医杂志》）中已有提及，故不多赘。

二、录验续命汤

录验续命汤由"麻黄、桂枝、甘草、干姜、石膏、当归、人参各三两，杏仁四十枚，川芎一两五钱"组成，主治"中风痱，身体不能自收，口不能言，或拘急不得转侧"，用法如云："煮取四升，温服一升，当小汗，薄复脊，凭几坐，汗出当愈，不汗更服，无所禁，勿当风。"显而易见，乃祛风泄热、扶正托邪之剂。由于该方的启发，故继有小续命汤问世。药物由麻黄、桂心、人参、附子、防风、防己、当归、杏仁、川芎、芍药、黄芩、甘草组成。以治疗中风卒起、口眼㖞斜，筋脉拘急，半身不遂及风湿痹证，综观《千金》、《外台》治疗中风的许多方子，其组合变化大都不出录验续命汤、小续命汤的范围，足见续命影响之大。但唐宋以后，诸家峰起，力探新说，此方渐见失宠，迨至清代则屡受指责，如张山雷评续命汤：乃麻黄汤、桂枝汤化裁而成，以此疗内风暴动之疾，"是扰动其风，升泄其气……木已摇而更拔之，误内风为外风之谬耳"。其言虽中肯綮，但外风激动肝阳与引动内风者毕竟客观存在，故录验续命汤的使用仍不可偏废。

张某，女，54 岁，高血压 3 年余。一周前因感受风寒而眩晕复作，血压增高，服镇肝息风汤 5 剂，反见眩晕加剧，恶寒身热，头身疼痛，诊见神志昏谵，烦躁喘促，肢体麻木拘挛。舌质红，苔厚糙，脉紧数，体温 39.1℃，血压 23.9/15.9kPa。辨证认为此乃风寒入里化热，激动肝阳所致，治当祛风泄热以潜肝阳，泥于潜降滋阴，必致邪热炽盛而肝风肆虐。方予录验续命汤加防风、前胡各 9 克，进药 1 剂，汗出热减，神志渐清、气息趋平；继服 3 剂，头目清，寒热除，余症若失，血压降至 19.9/11.9kPa。

吴某，男，63 岁，高血压 10 余年。旬日前感受风寒而眩晕复作；先后服天麻钩藤饮，镇肝息风汤近 10 剂，反见气短心悸，神志恍惚、大便溏薄、眩晕加剧，诊见恶寒身热，体倦神疲，四肢不温，舌淡红，苔薄润，脉沉细，体温 38.2℃，血压 21.3/17.3kpa。辨证认为此乃误投潜降、损气伤阳而致外邪内陷、虚阳上亢所致，治当益气温阳，祛风敛肝，方予录验续命汤去石膏加附子、白芍各 9 克，服药 1 剂，神识清，眩晕减，气短心悸趋平；继服 2 剂，肢冷转温，大便成形，体温降至 37.5℃；守方继与羌活、防风、防己等品出入加减，续服 3 剂，诸症递除，神情转佳，血压平稳。

回顾仲景之书，伤寒病条文较多，而伤寒太阳病所占条文更多，由此推想，外感病多于内伤病，而外感内伤合病又多于单纯的内伤病，所以各种疾患适应祛风解表的机会并不少。内风虽"乃身中阳气之动变"，但毕竟属于单纯的内伤病，且其风之作非但常由外风诱发，亦常见内外风夹杂，故中风辨治首当察其外风的有无与轻重，查其病程亦当审其有无外风的潜留与失治及误治，倘能如此，则对仲景治风诸方就自然能够理解了。但近代不少医家，不但畏用续命汤，就连辛热的姜附与辛散的荆芥防风、羌独、柴胡、桂枝诸类也被列为禁品，又与杞人忧天有何异哉！

三、侯氏黑散

侯氏黑散为《中风历节》病篇附方之首，药物由菊花、人参、白术、茯苓、牡蛎、当归、黄芩、防风、细辛、干姜、桂枝、桔梗、皂矾、川芎组成，主治"大风四肢烦重，心中恶寒不足者"，本方虽未明言治疗中风，但"四肢烦重，心中恶寒不足"，实乃气血亏虚、内外风夹杂所致，故方以桂枝、细辛、干姜温经散寒，菊花、防风、桔梗、黄芩祛风泄热，牡蛎、皂矾平肝潜阳，人参、当归补气养血，白术、茯苓健脾燥湿，川芎调畅气血，骤视此方，虽似祛风补虚之剂，实乃熔温开、清泄、益气、潜降及健脾活络诸法为一炉，故其表里兼顾，安内攘外之功显而易见，笔者临证不但常将其用治内外风夹杂者，尤多用于中风偏瘫的治疗。

该方何以用治中风偏瘫？析中风偏瘫病机，其既有属风中经络者，亦有风中脏腑，扰动经络者，诚如近贤程门雪所言："外风中于经络是因虚而召风，其虚以气为主；以脾为主；内风亦扰经络，是因虚丽风动，其虚以阴液为主，以肝肾为主。"但偏瘫既成，毕为痼疾，是以外风中于经络者，则可因久而不愈，内传脏腑而致肝阳化风；内风扰动经络者，又可因久而不愈、阴损及阳而致卫外不固，易受外风侵袭。因中风偏瘫屡见内外风夹杂之机，故予侯氏黑散化裁治疗甚为合拍。

宋某，女，62岁。中风偏瘫两月余，西医诊为脑血栓形成，服补阳还五汤40余剂，非但偏瘫如故，反见眩晕常作，血压增加。诊见口眼㖞斜，言语不利，头痛目眩，烦躁少眠，肌肤麻木，患侧肢体拘急肿痛，舌暗红，苔薄少，脉弦细，血压21.2/13.3kPa。辨证认为此患虽始于风中经络，但经久不愈必内传脏腑；析补阳还五汤重用黄芪为君，功在补气实表，故于此证投之大有遏邪化热之弊，是以何不致阳亢动风！故当祛风泄热、平肝潜阳为治，乃以侯氏黑散去人参加天麻9克。服药3剂，头痛目眩顿挫，言语渐畅，肢体肿痛显消；继服10剂，头目清爽，神情转佳，纳增眠安，患肢活动有力，血压降至19.9/11.9kPa；继守方出入调理旬日，患者已可持杖行走，生活基本自理。

　　李某，男，68岁，高血压10余年。半年前因中风昏仆入院救治月余，虽危笃已缓却因左半身瘫痪终日卧榻，先后服天麻钩藤饮、大秦艽汤数十剂未见效应，诊见形盛神倦，头目昏弦，言语蹇涩，气短心悸，畏寒肢冷，患侧肢肿没指，且极易外感而致血压增高，眩晕复作，察其舌淡红，苔厚腻，脉沉滑，血压19.9/14.7kPa。辨证认为此患虽因于风中脏腑，扰动经络，但罹患日久已渐致阴损及阳；概天麻钩藤饮、大秦艽汤虽具有潜降息风、养血通络之功，然于此证投之反愈耗气伤阳，是以愈致外风入侵而虚阳妄功，故治当益气温阳、祛风敛肝，乃以侯氏黑散去菊花、黄芩加附子6克。服药3剂，畏寒除、眩晕减，气短心悸渐平；继服6剂，头目清爽，神情转佳，肢肿渐消，血压降到19.9/11.9kPa；守方继与清半夏、南星、白芥子、防己、木瓜、薏仁等祛痰湿、通经络之品出入加减，服药10余剂患者渐可下榻持杖缓行。

　　当然，中风偏瘫除常见内外风夹杂之外，还屡有夹瘀、夹痰及夹湿等邪的区别，治疗虽予以兼顾，但尤当以权衡内外之风为要。否则外风不除而泥于滋阴潜降，祛痰通络；或内风不熄而盲于益气固表，活血化瘀，则均易导致贻误。是以无论祛风养血通络的大秦艽汤，或益气活瘀的补阳还五汤，以及祛痰通络的牵正散，总当因证施宜，勿可削足适履。关于该方的随症加减，可见拙稿《侯氏黑散治疗中风偏瘫60例观察》。（刊

于《中医临床与保健》1990 年 4 期)

盖人体患病，非表即里，里病者可以及表，表病当亦可传里，中风也并不例外。诚如王旭高所言："凡人必先有内风而后外风，亦有外风引动内风者，故肝病中每多夹杂。"笔者认为，不论"内虚邪中"或"内风"论，以及刘、李、朱之火、气、痰学说皆不可偏废，因内风外风及具对立统一的必然联系，故无论外风引动内风或内负招致外风，辨治总当因人而异，因证有别，岂可不顾其表而一味攻里，抑不顾其里而盲于疏表？辨证论治乃中医学之精髓所在，故无论风引汤，录验续命汤、侯氏黑散与后世潜降滋阴诸方的使用，总当因证施宜，随症化裁，正如《药鉴》所谓："病无常形，医无常方，药无常品，惟在人之善学善用耳。"

崔玉衡运用麻杏石甘汤经验点滴

开封市第二人民医院 （475002）

王　虹　袁剑梅

崔玉衡主任医师告诫："此方用治肺热咳喘，可谓尽人皆知，而其发汗解表退热之功尤不可泯。"如治一小儿，七岁，因受凉高热三天。体温 39.5℃，无汗，时咳，少痰，咽痛。查血常规：白细胞 $18.4/10^9/L$，两肺听诊（－）。静滴 10% 葡萄糖注射液 500 毫升加氨苄青霉素针 4 克，连续四天，并配合肌注复方安基比林针 1 毫升，体温仍在 38～39℃，白细胞 $14.6/10^9/L$。请崔老师治疗，给予麻杏石甘汤加味；生麻黄 4 克，杏仁 10 克，石膏 20 克，甘草 3 克，二花 15 克，炙冬花 15 克，牛子 10 克，黄芩 10 克，柴胡 10 克，连翘 15 克，桔梗 6 克。两剂汗出热退，血象恢复正常。

麻疹属于温病范畴，为小儿常见传染病，体弱小儿尤多罹患且易并发肺炎，出现危重证候，治疗多用辛凉透表之剂，忌用辛温，亦忌过用寒凉，因温易助邪，寒则易致疹透受阻，故麻杏石甘汤一般不用于麻疹患者。但若麻疹合并肺炎，肺气郁闭，喘咳胸闷，疹出不畅，掌握时机应用该方则能效若桴鼓。崔老师曾治一患儿，3 岁，诊出三天，出而不畅，疹色绛红，精神萎靡，时发烦躁，饮食发呛，咳嗽气促，口干唇燥，大便三日未行，体温 39.4℃。医院儿科诊为"出血性麻疹合并肺炎"，给予抗生素及对症治疗，病势未减，乃请崔老师会诊。此时大热入营血、逆传心包之势，给予麻杏石甘汤加凉血透表之剂：麻黄 1.5 克，杏仁 6 克，生石膏 12 克，薄荷 3 克，蝉衣 6 克，川贝 4.5 克，天冬、麦冬各 4.5 克，银花 9 克，连翘 5 克，芦根 12 克，赤芍 3 克，甘草 1.5 克。两剂体温降至 36.8℃，患儿精神好转，疹色转为红活，继以养阴清热而收功。

崔老师治喘善用麻黄，取其在外解表而治喘，在内宣肺下逆而平喘。根据临床辨证，有汗者麻黄炙用，无汗者麻黄生用，而不致有虚虚实实之弊。哮喘症为临床常见疾患，多发于夏秋之季，根据麻杏石甘汤的药理作用及四时用药理论，该方不失为治疗热哮的一个有效方剂。如胡某，男，11 岁。哮喘病史 3 年余。近月余经常发作，于两日前加重，喘息气促，胸高腹陷，咽喉箭鸣，口干面赤，唇红舌燥，脉数有力，体温 38℃。给予麻黄 5 克，石膏 20 克，杏仁 10 克，炙桑皮 15 克，地龙 10 克，鱼腥草 20 克，葶苈子 13 克，姜虫 6 克，石韦 15 克，黄芩 6 克，甘草 4 克。两剂喘轻，体温降至 37.3℃，继服 3 付，体温正常，哮喘亦止。

肺痨一症，中医学认为由阴虚内热，感染痨虫所致，治疗以滋阴清肺杀虫为主，一般忌用麻黄，以防伤阴动阳。但肺痨合并肺炎，痰火灼肺则治疗又不能拘于常规。崔老师曾治一老妪，71 岁，原有肺结核，近几日咳嗽，吐黄痰量多，胸闷气喘不得卧，微恶寒，口苦，纳差，大便溏，小便黄。拍胸片提示：①支气管肺炎，②浸润性肺结核。脉弦细而数，舌质红苔黄缺津。此时虽有痨瘵，但以肺热症状突出，治当以标急为主，用清肃之品攻邪之所盛，使病情得以迅速控制。方用麻杏石甘汤、小柴胡汤、葶苈大枣泻肺汤加减，加重清热解毒力量：炙麻黄6克，杏仁12克，石膏15克，柴胡12克，黄芩9克，葶苈子6克，芦根30克，川贝9克，生苡仁24克，银花30克，鱼腥草30克，竹茹9克，甘草6克，生姜3片，大枣4枚。两剂则热退，咳喘减轻，遂以滋阴润肺祛痰之剂以收功。

崔老师认为：应用麻杏石甘汤关键，在于掌握麻黄与石膏的比例，一般为1∶2～1∶10，临床常用量多掌握在1∶5之间。麻黄用量小，石膏用量大，一则制其辛温，使本方变为辛凉，二则功专清宣肺热。此外，甘草与麻黄之量也宜恰当，多为二者等量或1∶2，甘草量大则制麻黄发散之功，少则恐其发散太过而伤阳气。甘草甘润，可护肺气，咳喘之症，肺气易伤，益肺之品，又易恋邪，在应用麻黄时配甘淡之甘草，实有相辅相成之效。

乌梅丸新用验案

福建省邵武市中医院（354000）　　杨家茂

乌梅丸为汉代仲师所创制，本用于治蛔厥，治疗胆道蛔虫症效果显著。笔者受柯韵伯先生所说"乌梅丸为厥阴主方，非只为蛔厥之剂"的启发，临床上试用于多种疾病，收到一定效果。今举例如下，就正于同道。

一、清上温下　持续哮喘可平

危某，男，57岁。哮喘10年，近一个月来反复发作，症状加剧。曾用过抗生素，海珠喘息定，进口哮喘丸等不能缓解。喉间痰鸣，动则喘促。胸透提示：慢支、肺气肿改变。血常规：血色素120g/L，白细胞总数7.3×10^9/L，多核0.64，嗜伊红0.14，淋巴0.22。听诊双肺满布哮鸣音。先用宣肺平喘之射干麻黄汤，小青龙汤等治疗7天，效果不显，夜间端坐呼吸，每需氨茶碱静脉推注才能暂安一时。自述口苦口干，咯浓黄色痰，心烦寐欠，形寒肢冷，腰酸肢软，夜尿清长。舌红苔黄，脉沉数尺弱。改用乌梅丸清上温下，药用乌梅、川椒、黄连、黄芩、当归、桂枝各 10 克，制附子、炮干姜各 6 克，细辛，炙甘草各 3 克，党参 15 克，水煎温服。3 剂后咳喘已少，夜间不需使用氨茶碱，续以上方佐健脾益肾之品调治，哮喘不再发作。

按：哮喘发作，一般分为寒热两类，用药温清有异。究其根本，与肺肾密切相关。本例反复咳喘，肾气已衰，寒饮内停，炎暑外犯，肺先受邪，而呈寒热相兼、虚实互见、若单以温药逐饮则热势益甚，纯以凉药清热则伏痰不清，一味宣肺平喘则肾气益虚，故哮喘不止。夜间之时，病主厥阴，认清病机，则用芩连清上焦之肺热，姜附温下元之肾阳，细辛川椒桂枝入阴散寒，当归甘草补血止咳。正气得充，病邪易退，上下调和，哮喘可平。最著乌梅一味，酸敛定喘，余用于久喘不止者，每每得心应手，收效颇著，可供同道验证。

二、顺接阴阳　风温厥逆得回

黄某，男，59 岁。外感 3 天，继之寒战胸痛，确诊为休克型肺炎。症见形寒肢冷，汗出尿少，口干心烦，脉滑数无力。此乃冬令伤于寒，深入厥阴，正虚邪实之候。急以乌梅丸改汤酸苦泄热，辛甘化阳，扶正驱邪，冀其转关。药用：乌梅、川椒、黄连、黄芩、当归、制附子、甘草各 10 克，党参30 克，干姜、桂枝、细辛各 3 克，水煎分服。3 剂后寒热除，汗出止，尿量多，度过了休克关，继续调治痊愈出院。

按：年老卫外功能不足伤于寒邪，内陷厥阴，阴阳阻隔，不相顺接，而成厥逆。若以白虎四逆散则热虽清而正气不足；单用生脉参牡龙附补正则热邪难除。故以乌梅汤寒热互用，清补兼施，扶正驱邪，则阴阳顺接而厥逆得回也。

三、调和气血　顽固药疹亦消

李某，女，28 岁。患者因注射"复方己酸孕酮"避孕后，皮肤泛发风疹瘙痒，曾经用过扑尔敏，葡萄糖酸钙，强地松及中药治疗，症状时轻时重，辗转年余，风疹加重局部糜烂。近来伴心烦而热，纳食不下，时腹自痛。舌淡苔薄脉弦。辨为药疹，虚实夹杂。曾有应用乌梅丸治疗蛔虫症所致荨麻疹经验，试用此方加炒白芍15克，每日1剂。三天后风诊已少，溃疡处结痂，再服7剂后诸症消失。嗣后行输卵管结扎术，至今未发。

按：药疹，古人又叫"中药毒"，多认为系药热风毒入血而发，习用凉血解毒，发表疏风之剂。此例应用不效，辗转年余。乌梅丸乃厥阴主方，其中当归养血活血，芩连清热解毒，参桂姜补虚健脾，甘草解毒和调血分，乌梅收敛止痒，互相配合，果然有效。

四、补虚祛邪 慢性痢疾亦效

曹某，男，67岁。间歇性痢疾病史已10年，近日劳累饮冷复发，神疲食少，口干腹痛，里急后重，大便黏液，日5～6次。舌紫暗，脉沉滞。诊为作息痢。药用乌梅、党参、芍药各15克，黄连、黄柏、桂枝、广香各10克，干姜、甘草各6克。3剂后纳增痛减，大便正常。续进5剂善后，至今未发。

按：患者久痢未愈，湿热蕴伏其中。劳累饮冷，脾阳受伤，而呈寒热错杂，虚实并见。参姜温阳散寒，连柏清热止痢，桂枝木香行气消滞，当归白芍调血补虚，乌梅甘草酸甘化阴，和里止痛如此虚实并治，寒热两除，气调血行，则十年痼疾，终于得愈也。

经方对男科病应用

河南省商丘县中医院（476100）　　曹思亮

笔者涉身男科临床多年，每遇其疑难病症就师于经方，尊经方之大旨，再略增其味，无不应手取效，现择要述录于后。

当归四逆汤加吴茱萸川椒治疗龟头冷症。该症属男科少见症之一，多系素体血虚加之阴寒之邪侵入厥阴肝经，寒性凝涩，经脉不利，肝阳之气不能通达温养阴茎末端所致。祖师仲景原用于治疗素体血虚复因寒邪凝滞、气血运行不畅、四肢失于温养所致之手足厥寒、脉细欲绝症，而本症沿用此方，再加吴茱萸暖肝散寒引药入经，川椒引药下达，直趋病所，故获效甚速。方药：当归9克，桂枝9克，白芍9克，细辛6克，炙甘草6克，通草6克，大枣3枚，吴茱萸12克，川椒3克。

桂枝加龙骨牡蛎汤治疗遗精症。桂枝汤原是专为太阳中风表虚症而设，具有解肌发表，调和营卫之功。而本症用此方加入龙骨、牡蛎两味药物之后，确具有良好的调和阴阳、镇惊安神、涩精止遗的临床效应。方药：桂枝9克，白芍9克，炙甘草6克，生姜9克，大枣3枚，粉龙骨30克，煅牡蛎30克。

当归生姜羊肉汤加黄芪牡蛎治疗死精症。此症是引发男性不育的常见因素，病机虽是寒热虚实错综复杂，但以气血不足，精失所养为多见，而当归生姜羊肉汤加入黄芪、牡蛎确具有良好的温补气血壮阳，强精之效。辨证施方，可获良效。方药：当归15克，生姜9克，羊肉30克（先炖羊肉，然后以汤代水煎药），黄芪30克，牡蛎30克。

四逆散加急性子大枣治疗不射精症：器质性、功能性致不射精者均可有之，但以功能性最为常见，大多与情志失调，肝郁脾虚，精窍瘀阻有关。本方加入急性子、大枣之后具有疏肝健脾、活血通精的功能。药廉易得，取效非凡。方药：柴胡9克，枳实9克，炙甘草9克，白芍12克，急性子20克，大枣7枚。

肾气丸加淫羊藿杞果治疗阳痿。《素问·灵兰秘典论》说："肾者，作强之官，伎巧出焉。"因此男性生殖器官的勃起和性交能力，以及保持精力充沛、性欲旺盛的关键在肾，故和平肾阴肾阳是治疗本病的根本大法。据临床观察，肾气丸改汤加淫羊藿、杞果，能补肾之阴，温养其阳以化肾气，激发性欲，强壮性机能。方药：生地24克，山药12克，山茱萸12

克，泽泻9克，茯苓9克，肉桂6克，黑附子6克，杞果15克，淫羊藿15克。

大柴胡汤合茵陈蒿汤治疗胆系感染、胆石病

河南中医学院第一附属医院（450000）　　海志刚

　　胆道系统感染和胆石病是临床常见病、多发病，由于B超等一些先进仪器的普遍应用，其检出率逐年增加，并随着人们物质生活的改善，脂肪摄取量的增加，发病率有逐年增高的趋势。本病的病因病理主要是情志不畅、精神抑郁、忧思恼怒或饮食不节、嗜酒肥甘或劳伤过度、寒温不适及蛔虫上扰等原因造成肝气郁结、疏泄失常、脾胃损伤、湿热内生，湿热之邪蕴结肝胆，致使肝失疏泄，胆失通降，胆汁淤滞或溢于肌肤而发病。肝胆湿热日久，胆汁久受湿热煎熬则结而成石。本病属于中医"胁痛"、"胃脘痛"、"黄疸"、"胆胀"、"结胸发黄"等病的范畴。其主要临床表现为：右上腹或剑突下（心下及胃脘部）闷胀疼痛，常放射至右肩胛区及背部，右上腹或剑突下有压痛，伴有口苦咽干，厌食油腻，腹胀嗳气，恶心呕吐，便秘或便溏，尿黄或短赤，甚至出现寒战，高热，黄疸，舌质红或红绛，舌苔黄或黄腻，脉弦或弦数。B超检查可以明确诊断，并能确定结石的位置、体积和胆壁炎性改变的程度。笔者临床10余年来，运用仲景治疗少阳实证的大柴胡汤及清泄阳明湿热瘀结的茵陈蒿汤，两方相合，组方治疗胆道系统感染，胆石病数百例，收到了满意效果。先后在省级杂志上发表及全国学术会议上交流。

　　李某，女，42岁。右胁下及胃脘部胀痛，甚则绞痛，时轻时重，痛引肩背，伴低热、口苦、咽干、恶心、呕吐、纳差，乏力，便干溺黄，舌质红，苔黄腻，脉弦。右上腹及剑突下压痛，墨非氏征（＋）。B超检查诊为"胆囊结石，胆囊炎"。此乃湿热蕴结肝胆，少阳枢机不利所致。据证分析，诊

为胁痛——湿热型。给予大柴胡汤合茵陈蒿汤加味，疏肝利胆，清泄湿热。柴胡 15 克，茵陈 30 克，枳实 12 克，黄芩 12 克，半夏 10 克，白芍 20 克，大黄 15 克（后下），栀子 10 克，生姜 9 克，大枣 5 枚（擘），金钱草 30 克。每日 1 剂，水煎早晚温服。加金钱草一味，意在利胆排石。守上方治疗两月余，诸症悉除。其间有三次胆绞痛发作，均治愈。经胆囊造影，见胆囊显影良好，密度均匀，边缘光滑、清晰，收缩功能良好。复查 B 超，胆囊内无结石，痊愈出院。随访 5 年，未再复发。

体会

1. 大柴胡汤，见于《伤寒杂病论》，"按之心下满痛者，此为实也，当下之，宜大柴胡汤"（《金匮要略·腹满塞疝宿食病》）；"……心下急，郁郁微烦者……大柴胡汤下之"（103 条）；"……心中痞硬，呕吐下利者，大柴胡汤主之"（165 条）；"……热结在里，复往来寒热者，与大柴胡汤"（136 条）。从以上四条看，其证共同点为"心下满痛"、"心下急"、"心中痞硬"。所谓"心下"、"心中"，皆为胆肝、胃之部位。"满痛"、"痞硬"、"心下急"、"往来寒热"等症状也为以上三个脏腑的实邪表现，因此以大柴胡汤治疗胆系疾病，可以说是恰切的适应证。用茵陈蒿汤是取其利胆、清泄肝胆湿热郁结之功。

2. 大柴胡汤、茵陈蒿汤均有大黄一药，据现代药理学研究证明，大黄含有 10 多种抗生素的药理效应，是一种广谱抗生素，有消炎、利胆、祛郁、活血、攻下等功效，现代医者往往畏其峻而远之，患者畏其泻而拒之，这是不了解其优良功效。事实上，用大黄下其郁结，清泄湿热，对病有益，多解几次大便，邪去则正安，对本病的治疗是十分重要的。

3. 经方治病，辨证准确，运用得当，往往效如桴鼓。已故著名中医专家岳美中教授堪称用经方治病的典范。岳老主张专方专药与辨证论治相结合。大柴胡汤即为胆道疾病的专方。

大黄、茵陈乃是胆道疾病的专药。临床在此专方专药的基础上，辨证论治，随症加减，用于治疗各种类型的胆道疾病，均可收到良好效果。

温热清冲剂效用谈

黑龙江省中医研究院（150036）　　王子良

急性外感发热是临床中最为常见和病人急于就诊的主要原因，而解除发热往往意味着外感病势得到基本控制，防邪深入、治愈疾病的重要环节。

温热清冲剂意取仲景小柴胡汤合白虎汤，经临床病证互参，衍化应用而成的固定处方。方由生石膏、柴胡、黄芩、连翘、公英、草河车、厚朴、甘草八味药组成，对治疗急性外感发热具有良好的治疗作用。

通过观察认为，外感发热，乃卒急之症，多郁发三阳。其中少阳居中，为水火气机升降出入之道路，枢机不利，外可影响太阳之气不和，内可导致阳明之气逆乱，故外感发热多合病、并病。《伤寒论》中就有以白虎汤治三阳合病，邪热弥漫表里者。而外感发热多起病急，传变快，邪盛热剧，汤取白虎，意求虎啸生风，快速清肃。这就要求对外感发热的治疗应迅速而有效。

中医治病的特点是辨证论治。急性外感发热的辨证并非复杂难辨，而论治之中，更重要的是用药，有时辨证虽正确，但治疗效果不理想时，多责之为方药不当。古有"单方一味，气死名医"之说，虽为夸张之语，实指对某些病证有特殊治疗功效的专方专药，是实践中的精华，具有不容忽视的作用。

目前，临床医生多已自觉不自觉地采取辨证辨病相结合的方法，而实践证明这确是一个良好的思维方式。本方的组成就是在病证互参思想指导下，意取柴胡剂疏解外邪，白虎汤内清里热，使邪有出路。选配清热解毒之品，均有良好的抗菌、抗病毒作用，又不悖于中医论治之理。方中以生石膏为主，用量在 50～100 克，不必拘泥病在阳明或热在气分与否，只要以发热为主者，即可用之。柴胡、黄芩，一可疏解邪气，二可清除邪热，相辅相成。外感急热，热极则毒生，清热解毒是十分必要的，但慎用大苦大寒，故本方所选多平凉甘寒之品。连翘、公英、草河车清热解毒，经实验证明有广谱的抗菌抑制病毒作用；且连翘宣散解肌，为治风热要药，公英清热泻火兼入营血，一重外散，一重内清，加草河车清热之中有降泻之力。三药合用，相得益彰。厚朴疏郁降逆，醒脾通阳，助它药驱邪外达，迫热下泄，安未受邪之邦，保中气升降自若而无滞，使邪无止处。甘草"泻肺中之火，补肺中之气"，"外能助解表药"即安内攘外。因外感发热，多为急发之实热，尚未致虚，故张锡纯以小柴胡汤治少阳证而舍去人参。而尤在泾在论桔梗汤时说："此病为风热所壅，故以桔梗开之，聚热则成毒，甘草解之。"可见，甘草亦解火热三毒，邪热内郁，非解不能外达，非清不能肃里，本方所具有良好的清热透邪，调畅气机作用，即此之谓也。温热清是我的导师张琪研究员的经验用方。为了便于病人存备急用，我们将该方制成冲剂，并进行了细致的临床观察和实验研究。其结果表明：本方对无论细菌或病毒引起的以发热为主的外感病，均有良好的治疗作用，也适于内伤实热病证，效果不亚于抗生素静脉点滴。发热患者在服药后 24 小时内达到热退身凉（37.0℃以下）者为 54.84%（西药抗生素组为 46.67%）。而且退热过程迅速平稳，热退后体温不再回升，表现为"里热一清，表气自透"。实验证实，本方是通过综合生物效应取效的，包括影响体内 CAMP 和 CGMP 含量的变化、提高巨噬细胞吞噬能力及直接对致病微生物的抑制与杀灭等方面的作用。

　　本方在服法上不应囿于每日两次，应视病情轻重缓急而调其量次。重者增加用量或次数，每日可服 4～5 次，病轻酌减。小儿难作顿服者，可定量不定次，小剂频服至量。使患者体内始终保持足够的药效，实现战胜疾病的目的。

本方适应范围广，有较强的实用价值。

经方应用点滴谈

黑龙江省肇东市中医院（151100）　董良杰

经方治疾，范围广，疗效高，见效快，已成公论。欲达其旨，临床运用经方应抓住以下几个方面。

一、重病情　准确无误

应用经方的前提，是辨证准确无误，若辨证不准，则方证不能相应，而欲求良效，则实属妄言。欲达辨证准确无误且能到入木三分之境，必重视病情、把握病情。一般性疾病者如是，而在疑难重危病人寒热难辨、虚实难分、真假难断之际，把握病情则更为重要。病情是了解病机的重要根据，也是中医辨证的更高层次和历代名医的高超之处。一般用"欲……"，"不欲……"，"喜……"，"恶……"，"得……则减"，"遇……则甚"，"如……然"等词语表示。如欲得近衣，心悸欲得按，嗽水不欲咽，口渴不欲饮，喜热饮，喜揉按，恶热、恶寒、拒按、得热则减，遇寒则甚，翕翕发热等。把握了病情，就为准确地辨证提供了充足的依据，更为经方的正确应用和取得良好的疗效奠定了坚实的基石。

《伤寒论》重病机，异病同治。谓："虽未能尽愈诸病，庶可见病知源，若能寻余所集，思过半矣。"《医宗金鉴》谓："善治伤寒杂证易，能疗痈疽肿毒精。"病机是疾病的肯系所在，而同一病机，临床会表现出不同的疾病形式，这是人们所公认的。欲扩大经方的应用范围，广泛的运用于杂病，其关键则在于把握病机，异病同治。如桂枝加附子汤在《伤寒论》原治表阳虚漏汗证，但它还可用于表阳虚的其他疾病。余用治阳虚盗汗、阳虚外感、寒冷性荨麻疹、过敏性鼻炎等、屡收良效。此乃病证不同，病机相同，治法用方则一是也。

二、重剂量　效如桴鼓

若方证相对，效与不效，效之大小，效之速缓，全在乎剂量也。任何事物都有一个度，不及则目的不达，太过则事与愿违。现代医学认为，药物剂量之大小与其效果呈正相关，量微无效，量小则作用小，量大则作用大，超极量则可中毒。中药亦是如此。应用经方，则更应重视其剂量，当大则大，当小则小，因为仲景之为方，其剂量不是主观臆造，随心所欲的，而是在反复的实践和教训中，通过正反两方面总结的结果。同一药物，方剂主治不同，用量则异。如麻黄在越婢加术汤中用30克，而麻黄汤则用其二分之一量，桂枝麻黄各半汤仅用5克，桂枝二越婢一汤则用量更小，麻黄仅3.5克。半夏在大半夏汤中用至80克，而在半夏厚朴汤中用40克，小柴胡汤仅用25克。橘皮在橘枳姜汤中用80克，而在橘皮竹茹汤则用至160克等。方中主药，其量独大。如酸枣仁汤之枣仁用量是100克，麦冬汤之麦冬用300克，桃花汤中赤石脂是80克等。同一方药，药量之不同，主治则异。如桂枝汤、桂枝加桂汤、桂枝加芍药汤，三方药物完全相同，而桂芍用量的比例依次为3∶3、6∶3、3∶6，则功效、主治完全不同。再如甘草泻心汤、半夏泻心汤，药物完全相同，而炙甘草在前方是20克，在后方中是15克，则两方之功效、主治又大异也。小承气汤与厚朴三物汤亦是如此。余临证处方，亦参照于此。如心肝血虚的不寐用酸枣仁汤，炒枣仁则用100克；风水肿用越婢加术汤，麻黄则用30克；疗消渴和肺胃津伤虚火上炎的阴虚，麦冬则每用至200~300克；用小柴胡汤疗血管神经性头痛，柴胡每用至40克，若呕吐较重者，半夏则用至40克等。如是者，每收佳效。

临证若能注意以上几点，对应用经方的准确性和扩大其应用范围、提高其临床疗效将有裨益，而对急难重证、又多能挽狂澜于即倒，起治疗于俄顷。

注：文中剂量据柯雪帆著《伤寒杂病论药物剂量问题》（上海中医杂志 1983.12），成都中医药大学主编《伤寒论释义》（上海人民出版社 1973.2 月新一版）。一斤等于 250 克，一两等于 15.625 克，一升约等于 30～50 克折算。

"桂枝加桂汤"加桂探析

成都中医药大学（610075）　　杨殿兴

桂枝加桂汤是仲景针对迫劫发汗，损伤心阳，阳虚阴乘，水寒之气乘虚上犯心胸的奔豚证而设，见于宋版《伤寒论》117 条。所谓奔豚，形容患者的自觉症状犹如小猪的奔突状态，自觉有气从少腹急冲胸咽，发作憋闷欲死，痛苦异常。仲景"与桂枝加桂汤，更加桂二两"治疗。围绕着"加桂"问题，历来有不同的看法，柯琴、尤在泾、徐灵胎认为"加桂"当加桂枝；方有执认为"加桂"当加肉桂，现代名医余无言先生亦认为加肉桂为宜；章虚谷则认为若用于治疗肾邪上冲，宜加肉桂，而用于解太阳之邪，宜加桂枝。

历代争论沿续至今，孰是孰非难以判定，由于书中有"更加桂二两"、"今加桂满五两"的字样，从文意来看，似当加用桂枝为宜。在学术界倡导加桂枝者比较普遍，例如中医高等院校《伤寒论讲义》教材均认为加桂枝为妥。余在教学中，亦随大流看法，随文释义，未加深入研究，但在诊治一例"奔豚"症患者，从中受益匪浅，一改过去认识，对桂枝加桂汤有了新的看法。

患者秦某，54 岁。自述一年前发生一怪病，自觉有冷气从脚心（涌泉穴）处上冲，沿双腿上至腹部，然后至胸中，旋即咳嗽频发难以遏止，其人昏蒙，肢体厥冷，一会儿又自行消散，时发时止，冬季尤甚。未发作时，亦如常人。经多方治疗未见明显好转。余细问病史，患者述，病起于冬季，由于患者系某厂保卫人员，每晚要巡视厂房、守夜，寒冬腊月亦如此，自认为是由受寒引起。诊其脉沉迟，舌淡红胖大有齿痕，苔白。余即以此辨证为"奔豚"证。乃屡屡感受寒气，寒邪痼沉，肾阳被遏，水寒之气上冲所致。投以桂枝加桂汤，重用桂枝20克。药尽3剂，患者复诊，谓病证改变不大。余诊视病证、舌脉如前，且有夜尿多、小便清长之症。细加考虑，则认为患者年岁较大，加之由于工作性质决定经年累月受寒冷侵袭，阳气已虚，肾阳虚不能温煦，阳虚阴乘，外邪直中少阴（涌泉穴为足少阴肾经穴），水寒之气上冲，因此有上述症状。改加桂枝为加肉桂，处方：上肉桂6克（研为细末，吞服），桂枝12克，白芍12克，生姜10克，大枣10克，甘草5克，法半夏12克，杏仁12克。3剂。再诊时，病人兴奋地告曰：服药一剂后，发作明显减少，一日偶发一两次（原为一日数发），服完3剂后，症状消失。为了巩固疗效，在原方上加用温补肾阳的杭巴戟、淫羊藿、菟丝子，调理一周而愈。追访至今未发。

　　通过这一病案的治疗，再回过头来细细体会经文，余发现加用桂枝，或加用肉桂仍需辨证选用，桂枝气味较薄，表散之力大，若寒邪侵袭，心阳受损，表邪不解。选用桂枝可固护心阳，解外止冲；而肉桂气味俱厚，温里之力为大，若肾阳已虚，水寒之气上冲明显，必用肉桂无疑。

运用经方治疗老年性痰饮咳喘的体会

成都中医药大学（610075）　　　杨殿兴

　　喘证，中医辨证多以虚实为纲，《景岳全书》归纳为"实喘者有邪，邪气实也；虚喘者无邪，元气虚也。"实喘责之于肺，虚喘责之于肾。发作时重在治标，非发作期则治本。

一、治标重在肺 "青龙"合"葶苈"

　　老年性喘证，以寒证、阳虚者多见，多为老慢支引起。一是病程较长，一般多在 10 年以上，病久及肾，常导致肾阳不振，水泛为痰为饮；二是年龄大，肾气匮乏，阳气不能温煦，痰饮肆虐，因而多为阳虚痰饮之证。症见喘咳气急，胸部胀闷，痰多稀薄起沫，唇口发绀，舌苔白滑，脉浮紧或脉滑尺弱。小青龙汤为首选的治疗代表方。但在临证中如果单纯使用小青龙汤治疗老年性痰饮咳喘疗效并不令人满意，究其原因，虽然有咳吐清稀痰涎，证情属阳虚、寒证，但是由于病程长，全身机能较差，多伴有肺气肿甚或肺心病，排痰不利，痰饮久郁胸中，郁久则化热，虽然痰涎稀薄；但有很大部分病人痰涎黏滞，或难于咳出，正如李用粹《证治汇补》谓："哮喘为痰喘之久而常发者，因而内有壅塞之气，外有非时之感，膈有胶固之痰，三者相合，闭拒气道，搏结有气发为哮喘。"因此，余在运用小青龙汤的同时常合用葶苈大枣泻肺汤，效果良好。

"青龙"、"葶苈"合方，取小青龙汤温阳化饮，宣肺平喘，加用葶苈大枣泻肺汤蠲除痰饮，泻肺消胀。葶苈子，辛苦，寒，主治肺壅喘急，痰饮咳嗽，水肿胀满，《开宝本草》谓其能"疗肺壅上气咳嗽，定喘促，除胸中痰饮。"《本草正义》谓："葶苈子苦降辛散，而性寒凉，故能破滞开结，定逆止喘，利水消肿。"因此，临证上凡遇老年性痰饮咳喘症见痰涎粘滞，或难于咯出者，"青龙"、"葶苈"合方治疗是较理想的选择，葶苈子可重用至 20 克，每有佳效。

二、治本重在肾 "肾气"合"蛤蚧"

朱丹溪云："凡喘未发，以扶正为主，已发以散邪为主。"咳喘发作时，先用小青龙合葶苈大枣泻肺汤治疗，病情得以控制后（静止期），则重在治本，其本在肾。余每以金匮肾气丸合人参蛤蚧散治疗。金匮肾气丸是仲景创立之名方，方由地黄、山萸肉、山药、泽泻、丹皮、茯苓、附子、桂枝组成，基本成分为滋补肾阴之六味，加上温补肾阳之桂附。虽然医家公认金匮肾气丸用于肾阳虚，但余体会金匮肾气丸乃阴阳双补之剂，不但温补肾阳，又滋养肾阳，且滋而不腻，温而不燥，又有山药、茯苓兼顾脾胃，一方之中，顾及先后天两本，是老年性咳喘患者固本之良方。加用《卫生宝鉴》之人参蛤蚧散，取其人参大补元气而益肺脾（或用北沙参代替），蛤蚧纳肾气而定喘，贝母清热润肺而开郁化痰，此三味必用，其余杏仁、桑皮、知母、甘草等，根据病人情况，可酌情选用。根据中医学"冬病夏治"的观点，对老年性痰饮咳喘患者，在夏季疾病未发作时，服用金匮肾气丸合人参蛤蚧散，阴阳双补，不腻不燥，肺脾肾兼顾，先后天并重，扶正培本，尤为适宜。久喘病人在夏季服用"肾气"、"蛤蚧"合方，日服一剂，连续服用1~2月，冬季可减少发作或不发作，颇为可取。

半夏泻心汤的扩大应用

黑龙江中医药大学（150040）　　　吴文刚

半夏泻心汤是仲景《伤寒论》为治疗小柴胡汤证因误下所致的心下痞证而设，其病机要点是中焦寒热互结。笔者用原方或加减治疗萎缩性胃炎、过敏性结肠炎、高血压、冠心病和神经血管性头痛等疾病，获得了较为显著的疗效。所以然者，其病机一也。当今由于误下而致中焦寒热互结者并不多见，而半夏泻心汤更适合于中焦湿热阻滞所致的病症。中焦是人体气机升降的枢纽，湿热阻滞，则可累及上焦心肺和下焦肝肾，出现更加复杂或新的病症，故以半夏泻心汤治疗就是治其病本之策。半夏泻心汤是以芩、连与姜、夏为主药，二者互相协同构成复合药对，其中芩、连之苦寒赖姜、夏辛通为先导，可泻热除湿，并制姜夏过于燥热助温。姜夏之辛浊开气宣浊，并制芩连过于寒凉伐胃，直入中焦，振奋中阳，宣展气机之郁滞，如此苦降辛通，斡旋中焦，调畅气机，开清降浊，即可收清热除湿之功。方中又以人参，甘草、大枣等甘缓之品，使脾气健运，湿热之邪得除。因而，半夏泻心汤又是治疗中焦湿热阻滞病症的良好方剂。

　　然而，临证具体运用时又需灵活变通，若患者中焦热重于湿时，要减少干姜用量，人参昂贵可用党参替代。腹胀者加厚朴20克，枳壳15克；腹泻者加茯苓20克，薏苡仁15克；腹痛者加木香5克，枳实15克；呕吐者加代赭石20克，旋覆花10克；纳呆者加厚朴15克，白术15克；胸闷者加丹参25克，桂枝15克；胸痛者加瓜蒌15克，当归20克；头痛者加川芎15克，延胡索15克；少寐者加远志15克，合欢皮15克。

　　典型病例：患者吴某，女，65岁。胸部闷痛10年余。诊为高血压、脑动脉硬化、冠心病。现胸部闷胀疼痛较重，头晕且胀痛，少寐多梦，自汗多，食后腹胀、纳呆乏力，脉滑数，舌暗红、苔腻，舌体胖有齿痕。据舌脉诊为胸痹，以中焦湿热阻滞为主。法以清热化湿为主，兼以行气活血、益气安神。药用半夏泻心汤加味：半夏15克，干姜5克，黄芩、黄连各15克，党参20克，甘草10克，大枣12枚，厚朴15克，丹参20克，远志15克，黄芪25克。6付，水煎服。服上药后诸症明显减轻，且原一直服用的心痛定，维生素E、维生素C和益心丸等药物同时停用。上药继服6付，药后诸症基本消除而停止治疗。

　　由上可见，学仲景之方要着重领会仲景遣方用药的主旨，既要继承，更需发展，师其法而不泥其方。要学习仲景辨证论治的精髓，遵循《内经》"异病同治"的治疗原则，扩大仲景方剂的应用范围，这才是学习古方所应持的正确态度。

芍药甘草汤在骨科临床的应用

开封市第一中医院骨科（475001）　　邓素玲

　　芍药甘草汤系《伤寒论》为误汗后，伤及阴血而出现的脚挛急不伸而设，近代临床使用较为广泛。我在骨科临床上常使用本方，随证配伍，治疗由阴血亏虚、筋脉失荣所致的各种拘急挛痛，疗效满意，介绍如下：

一、腓肠肌痉挛

张某，男，41 岁。以腰椎管狭窄症"收治入院。自述右下肢持续疼痛、不能行走已 7 天。抬入病房后见患者右下肢呈外旋、屈膝位，不能伸直及改变患肢体位，否则疼痛加剧。夜间疼甚，曾服用双氯灭痛、强的松，维生素 B1 等无效。查其腰部无压痛，右小腿后侧压痛明显。舌质淡、苔薄白，脉弦细，诊为"腓肠肌痉挛"。证属肝血不足，筋脉失养。治以芍药甘草汤加当归 15 克、木瓜 12 克、牛膝 12 克，养阴柔肝，缓急止痛。服两付后疼痛缓解，已能改变体位；又服两剂，疼痛全消，行走如常。

二、腰椎管狭窄症

王某，女，48 岁。以"腰椎间盘突出症"收治。自述腰及左下肢疼痛半个月，有间歇性跛行。查其腰 4～5 椎间隙压痛，无明显放射疼，双下肢直腿抬高 80°，加强试验（－），诊为"腰椎管狭窄症"。经牵引治疗，腰痛减轻，但持续性腿痛不能缓解，夜间腿痛加剧，常将患肢极度屈曲。抱于胸前，烦燥失眠，多汗，肌注强痛定、杜冷丁亦不能完全缓解。舌红，少苔，脉细数。此属肝肾阴虚，血不养筋所致。以芍药甘草汤加木瓜 12 克、牛膝 12 克、当归15 克、独活 12 克、五味子 10 克、酸枣仁 30 克、生地 12 克、麦冬 10 克、牡蛎 10 克，滋补肝肾，养阴柔筋以止痛。服 3 剂，疼痛缓解，已能安睡平卧；又服 3 剂，可下床行走。要求带药出院，照上方又服 6 剂，复诊已能下地劳动。

三、坐骨神经痛

李某，女，29 岁。妊娠六个月，经常于夜间出现右下肢肌肉痉挛，疼痛每持续到次日仍不能完全缓解，跛行。查其腰部无压痛，右侧臀部环跳穴处压痛，疼痛沿坐骨神经放射至小腿后侧。舌质淡红，苔薄白，脉滑。患者虽无阴血不足之象，但妊娠期间，精血充养胞胎，以致筋脉不能得到足够的营养，故仍应养阴和营，使阴血充盈，胞胎及筋脉均得其养。处方：芍药 30 克，炙甘草 30 克，当归 12 克，牛膝 6 克。煎汤，一日数饮，3 付而愈。

四、颈椎病

李某，女，54 岁。以"颈椎病"收治。头疼、头晕，伴左手外侧麻木 20 余天。查颈部第 5、6 椎间隙及左侧 1.5cm 处压痛，向左手有轻度放射，压颈试验（＋），左侧神经根牵拉试验（＋），颈后左侧肌肉紧张，左肩胛内上角压痛。X 光片示：颈 4、5、6 椎体后缘轻度增生，颈部旋转活动受限。伴失眠多梦，心烦口干不欲饮，舌质红，少苔，脉细数。此属阴虚内热，消灼阴液，筋脉失养，以芍药甘草汤加羌活 12 克、葛根 12 克、丹皮 10 克、赤芍 12 克、川芎 9 克、生地 12 克、牡蛎 10 克、五味子 10 克、酸枣仁 30 克养阴清热，配合手法按摩，床头颈椎牵引，一月而愈。

讨论：芍药甘草汤原系为营阴不足，肝脾不和。筋脉挛急、疼痛者而设，方中芍药酸苦，养血和营；甘草甘平，甘缓补中，二药相合，酸甘化阴，而成养血益阴，缓急止痛之剂。现代药理研究认为，甘草有镇静、抑制末梢神经的作用，可直接作用于平滑肌和骨骼肌，使其驰缓，消除挛急；芍药则对疼痛中枢和脊髓反射弓有镇静作用。二药配伍，对于平滑肌和骨骼肌的痉挛，不论是中枢性的或末梢性的，均可起到镇静止痛的作用，从而达到缓解痉挛的目的。

骨科疾病多数不属单纯的肌肉痉挛，常有骨与关节的病变同时存在，治疗时也多需配合其他方法，即使如此，骨科临床上的许多疾病如腰椎间盘突出症急性期从腰腿的疼痛为主时；退行性膝关节炎疼痛伴屈伸活动受限；肩周炎疼痛伴关节活动受限等，使用本方，随证加减，只要化裁得当，即便有的因实质性病变不能根除而不能痊愈，但在缓解症状、减轻病人痛苦，及适应其他治疗等方面，也能收到满意的效果。

上述几例病案虽病因、病位各异，但其软组织痉挛疼痛这一病症相同，由肝阴不足，血不荣筋所致。芍药、甘草二药酸甘化阴，养阴和营，柔肝舒筋，使筋脉拘急疼痛得到缓解。临床应用，关键在于辨证，无论病在何处，只要是因营阴不足而致的筋脉拘急疼痛，随证加减使用本方，常获满意的疗效。

小建中汤用治半身不遂

新疆阿克苏地区第一人民医院

《伤寒论》小建中汤能健脾胃以旺气血生化之源，化精气以充髓养脑，通脉络以祛瘀血痹阻，调营卫以调节内外、上下左右之气血阴阳，是从本论治中风后遗症、半身不遂的理想方剂，临证加入黄芪（黄芪建中汤）、当归（当归建中汤）、赤芍、地龙，意在加强补益气血，活血通脉，取补阳还五汤之意也。根据兼证分别加入药味，并且辨病用药；脑出血后遗症加入三七、丹参，脑血栓形成后遗症加入桃仁、红花效更佳。

余在临床观察到中风后遗症的半身不遂患者，多伴有患侧肢体麻木酸痛，肌肤发凉，汗出恶风，头晕，乏力，纳呆，舌体胖大有齿印或舌体瘦小，舌质偏淡有瘀点，或暗淡，脉沉或沉迟。为气血不足、精气受损、阴阳失调、营卫不和、经脉痹阻、宗筋弛纵所致。其皆为小建中汤所治之证。

中风之人，多表现为神志不清、语塞或语言不利、目暗睛迷、瞳神呆滞、面无表情或表情淡漠、反应迟钝、动作失灵、肢体偏瘫等精气遽衰、阴阳失调的失神证。

故从中风的临床表现、中风之后的临床表现和机理分析，其半身不遂的根本之因是精气、气血不足，阴阳失调，营卫不和，经脉瘀阻，宗筋弛纵。因精（血）、气、神能分而不能离，一伤则俱伤，中风之后，神气已伤，精气不足。气虚则无推动之力，致血行不畅，经气不利，经脉瘀阻，宗筋弛纵；精少则无以充髓养脑，故神志意识改变，半身不遂。气虚无以固表，阴阳失调，则营卫不和，宜受外来风邪，故肢体麻木酸痛，肌肤发凉，汗出恶风。而小建中汤能健运脾胃，生化气血、化精养脑，调阴阳、和营卫、通经脉、养宗筋，正符合其机理。用之，使气血充盈，经脉通利，宗筋强健，清窍、肌肉、筋骨得养，则神旺体健。

小建中汤治疗半身不遂，进言之，更有从阳明论治之意。《素问》云："阳明者，五脏六腑之海，主润宗筋，宗筋主束骨而利机关也。"脾胃为五脏六腑之长，一荣则俱荣。阳明调健，则宗筋得养，宗筋健则筋骨壮，筋骨壮则机关利，机关利则偏瘫愈。

用本方治疗半身不遂 31 例，治愈率 81.3%，总有效率 100%。疗效优于补阳还五汤对照组。

本方不宜用于肝阳上亢、阴虚火旺的半身不遂患者。脑出血一周内不可用。

小柴胡汤治疗怪症三则

某些疾病的发生、转归和治疗方法，未能为现代中西医理论所解释，下述几种疾病，似与新兴起的时间医学有关，但又说不出更多根据，姑且称为怪症，录与同道探讨。

一、定时发热

张某，女，27 岁。第一胎足月平产，产后第 4 天傍晚发热，体温波动于 37.8℃ ~ 38.5℃ 之间。伴头痛头晕、烦躁、胸闷，舌质淡红，脉弦细。曾用抗生素治疗不效，又服六味地黄汤类效亦不显。试从人体昼夜气机升降浮沉的节律和阴阳盛衰消长的节律考虑，傍晚时分白昼将过，阳气渐衰，夜晚来临，阴气将升，阴阳之气行将交接。产妇产后气血亏虚，阴阳逆乱，少阳枢机不利，故而发热。遂以调和阴阳的小柴胡汤加减治之：醋炒柴胡12克，炒黄芩10克，全瓜蒌6克，炒黑荆芥10克，潞党参10克，全当归10克，益母草10克，制半夏6克，生甘草3克。

服两剂而热减，服5剂后热退身净，霍然而愈。

二、夜半咳喘

刘某，男，7岁。患喘4年，四季均发，秋冬为重。急性发作期昼夜喘咳，经消炎、解痉、平喘治疗，症状可缓，但缓解期每到夜半发作。喉中如水鸣声，咳嗽吐白黏痰，天明起床后不治自止，一如常人。脉弦细滑，舌苔薄腻。曾以温肾、化饮、宣肺定喘治疗，功效不显。细察其哮喘每发于夜半子丑时，此乃阴阳交接之关。从经脉气血流注节律与五脏主时节律来看，子时为胆经所主，丑时为肝经所主，由于肝胆之阴阳不调，气机不利，加之肺气壅滞，导致气机不顺，上逆而为喘。故以小柴胡汤加减治之：柴胡10克，黄芩6克，法夏6克，五味子4.5克，杏仁6克，党参6克，干姜10克，甘草3克。服6剂而夜里哮喘止。此后再予补肾健脾益气之法，培补正气，疗效巩固。

三、周期性抑郁症

黄某，女，19岁。一年前因与同学产生矛盾而发病，出现嗜睡、不语、精神忧郁、叹息不断，诊为精神抑郁症，经服药后（药物不明）症状解除。但此后每月发作一次，症状如前，持续2~3天以后，自行消除，复如常人，辗转求治，效果不显，查症如前，舌淡红，脉弦细紧。询问其发作，无明显诱因，只是发作时间均为农历二十九至初一、初二间。思其发病之时乃月亮朔晦之日，人的生理、病理皆与自然界息息相关，月亮的盈亏朔望，亦对人体产生相应影响。朔晦之日是阴阳枢转之时，此时发病是少阳失枢，气血逆乱，故投以小柴胡汤加减：柴胡15克，黄芩12克，法夏12克，党参10克，菖蒲6克，丹参12克，竹茹12克，橘皮6克，茯苓12克，炙甘草6克，大枣5枚，生姜2片。于发病前一周服用，每月7剂，五月后痊愈，未再发作。

经方六首　辨治水肿

河南省中医研究院（450004）　　李培旭

肾性水肿是因肾脏病变致水分不能排出而潴留于体内所发生的水肿。它是肾脏疾病的重要体征，常见于急性肾炎、慢性肾炎、肾病综合征、慢性肾盂肾炎、慢性肾功能衰竭等疾病。对肾性水肿的治疗，不少患者对利尿西药不敏感，中药疗程也相对较长。经方能用治肾性水肿的方剂较多，笔者近些年常用其中六方（麻黄连轺赤小豆汤、五苓散、桂枝茯苓丸、防己黄芪汤、猪苓汤、真武汤）治疗肾性水肿，取得了较满意的治疗效果，体会于下：

一、麻黄连轺赤小豆汤治疗风水

风水证是急性肾炎和慢性肾炎急性发作的常见证候，临床以突发水肿或水肿突然加重、水肿始于头面，迅即遍及全身或伴有表证，脉浮为辨证要点。本方具有开上导下、宣利三焦、发汗利水、清解瘀热等作用，其作用特点是使机体多余的水液从汗、尿两条途径排出。本方消退风水的时间，一般是服药3剂，水肿即明显好转。临床应用时，麻黄宜生用，取其发汗之功效，煎煮时宜先煎去上沫，减其发汗之峻猛，从而使外邪和水湿从表而解而不伤阳。方中麻黄、生姜虽温，然伍连翘、桑白皮则性寒制温，寒温相合复又相制，无论感受风寒或风热，只要证系风水证，均可投用本方。本方因药源之缘故，可将连轺改为连翘，生梓白皮改为生桑白皮。

病案举例：赵某，男，6岁。患急性肾炎一月。来诊时头面，四肢皆肿，小便短少，时有咳嗽，舌淡红苔薄白略腻，脉浮数。尿常规：蛋白（＋＋＋），红细胞偶见。诊断：急性肾炎，证系风水。处方：生麻黄3克（另包，先煎），杏仁6克，生桑白皮10克，连翘10克，炙甘草2克，生姜2片，大枣2枚。鱼腥草15克，泽泻6克。三剂后水肿明显消退。继服原方3剂后，水肿痊愈。

二、五苓散治疗水湿内胜

水湿内胜是慢性肾炎、肾病综合征的常见证候之一，临床以面肢浮肿明显、食欲不振，舌淡红边有齿痕苔白腻，脉沉缓有力为辨证要点。本型虽水湿内胜，但正虚不明显。五苓散具有通阳行水、化气利水，健脾化湿的作用，为水湿内停，阳气郁遏而设。本方之配伍贵在用桂枝以通阳。盖水为阴邪、必为阳化。阳通则水行、则有利泽泻、茯苓、猪苓之利水。临床上，慢性肾炎、肾病综合征水肿初、中期阶段，水湿内胜，正虚不甚的证候较为多见。这一证候容易出现因水湿内胜、阳气郁遏、津液不能正常上布而致心烦、渴欲饮水的内热假象，在治疗方面切勿被假象所迷惑而妄用寒凉。

病案举例：郑某，男，19岁，慢性肾炎4年。一月前水肿加重，曾用利尿西药及中医治疗，水肿不见好转。症见全身水肿，小便不利，下肢按之没指、口干、心烦、大便溏、不爽、量少，舌淡红胖边有齿痕苔白腻，脉沉尚有力。尿常规：蛋白（＋＋）、白细胞（＋），红细胞少许。诊断：慢性肾炎，证系水湿内胜，阳气阻遏。处方：桂枝10克，茯苓30克，泽泻15克，生白术15克，猪苓12克，车前子30克（另包，包煎），生姜皮10克，通草10克。三剂后，小便增加，水肿好转。继以上方加减服用15剂，水肿痊愈。

三、桂枝茯苓丸治疗瘀水互结

瘀水互结是慢性肾炎、肾病综合征水肿日久不愈的常见证候。临床以水肿皮肤紫暗或有瘀斑，面唇色黯、皮肤粗糙、舌质胖暗、舌下静脉粗黑为辨证要点。桂枝茯苓丸具有通阳利水、活血化瘀的作用，适用于水肿合并瘀血者。水肿合并瘀血多因水肿日久不愈，阻碍血液运行，时久形成瘀血；瘀血形成后，阻滞于经络，则进一步影响水液代谢，从而加重水肿，形成恶性循环。桂枝茯苓丸用治水肿，似与古论不同，实属异病同治。临床证实本方对瘀水互结之水肿确有效验。方中桂枝、茯苓通阳利水；丹皮、桃仁、赤芍活血化瘀。临床应用时可加泽泻、生姜皮以增强利水效果、加水蛭、生益母草经增强化瘀之力。临床上，本方在用治肾性水肿过程中，对蛋白尿亦有较好地控制效果。其作用机理可能与通过活血化瘀，改善肾脏血液循环，从而起到改善肾小球通透性功能的作用有关。

病案举例：韩某，男，38 岁，患肾病综合征十年。来诊时全身高度水肿，腹水，阴囊肿大，面唇色黯，皮肤粗糙，肢体困重无力，舌质淡胖暗苔白润、舌下静脉粗黑。B 超提示：腹水大量。尿常规：蛋白：（＋＋＋＋），管型（＋），白细胞（＋）。诊断"肾病综合征 I 型，证系瘀水互结。处方：桂枝10 克，茯苓30 克，丹皮12 皮，桃仁10 克，赤芍15 克，泽泻5 克，生姜皮10 克，水蛭10 克，生益母草30 克，党参12 克。服药6 剂，水肿明显消退，继以上方化裁12 剂，水肿全消，B超提示：腹水消失。

四、防己黄芪汤治疗气虚水肿

气虚水肿是慢性肾炎、肾病综合征常见证候之一。临床以面浮身肿，腰以下尤甚，按之凹陷不起，面色㿠白，神疲乏力，易于感冒，舌淡胖嫩或边有齿痕，苔白腻或白滑，脉缓无力为辨证要点。防己黄芪汤具有利水消肿、益气固表的作用。临床上，慢性肾炎普通型、肾病型、肾病综合征 I 型气虚水肿较为多见，因而应用本方的机会也较多。本方用治气虚水肿证的肾小球疾病，不仅能有效地消退水肿，而且对蛋白尿也有较好的疗效，尤其是服用一段时间后感冒现象会明显减少。因为感冒是慢性肾炎、肾病综合征反复不愈的主要诱发因素，所以能否有效地防治感冒是决定该病治疗成败的关键所在。笔者临床上运用本方强调重用黄芪（一般不少于30克，重者可用60克），生白术（一般不少于15克，重者用30克），亦可加泽泻、车前子，可以增强利水消肿之效果。另外，在用本方治疗过程中，水肿消退后，仍要坚持服用一段时间，以达到气复表实。

病案举例。杨某，男，26岁，患慢性肾炎3年。来诊时全身水肿，腰背部，两下肢水肿明显，按之凹陷不起，经常感冒，面色㿠白无华，神疲乏力，语声低微，舌淡胖边有齿痕苔白略腻，脉细缓无力。诊断：慢性肾炎，证系气虚水肿。处方：防己15克，黄芪40克，生白术20克，炙甘草3克，生姜皮10克，泽泻15克，车前子40克（另包，包煎）。服药6剂，水肿逐渐好转，上方共服24剂，水肿痊愈。

五、猪苓汤治疗阴虚水肿

阴虚水肿是慢性肾盂肾炎、慢性肾炎的的常见证候之一，临床以眼睑肿胀，下肢凹陷性水肿或全身水肿，心烦少寐，口干咽燥，舌嫩红或偏红少津，脉细数为辨证要点。猪苓汤具有育阴清热，利水消肿的作用。方用阿胶滋阴润燥；滑石清热利水；佐二苓，泽泻利水消肿、渗泻降浊。本方配伍之特点在于清热利水而不伤阴，滋阴润燥而不助湿。慢性肾盂肾炎、慢性肾炎阴虚水肿的成因多与湿热蕴结日久伤及真阴所致。本方育其阴、降其浊，故凡阴虚水肿，无论新久均可用本方治之。临床上不可因阿胶为膏质，有碍水湿排出不用，相反应重视应用阿胶。本方通过配伍后不仅无此弊端，而且因阿胶还有止血作用，故对慢性肾盂肾炎、慢性肾炎阴虚水肿、又有红细胞尿者则均有效果。

病案举例：钱某，女，56岁。患慢性肾盂肾炎16年，时好时坏，反复发作，久经治疗不愈。发作时眼睑肿胀，小便不利，小便频数而热，尿液混浊，下肢肿胀，按之凹陷，口干咽燥。四天前又不明原因发作。尿常规：脓球（＋＋＋），红细胞（＋），上皮细胞（＋），蛋白（±）。诊断"慢性肾盂肾炎"急性发作，证系阴虚水肿、湿热内蕴。处方：猪苓15克，阿胶10克（另包，烊化），滑石15克，泽泻12克，茯苓15克，金钱草30克，蛇舌草30克，萹蓄20克。上方加减服用60剂，痊愈，随访两年未再复发。

六、真武汤治疗阳虚水肿

阳虚水肿是慢性肾炎、肾病综合征、慢性肾功能衰竭的常见证候之一，临床以水肿，腰以下为甚，按之凹陷不起，畏寒肢冷，面色㿠白，舌质淡胖或边有齿痕苔白水滑，脉沉细为辨证要点。真武汤具有温阳利水作用。凡属阳虚水肿，无论肾阳虚衰或脾肾阳虚，皆可用之。临床上凡慢性肾炎、肾病综合征用过激素冲击治疗后反复者，出现阳虚水肿证则更为多见。临床应用本方时，不可畏芍药酸寒和其具有养血敛阴的作用而不用，相反应重视应用芍药。因本方用芍药，一是制约炮附子燥热伤阴，达到"刚柔相济以相和"；一是生白芍有利水作用。其所起的作用是佐制，无芍药则无以制附子之燥热伤阴、无芍药则减其利水作用，故不可忽略。

病案举例：任某，男，27岁。患肾病综合征五年，曾用激素冲击治疗两次，均在激素减量后反复。来诊时全身水肿，下肢水肿皮肤光亮，按之凹陷不起，手足不温，形寒怕冷，颜面水肿，面色㿠白无华，小便短少，舌质淡胖苔白水滑，脉沉细无力。尿常规：蛋白（＋＋＋＋），管型（＋），白细胞少许；血液生化检查：总蛋白43g/L，白蛋白15g/L，球蛋白28g/L，总胆固醇7.0mmol/L，甘油三脂1.8mmol/L。诊断为"肾病综合征Ⅰ型"证系阳虚水肿。处方：熟附片12克，生白芍15克，生白术20克，茯苓30克，泽泻15克，车前子30

克（另包，包煎），黄芪 30 克，生姜皮 10 克。服药 3 剂后，小便开始增加，水肿见消。上方加减服用 18 剂，水肿痊愈。

　　按语：肾性水肿可因多种原因所致，故其证候种类较多；又因肾性水肿病程较长，故其证候也往往错综复杂。临床来看，经方虽不能统治所有肾性水肿病，但只要证候符合其方证，则均有疗效快、效果显著特点，所以用经方强调明辨证候，准确选方。本文六方均有其明确的适应范围：麻黄连轺赤小豆汤用治风水；五苓散用治水湿内胜、阳气郁遏；桂枝茯苓丸用治瘀水互结；防己黄芪汤用治气虚水肿；猪苓汤用治阴虚水肿，真武汤用治阳虚水肿。临床应用时可据证加药，但不可轻易减药；可合证合方，但不可随意合用。

经方伍用甘草发微

北京中医药大学（100029）　　　谢鸣

　　仲景《伤寒》、《金匮》方，用甘草者十有七八。其用量小至几分，大至数两，其配伍或显功于专药专方，或隐用于群药数味之间，温清补泻、升降敛散无所不涉。徐灵胎谓"药有个性之专长，方有合群之妙用"。方成于药却又导之于药。大凡药物配伍或协同增效，或相反相成、或化生新用，其妙无穷。细察仲景方用甘草，所蕴法度，寓意颇深，证之临床，确有效验。今不揣冒昧，结合个人研习心得，阐其一二，以为抛砖引玉。

一、辛温发散用甘草

　　仲景发散解表方中必伍甘草。散邪解表当汗，但不可大汗，"似微微汗出"，汗之太过不特伤其正气，且不能尽去其邪也。麻黄苦辛而温，发越阳气，开泄腠理，发汗力速而猛；桂枝辛温，升行发散，透达营卫，虽发汗之力稍缓于麻黄而日解肌，但温通力强；麻桂相合，宣通营卫，辛温发汗，性猛力峻发散风寒，其效神速，但需得法，否则难免有亡阳竭阴之虞。仲景或单用麻或桂，或煎煮麻黄去上沫，但必用甘草。甘草甘温益气缓急，伍用麻黄或桂枝，辛甘化阳助发散祛邪，而又缓其辛散猛峻之性，延药力以尽散其邪，护正气以防虚脱之变。麻、桂合甘草实有辛甘发散之妙用。今人治风湿多用羌、独、防、苍，仲景疗风湿风水则主用麻桂，但必伍甘草驾驭其间，令风邪得去，湿邪尽散，水饮得行而气津无伤，方如麻黄甘草汤、麻杏薏苡甘草汤、越婢汤、大小青龙汤是也。辛甘发散宣通肌表之郁阳，使气行湿化水行而能治肌表水湿，非水湿借汗外泄之理也。是故，治风湿风水尤不当峻汗。麻黄配甘草发汗解表、宣肺平喘、升阳散湿、利水消肿、祛风止痒，稍予增味，可应多证：合苏叶、杏仁治风寒喘咳；合苍术、薏仁治风湿肌肉关节重痛；合石膏、浮萍治风水身肿；合乌梅、蝉衣治风疹隐疹；合桂枝、蛇蜕、蝉衣并四物汤治顽固性银屑病；合茵陈、连翘治阳黄而兼尿少肤痒汗闭者，合肉桂、白芥子、黄芪、鹿角胶治寒疾阴疽疮毒，常获良效。

二、辛热扶阳用甘草

仲景温阳通阳，补阳回阳方剂多用甘草，尤以桂枝、干姜、附子伍用甘草为特征。大凡伤寒以阳气为重要，邪气进退、性命存亡无不关乎阳气之盛衰。桂枝上行走表、温经通脉，干姜温脾暖胃，除冷逐寒，附子温壮命火，破阴回阳，三药皆以辛热为性味特点，有温通之长而短于扶虚，又各以主上、中、下为其归经之偏颇。此三味得甘草之甘温有温补阳气之功，依其不同配伍，或扶心胸阳气或温养脾胃或急回阳脱，或以通为主或以补为要，皆能合温热祛寒，辛甘化阳之妙用。桂枝配甘草重在温通心阳，干姜配甘草意在温补脾阳，附子配甘草则是回阳救逆。金匮甘草合炮姜则温补中焦，复肺阳。伤寒阳损之轻证缓证可用甘草干姜守中复阳。重证则须用生附子，证重但缓直接伍生干姜峻复其阳，证重且急尤当倍入甘草以急救回阳。深究四逆汤中佐甘草一解生附子之毒，二制姜附燥热以护阴，三合姜附温补阳气以守中，四缓附子峻烈，以持续药力，防阳气之暴散。生附子虽有急救回阳之功而难以持续，伍用甘草则能"炉火灰深到晓温"，蕴意颇深并具实践意义。

仲景治阳虚，杂病中多用黄芪或制以肾气丸，伤寒中则主用此辛热扶阳药法。两法实于温补之中有柔刚缓急之异，临症慢性虚损需缓补者宜取参、芪属，而卒发阳微者当用辛热扶阳法。笔者经验：甘温扶阳效果不显而适当合辛热扶阳法则能显效。桂枝合甘草配龙骨、牡蛎治阳虚汗多心悸，合半夏、枳实治痰湿胸痹，配防己、地黄治风湿病日久涉心之心痹，配菖蒲、远志治心肾不变耳聋。干姜合甘草配益智、桑螵蛸治小儿中焦虚冷的流涎不止；配益智、甘松治脾阳不足的嗜睡；配半夏、秫米治中虚胃逆的艰寐；配防风、茯苓治中寒之水泻；配五味子、党参治虚寒肺痿久嗽。

三、辛热通痹用甘草

仲景治疗风寒湿痹，多用辛热之品如附子，桂枝，方如桂枝芍药知母汤、桂枝附子汤、白术附子汤、甘草附子汤，其中以附子伍甘草最具特征。附子伍甘草虽系辛热扶阳药法，但究有不同，仲景回阳多用生附子，疗痹痛则多用炮附子，较之于生附子，炮附子毒烈之性小且走散之力减弱，更伍甘草，其力更缓，其用意在温经通痹止痛。盖附子得甘草温补阳气，除湿逐寒，通痹止痛，有怯脏腑经脉深处沉冷痼湿而不伤气液之妙。观之临床，痹痛之证，多较顽固，日久病深，正气内损，不用附子难能取效，但用附子见效神速但失之亦快，若用之过久，非但不效反伤气血，或能伍用甘草，既能除痛又能长用而使病情稳定，可得近愈。治痹用炮附子，还需伍甘草，缓缓图功，诚可法也。临证当根据病程的长短、寒湿之轻重，斟酌附子甘草之用量。大凡病程短邪重宜用附子，病久邪重则当重用甘草或同时重用附子。病久附子宜小量开始，逐渐加量并配相应剂量之甘草。寒盛加桂枝、细辛，风胜加麻黄、防风，湿重苍术、白术、气叠加黄芪、党参，血弱加玉竹、白芍，痰郁顽痹加桃仁、露蜂房、僵蚕等。

四、渗利行水用甘草

痰饮水气以及风水的里证虚证的治疗，仲景多用淡渗利湿行水、温阳化气、益气健脾之法，方如苓桂剂、苓甘五味姜辛汤、防己黄芪汤、防己茯苓汤等，其中尤以茯苓或防己合用甘草最值得注意。医者多知此类方中甘草伍桂枝的温阳化气、伍黄芪助其益气健脾，却少悟得其与苓防合用之理。大凡痰、饮、水异名而同类，其形成多责之于气化，特别是由于阳气不能布化津液，致津液停聚泛溢。究其病机，既有阳气的虚馁失煦，又有潜在之津液不足。论其治疗，久留痰饮水湿当祛之利之，布之化之，甘淡渗利合温阳益气则能两行其为。然渗利伤阴，温阳劫液，故治之又当防温阳之燥，并求水饮去而津液生。仲景的药法是调甘草于渗利与温阳之间而两得其美。甘草甘温益气而能生津乃补中润剂，其合桂枝得辛甘化生阳气之用，并黄芪增效益气而得中和之性；其补中缓急，多有甘壅碍气之嫌，但得茯苓、防己之渗利则补中有行、补而不滞；王子接谓"甘草佐茯苓，渗里缓中并用，是留津液以安营"，指出甘草与渗利药合用之奥妙。《金鉴》有麦泽汤，以五苓散加人参，利水而能化气生液，其理同一。若茯苓、防己等渗利下行之品不伍甘草，常速见尿多肿消却见悸烦、渴引、神疲乏力等气津受损之象，而通过伍用甘草和对其剂量的控制则可以达到所要的利水强度。一般根据水湿内停和津伤程度协调甘草与渗利药的配伍比例，大凡以 1:3～1:4 比例比较稳妥，可供参考。

五、通腑泻下用甘草

伤寒邪入阳明、热结闭实，非用通腑泻下不能泻热去闭。盖病邪有轻重之异、病势有缓急之别，病体有强弱之殊，是用下法又当有辨。燥热结实之急证重证须峻攻急下，大承气汤、急下是也；其缓证轻证宜和中缓下，调胃承气汤是也。究仲景三承气汤，通腑泻热，轻重缓急层次分明，法中寓法。三方必用大黄破坚荡涤，或伍以芒硝，变硝、黄用量；或控其先煎后下；或伍枳、朴；或增减其大小；或佐用甘草，以求泻下之强弱缓急。调胃承气用甘草，缓硝、黄直趋下行之性，是仲景驾驭泻下缓急之一法也。泻下用甘草以大黄合甘草，甘草具补中甘缓之性，既制大黄之苦寒又能缓其下行药力，二味相合有"缓中泻下"不伤气津之好。此法除调胃承气汤，还见于桃核承气、《金匮》大黄甘草汤、大黄䗪虫丸。大凡仲景制丸以缓多不用甘草，大黄䗪虫丸则用之，是虚劳干血证不堪攻逐，而权宜治之，以祛瘀生新、缓中补虚之意也。后世如千金温脾汤、河间当归承气汤、陶氏黄龙汤等方中皆效此法，可谓得其秘。凡邪结部位近肠胃，或邪实不甚，或正气虚乏，或瘀热结深、不宜或难行急下者，皆可用此法。大黄伍甘草有缓中泻火，解毒利湿，逐瘀通经等功用变通还可用于上焦心胸结热，湿热黄疸，跌仆瘀伤以及女子瘀阻经闭等证。临证阳虚附子、干姜，气弱党参、黄芪，阴虚首乌、玄参，血弱地黄、当归，心肺结热栀子、黄芩，黄疸加茵陈、黄柏，跌仆加柴胡、鳖甲，经闭加桃仁、丹皮等最常伍用。

六、清热泻火用甘草

火为热极，其性同类。无论是伤寒邪热传里，或是杂病火邪外发，其势急疾，其内灼为壮热，外蒸为大汗，下迫为泻利，上冲为吐呕，非独伤津而且耗气，是治火热证虽在清泻，但也当顾及气液也。气液者，中土所生也。火热里证宜清泻，仲景有白虎汤、黄芩汤、葛根芩连汤、甘草桔梗汤等方，其药用寒凉则多伍甘草，尤以石膏，黄芩，黄连同伍最值注意。石膏甘寒质重，清热生津但有碍胃之嫌，芩连苦寒而燥，虽泻火解毒却有伤津之弊，且寒凉之重剂最易伐中焦之生气。甘草甘温而润，补中养胃、益气生津又和里缓急，佐于石膏、芩、连，制弊护中，更得甘寒生津液、甘苦化阴气之妙，且缓火热之急迫，而得降逆止利，退热收汗之用。《本事方》有鹊石散（石膏两份，黄连一份为末，甘草煎汤冷服）治伤寒狂热无制者；《普济方》有石膏散（石膏与甘草为末姜汁或蜜调服）治热盛喘嗽；《外台秘要》有方以石膏、粉甘草研细水调服治骨蒸劳热久嗽；《脾胃论》有补脾胃泻阴火升阳汤（黄芪、苍术、炙甘草、羌活各一两，升麻八钱，柴胡一两五钱，黄芩、人参各七钱，黄连五钱，石膏长夏稍用）治胃损脾伤，阴火上干火热之证，皆为效验。临证常以石膏伍甘草麻黄治头痛发热，配防己去里热，配细辛治风火牙痛，配藿香治口臭舌疮，配人参治消渴，配地骨皮退热除蒸，配菊花降压定眩。以黄连伍甘草，配干姜治脾寒胃热之口舌生疮经久不愈，配肉桂治心肾失交之悸烦不寐，配乌梅治胃热口干少食，配姜汁、半夏治呕吐不已，配木香治湿热泄泻，配银花治火毒疮疖。

　　甘草味甘，生凉炙温。生用能泻火解毒、润肺利咽，仲景有甘草汤（甘草一味煎汤）治客热咽痛，有甘草桔梗汤治热结喉痹，有王不留行散治外科金疮。桔梗伍甘草清火解毒、祛痰排脓、利咽消肿、润肺开音；王不留行伍甘草通经活络、行血祛瘀、缓痛败毒、敛疮生肌。临床用之甚为便捷，如甘草桔梗汤治喉痹。阴虚有热慢性咽炎用自拟方（甘草10克，桔梗10克，玄参10克，沙参10克，僵蚕6克，蝉衣3克，红花4克，诃子6克）效果很好。还可用于肠痈便毒，习用生甘草10克，桔梗10克，柴胡、枳壳、芍药、大黄各10克，煎服或外洗疗痔疮下血。曾重用生甘草18克，桔梗15克加生姜、黄连、半夏、秫米治疗口眼生殖器三联症获效。以王不留行伍甘草，配蒲公英、全瓜蒌治乳痛，配青陈皮、浙贝治乳癖，配麻黄、赤芍治顽固性隐疹搔痒，配牛膝、鹿角霜治慢性前列腺炎，配小蓟、赤苓治血热淋，配黄芪、忍冬藤治痈疽恶疮确有效验。

七、柔润滋养用甘草

　　此以酸味或甘润药伍用甘草为特征，主见于仲景芍药甘草汤、甘麦大枣汤、炙甘草汤等方，其中以甘草合芍药、小麦、大枣、地黄最为重要。白芍酸寒能补阴血、敛津液、泻肝木，合甘草之甘温，则去寒凉之弊而得酸甘合化之妙用，能缓肝补脾、滋阴敛阳、缓急止痛。大凡肝脾不调、阴虚阳浮、血虚筋急等急迫之症最多用之，间或用于泻肝润肺敛嗽。临床加山药、扁豆养脾阴，合麦冬、乌梅养胃阴，合五味子、乌梅止嗽敛汗，合龙骨、牡蛎宁心定悸，合黄芩或干姜除热或冷利腹痛，合木瓜、牛膝解小腿转筋，合勾藤、僵蚕息风止痉，合附子、桂枝除痹止痛。大枣甘温质润，安中养脾、补中益气、滋液生血，小麦甘凉益胃，上能养心，下能益肾，合甘草则温凉并备，执中滋化源而能调上下，补虚养气阴而能缓里急，尤以安神润燥缓急之功用最著。临证常加陈皮寓疏于养，或加半夏秫米养胃和中，或加磁砵丸协交水火，或加百合补肺润燥，或加生姜调营卫退寒热，或加谷芽、橘饼醒胃，或合枣仁、五味子敛阴止汗，或合山药、麦冬养阴止渴，或合芍药甘草汤补中缓肝。用本方合半夏秫米汤治房颤，合一贯煎治慢性炎气阴两伤、合磁砵丸控制癫痫发作，合百合乌药汤治慢性萎缩性胃炎，合桑麻丸加王不留行治皮肤枯燥不荣常能获效。须注意此法中甘草用量不宜小于10克。

　　地黄乃滋养之上品，其味甘生则性寒，滑利润通、凉血滋阴，制熟则性温，甘腻滋填、峻补肾精，自唐以降才见其熟用，知仲景方地黄乃干地黄。干地黄最善补阴，但其气寒，脾虚胃弱者用之则易见纳少便溏，诸本草皆有所言，是知地黄补阴赖中气之旺也。甘草温养中气、通利血气、合地黄滋阴复脉、养血通痹，且无伐中之弊。仲景炙甘草汤、大黄䗪虫丸中以地黄一斤或十两伍甘草四两或三两是其用也。不独生地，熟地合甘草大补真阴，其力之强非单用地黄所能及，是诸脏得真阴之养赖中运四旁也。景岳最得其理，方如左归饮，理阴煎之属即是。临床重用此二味稍此增品常能疗疑难重疾。以熟地60克，甘草15克治阿狄森氏征，席汉氏征，加赤芍、白花蛇舌草治红斑性狼疮高热不退，加防己、桂枝治风湿性心脏病、关节痹痛，加黄芪、花粉、鸡内金治消渴尿崩，加柴胡、鳖甲、丹参、黄芩治慢性肝炎经久硬变确有效验。佐以生姜或陈皮或半夏以宣行其滞为常用之法。

八、养血止血用甘草

以阿胶伍甘草为特征，如仲景温经汤、胶艾汤、黄土汤、白头翁加甘草阿胶汤等方。仲景立炙甘草汤复脉定悸，千金则取之治虚劳肺痿、肺痿者多见久咳嗽咯血也，是方中阿胶合甘草最能补肺止血也。阿胶甘平而咸，上能补肺润燥，下能滋肾利肠，尤能补血止血，其得甘草之培中缓急，能通治通身上下之失血。大凡失血者则气血并伤，气血虚损者最易失血，如是治之以阿胶甘草最宜。此法还常用以补肺润燥，润肠通便、种子安胎。临床以甘草、粳米熬粥冲调杏仁霜、阿胶治肺痿久嗽，以甘草、阿胶合保元汤治肿痛放化疗后血象迟迟难复，合犀角地黄汤治慢性血小板减少性紫癜，合当归、冬瓜仁、红花治老年血崩，合猪苓、车前子治慢性肝病腹水，合菟丝子、熟地、香附、茯苓治女子不孕，合蝉衣、益母草治慢肾血尿。

凡病涉表里寒热虚实互杂之治方，仲景皆用甘草和其间，取其调和之性，又为甘草伍用之一法，要方有调和营卫之桂枝汤、和解少阳之小柴胡汤、辛开苦降之半夏泻心汤、平调上下寒热之黄连汤，曾为历代伤寒家所重视，从而赋以甘草于方剂结构使药中调和伍用的特殊地位，限于篇幅不再作赘述。

王文阁副教授运用吴茱萸汤的经验

开封市第一中医院（475001）　　谷慧敏

吾师王文阁副教授乃名老中医，行医40余载，积累了丰富的临床经验，治疗肝病尤负盛名。治学严谨，数十年来唯书是好，潜心博览，古今中外，融汇贯通，最崇仲景之学。临证治病善用经方，且师古不泥古，不执前人成见，结合自己体会，随证灵活化裁，运用自如，颇有独到之处。兹将王老师运用吴茱萸汤的经验整理介绍如下：

吴茱萸汤乃仲景所订之方，为温中降逆的代表方剂，方简力宏，试用于临床，每每效应桴鼓。该方用治"食谷欲呕"；"干呕，吐涎沫，头痛"；"少阴病，吐利、手足逆冷，烦躁欲死者"；"呕而胸满者"。吾师通过长期的临床实践认识到：临床症状相同，病机未必相同；病机相同，临床症状不一定相同。运用吴茱萸汤，关键在于把握其病机，不必为仲景所列症状而泥定眼目。只要合于阴寒内盛、浊气上逆的病机，投以吴茱萸汤，多有捷效。验案颇多，资不赘述。

王老师认为吴茱萸汤用药精当，配伍严谨，临床运用不可妄为加减。曾治一患者任某，女，37 岁。1982 年 7 月 6 日初诊。患者述自 1982 年元月即感头晕、头痛、纳差、乏力、恶心、呕吐，经中西医屡治无效。尔后病情逐渐加重，至 4、5 月间已卧床不起。7 月 6 日由人搀扶来诊。诊时头痛，头晕，耳鸣眼花，项强恶心，呕吐清水，纳差，心下痞塞，吐白色黏液，口干不欲饮，喜食凉物，舌苔薄黄，舌质淡紫有裂纹，齿痕明显，脉数。患者喜食凉物，口干呕吐，苔薄黄，脉数，酷似胃热冲逆之候，但细审其舌，虽苔黄舌体有裂纹，但舌质却淡紫，中焦虚寒之象毕露，故舍胃热上逆之假象，认准胃中寒之真形，毅然投吴茱萸汤：吴茱萸 4.5 克，党参 10 克，生姜 9 克，大枣 3 枚。服药 4 付，诸症大减。为求速效，7 月 10 日二诊时将方中吴茱萸改为 10 克，生姜改为 20 克，药后病人感烦躁、失眠、多梦，又于方中加黄连 6 克，肉桂 5 克，患者头痛头晕、恶心呕吐等症反而加剧。于是重审辨证，再投初诊之方，服 5 剂而诸症悉除。

此病诊治，颇费神思，初诊患者喜食凉物，口干欲呕吐，苔薄黄，脉数，一派胃热冲逆之假象，若投清胃之方，无异于雪上加霜。王老师细审详辨，不为假象所迷惑，认准胃中虚寒之真形，毅然投吴茱萸汤而获效。此一斑，足可窥王老师辨证认病之功底。二诊时，求功心切，大剂重投，使前过病所，致病情加重。对症处理，调药欠当（加入黄连，肉桂）打乱了茱萸汤的配伍布局，故不仅无效，反使病情进一步恶化，此中教训，刻骨铭心。待重新辨证后，认证不疑，再投原方，遂获桴鼓之效。

《伤寒论》中吴茱萸汤证凡三见：一为阳明食谷欲呕，由中阳不振，胃失和降而致；二为少阴吐利，手足逆冷，烦躁欲死，由阳衰阴盛，阴寒犯胃所致；三为干呕，吐涎沫，头痛，系肝胃虚寒，浊阴上逆使然。三症虽有不同，但同属阴寒内盛，浊阴上逆，胃气不降，故均可用吴茱萸汤统治。认证据此思路可开，应用较为广泛。如急性胃肠炎，溃疡病，慢性胃炎，神经性呕吐，偏头痛，高血压病，心脏病，肝炎，妊娠恶阻等，在病程中呈现肝胃虚寒，浊阴上逆者，均可用本方治疗。如运用得当，有显著疗效。据前人经验，本方运用时，吴茱萸与生姜的比例为一比二时疗效最佳。虽医必有方，然亦当医不执方，贵在随证灵活化裁，如阳虚恶寒甚加附子；血虚加当归；呕吐甚加半夏、丁香；腹胀加白蔻；吞酸加瓦楞子、牡蛎；胃寒痛加高良姜、制香附；虚甚重用党参。由此可见，运用古方，必须精通经典，并与实践相结合，学古而不泥古，方可取得较好的临床效果。

桃核承气汤逐瘀泻热一方多用

河南中医学院一附院（450000）　　王宝亮

桃核承气汤方出自《伤寒论》，是医圣仲景活血化瘀法中之首方，原治邪在太阳不解，传入下焦，瘀热互结之"下焦蓄血"证。本方由调胃承气汤加桃仁、桂枝组成，具有破血逐瘀、荡涤瘀热、调理胃肠之功效。临证不但可使用于下焦蓄血之"发狂"、"少腹急结"，若能紧握病机，随证化裁，凡瘀血邪热结聚引起的多种病症均可获得较好疗效。

曾治一男性患者，年方20岁。因骑车跌撞伤及小腹、会阴部，遂致小便不通，滴沥不畅，小腹拘急拒按，继之发热，渴引，舌质红且有瘀点，脉沉涩，曾投八正散无效，邀余诊视，因是病起于外伤，应属瘀血闭阻膀胱，阻碍气化，辨为"癃闭"，投以桃核承气汤加木通、瞿麦。三付病减，六剂告愈。

又如，一女性患者，18 岁。为人保姆，思家心切，常忧思郁怒，半年来，每至月经来潮则咯血鼻衄，伴腹胀胁满，口苦，便秘，月经稀少，色暗有块，舌有瘀斑，脉细涩，证属瘀热阻滞，上冲损伤血络所致之"倒经"证，投以桃核承气汤加柴胡，丹皮，嘱其月经前六日开始服用，日一剂，服至月经来潮，一次竟愈。

再如，某男，30 岁。建筑工人，施工中被砖块砸伤头部，昏迷 20 多分种，苏醒后感头部锥刺样疼痛，伴头晕、耳鸣、恶心、心烦、急躁、多梦、易惊，舌质紫暗有瘀斑，脉沉弦，此证显系瘀血阻滞，经络不通，方以桃核承气加汤川芎、红花、葛根、枣仁、藁本，增减服用 20 余剂，头痛消失，他症悉除。

上述三例病人，分别为癃闭、吐衄、头痛，为互不相同的三种病证，虽然临床表现不一，但究其发病机理，皆因瘀血热结所致。例一虽以小便不通为主，看似膀胱蓄水证，实为下焦蓄血证。对膀胱蓄水证和蓄血证的鉴别，主要从小便利与不利以及有无发狂、如狂为判断，因为两者都有少腹胀满的症状，前者小便不利，无发狂或如狂，而后者是小便自利，有发狂或如狂，由此看来，本病例似属膀胱蓄水证，但投以利水通淋之剂罔效，而应用桃核承气汤却妙如开闸决水，探研其理，病人脉沉涩，舌质暗有瘀斑，分明是瘀血闭阻膀胱，阻碍膀胱的气化，故当用桃核承气汤，而不宜用利水通淋之剂，因此，对于膀胱蓄水及蓄血证的鉴别主要应从舌诊和脉诊有无瘀血的征象来分辨，而不应单纯从小便的利与不利、有无发狂、如狂来区分。例二病人，虽为吐衄，病证发自上部，而实乃郁怒气结，肝失条达，气滞血瘀，阻于胞宫，终致瘀热上冲而发，故给予桃核承气汤加柴胡以疏肝解郁，逐瘀泻热釜底抽薪，导热下行。例三虽为头痛，仍属瘀血阻络所为，使用此方伍以川芎、红花、藁本、葛根，有升有降，既行又散，活血下瘀，疏通经隧，气血通畅，故通则不痛。除上述所举病例外，笔者还应用本方加减治疗食滞瘀阻之泄泻，瘀热痰火内扰之脏躁，以及尿毒症，脑血管意外之颅高压等均可取得较好的疗效。由此而言，学习经方，贵在触类旁通，守常知变，切忌墨守成规，囿于一见，临证时要治病求本，紧握病机，同病异治或异病同治，方能收事半功倍之效。仲景之方，乃中医方剂之典范，应用恰当，效若桴鼓，病情危急，更有起死回生之效，不愧为是辨证施治之创始人。

巧用经方的几点体会

四川省乐山市中医院（614000）　　　邓晓舫

后世称仲景书是"方书之祖"，誉其方为经方。经方配伍精专，取舍得当，理、法、方、药四个环节丝丝入扣，效果卓著，影响深远，为历代医家所称颂。古往今来，好用经方者不少，而妙用经方却不易，笔者有感于此，现就如何用好经方结合多年的临床谈几点心得，不揣冒昧，请明哲指正。

一、辨证论治与方证对应相结合

仲景首创辨证施治的原则，经历代医家的不断完善补充，已形成具有鲜明特色的一种论治方法。笔者受其全国著名老中医江尔逊主任医师学术思想的影响，近年来对方证对应有一些粗浅认识。"方证对应"即"有是证用是方，相符即可应用"。此仲景书之一大特色。江老强调：临床证候只要与仲景的描述契合，即可信手拈来而不必受脏腑，病因，八纲等辨证方法的拘束。笔者认为仲景《伤寒论》113方，每方均有无穷奥蕴，临床需灵活掌握，在辨证论治和方证对应问题上不可偏废。两者本来是珠联璧合，交相辉映的。如患者张某，头痛如劈3日，以额部为甚，自汗，口渴喜冷饮，面红身热脉洪大。诊为阳明头痛，给予白虎汤加蔓荆子、川芎、菊花、桑叶，一帖痛减，汗止，三帖即愈。又如，刘某，顽固性头痛3载，常伴恶心欲呕，时而晨起口吐涎沫或清水，曾多方投医罔效，笔者依据《伤寒论》厥阴篇"干呕，吐涎沫，头痛者吴茱萸汤主之"毅然投予吴茱萸汤全方，果收奇效。这就是仲景"但见一证便是，不必悉具"的体现。两例均为头痛，一则按仲景辨证论治的原则以阳明头痛辨证治而收效，二例则按方证对应而施治敏收捷效。

二、重视专药的运用

仲景在组方上常将专药配伍成某一证或某一病的专方，因此就形成了专方专药。平喘是麻黄的专长之一。仲景在邪热壅肺作喘之麻黄杏仁甘草石膏汤，水饮犯肺而喘之小青龙汤等都用之；再如大黄，仲景将其广泛用于寒秘，热秘，虚秘，实秘方中。如寒实内结的大黄附子汤，阳明腑实的大承气汤，少阳病兼里实之大柴胡汤，脾约证之麻子仁丸等均取其大黄泻下通便的专门作用，这种用药方法，为后世医家所称道。再如：干姜、细辛、五味子具有治咳之专长。笔者曾治一老孺，干咳无痰三月伴小便失禁10天（西医诊断为间质性肺炎）投以小柴胡汤，方中沙参易人参，干姜易生姜，另加细辛、五味子，三剂告愈，效宏功大。仔细玩味，仲景在小柴胡汤方后云："若咳者去人参大枣、生姜加五味子半升，干姜2两。"小柴胡汤原为治少阳病证之代表方，加用了治咳之专药，故既和解少阳，扭转机枢，而又收到敛肺止咳之功效，此乃巧用经方之最好实例。姜、辛、味作为治咳之专药，仲景亦常将其制入治咳方中，如：小青龙汤，桂苓五味甘草去桂加干姜细辛半夏汤，苓甘五味姜辛汤，苓甘五味加姜辛半夏杏仁汤，苓甘五味加姜辛半杏大黄汤，射干麻黄汤，厚朴麻黄汤。细析其因，干姜细辛发散寒邪，五味子收敛肺气，并监制姜、辛以防耗散太过，故姜、辛、味合用，散收适度，翕辟自如，临床用之甚广而功效显著。在专药应用上，仲景为后世医家树立了典范。如茵陈、栀子利胆退黄；人参益气；水蛭、虻虫破瘀散结；瓜蒂涌吐；柴胡用于往来寒热，石膏、知母用于里热壮盛等，这些传统用法，古往今来，一直袭用，经久不衰。因此，在临床实践中既要注重辨证施治与方证对应，又要重视专方专药，只有这样，才会灵活地、熟练地运用经方，巧用经方。

三、深刻领会经方要旨

仲景之方，不论大方、中方、小方均配伍严谨，各有法度，"药有个性之特长，方有合群之妙用"，药物一经有法度地配伍后则不止是各个单味药的作用。这里着重指出：有医者用经方，只用其药而不参考其原量，则有失制方之本义。因此，临证中掌握其经方之配伍、剂量及其加减，此乃中医经方之精髓。如仲景的小承气汤与厚朴三物汤，两方均由大黄、厚朴、枳实三味组成，惟小承气汤意在荡积，故重用大黄；厚朴三物汤意在行气，故重用厚朴，两方药量不同而治疗效果各异，故方名也因此而更改，这是仲景组方严谨的结果。笔者在医治一4旬某男的病毒性心肌炎时，抓住"心动悸，脉结代"这个典型的脉证，宗仲景之法，用炙甘草汤治之，以原方法度，重用炙甘草30克，生地150克，连用15剂，症状消失而告愈。现代药理研究：大剂量生地有强心作用，与炙甘草配合则抗炎，抗病毒而强心，使损害的心肌迅速恢复。笔者认为：用经方时虽强调知其配伍及原方剂量，并非泥守其方，墨守其量，实际上方剂药物固定是相对的，变化才是绝对的，仲景之方也是有加减的，如四逆散、真武汤、桂枝汤、小柴胡汤均有加减或变方，同时《伤寒论》一书中也还存在麻黄汤类方，承气汤类方，理中汤类方等。但须指出，有的医者在使用经方时只知其方，不明其药，虽有某方之名，实则名存实亡，倘若随便加减、杂乱无章，何以取效？须知经方之加减，常常一药之变，方名也随之而变，立法也变。如真武汤方中以人参易生姜，则更名为附子汤，变温阳利水法为温经逐寒，益气补虚法。一药之变即如此，更之愈多，则差之益远，岂能容忍之！

综上所述，可见只知随便开个经方加减是不行的，必须掌握仲景的整个学术思想，运用其辨证论治的原则，熟知条文的脉证，才能为用好经方打下基础。余才疏学浅，虽寐馈仲景学说而殊少建树，谨以几点体会敬献医林，此余之足也。

当归芍药散赞言

河南省开封市第一中医院（475001）　　　孙贺营

当归芍药散原为治疗"妇人怀娠，腹中疞痛"而设，具有调和肝脾，活血利湿之效。

妇人妊娠后脾气虚弱，此时若偶遇情志不遂，七情所伤则肝气抑郁，肝脾不和。郁结横逆，致伤脾气，聚湿生肿。故常见腹中拘急，绵绵作痛，小便不利，足跗浮肿等症。可用当归芍药散调肝养血，健脾利湿，缓急止痛。方中重用芍药平肝木而安脾土，合以归芎调肝、养血、活血。白术为安胎要药，补脾燥湿，配合茯苓，泽泻，渗湿泻湿浊，共达养血活血，健脾利湿之效，肝脾调和，其痛自止。

本方与逍遥散相比，均有当归、芍药、茯苓、白术诸药。有川芎活血，其养血活血之力可见；又有泽泻渗湿，与白术相伍，健脾渗湿之意昭然。而逍遥散则有柴胡疏肝；煨姜、薄荷舒郁；炙甘草调和健中。两方均可调和肝脾，其区别在于前者养血活血、渗湿利水，对血虚血瘀、脾虚湿阻者效好；后者疏肝健脾，用于肝脾两虚，木不疏土诸郁象，疏肝为主。

由于本方具有通调气血、养血活血、渗湿利水等作用，故可广泛运用于气血失调、血虚血瘀、湿阻诸证。舌脉要点足：舌淡红或淡暗，苔薄白或白腻，脉沉细弱或弦细无力。而妇人腹痛者可首选本方。

笔者常用本方合痛泻要方加减，治疗属植物神经紊乱而致的久泻，收到良好效果。如治一老年女性患者，大便溏泻10余年，加重半年。作结肠镜示：慢性结肠炎（左半结肠）。每于劳累，生气及感寒后泻次增多。入院时晨起必泻，日泻3～8次，泻下物为不消化食物，进食青菜及油腻食物则便次增多，伴腹痛隐隐，腰酸乏力。舌淡暗，少苔，脉细。曾多方治疗未见显效。经治疗大便次数减少，后又因家事生气后泄泻如故，伴左少腹疼痛隐隐。考虑久泻脾土已虚，虽温补脾肾见效，因情志刺激复发，治以调和肝脾之法，方拟当归芍药散合痛泻要方随证加减：当归10克，茯苓15克，炒白芍15克，川芎6克，泽泻15克，白术10克，防风10克，陈皮10克，肉桂3克，甘草6克。3剂后泄泻减，腹痛减轻，能食青菜，继调理四个月，病愈出院。

用当归芍药散加减治疗崩漏。治一女性患者，56岁。月经淋漓八个月，下血增多7天。患者两年前断经，于半年前月经复至。因生气下血突然增多，色紫暗，有血块，伴少腹疼痛，腹胀，乏力，心慌，双下肢肿，舌暗红，苔薄白，脉弦细。B超示：子宫肌瘤。既往有肝硬化病史。证属气滞血瘀，脾虚湿阻之崩漏。治以当归芍药散加味。处方：当归9克，炒白芍12克，川芎9克，茯苓15克，泽泻12克，炒白术12克，红参8克，乌贼骨12克，茜草12克，仙鹤草30克，乌药9克，元胡9克，甘草4克。3付，水煎服。二诊，药后经量明显减少，血块消失，仍以上方加减。服药6剂后下血已止，腹痛消失。

本人还用本方治疗闭经。闭经多为正气先虚，复因感寒、结气或堕胎、早产后而发病，病机多责之肝脾不足，气血虚弱，气滞血瘀，痰湿内阻等。《金匮要略》谓："妇人之病，因虚、积冷，气结，为诸经水断绝。"如治亢某，35岁，工人。月经过期10余天，伴腹部隐痛。舌淡红，苔薄白，脉沉细。证属肝郁脾虚，寒滞血瘀。以当归芍药散加减。处方：当归15克，炒白芍15克，茯苓15克，泽泻15克，炒白术12克，川芎10克，乌药15克，益母草30克，桃仁9克，红花9克，甘草6克。黄酒为引，加醋适量。服药2剂后月经即潮。当归芍药散原方中曾以酒和，笔者体会，可用黄酒加醋为引，以取其疏散，收敛相辅相济，疗效更佳。

当归芍药散通过加减还可保胎安产、治疗产前产后诸疾、妇女不孕证、更年期综合征、月经病、虚性高血压症、虚性低血压症、贫血、冠心病、肾炎、结石症、前列腺肥大、慢性膀胱炎、阑尾炎等。动物实验证明本方无致畸及遗传毒理学效应，无毒副作用，尤适于治疗妇女病及妇人杂症。因为血气失调是妇科疾病的重要机理之一，《素问·调经论》云："血气不和，百病乃变化而生。"血气不和，多气滞血瘀。妇人月经、妊娠、分娩、哺乳都以血为用，易耗损阴血，导致血虚。方中有四物汤中之三味即为养血活血而设。至于脾虚湿胜所引起的水肿、眩晕、心下悸、小便不利诸症，乃因泽泻汤加茯苓之健脾渗湿之功使水湿得利。故血虚、血瘀、湿阻兼见之妇人腹痛，当首选本方。方中芍药之应用，对虚性腹痛，用大量白芍，缓急止痛，对瘀血腹痛，赤白芍同用，化瘀柔肝，缓中止痛。

日本学者通过研究证实，口服当归芍药散后，全血黏度明显降低，血小板中血栓素合成减少。全血黏度高切变率、血浆黏度高切变率和血浆通过时间明显改善。红细胞变形能力也有改善，眼球结膜小静脉口径增大，血流速度和血流量增加。当归芍药散直接作用于下丘脑，调节垂体－卵巢功能。能加速神经内分泌的调节的排卵过程，增加孕酮分泌。用本方治疗子宫肌瘤合并妊娠早产一例，产后肌瘤出现缩小的倾向。学者们认为对虚寒证，有神经症状的高泌乳素血症，性卵巢功能不全的不孕证，首选药为当归芍药散，加味逍遥散。

因此，当归芍药散具有活血化瘀、利尿、解痉、镇静、免疫调节、内分泌调节作用，尤其是性激素系统和抗炎作用，可改善血液流变学及微循环。故可广泛应用于妇女病。但若能结合中医辨证，以血虚、血瘀、湿阻者更为合拍。

从临床谈麻黄汤的作用

河南省洛阳市第二中医院（471003） 韩冠先

麻黄汤是《伤寒论》治疗太阳伤寒之方，为八法之首——汗法的代表方剂，历代医家对此方都很重视。笔者临床亦惯用之，渐有所感。现就自己的体会，谈谈对麻黄汤的认识。

一、麻黄汤的基本作用

由于《伤寒论》谈到麻黄汤的用法时说要"覆取微汗"，第46条又云："太阳病……八九日不解，表证仍在，此当发其汗……麻黄汤主之。"故历代医家皆谓麻黄汤的作用是发汗，通过发汗使邪从汗解。但临床上经常见到有些太阳伤寒病人服了麻黄汤不汗而愈，有些服了汗出不愈，更有些病人不欲服药，希望通过运动、热浴等方式迫汗求愈，却往往汗出病加。可见出汗本身并不一定能解表祛邪，治疗表证也不一定非要发汗。近代有人用清热解毒法代替"在卫汗之可也"的法则，治疗温病卫分证取得成功，也说明了这一点。

从太阳伤寒的发生机制上看，风寒之邪侵犯人体并不是都能发病，只有当机体卫阳被遏，营阴不畅，营卫失常时才会发病。故治疗的关键在于畅和营卫，祛除风寒。出汗可能只是药物祛除风寒和畅营卫时机体的一种反应而已。这种反应受很多因素的影响，或出现或不出现，但不是愈必汗出。因此，麻黄汤的作用绝不限于发汗，它的基本作用应该是畅和营卫，祛除寒邪。这种功能可能包含了现代医学的抗菌、抗毒、抗过敏、调节免疫、促进防御等意义，也是它优于西药解热药之处。

我曾治一男性病人，依症属麻黄汤证。初予西药 A·P·C 片，汗出热退。但病未解而热复作。遂予麻黄汤加连翘一剂，如法服用，汗出热减而身不轻。续服两剂，虽未再汗，而病已除。说明麻黄汤通过一定的药量和时间，消除了病邪，使人体营卫恢复了正常，并不是一汗了之。

二、麻黄汤取汗的条件性

正因为麻黄汤本身并不具备必然的致汗作用，因此，用它取汗时受到一定的条件限制。这种限制主要来自以下三个方面：一是疾病的性质，再是服药方法，三是合理配伍。

从疾病的性质上来讲，不论是内伤杂病，或是外感表证，如果具备发热这一条件，用后一般都会出汗。假使"或未发热"，或热度很低，用麻黄汤虽属对证，一般不易出汗。我用麻黄汤治疗恶寒而未发热的太阳伤寒证及不伴发热的坐骨神经痛等病，用后多不出汗。这一点和西药退热药相似，有人长期服用阿司匹林预防冠心病等，并不见出汗。因此，临床运用麻黄汤治疗其他疾病时不必畏其发汗。

若用麻黄汤取汗时，则必须讲究服药方法。《伤寒论》言明要"温服"，要"覆"被取汗，这都很重要。麻黄汤一般用于寒证，故均应温服，以助药力。对于必须取汗的病人，又须同时覆被，避风，甚至啜以热粥，否则就很难达到目的。临床上可以利用这一限制，扩大麻黄汤的应用范围。如对需用麻黄汤治疗，又不能取汗的病，可令病人不覆被，不避风，免其出汗。

另外，麻黄汤的配伍也很重要，麻黄虽为主药，但用其取汗时必须得到桂枝和杏仁的辅助，尤其杏仁的作用，不可小视。杏仁具宣降之功，能助麻黄泄卫畅荣，是麻黄汤中必不可少的药物。用麻黄汤取汗时，杏仁用量不能低于麻黄用量，反之可减少杏仁用量，并酌配生石膏或熟地。

三、麻黄汤不仅用于太阳伤寒

麻黄汤是治疗太阳伤寒的代表方剂，但不是唯一方剂；太阳伤寒可以不用麻黄汤，麻黄汤也不仅用于太阳伤寒。由于它的基本作用是畅和营卫，祛除寒邪，故风寒邪阻滞，营卫不调所引起的疾病均可选用。如《古今录验》用其为主制成续命汤治疗中风痱；《金匮要略》用其加白术治疗"湿家身疼烦"；近代也有人用麻黄汤治疗伤寒难产、无汗症、长期低热等病。笔者也常用其治疗荨麻疹、坐骨神经痛、水肿、阳虚寒盛的胸痹、脉迟等病，多获效验。如曾治一病人，因露风寒，突发右腰腿疼痛，举步维艰，西医诊为坐骨神经痛。经用瑞培林、强的松并配合穴位封闭治疗十余天，效果不显。给服麻黄汤加制乳香、制没药，两剂知，六剂而愈。

总之，麻黄汤祛除寒邪，畅和营卫，可取汗而非必汗，治伤寒兼疗杂病，用途甚广。相信对其作用机制的研究会不断深入，从而为它的应用提供科学依据。

李绍康运用柴胡桂枝汤的经验

开封市第一中医院（475001）　　李跃冲

已故先师李绍康副主任医师，长期从事临床，学验丰富，擅长运用仲景之方于临床，得心应手，效若桴鼓。仅以柴胡桂枝汤的临床运用介绍于下，略见一偶。

先师认为，柴胡桂枝汤乃桂枝汤与小柴胡汤各取其半组成，广其功效，集二方的优点，又优于二方。桂枝汤为仲景伤寒论群方之冠，临床运用上，实非独为伤寒太阳中风而设。历代先贤运用此方，除解肌发汗，调和营卫外，尚具有健中补虚、理脾和胃、温中散寒、宣通血脉、疏利关节等作用。稍移其剂，应用更为广泛。小柴胡汤是为少阳经病证而立，具有疏利、和解少阳病邪之妙用。但临证实际运用远非如此。少阳在六经为枢，是开合的关键，拨动其枢机可又调动全局。因此，小柴胡汤在临床运用上尚有通调三焦、调和脏腑、扶正祛邪、益气升阳、健脾和胃等功用。

李绍康老师运用柴胡桂枝汤治症广泛，变化灵活，稍作药物及剂量增减即疗效倍增。用于解表退热以除外感之邪；调理

脾胃以平木土相乘之变；安和胃肠以正清浊相扰之苦，益气升
阳以解中气下陷之虞；清热平肝、强心安神以调心神被扰之
患；宣通筋脉以疗血流瘀阻之疾。本方虽合小柴胡汤，桂枝汤
为一，也非单为表里双解之用。其临床功效，据笔者体会，可
归纳为解、清、和、补、温、疏几方面作用。

　　该方除合小柴胡汤、桂枝汤外，尚寓有黄芩汤方之涵义。
可用于春温之邪在少阳胆经气分，有解表清热坚阴之用，又可
治痢泻，有固护肠胃作用。柴胡合白芍，炙甘草配以姜枣，又
有四逆散之法度。此乃疏理肝气，通畅阳气之基础方。桂枝汤
配黄芩又有阳旦汤之妙。桂枝汤配党参又有桂枝加人参的功
效。又柴胡桂枝合用，走胸胁，桂枝配人参而温经补虚，桂枝
伍半夏又可化痰而通经络，半夏与黄芩相合有辛开苦降之
意……由此可见，柴胡桂枝汤之变化无穷，临床运用极其
广泛。

一、外感发热

　　临床发热属外感六淫，时邪侵袭以及体虚感冒可应用。症
见发热或高热伴恶寒，有汗或无汗，乏力肢困，脉浮。辨证属
表邪外束，内有蕴热，以柴胡桂枝汤加生石膏、白薇等解表退
热。清热以和胃安中，往往一剂知，两剂已，临床对肠胃型感
冒疗效颇佳。

　　谷某，女，68 岁。年高体弱，外感风寒，发热憎寒 2 日。
头痛，呕恶，心下痞硬，肢体困痛，口苦纳差，溺黄。诊其脉
浮数，舌苔薄白，质红。处以柴胡桂枝汤加生石膏、白薇两
剂。服后热退，身和，惟纳食欠佳，继以橘皮竹茹汤善后
而愈。

二、咳喘

　　李绍康老中医治疗咳喘，分为痰居胸肺、肺气郁闭两型。
"肺为贮痰之器"，若痰居胸中，气道阻滞可见咳喘、胸闷、

胸痛。临床用柴胡桂枝汤合小陷胸汤名为"柴桂陷胸汤"。治疗肺气郁闭型，用柴胡桂枝汤方合小青龙汤名曰"柴桂青龙汤"。"诸气膹郁，皆属于肺"。以宣肺疏理气机为原则。另一类型肺气郁闭，喘轻闷重，气机不畅，同样引起咳嗽、闷喘等。此时又当运用柴胡桂枝汤加厚朴、杏仁等。本方治疗慢性气管炎、肺气肿、肺源性心脏病等疗效较好。总之，以柴胡桂枝汤治疗胸肺疾患的特点在于祛邪不伤正，行气不破气，且药进即效生，复发率低，疗效巩固。临床发现尤其是沉年痼疾之肺心病患者，用本方既可强心益气，改善心肺功能，又能宣肺化痰，清热解毒，消炎杀菌。

张某，男，45岁。原有肺气肿多年，近四五日来咳喘加剧，伴大量白痰，黏稠难出，胸闷，气短，午后背部有憎寒感，口苦不食，心下痞满，肢困乏力。诊其脉滑数，舌苔黄白相兼、略腻、质红。辨证属体虚外感，痰热壅肺。处以"柴桂陷胸汤"加鱼腥草、生石膏，清热化痰、解表扶正、宣肺平喘。三剂症状大减，六剂而安。随访该患者冬季未发病。

三、肝胆疾患

先师认为肝胆疾患如慢性肝炎、慢性胆囊炎、肝硬化等病机为肝气不舒、肝胃不和，湿热阻滞。症见肝区痛或右胁不舒、黄疸、腹胀、食少恶心、食谷不化、乏力，均可选用柴胡桂枝汤加减治疗。

慢性肝炎临床以脘痞腹胀、食少口苦为主要症状，可用柴胡桂枝汤合半夏泻心汤，名曰柴桂泻心汤。疏肝和胃，辛开苦降以消痞除胀。湿热蕴积型则以该方加茵陈、栀子、连翘等清利湿热退黄。慢性胆囊炎而见口苦胁痛、呕恶厌油，治以柴胡桂枝汤合金钱草、鸡内金、海金沙等，名曰柴桂三金汤。早期肝硬化而见胁痛、腹胀、纳呆，用柴胡桂枝汤合金铃子散；肝硬化腹水则以柴胡桂枝汤合五苓散，名曰柴桂五苓汤治疗。柴胡桂枝汤用于肝胆疾患之妙处在于治肝实脾，疏肝解郁，且可防止肝纤维化。

吉某，男，62岁。纳差月余，伴口苦、脘痞、腹胀、右胁痛、时泛呕、乏力、头晕、气短、尿黄便溏。体质素健，有慢肝病史。查脉弦数无力，舌质淡红，苔薄黄微腻。巩膜轻度黄染，肝区有压痛。B超：显示弥漫性肝损伤，肝大，右锁中下2.5厘米，剑突下2厘米。肝功能：锌浊20μ，谷丙转氨酶70μ。方以柴胡桂枝汤合半夏泻心汤加金钱草、茵陈、元胡、川楝子等加减出入20余剂，症状明显减轻，恢复工作，复查肝功能均正常。

近几年来，老师运用柴胡桂枝汤加丹参、三七、板蓝根等配制成药，名曰柴桂乙肝汤，治疗慢性乙型肝炎，促使表面抗原转阴，取得了满意效果。对改善肝功能，促进肝循环代谢，增强机体免疫能力等方面，均有一定的作用。

四、胃脘痛

李绍康老师认为脾胃疾病之症状有三个证候群。其一，胃气上逆，浊气不降，表现呕吐、恶心、不食、呃逆等；其二，脾气不升，运化失常，表现纳呆，便溏或泻痢；其三，邪滞中焦，表现痞、胀、痛。而该方有升清健脾之柴胡、桂枝、人参，复有黄芩，半夏之降浊。柴胡桂枝汤合大柴胡汤兼能通腑和胃，方名柴胡承气汤；合泻心汤之类或于原方中加黄连或干姜，增加辛开苦降、消痞调中之用，方名柴桂泻心汤；合小建中或黄芪建中之辈，倍芍药加饴糖为引，健脾补虚，方名柴桂建中汤。临床上急慢性胃炎、肠炎、消化道溃疡，消化不良等消化道疾患均可辨证使用。

王某，女，51岁。慢性胃炎10年余，此次因生气且兼外感胃脘痛复发，痛势剧烈，经某院治疗月余，痛稍缓解。饮食喜热畏寒，口苦，少腹胀痛，按之尤甚，大便干，四日一行，脉沉弱，舌暗红，苔黄腻前部缺津。辨证为脾胃寒热，虚实夹杂。拟调畅气机，解表通便之柴桂承气汤。3付后，得大便而胃痛减轻，食欲增。再拟竹叶石膏汤2付清退虚热，和胃善后。随访年余未发。

另外，先师用柴胡桂枝汤加防风、川芎、细辛、鸡血藤、元胡、茯苓、胆星、牛膝等治疗风湿痹痛、关节痛、肿胀以及骨质增生等症。风湿或类风湿关节炎则合桂枝芍药知母汤。

总之，柴胡桂枝汤之临床运用之广泛，非本文所能概括。李绍康老中医认为，本方的主要特色在于"截断"作用。在外感疾患中，能防止病邪内传，使之从太少阳经两解而出，在内伤杂症中，又可截断疾病的发展，使疗效巩固，体现了"治未病"之意。此乃仲景组方之妙，先师运用之巧。

《金匮要略》食疗法

中国中医研究院医史文献研究所
（100700）　　杜晓玲

民以食为天。《灵枢》曰："谷不入，半日则气衰，一日则气少矣。"我们的祖先历来非常重视饮食营养和饮食卫生，并且把合理的饮食结构搭配，以及进食的时间、方法、禁忌等作为人体养生保健和治疗疾病的重要手段，这就是我国传统医学特有的医疗方法之一，即饮食疗法。早在三千多年前的周代，已经有了专职的营养医师，《周礼》称之为"食医"，负责掌管帝王的"六食、六欲、六膳、百馐、百酱、八珍之齐"。还对饮食营养和食物配制都有严格而详尽的规定和要求，综合食物的四气五味，适应季节时令及帝王的身体状况等。长沙马王堆出土的西汉医书，如《养生方》、《杂疗方》、《五十二病方》等也都有食疗内容的记载。划时代的理论巨著《内经》更奠定了食疗法的理论基础。

东汉医圣张仲景之《金匮要略方论》，为杂病治疗专著，其组方用药备受历代医家推崇，盛赞其为"经方之祖"。张仲景重视辨证施治，也十分重视食疗作用，他将药物与食物共同组方，协同作用，相辅相成，堪称"药疗"与"食疗"相结合的典范。本文试就《金匮要略》之饮食疗法浅述如下：

一、食助药力

仲景指出："凡饮食滋味，以养于生，食之有妨，反能为害。"所以他在治疗疾病时，很善于以食物协助药物发挥效力，既能治愈疾病，又不损伤脾胃。如桂枝汤煎服法："右五味，㕮咀，以水七升，去滓，适寒温服一升。服已，须臾啜稀粥一升，以助药力，温复令一时许，遍身漐漐微似有汗者益佳，不可令如水淋漓，若一服汗出病差，止后服。"桂枝汤调和营卫，发表解肌，用治太阳中风证，此证不可用麻黄之类强发其汗，而以饮热粥一升，助其药力，使病者微汗出，同时米粥又可顾护胃气，增强体力，使邪去而正不伤。再如治疗虚劳不足，产后腹中疞痛之当归生姜羊肉汤，方中生姜温中散寒，当归养血活血，重用羊肉这一血肉有情之品，味厚性温，补虚生血，以疗其本，寓治于食。又如治疗脾胃虚寒，水湿内停，腹满疼痛之附子粳米汤，方用附子温中止痛，散寒除湿，半夏祛湿化痰，消痞散结，甘草补脾和胃，缓急止痛，再以大枣、粳米两味食物药和中益气，健脾利湿。食药并用，相得益彰，则脾虚可补，寒湿得除，腹痛能止。此外，《金匮要略》中诸多丸剂、散剂，如当归散、土瓜根散、肾气丸、赤丸、大黄䗪虫丸、薯蓣丸等均以酒饮服之，以助药力。侯氏黑散，则常宜冷食，以"冷食自能助药力"等。

二、食缓药势

辨证论治，有是证用是药，无疑是中医治疗疾病的关键所在。但临床上病人的病情往往都是错综复杂的，有表里同病、寒热错杂、虚实间见等不同情况，给遣方用药带来矛盾，祛邪唯恐伤正，或病体不胜药力。张仲景巧妙地运用了食疗这一方法，成功地协助药效，控制药势，达到治愈疾病的目的。如乌头煎，治疗寒疝腹痛，手足厥冷，乌头性味辛温，为驱风散寒止痛要药，但有大毒，乌头煎以蜜二升煎之，缓其毒性。蜜甘平，补中缓急，并有解毒作用，内服可解乌头、附子毒。又如十枣汤，用治悬饮内停，方中大戟、芫花、甘遂三药均为峻下攻水之品，药力峻猛有毒，易伤正气。但不用此药，内停之悬饮便不能消除，因此仲景以大枣、糜粥与其相畏，攻补兼施，祛邪护正，可使药到病除。再如皂荚丸，治疗咳逆上气，时时吐浊，皂荚味辛入肺，除痰之力量猛，但其性辛散走窜，又有小毒，易引起呕吐腹泻，故用丸剂，并以枣膏和汤服，以缓其性、解其毒。再如甘遂半夏汤以治留饮欲去，亦以蜜煎缓其药势。《金匮要略》中许多丸剂，如薯蓣丸、大黄䗪虫丸、赤石脂丸、九痛丸、麻子仁丸、瓜蒌瞿麦丸、半夏麻黄丸等，均以蜜和为丸，以缓性解毒。

三、饮食将息

《素问·五常政大论》曰："大毒治病，十去其六；常毒治病，十去其七；小毒治病，十去其八；无毒治病，十去其九。谷肉果菜，食养尽之，无使过之，伤其正也。"饮食调理是辅助药力治疗疾病的重要方法，对于某些慢性病证，体弱或者大病初愈的患者，食疗比药疗更有效，也更易被病人接受。如《金匮要略》甘麦大枣汤，治疗妇人脏躁，喜悲伤欲哭，亦即肝气不舒，抑郁伤脾之征。用小麦、入肝经而养心气，大枣、甘草甘润生阴，缓中补脾。再如百合鸡子黄汤，治疗百合病吐之后，所谓百合病，即"意欲食，复不能食，常默然，欲卧不能卧，欲行不能行，欲饮食或有美时，或有不用闻食臭时，如寒无寒，如热无热，口苦小便赤……身形如和，其脉微数……"也就是热病后余热未清的征象，误用吐法，伤及脏气，用百合养阴清热，鸡子黄安五脏治热痰，补正清邪同时并举。再如攻逐水饮之十枣汤，方后注云："得快之后，糜粥自养"峻猛攻邪之剂，应中病即止，再以糜粥调养，护胃扶正。

四、饮食禁忌

《金匮要略·禽兽鱼虫禁忌并治篇》曰："所食之味，有与病相宜，有与身为害，若得宜则益体，害则成疾。"又曰"肝病禁辛，心病禁咸，脾病禁酸，肺病禁苦，肾病禁甘。春不食肝，夏不食心，秋不食肺，冬不食肾，四季不食脾。辨曰：春不食肝者，为肝气正，脾气败，若食肝，则又补肝，脾气败尤甚，不可救。又肝旺之时，不可以死气入肝，恐伤魂也。若非旺时即虚，以肝补之佳，余脏准此"。提出了许多饮食禁忌原则和具体方法，限于当时社会的科学认识水平，某些说法是荒诞不经的，如"马脚无夜眼者，不可食"，"妇人妊娠，食雀肉，令子淫乱无耻"，"妊娠食姜，令子余指"等。但其中多数禁法则还是有一定科学道理和实用价值的，如："诸肉及鱼，若狗不食，鸟不啄者，不可食"，"六畜自死或疫死，则有毒，不可食之"，是说凡腐烂变质，疫毒感染的鱼肉食品，均不能食用。再如："羊肉其有素热者，不可食之"，"梅多食坏人齿"，"梨不可多食，令人中寒，金疮、产妇亦不宜食"，"果子落地经宿，虫蚁食之者，大人忌食之"等，对食疗养生、营养保健都有一定指导意义。

五、食毒解救

在张仲景生活的时代，人们对食品卫生的认识还处于朦胧模糊的状态，食物中毒之事时有发生，因此《金匮要略》后三篇中，收载了许多食物中毒的治疗方法。纵观仲景食毒解救之法，不外两条：一是服用解毒药物，如："菜中有荭菪，叶圆而光，有毒，误食之，食人狂乱，状如中风，或吐血。治之方：甘草，煮汁服之，即解"，"食苦瓠中毒治之方：黎穰，煮汁，数服之，解"，"治六畜鸟兽肝中毒方：水浸豆豉，绞取汁，服数升愈"。二是给邪毒以出路，包括汗、吐、下三法，如："治噉蛇牛肉食之欲死方：牛肚细切，以水一斗，煮取一升，暖饮之，大汗出者愈"，"饮食中毒，烦满，治之方：苦参三两，苦酒一升半，右二味煮三沸，三上三下，服之，吐食出即瘥"，"食诸菌中毒，闷乱欲死，治之方：人粪汁饮一升，土浆饮一升，大豆浓煮汁饮之，服诸吐利药，并解"，"治食犬肉不消，心下坚，或腹胀，口干大渴，心急发热，妄语如狂，或洞下方：杏仁一升，合皮熟研用，以沸汤三升，和取汁，分三服，利下肉片，大验"。

　　综上所述，汉代医著《金匮要略》中已有完整的食疗体系和具体的食疗方法，尚需要进行深入的发掘和整理，以使这一古代文献巨著更好地为我国人民的健康长寿服务，也为现代医疗科学的发展发挥作用。

张树田运用麻黄附子细辛汤治疗杂病经验

安徽省淮南市第二人民医院
（232072）　　曹安来

　　麻黄附子细辛汤源出《伤寒论》，由麻黄二两、附子一枚、细辛二两组成。原方用于"少阴病，始得之，反发热，脉沉者"之"太少两感"证。方中麻黄发汗解表，附子温经助阳，细辛温经散寒，可内散少阴之寒，外解太阳之表。该方配伍严谨，组方巧妙。麻黄配附子，助阳解表，使邪去而不伤正；细辛伍附子，温经通络，增强气化，通达上下，温化寒湿；麻黄细辛合用，温散太阳经腑，使经气通利，邪从表解，水道通调，寒湿自去。三药相伍，可温可散，可表可里，可通可利，可升可降，而成表里双解之法。我市著名中医张树田老师对本方研究运用颇多，独具心得，用该方治疗多种病证。每获显效，现将张师运用本方治疗杂病的经验整理如下，供同道参考。

　　张师认为麻黄附子细辛汤为温阳发表之峻剂，由于仲景论述简要，加之药物峻猛，因此近代使用不多，即使运用也只从两感着眼，而使运用范围受到局限。细审该方，仲景冠以"少阴病"三字有着深远的意义，从脏腑关系看少阴统括心肾两脏，兼水火二气，水能克火，故易从寒化，若肾阳素虚，感受外邪，则表现为本虚标实之证，故临床上凡辨证属肾阳不足，寒邪外侵者，皆可以此方加减治之。本方中麻黄有散寒解表之功以治表邪；附子温经助阳以治里虚；细辛通彻表里，伍附子内散少阴之寒，助麻黄外解太阳之表。三药合用，可发汗而不损伤阳气，奏扶阳解表之功。因此可用于肾阳虚衰，机体失于温煦，寒邪束于肌表，卫阳不得布达，气血运行不畅，脉络受阻所致之各种病证。其临床辨证要点是：患者既有发热恶寒、头痛、无汗等太阳表证，又见四肢不温、欲卧、面色黄或苍白、脉沉细等少阴里证。

　　本方虽为阳虚外感而设，但阳虚的程度不是太甚，若阳气衰微，症见下利清谷，脉微欲绝，纵兼外感，当以救里为急，若再误汗，必致亡阳厥逆，对此应加注意。

　　例1：刘某，女，37岁。自诉咽痛如有物梗阻历时6年，五官科诊为慢性肥厚性咽炎，服多种中西药物无效，每因受凉或劳累后咽炎复发，咽痛加重。渴喜热饮，大便溏薄，小便清利，舌质淡胖，周有齿痕，苔白，脉沉紧。根据《伤寒论》301条，遂用麻黄附子细辛汤加味：生麻黄10克，熟附子10克，细辛6克，桔梗3克。三剂药后，咽痛止，余症亦减，继服6剂而愈。

　　例2：陈某，男，64岁。咳嗽四月余，入夜尤甚。患者初病发热恶寒，曾服板蓝根冲剂二十余包不效，继间断用止嗽散、参苏饮等方，收效甚微。诊时面色㿠白，神疲，周身畏寒，咳嗽痰少，咳则吐涎，口和不渴，舌质淡，苔薄，脉沉细而弱。摄胸片示：两肺纹理增粗。四诊合参，辨证为阳虚之体复感风寒，初起失表，误用苦寒，致肺失宣肃，久延及肾，致肺肾之气不振，而咳久难愈。拟投麻黄附子细辛汤加味温阳宣肺止咳：生麻黄9克，熟附子9克，细辛2克，姜半夏12克，炒杏仁10克。水煎服，服药2贴，畏寒得除，咳嗽大减，诸症亦愈过半，继服四贴咳止而安。

例3：化某，女，71岁。左上肢疼痛2月余，经X线摄片等多方检查，未明疼痛原因，服中西药多种无效。上肢疼痛、麻木，夜间尤甚，难以入眠。患肢不能高举，颜色苍白，疼痛遇寒加甚，得热稍舒，触之肌肤发凉。舌质淡，苔薄白，脉沉细。此由年老体弱，肾阳不足，腠理空虚，卫阳不固，风寒湿邪乘虚外侵，袭于脉络，致气血运行不畅而痛。温肾壮阳则外邪不解，发汗祛邪则阳气愈虚，非助阳解表之剂，难建阳回邪去痛止之功。拟麻黄附子细辛汤加桂枝10克。服药3剂，恶寒除，手足转温，肢痛大减。继用上方加黄芪18克，连服18剂告愈。

例4：屈某，女，48岁。四季周身无汗不适8年余，先后求治多地，延医20余人不效。诊时，正值仲夏，天气炎热，周身无汗不适，欲求汗出则体快，神疲，怕风，面色少华，扪之体肤无汗。详询病史，知其二十余年前患风湿性关节炎，后又继发风湿性心脏病，经多方治疗症状得以控制。诊脉沉，舌淡红，苔白滑。此风湿袭表，寒湿入侵，内舍于心，久则及肾，肾阳折损，失温煦之能，无力鼓汗达表，致终年不得汗出。拟麻黄附子细辛汤助阳透表：生麻黄12克，熟附片15克，细辛3克。药后3剂即见小汗，全身舒适，10剂药后汗出如常人。

例5：杨某，男，48岁。右下肢疼痛、麻木两年，加重半月。患者病起于冬季涉水之后，近半月由于天气转冷疼痛加重，患肢发凉，疼痛以夜间为甚，喜温恶寒，得温则减，伴麻木沉重，屈伸不利。舌质暗，苔白厚腻，脉沉弦细。此属痛痹，由素体虚弱，卫阳不固，复因涉水，感受寒湿之邪，流注经络关节，气血运行不畅而致，痹久不愈，气血凝滞，邪气壅阻，筋脉不通，阳气不充，治宜温经散寒，通痹止痛，麻黄附子细辛汤加味：麻黄9克，熟附子12克，细辛6克，丹参30克，苍术

15 克，木瓜 10 克，牛膝 9 克。水煎服。上方 4 剂药后，周身微汗，右下肢疼痛大减，麻木发凉感亦有好转，继以原方加黄芪 20 克以益气通脉，计服药 18 剂而愈，随访未复发。

不见其证亦是

河南省温县中医院 （454850）　　王玉茹　靳亲文

　　小柴胡汤治症是："寒热往来，胸胁苦满，心烦喜呕，默默不欲食，口苦咽干目眩。"只要具备以上症状，便可投以小柴胡汤。笔者在临床中常用本方治疗身热、潮热或兼见以上主症的疾病。如流感、气管炎、肺炎、麻疹、疟疾、腮腺炎、胸膜炎、肺结核、脓胸、肋间神经痛、肺气肿、带状疱疹、肝炎、胆囊炎、肝功能障碍、胃炎、胃酸过多、颈淋巴结核、圆形脱发、扁桃体炎、耳科疾病、产褥感染、热病痊愈期的间断发热、不明原因的潮热症、神经官能症等。

　　仲师云："但见一证便是，不必悉具"。笔者在临床上体验到用本方不见其症亦是。无论有没有主症，只要病机涉及少阳，或只要涉及机体侧面的临床症状，皆可以小柴胡汤加减应用。

　　"少阳中风、两耳无所闻"。小柴胡汤对于急性实热症之耳病，耳前耳后的肿痛、耳内堵塞感、耳内疼痛、耳鸣、听力下降以及耳部湿疹、耳部流脓、鼓膜出血、鼓室积脓等，都有很好疗效。

　　治疗时，据病情适当加减，若耳部湿疹或鼓室积液（非化脓性中耳炎），流脓量多者（化脓性中耳炎），为邪在少阳兼有水湿，宜解少阳，兼行水湿，本方去大枣（甘腻滞湿），加茯苓、车前子、木通、泽泻、白术等利水渗湿之药；耳部炎症肿，痛俱重（如急性化脓性中耳炎酿脓期，鼓膜充血，耳痛剧烈，发热等），为肝胆炎热壅盛，以小柴胡汤去参、枣，重用柴胡，并加龙胆草、山栀子、夏枯草、大青叶之类，以加强清肝胆火热之力。若热毒盛，灼痛肌膜，耳部成疮痈者

（如耳前漏管感染，外耳道疖，乳突骨膜脓肿等），宜加银花、连翘、地丁、野菊花、蒲公英等清热解毒之品；若血分有热，表现为局部充血鲜红，宜加清热凉血、活血药物，如生地、赤芍、丹皮等；若血热成瘀，疼痛剧烈，充血呈暗红色，可加活血去瘀止痛药，如桃仁、当归、红花、乳香、没药之类（乳香没药偏温燥，不宜重用）；若情志所伤，气机不利，暴鸣暴聋（如神经性耳聋），宜加行气解郁、活络通窍药物，如白芍、香附、青皮、川芎、石菖蒲、路路通、葛根之类。

耳与少阳经脉关系密切，耳病实症多属少阳经脉不利所致，小柴胡汤善于疏利少阳，故是治疗耳科实症较有效的方药。

原发性或继发性幽门功能紊乱，或胃切除后致胆汁和小肠碱性液反流入胃，称为胆汁反流。由此所致的胃炎称胆汁反流性胃炎。由于反流液中胆酸盐等物质反复地刺激胃黏膜，破坏了黏膜屏障，致使病程迁延，长期不愈。我们用小柴胡汤治疗具有明显胆汁反流的胃炎26例，其中浅表性胃炎14例，萎缩性胃炎8例，浅表加萎缩性胃炎4例，伴反流性食管炎者3例，伴胃溃疡者5例，伴十二指肠球部溃疡者4例，伴十二指肠炎者5例，组织学检查非典型增生7例，肠上皮化生10例。治疗以小柴胡汤为主，每日一剂，分两次水煎服。久病有瘀者加莪术10克；郁热者加黄芩黄连各5克；脘痞者加枳实15克；合并溃疡者加乌贼骨25克，大贝10克；大便潜血者加白及6克，大黄8克，一个月为一疗程。

治疗前均有不同程度的上腹胀痛，治疗3天症状消失者5例，4~7天消失者6例，8~15天消失者9例，22天之内消失者6例；治疗前有嗳气者17例，治疗后消失者15例，无效2例；治疗前有嘈杂者18例，治疗后消失者15例，3例好转；治疗前有胃脘嘈杂者17例，治疗后全部消失；治疗前胃镜检查均有胆汁反流，胃窦部蠕动不规则，服药1疗程后，胃镜复查：24例胆汁反流消失，胃液色清，胃黏膜无黄色黏液附着，胃窦蠕动规则，幽门开合良好，食道内反流液消失，其余2例连续服药2个疗程，1例反流消失，1例无变化。

14 例浅表性胃炎，治疗后胃镜复查均获不同程度的好转，而萎缩性胃炎未见明显好转，肠上皮化生的亦无明显变化；合并 9 例溃疡者，治疗后溃疡全部消失；合并十二指肠炎者 5 例，治疗后无明显变化。

慢性胃炎，以胃脘疼为主症。大都有腹胀，痛连两胁，口苦、口干、嗳气、嘈杂等特点，与中医学中肝胃不和或胆热犯胃之证型相符。

脾气以升为顺，胃气以降为和。胃气不降，就会出现胃脘疼痛，胀满等症；胃气不降反而上逆，则可见到呃逆、呕吐等症。胃主受纳，脾主运化，其功能正常与否，除依赖脾胃之气外，尚与肝胆之疏泄密切相关。肝气疏泄条达，则脾胃升降和顺；肝气失于疏泄而横逆犯胃，则胃气失于和降，便会产生肝胃不和之证。由于肝郁日久化火，可见嘈杂，口干，口苦等肝胃郁热之象。

笔者认为本病重点在于肝失疏泄这个病理环节，因而应从疏肝和胃入手以达到治肝可以安胃之目的。故选用疏肝和胃的小柴胡汤为主方进行治疗。临床中，郁热甚者加黄连，兼瘀血者加丹参，气滞脘胀者加枳壳。该方具有疏肝泄热，益气和胃、理气活血之功效。

经方治验

新乡市第一人民医院（453000）　　杨鲁一

一、《苦酒汤》治疗失喑

"苦酒汤"是《伤寒论·少阴篇》用以治疗痰火互结，咽部糜烂，而导致声音嘶哑，语言不出的有效方剂。

本方是由半夏、鸡子清、苦酒（即米醋）共三味药组成。方中半夏燥湿化痰、消痞散结，鸡子清润肺利咽、清热解毒治咽痛，米醋散瘀、消痈疽疮肿、散水气、敛咽疮、治一切恶水血疾、癥结痰癖，又能敛降阴分中之热淫之气。三味药合用，有化痰散结、消肿敛疮、清热利气之功。

方药及服法：制半夏 10~15 克，加水 500~600 毫升煎 30 分钟左右，取 200 毫升，去渣加水米醋 50 毫升，待凉后加入鸡子清 2 个搅拌融合。徐徐含咽，每日一剂。多次少量含咽意在使药液浸渍患处，取其内外合治之功效。本方对于实证患者如咽部充血、水肿、失喑，或口舌溃疡、疼痛难忍者均有良好的效果。

"失喑"古称"喉喑"，即是声音嘶哑发不出音来。这一证候有虚实之分。如病程较短，虽是语声重浊而不清晰，但其"失喑"有声闷气粗有力之势。这种"失喑"称为"暴喑"，多属实证。其病因及发病机理多由于风、热、痰内遏于肺，肺气被袭，失于宣通。肺脉上通于咽喉部，气道受阻，而致声不能扬。因之失喑一症，病位虽属咽喉部，但与肺金的正常与否是有密切的关系。所以凡属实证的"失喑"，概称为"金实不鸣"。如因久病、体虚、病程长形成的"失喑"，常表现为语声低弱，少气无力、苍老，称为"久喑"，多属虚证，即"金碎不鸣"。此证多属气阴两伤，而使肺金失养，应另当别论。

刘某，男，46 岁。自述半月前因患风热感冒而咳漱，吐黄痰，继而失喑，声闷气粗。舌红苔黄腻，脉滑有力。五官科诊查：声带发红，水肿。曾服西药抗菌素及中药清热利咽之剂，均无明显疗效。给："苦酒汤"2 剂后，发声自如。又 2 剂后痊愈。后随访无复发。

二、吴茱萸汤治疗呃逆

吴茱萸汤是先师仲景在《伤寒论》中用于治疗中下焦虚寒，浊阴上冲所致的各种证候。

本方有吴茱萸、人参、生姜、大枣组成。方中吴茱萸温中、下气、散寒、降逆止呕，并有止痛作用。《本草经疏》说："凡脾胃之气，喜温而恶寒，寒则中气不能运化，或为冷食不消，或为腹内绞痛，或寒痰停积，以致气逆发咳，五脏不利。吴茱萸辛温，暖脾胃而散寒邪，则中自温，气自下，而诸症悉除。"人参、大枣以益气补虚，可使中焦气盛，辅助补阳之药以利于祛寒扶阳；生姜有散寒止呕，降逆逐水饮的作用。诸药合用，成为一个温中、祛寒、补虚、降逆、止呕之剂。可以治疗脾胃虚寒、浊阴上逆所致的呕吐、呃逆、烦躁、头痛、手足厥逆等症。但见脉象沉迟之虚寒证，不论病程新久，均可收到良好的疗效。

史某，男，60 岁。自述呃逆已近 2 个月，呃声低微无力，时断、时续，面色萎黄，四肢厥冷，身着棉衣，消瘦纳呆，食寐不安，脉沉迟无力。曾多方求治，服用中西药及针灸治疗均无长效，治予吴茱萸汤。吴茱萸 15 克，党参 12 克，生姜 24 克，大枣 5 枚。服 3 剂后，呃逆症状基本消失，每日偶发 3 ~ 4 次，四肢转温，脱去棉衣。又 5 剂而告痊愈。后随访无复发。

危重证抵当汤治验举隅

山东省泰安市第一人民医院（271000）　　杨平文

抵当汤出自张仲景《伤寒论》，由水蛭、虻虫、桃仁、大黄四味药组成。原方主治脉沉结、少腹硬、小便自利、其人如狂的太阳蓄血证。方中水蛭、虻虫直入血络，破血逐瘀；桃仁、大黄去瘀生新，导瘀热下行。诸药合用，共同组成行瘀血、荡邪热之重剂。抵当汤证的病机主要为邪热与蓄血相结于少腹所致。根据异病同治的理论，笔者将此方应用于临床，抢救很多危重病证，取得了较好疗效，特报道如下：

一、急性肾功能衰竭

刘某，男，52 岁。三天前被土压伤后，双下肢肿胀，疼痛不能活动，尿量减少到每天 150 毫升左右。头昏，头痛，恶心，呕吐，腹胀。体温 38.5℃，脉搏 108 次/分，呼吸 20 次/分、血压 28/14kPa。实验室检查：血肌酐 720umol/L，

尿素氮 32mmol/L、血钾 5.2mmol/L，二氧化碳结合力
15mmol/L、尿蛋白（＋＋＋）、红细胞（＋＋＋）、颗粒管型
（＋＋）。X 线拍片未见骨折。西医诊断为"急性肾功能衰竭、
双下肢挤压伤"。经利尿、降血压、纠正酸中毒等治疗后无
效，小便降至 50 毫升左右/日。症见：神昏气促，面部浮肿，
晦暗，腹胀，双下肢肿胀青紫，脉沉涩，舌质暗红苔白厚。辨
证：瘀血停积，痹阻肾络，浊邪充斥三焦所致。属蓄血重证。
以破瘀血重剂抵当汤加味治之。方用：水蛭 12 克，虻虫 6 克，
桃仁 12 克，大黄 15 克，芒硝 12 克，半夏 15 克。煮取二煎，
混合均匀，分 2 次服，日服 2 剂。服 2 剂后稀便 4 次，小便 2
次，约 300 毫升。继服 2 剂，小便增加至每天 800 毫升左右，
呕吐停止，腹胀减轻，神志清醒。上方去芒硝，改为每日 1
剂，继服 5 剂，尿量增加至每天 1 500 毫升左右，血压降至
18/12kPa，血肌酐降为 158umol/L，尿素氮降至 9.2mmol/L，
二氧碳结合力升至 24mmol/L，诸症减其大半。上方大黄、桃
仁各减至 10 克，加益母草、白茅根、丹参等，继服 16 剂，诸
症消失，实验室检查各项恢复正常。

　　按语：本病起于外伤，有双下肢青紫肿胀，面色晦暗，脉
沉涩，舌质暗红等瘀血征象，其病机是瘀血内停引起肾络痹
阻，气化无权，浊毒充斥三焦所致。辨证属蓄血，证属关格。
《寿世保元》云："溺溲不通……便令人呕，名曰关格。"以蓄
血为因，故蓄血不祛，则蓄水关格证候亦难消除，治疗则应标
本兼治，应用抵当汤加减，以迅速荡除瘀血，通腑泄浊，使肾
络畅通，气化功能得以恢复，浊毒得以消除，从而有效地阻断
了病情的发展，收到了药到病除的效果。

二、下肢深静脉血栓性静脉炎

　　苏某，男，53 岁。八天前行"阑尾脓肿切开引流术"。术
后 5 天左下肢肿胀，疼痛剧烈，发烧在 38℃至 39℃之间。外
科诊为左下肢深静脉血栓性静脉炎。经抗生素、肝素及卧床休

息、抬高患肢等治疗后无效。症见：左下肢肿胀，皮肤暗红光亮，按之凹陷，局部喜凉恶热，疼痛难忍，发热口干，尿赤便秘，舌质绛、边有瘀点，脉滑数。辨证：由湿热结毒蕴于下焦，热毒瘀血相结，阻于下焦络脉而致络脉不通。毒深瘀重，非祛瘀泻热重剂不能奏效，以抵当汤加清热利湿之品治之。方用：水蛭12克，虻虫6克，桃仁30克，大黄15克，银花30克，泽泻30克，木通12克。服药1剂，泻下稀便3次，体温降到38℃，肿痛减轻，能间断入睡。遂于上方减大黄至3克，继服10剂后，体温降至正常，肢肿胀大部消退，已能下床活动，唯仍感轻度胀痛。继以原方去大黄，加入活血化瘀、清热利湿等常用药物，继服40天而获痊愈。

　　按语：本例系肠痈术后，湿热瘀阻、络脉不通所致。热毒未尽，进而热毒瘀血相结，阻于络脉。病机与抵当汤证的蓄血证候相似，故应用破瘀血重剂抵当汤，并加重桃仁、大黄用量，使药后便通，借泻下之力，直引血、热、水从下而行，从而使热毒瘀血迅速荡除，达到推陈致新、脉络畅通、气血调和之目的。

三、流行性出血热

　　李某，男，32岁。不明原因突然腹痛，腹胀，恶心呕吐，发热恶寒6天。尿量减少至每天200毫升左右。实验室检查：血红蛋白120g/L，白细胞25×10^9/L，中性0.84，淋巴0.16，血小板80×10^9/L，尿蛋白（＋＋＋），白细胞少许，红细胞（＋＋），颗粒管型（0—1），流行性出血热IgM抗体（＋）。诊断为：流行性出血热（少尿期）。经用多种止痛措施无效，外科会诊无手术指征。症见：腹部胀满，疼痛拒按，皮肤青紫斑疹，身热暮甚，面胸潮红，红丝绕目，大便闭结，尿赤如油，舌质红绛少苔，脉沉滑数。证属温热疫毒，由气传及营血，热与血结，腑气不通，血结水停所致，为蓄血重证，与抵当汤加味治之。方用：水蛭12克，虻虫6克，桃仁15克，大黄15克，芒硝10克，生地30克，玄参15克。服1剂，大便泻下稀便3次，腹痛、腹胀减其大半，尿量增加至每天 400 毫升左右。遂于上方去芒硝，继服 4 剂而热退，腹痛停止，尿量增加至每天 1500毫升左右。继以清热凉血、益气养阴之剂服用以善其后。

按语：腹痛是流行性出血热发热期和少尿期常见证候，可因腹痛严重而误诊为外科急腹症而手术。本例病人以腹痛、腹胀、便闭、发热为主要表现，显然一派邪热亢盛、腑气不通之阳明胆腑实证候，但患者有身热暮甚、肌肤青紫斑疹、面颈潮红、红丝绕目、腹痛拒按、舌质红绛无苔等瘀血征象，故知其为热入营血、热郁血瘀的蓄血证候。其病机以郁热蓄血内停为主，进而导致脏腑损伤、通降功能失调。已非三承气汤所能奏效，故应用破瘀血、荡邪热重剂抵当汤，直捣其病所。加用芒硝以增强通瘀泻热之功，加生地、元参以清热凉血、滋阴生津，与逐瘀泻热之剂共同成通瘀散结、增液通腑、滋阴清热的功用。抵当汤系活血逐瘀重剂，临床较少应用。本例为热入营血，有热伤血络、血热妄行之势，应用此方时，曾虑及有加重出血之可能，但服药后不但无动血之弊，且通过活血逐瘀、泄热通腑而迅速取得活血散血、凉血止血的效果。

当归四逆汤治疗阴阳易体会

陕西省永寿县永平地段医院 （713401）　　高普轩

阴阳易为一古病证名，首见于《伤寒论·辨阴阳差后劳复病脉证并治》篇，其记载："伤寒阴阳易之为病，其人身体重，少气，少腹里急，或引阴中拘挛，热上冲胸，头重不欲举，眼中生花，膝胫拘急者，烧裈散主之。"随后《诸病源候论》及金代医家成无己关于此病证的成因及含义均有较全记载："男子病新差未平复，而妇人与之交，得病，名曰阳易；妇人病新差未平复，男子与之交，得病，名曰阴易。"

近年来有关阴阳易的成因和治疗被人们所忽略，凡遇此证大多按其一般外感病证或其他病证论治，故报道甚少。笔者通过近十年来的临床治疗体会，认为本证是因患者素体气虚血亏，复因房劳，耗伤精血，寒邪乘虚而入，凝滞经脉，使其冲、任、督经脉受阻不利所致。临证以手足厥冷，身体沉重，少气无力，少腹疼痛或牵引阴部，舌淡苔白，脉细欲绝等为主要特征。治宜温经散寒，养血通脉。选用《伤寒论》中"当归四逆汤"治疗，常能获得满意的效果。

例1：王某，男，31 岁，农民。于 1986 年 4 月 10 日初诊。主诉：四肢厥冷，腹痛月余。患者于 1 月前曾因与妻子同房后自觉身体沉重，少气无力，时有寒热。自用药（不详）症状有所改善。但近 1 月来腹痛牵引前阴部，时有呕吐，曾在当地医院按"肠胃炎"、"疝气"等治疗效果不显。故于 4 月 10 日来我院中医科诊治。检查所见：面色萎黄无华，少气无力，头重眼花，腹痛以下腹部为重，痛时牵引阴部，大便正常，手足厥冷，四肢关节疼痛，舌淡苔白，脉细欲绝。辨证分析：追问病史患者是因与妻子同房后而出现上述症状，时值妻子感冒未愈。中医诊断：阴易证。乃由于素体血虚，复犯房劳，寒邪乘虚而入，凝滞经脉，气血运行受阻，经脉不利所致。治宜：温经散寒、养血通脉。方用当归四逆汤：当归 10 克，桂枝、白芍各 9 克，通草、炙甘草各 6 克，细辛 3 克，大枣 5 枚，水煎服，每日 1 剂，连服 3 剂。

4 月 14 日复诊：服药后症状大减。故继用上方 5 剂后症状消失，随访 1 年后未见复发。

例2：屈某，女，28 岁，教师。于 1987 年 9 月 20 日初诊。手足厥冷，经来腹痛 3 月余。患者自述于 3 月前曾同丈夫同房后，自感身体疲痛，少气无力。曾按外感用药治疗后症状改善。但近 3 月来，月经先后无定期，淋漓不净，经来量少色暗红，伴腰痛，少腹痛牵引前阴。曾在当地医院按"痛经"、"月经不调"等治疗，效果不佳，故来我院就诊。检查：手足不温，面色萎黄少华，少气无色，全身疲痛，经来腹痛且牵引前阴部，舌淡苔白，脉沉细欲绝等。辨证分析：患者与丈夫同房恰值丈夫感冒未愈，故而出现阳易症。辨证求因乃由于素体血亏，复感外寒，寒凝经脉，使冲、任、督经脉受阻，胞络不利所致。治宜：养血通脉，温经散寒。方用当归四逆汤：当归12克，桂枝、白芍各10克，细辛3克，通草、炙甘草各6克，大枣5枚。水煎服，每日1剂。服药2剂后复诊，手足转温，腹痛大减，余症改善。嘱继服药5剂症状消失而告痊愈。一年后随访一切如常。

按：本证为临床常见但又被忽略了的病证，只要医者详细询问病史，正确分析，认真辨证，用当归四逆汤治疗，确能收到药到病除的效果。至于《伤寒论》中提到治疗此病证用烧裈散。烧裈散从现代角度来看，一则不太卫生，二则也不易为病家所接受，更无探索出烧裈散的更多医学道理，故而该病证及烧裈散便被今人冷落。当归四逆汤方系桂枝汤去生姜，加用当归，细辛，通草，并增大枣用量组成。因血虚故去辛温耗散之生姜，加大枣用量以补脾而生血，舒筋脉而缓急；当归、白芍补养阴血；桂枝、细辛散寒温经；甘草、大枣缓中补脾；通草甘淡微寒，通气而利小便。诸药合用以奏养血通脉，温经散寒之功。笔者运用当归四逆汤治疗阴阳易，虽病证有阴易、阳易之别，但其病因、病机相同，故而"异病同治"，以奏捷效。

经方应用要旨

江苏省靖江县中医院（214500）　　　刘　熹

笔者在临床上运用经方治病，谨谈几点粗浅体会。

一、熟条文　审证候　选投原方

经方，无论在《伤寒论》和《金匮要略》都有运用指征，用一条文或用多条文加以阐明。在临床上我们常遇到如条文所阐明的证候，就可以选投原方治疗。但必须首先熟读条文，审清证候，方能熟练选投原方。

如治一女性患者，64岁。仲冬患感冒，恶寒发热，无汗，头痛，身疼，腰痛，微咳喘，口不干，脉浮，舌苔薄白。测体温 39.4℃。平素患有高血压病（据病历记载：血压 24/13.3kPa），所以测血压 28/16kPa。《伤寒论》35 条云："太阳病，头痛、发热、身疼、腰痛、骨节疼痛、恶风无汗而喘者，麻黄汤主之。" 51 条又云："脉浮者，病在表，可发汗，宜麻黄汤。"根据条文指证，审察证候，本例为太阳伤寒证，可予麻黄。但患者发热后血压更加升高，现代医学则认为高血压禁用麻黄素。此例是否可用麻黄汤？本人踟蹰再三，进一步审辨证候，分析方义：①患者外感风寒以后，血压更加升高，若予麻黄汤是辛温发散风寒，病因已解，势必使血压下降。②麻黄汤是辛温发汗剂，此症是风寒表实证，方证相合，无麻黄汤九条禁例证，用之不错。③查考中药大辞典麻黄条药化分析，麻黄含有麻黄碱，麻黄次碱和伪麻黄碱。麻黄碱有升高血压的作用，但麻黄次碱有降低血压的作用，一升一降，何有升高血压之偏弊？综合分析，用之有益无害，遂予麻黄汤两剂。嘱：若药后汗出热退则不必尽剂。第二日，患者自觉病愈，复来门诊询问是否继续服药，经检查 T36.4℃，BP18.7/10.1kPa，又嘱病愈停药毋服。

又如治陈某女性，60 岁。四肢关节肿痛 2 月余，尤以两下肢膝踝关节肿甚痛剧，入夜加甚。形体瘦削，头昏短气乏力，胸闷纳少，时作恶心，溲黄便结，脉濡数、按之细涩，苔薄微腻。证属风湿痹阻经络，久则气务俱虚。思《金匮要略·中风历节病脉症并治》第八条云："诸肢节疼痛，身体魁羸，脚肿如脱，头眩短气，温温欲吐，桂枝芍药知母汤主之。"此症正是经文所描述的历节痛风，遂投桂枝芍药知母汤，一剂痛减，两剂痛止肿消。

二、谙方义　辨病机　古方新用

经方，是经过临床实践总结出来的专病专方，历代医家多宗经旨专方用治专病。笔者临床运用经方认为，熟谙方义，辨析病机，也可古方新用。

如用泻心汤治一男孩季某，5岁。患全身疮疹，延治三年不愈。泻心汤本治心气不足，吐血衄血。其方由黄连、黄芩、大黄三味组成。《药性论》云："大黄味苦甘，性寒；黄芩味苦甘，性寒；黄连味苦，性寒。"其方义是黄连泻君火，黄芩泻相火，大黄引火下泄。本方用于治凡君相火旺之症。患儿全身疮疹经各种抗菌素以及中药六神丸等治疗，此消彼发，身热口干欲冷饮，溲黄少，便硬结，四季恒此不变。性情特别急躁，多在夏季发生鼻衄，流血不止。并多次输血，方能活命。查考患孩出生于1978年5月，当年主运是岁火太过，客气少阴，君火司天加于主气少阳相火，其先天受运气影响，体质阳气偏胜，又因后天娇养，素嗜油煎炙之品，助偏生火。以致君相火旺。《内经·至真要大论》云："诸痛痒疮，皆属于心。"由于心火太旺，血壅脉道，营血运行壅滞，甚则生疮痈，微则生疮痒。根据病机，治疗以苦寒泻心火，予泻心汤六剂而愈。

又如用真武汤治疗一例水臌病人。真武汤在伤寒论主治证候有二：一是太阳病过汗阳虚，水气内动，症见心悸头眩，筋肉跳动不能站立的病症（参考原文82条）。二是少阴阳虚，水寒相搏，症见腹痛，自下利、四肢沉重疼痛（参见原文316条）。张璐玉分析方义说："本方治少阴病水内结，所以首推术附，兼茯苓生姜运脾渗湿为要务，真阳不足，真阴亦已素亏，若不用芍药护其阴，岂能胜附子之雄烈乎！概言之，用真武汤者，少阴虚寒，下焦阳虚，水气内停。其治疗机理非行水导湿，乃利其虚而复其阳。"本例患者年满花甲，腹部膨胀已越冬季，腹大如釜，上肢如柴，下肢水肿，面色㿠白，纳谷减少，形寒怯冷，目无精彩，神萎语微，便溏溲清，舌淡苔白，脉沉细。辨证属肾阳衰微，火不生土，土不制水。服真武汤六剂，腹膨消，饮食增，后以附子理中丸合香砂六君丸调理而愈。

三、悉方用　察病证　一方多治

经方，一方多可以治疗多种疾病。如金匮肾气丸就《金

匮》条文记载治脚气上入少腹不仁，虚劳腹痛；少腹拘急，
小便不利；男子消渴，小便反多；妇人转胞，不得小便。我们
在临床工作中必须熟悉经方的运用范围，审察经方的适应病
证，就可以一方治疗多种疾病。笔者以金匮肾气丸一方治疗多
种疾病，收到满意的治疗效果。现选举两例。

例1：徐某，男，13岁。夜尿甚多，每夜必遗尿于床。先
予缩泉丸，次予固脬汤治疗无效。再诊时分析其形体矮小，肤
白无华，此乃先天不足，肾阳虚弱，予金匮肾气丸服至两月，
竟痊愈。

例2：王某，男，45岁。小腿抽筋20余年，常用西药钙剂
治疗，未能痊愈。若停药即发加重，每子夜间抽筋，影响睡眠，
痛苦不堪。来诊时先予木瓜丸治疗不效。复诊时分析其抽筋每
发于夜间。昼为阳，夜为阴，肾主下，病机为肾阳虚。予金匮
肾气丸治疗，服药两天后小腿抽筋即减轻，一周后小腿抽筋全
止。病久根深，为防其复发，嘱连服三日，以后除根未发。

四、明方义　治杂证　数方合施

经方，组方严谨，其每方之运用，正如《伤寒论》原序
说"未能尽愈诸病"。在临床上每遇复杂的病证往往难以选择
一个适当的经方治疗。但是，只要熟悉每个经方的组成，对于
复杂的证候可根据病情有机地结合几个方于一方中运用，常能
收到良好的疗效。

如曾用桔梗汤合千金苇茎汤加味治疗一例肺脓疡并发脓胸。
患者朱某，女，26岁。咳嗽气急，咳痰如脓血两月。某医院诊
断为"肺脓疡并发脓胸"。病情日渐加重，经手术引流，脓液颇
多，且高热不退。不得卧，引流脓血秽臭，口干心烦，舌质红，
苔黄少津，脉细数。四诊合参，诊为肺痈成脓。治当升提排脓，
以桔梗汤主之。但病体正虚邪盛，瘀热蕴肺，千金苇茎汤能补
桔梗汤的不足，具有下热散结通瘀之力，所以选桔梗汤与千金
苇茎汤加生地犀角两味以养阴生津，凉血清热。服5剂热退脓

减，后去犀角续服 10 剂，创口愈合，调理康复。

又曾用芍药甘草汤、干姜甘草汤合桂枝汤治疗一例肠粘连腹痛。患者吴某，女性，33 岁。腹部术后腹痛 3 年。经常发作性剧痛，平时隐痛不休，喜按，食入腹胀，大便溏硬不一，汗出恶风，舌苔薄白，脉虚弦。此为脾胃阴阳并虚，外感风邪，营卫不和。予芍药甘草汤、干姜甘草汤合桂枝汤为一方，服 2 剂病止病愈。本方为酸甘化阴，一为辛甘化阴，以阴阳并补治阴阳并虚，再以桂枝汤调和营卫以解外邪，表里同治，阴阳并调，组方切合病机，故药进即效。

经 方 琐 记

杭州市中医院（310006）　　汪明德

一、"经方"本义考

说起"经方"，一般均指仲景方，或汉唐以前的古方，即将"经"字定作名词解，释为"经典"，用作"方"的定语修饰。然考"经方"一词，首见于《汉书·艺文志·方技略》，其谓"经方者，本草石之寒温，量疾病之浅深，假药味之滋，因气感之宜，辨五苦六辛，致水火之齐，以通闭解结，反之于平"。从内涵来看"经"字实在应作动词解。考《说文》"经，营也"。本义为经度营造，引申为谋作，治理，实行，均作动词解。如《孟子》："经德不回"。"经方者"实际上是指"行（运用）方术的人（医家）"也就是我们今天所讲的临床医生。笔者用经方二十六载，上承师授，下与病谋，略有心得，虽琐碎驳杂，亦不揣拙陋，条之以飨同道。

二、柴胡剂的应用

考《伤寒论》有以柴胡为主药的柴胡剂，共七方，加减

变化，主治宏宽，也是笔者用的最多的仲景方之一。柴胡剂的
主症是"寒热往来、胸胁苦满"。前者为主，后者为副，所以
柴胡剂实际上是一常用的退热剂。笔者近治一晚期肝癌病人和
一产后病人，均发高烧 20 余天不退，体温在 39℃～42℃间波
动，曾用多种抗生素、补液及激素治疗，仍高热不退。余对前
者投小柴胡汤，后者因恶寒较重，用柴胡桂枝汤，三天内体温
均逐渐降至正常。肝、胆、胰的病所在"胸胁"，故其病多为
柴胡证。急性炎症是大柴胡汤的主症，方中以大黄通腑，符合
"六腑以通为用"之旨，慢性炎症以小柴胡汤为主。慢性胆囊
炎、胆石症，大便秘结每致胁痛发作，可用大柴胡加芒硝汤，
可免除大黄引起的腹痛不适。与四逆散相合，加入四川大叶金
钱草，虎杖根等，服后腹痛等主症很快消失，胃纳增加，而且
没有因通利药太过而引起的疲倦感。用清水淘洗大便，可发现
结石排出。

三、关于经方的剂量

经方剂量之大，非现代中医师所能接受。考剂量之变，当
在宋、金、元之际，煮散、粗末剂的流行，因药物剉细，与水
的接触面扩大，溶解性提高，所以剂量变小。至明清以后又变
为饮片，但剂量未能相应增大，故有清一代名医治病，有
"形同儿戏"之讥。笔者曾治一热喘病人张口抬肩，端坐不得
卧，投白果定喘汤罔效，改越婢加半夏汤生麻黄用至 30 克，
两剂即平。又治一胃痛病人，饥则胃痛，痛时冷汗淋漓，长期
靠服"阿托品"止痛，并拿出一大迭中药方，其中理气、温
中、清热、健脾、养阴诸法均已通过，但痛不止。我思索良
久，处一小建中汤，桂枝、甘草用至 30 克，赤芍用至 60 克，
五剂之后，其病若失，以后回上海作胃镜检查，诊为"胃
癌"，可见本方镇痛力强。其他汉方剂量尚须细观原文，从中
体会。前面所言柴胡剂退热，均在 45～60 克以上，剂量太小
则无效。考原文"柴胡半斤"，远远高出其他药物的剂量可

证。细辛用量在小青龙汤等方中与其他药无异，故不必拘泥于"细辛不过钱"之说，剂量过小则效不显。又如酸枣仁汤中枣仁剂量，《金匮》原书为"二升"，而仲景方中用"升"计的药物如半夏、五味子，常用量均为半升，可证本方必须剂量独重，笔者用本方治"虚烦不得眠"，枣仁每用至 60 克，能得当晚即寐之效。

四、执柯伐柯 以治经方之学

忆习医之初，先师常谓："治经方之学，须用执柯伐柯之法"，"意即必须从仲景的立场、思路来理解，切不可用我们后人的想法臆断。从类方的比较、方后药物的加减来体会用药之法，是最佳途径"。如麻黄汤、麻杏薏甘汤、麻杏石甘汤三方，主症均有发热，方药均有麻、杏、甘，仅一味之差。可知桂枝为恶寒身痛所设，薏苡仁为风湿身疼所设，石膏为汗出而喘所设。按此法细细解方，可得仲景心法，而不必拘泥于寒热补泻，四气五味之说。现在流行的辨证论治是后世的产物，而经方用药重病重症，唯不重后世的所谓辨证分型。经方温补可与寒凉配，如人参配柴胡、黄芩、黄连、知母、石膏；温热可与寒凉配，如干姜、附子、生姜配黄芩、黄连、大黄；麻黄、桂枝配石膏、知母；柴胡、黄芩配桂枝、干姜。后人注解，尽管用辛开苦降、反佐诸说释之，终嫌牵强附会，像乌梅丸、麻黄升麻汤一类大方，更是寒热补泻一齐用上。这种情况在《千金》、《外台》中更是比比皆是。如《金匮》"产后下利虚极"的白头翁加甘草阿胶汤，注家均谓阿胶为产后血虚而设，岂知阿胶本为治利之药。《千金》治利方十之七八不离阿胶，且方中往往合用涩如赤石脂、龙骨、石榴皮，温如干姜、附子、蜀椒，寒如芩连、白头翁、秦皮，下如大黄，补如阿胶、归芍、人参。今人观之，必如堕五里雾中，其实用药重症重病，不重分型功用，是汉方的特点，日人吉益东洞氏著《药微》一书，皆从仲景书中找出用药的适应证，而不言寒热补泻，实有真知灼见。

运用伤寒经方话三诀

贵阳中医学院（550002）　　杨泽君

仲景著伤寒杂病论合十六卷，行汗、吐、下、和、温、清、消、补，详方药之准而良法大备。常中有变，变中有常，靡不曲尽，若能寻其所集，思过半矣。余览大论二十余年，常用其方化裁而应手心悦，本欲彰其精义而自识才思不达，仅就用方体验掘成三诀呈之。

一诀：见病思源　从六经正义求根本

罹患疾病，往往内外杂沓，千变万化，仲景立六经以铃百病，犹周礼分六官而百职举，司天分六气而万物成，纲举则目张也。各经之中，根据疾病传变规律列举证例，以备阴阳表里寒热虚实之规矩、遣方用药之法度，条文屡绪，眉目清晰。临证时，只要对照六经证例分理脉证、指归六经，即使不能尽愈诸病，亦可做到见病知源。

六经正义，指从六经提纲所举的脉证病机出发，推演到六经脏腑经络气血的全部病变范围。如太阳病提纲提出"脉浮、头项强痛则恶寒"，是太阳最新受病的脉证特点，说明太阳统摄营卫而主表病。太阳之腑为膀胱、小肠，所以太阳又主膀胱、小肠所生之病。太阳主表，肺主皮毛与其应，肺居胸中，背为胸中之腑，所以太阳又主上焦胸、肺、背部所生之病。凡头项强痛、项连背强、身疼腰痛、骨节疼痛、恶风寒、发热不温、鼻鸣干呕、胸闷烦躁、汗出恶风或无汗而喘咳、小便不利、脉浮等皆可归属太阳病。以此类推：阳明主气血和胃与大肠所生之病。凡气分热炽的高热、大汗、大烦渴、脉洪大；或热盛湿郁熏蒸肝胆的胆头汗出、小便不利、身目尿黄；或燥热内结的潮热、谵语、便秘、腹满胀痛；或气血两燔的下血谵语、胁痛腹满而身目悉黄；或热灼阴血的夜热早凉、但欲嗽水不欲咽、大便黑而易等，皆可归属阳明病。其他诸经的脉证特点不一一枚举，熟读《伤寒》自明。临证病人凡有六经主要脉证之一二，即可归入六经辨证而使用伤寒经方。

二诀：开疑解难　从六经义蕴处发微

仲景列六经证例，只是枚举典型，展示楷模而已。临床所见，六经证例中未枚举者大有之。况且，伤寒之中多杂病，伤寒之外皆杂病，病则内外杂沓，难以分辨，在这些情况下，要运用六经辨证而选用伤寒经方，就要从六经蕴深处找根据，要从无字之处读出有字来。例如：《伤寒论》中并无麻黄汤治疗难产的证例，但如果产妇太阳伤寒则营卫郁滞，太阳与少阴相表里，太阳表气不开则少阴里气不行，肾司前后二阴的功能失职，使子门不开而病难产。这时，用麻黄汤主之则可以开泄太阳以行少阴之气，开子门以催生。同样道理，用白虎汤治疗癫狂，小柴胡汤治疗烧伤，理中汤治疗消渴，乌梅丸治疗痛经等，扩大了伤寒经方的应用范围，丰富了六经辨证的内容。

三诀：三因制宜　随六经病变顺逆而化裁

仲景为医方之祖，是指他能理论联系实际，为临床医学开了先河、奠定了坚实的基础。然而，《伤寒》全书只载113方，用药84味，远远不能满足今天临床实际的需要；再说，随着历史的变迁、自然界的气候、病源微生物、人体体质都发生了变化；况且，仲景时代交通不便，其著书基础毕竟只能集一方临床经验为主。如果墨守一首古方欲治今天的天下病，本身就不符合仲景"观其脉证，知犯何道，随证治之"的指导思想，只有结合临床实际，因时、因地、因人制宜，随证加减，方能提高疗效。仲景制桂枝汤加减方、麻黄汤加减方桂麻合半汤方柴胡汤加减方、承气汤加减方、四逆汤加减方等已为后世守法变方树立了典范。笔者用麻黄汤治疗神经性尿闭，将桂枝易作荆芥，屡试有效；用乌梅丸治疗盆腔炎去附桂加桃红，效果很好；用五苓散加地黄丸治疗肾炎水肿亦颇助效等，敢说是经验之谈。

经方应用漫谈

陕西省长安县郭杜镇长里村 (710118)　　　张志刚

　　陈修园谓经方运用得当，效如桴鼓，用之不当，祸如反掌。是说虽稍偏激，而意确如此。以经方配伍精严，药简力专，方剂主治与临床指证紧密相扣合，达到了出神入化境界，所以临床疗效高，见效速；但若使用不当，轻则不效，重则加重病势。那么，如何掌握尺度应用经方？想就个人体会略陈管见。

　　谙练医经条文，掌握辨证方法。仲景方治是以条文叙证，以证设方、以方治病，辨证论治一线贯穿为特点，我们要用好经方，首先应领会有关方证条文，才能掌握方治精神。仲景方与一般方书不同之处，在于条文与条文，通篇前后互相存在着有机联系，如果只学有方证处，难免断章取义，浮光掠影，有些条文难以理解。更不要说领会条文以外的东西了。如理中丸条治："霍乱，头痛，发热身疼痛……寒多不用水者。"结合药方组成条文，始知理中丸不但治寒湿霍乱，更是太阴病主方；桂枝麻黄各半汤条治："太阳如疟"，连贯通篇，可知有调和肌表，扶正达邪之功，可治疗太阳经中风与伤寒证之间好些病证，因为仲师把桂麻各半汤安排在中风和伤寒条文之间，即隐示出治太阳经病有解肌收敛，调和肌表，解表散寒三法。可见仲景方证乃至全书是一个整体，其文言简意赅，相互联贯，必须下番功夫，熟读背诵，因为只有熟记，才能生巧。此法看似笨拙，实是简捷，余忆及初背《伤寒论》时，觉艰涩难懂，压力很大，幸师督之甚严，才坚持不懈，及诵过数遍，稍能理解，兴趣益增，遂一鼓作气至终。这可能就是前人言及"始觉惑继而明，既而恍悟。"由此可见，经方方证大多因此以喻彼，或就彼以明此，只有领会仲景全部经义，才能与其思想产生共鸣，临床辨证用方才会得心应手。

　　力求方证准确，加减遵从仲景原意。仲景的辨证施治方法是既全面，又扼要，于临床众多症状中，注重抓主要矛盾，以寻求疾病的本质予以鉴别分析，并法组方，方证相合达到出神入化的程度，就连方中剂量多少、煎服方法等也很讲究。经方运用讲究辨证准确，原方与之。一般不须加减，因为经方对"证"把握极严，如果方证有出入，宜重新细辨，考虑属其方证，如桂枝加葛根汤和瓜蒌桂枝汤，同治太阳病项强，用方也只一味药之变易，病机同为津液失养筋脉。但桂枝加葛根汤证是风伤太阳经输，经气阻滞，津液不布，经脉失养所致；瓜蒌桂枝汤证是因津伤于里，经脉失养，御外失司而成。此二证重在以前者脉浮，后者脉沉辨之。

　　"伤寒凭脉、温病凭舌"经方辨脉。对于准确辨证用方也很重要。掌握太阳病脉浮，阳明病脉洪，入腑则沉数、沉滑；太阴病脉弱，少阳病脉弦，阳病脉浮，阴病脉沉等，对于识证，大法已具。至于方剂主治虽多，但皆有定脉，如桂枝汤证脉浮缓，葛根汤证浮弱，大陷胸证沉而紧，小陷胸脉浮滑，五苓散证脉浮数，当归四逆汤证脉细而兼弱，小柴胡证细而兼弦，十枣汤证脉沉弦等。方药运用也有一定规律，用石膏之方证，脉多浮数。如越婢加半夏汤、小青龙加石膏汤、白虎汤、竹叶石膏汤等；桂枝方证脉多弱、用附子方证脉多沉等。掌握仲景辨脉要领，对于用好经方，无疑会有裨益。

　　如果病情有兼夹，需要加减时，可先按仲景原法。如桂枝汤为太阳中风而设，兼项强加葛根，腹痛加芍药，喘加厚朴、杏仁、胸满减芍药。还有些方剂如小柴胡、真武汤、通脉四逆、防己黄芪汤等方后原附加减，应细心领会。或剂量加减；如当归芍药散证，病人腹痛为主加芍药；悸、眩加重茯苓；小便滞涩加重茯苓、泽泻；偏血虚、重用归芍；血滞重用归芎；脾虚加重苓；术后呕吐加半夏、生姜；回阳救逆用生附子，阳证腹痛用芍药；阴证腹痛用炮附子。要熟悉单味药的个性，还要考虑加入方剂后产后的共性，加一味减一味要恰到好处，弹不虚发，发必中的。以上是个人一管之见。